D1985689

Hippokrates

Lehrbuch der biologischen Medizin

Grundregulation und Extrazelluläre Matrix

Hartmut Heine

3., vollständig überarbeitete Auflage

90 Abbildungen
28 Tabellen

Hippokrates Verlag · Stuttgart

Bibliografische Information
der Deutschen Bibliothek

Die Deutsche Bibliothek verzeichnet diese Publikation in der Deutschen Nationalbibliografie; detaillierte bibliografische Daten sind im Internet über http://dnb.ddb.de abrufbar.

Anschrift des Autors:
Prof. Dr. rer. nat med. habil. Hartmut Heine
Billerbeckweg 3
75242 Neuhausen

1. Auflage 1991
2. Auflage 1997

Wichtiger Hinweis: Wie jede Wissenschaft ist die Medizin ständigen Entwicklungen unterworfen. Forschung und klinische Erfahrung erweitern unsere Erkenntnisse, insbesondere was Behandlung und medikamentöse Therapie anbelangt. Soweit in diesem Werk eine Dosierung oder eine Applikation erwähnt wird, darf der Leser zwar darauf vertrauen, dass Autoren, Herausgeber und Verlag große Sorgfalt darauf verwandt haben, dass diese Angabe **dem Wissensstand bei Fertigstellung des Werkes** entspricht.

Für Angaben über Dosierungsanweisungen und Applikationsformen kann vom Verlag jedoch keine Gewähr übernommen werden. **Jeder Benutzer ist angehalten**, durch sorgfältige Prüfung der Beipackzettel der verwendeten Präparate und gegebenenfalls nach Konsultation eines Spezialisten festzustellen, ob die dort gegebene Empfehlung für Dosierungen oder die Beachtung von Kontraindikationen gegenüber der Angabe in diesem Buch abweicht. Eine solche Prüfung ist besonders wichtig bei selten verwendeten Präparaten oder solchen, die neu auf den Markt gebracht worden sind. **Jede Dosierung oder Applikation erfolgt auf eigene Gefahr des Benutzers.** Autoren und Verlag appellieren an jeden Benutzer, ihm etwa auffallende Ungenauigkeiten dem Verlag mitzuteilen.

in MVS Medizinverlage Stuttgart GmbH & Co. KG
Oswald-Hesse-Straße 50, 70469 Stuttgart
Unsere Homepage: www.hippokrates.de

Printed in Germany

Umschlaggestaltung: Thieme Verlagsgruppe
Verwendete Fotos von: PhotoDisc, Inc.; Thomas Möller, Stuttgart; Thieme Verlagsgruppe
Satz: Sommer Druck, Feuchtwangen
Gesetzt in: 3B2, Vers. 7.51f/W
Druck: Grafisches Centrum Cuno, Calbe

ISBN 3-8304-5335-3
ISBN 978-3-8304-5335-2 1 2 3 4 5 6

Vorwort zur 3. Auflage

Die biologische Medizin als Ganzheitsmedizin ist wissenschaftlich durch das System der Grundregulation begründet. Die Grundregulationsforschung wandelt sich derzeit zur „Matrixforschung". Darunter sind die fein abgestimmten homöodynamischen Rückkopplungen zwischen Endstrombahn, extrazellulärer Matrix (ECM) und Zelle sowie die intrazellulären Regelmechanismen in ihren Beziehungen zum Nerven- und Hormonsystem zu verstehen. Der Begriffswandel zeigt, wie lebendig die Forschung in der biologischen Medizin ist. Ziel dieses Werkes ist es daher, diesen Aufbruch wissenschaftlich zu fördern und praktisch nutzbar zu machen.

Die Grundregulationsforschung von Pischinger und seinen Mitarbeitern in Wien („Wiener Team") nach dem Zweiten Weltkrieg bis in die 80er-Jahre hat sich aus der Humoralpathologie entwickelt, die von Galen (129–199 n. Chr.) begründet wurde. Dieser selbst steht auf den Schultern der hippokratischen Medizin, die in der antiken Säftelehre der Pythagoräer wurzelt. Das wissenschaftliche Fundament der biologischen Medizin enthält daher einen durchgehenden Duktus, wie er sonst nur noch von Astronomie und Mathematik bekannt ist. Die theoretische Begründung biologischer Medizin stellt den gegenwärtigen Gipfel der ältesten medizinischen Tradition der Menschheitsgeschichte dar. Biologische Medizin ist daher keinesfalls nur Komplementärmedizin!

Dieses Buch soll Bildung vermitteln und nicht nur Ausbildung im Sinne eines praktischen Handelns. Lediglich auszubilden führt zu Spezialistentum, das uns heute zunehmend Bildung durch Wissenschaft erschwert. Der damit verbundene Verlust an Nachdenklichkeit mindert die Urteilskraft. Bildung bedingt ein selbstverantwortetes Können, eine Lebensform des Sich-Auskennens und der Orientierungskraft. Dies wird in der Ausbildung von Ärzten und Therapeuten zu wenig bedacht. Vielmehr sind es in den angesprochenen Zusammenhängen Ungebildete und Orientierungsschwache, die insbesondere in der biologischen Medizin durch Statistikübungen vor allem in Form von Metaanalysen die Grundlagen- und klinische Forschung erschweren.

Wissenschaft bildet, indem sie ausbildet! Und: Nichts ist praktischer als eine gute Theorie (Thales von Milet, ca. 625 – ca. 545).

Mein großer Dank gilt allen, die mir beim Zustandekommen dieses Werkes mit Rat und Tat zur Seite gestanden haben. Die am schwierigsten zu bewältigenden Bausteine haben meine Frau Elke (Literaturerfassung, Erstellung der Abbildungen, Schreiben des Manuskripts) und unsere gemeinsame liebe Freundin und jahrzehntelange Mitarbeiterin Frau Gertrud Schaeg (Elektronenmikroskopie und Beratung bei feinstrukturellen Problemen) bewältigt; Frau Ute Haßfeld besorgte das Korrekturlesen. Gedankt sei Frau Gabriele Müller und Herrn Cornelius von Grumbkow vom Hippokrates Verlag in den Medizinverlagen Stuttgart. Sie haben mit großem Engagement die rasche Publikation des Buches vorangetrieben und die damit verbundenen Probleme stets rechtzeitig aus dem Weg geräumt.

Neuhausen, im Herbst 2006 Hartmut Heine

Inhalt

Einleitung

Ärztliches Tun ist an der Zielstrebigkeit des Organismus sich zu erhalten orientiert („**Selbstheilungskräfte**"). Diese naturgegebene Zweckhaftigkeit verlangt vom Arzt kunstvolles Handeln. Denn Heilung ist nicht Herstellung einer Sache, sondern Wiederherstellen eines individuellen Zustandes. Die Materie, an der der Arzt seine Kunst ausübt, ist bereits das Kunstwerk selbst – der Patient. Die **Zweckorientierung in der Heilkunst** bedarf jedoch der Wissenschaft, um die Bedingungen der Gesundheit durch Erforschen von Krankheitsursachen überhaupt verstehen zu können. Die mit der Aufklärung im 18. Jahrhundert aufgekommene **reduktionistische Naturwissenschaft** hat aufgrund der Forderung nach kausalanalytisch erhobenen, objektiven Daten das Zweckdenken als subjektiv und unwissenschaftlich abqualifiziert. Während damit in der Technik und der am Ursache-Wirkungs-Denken orientierten Medizin ein ungeheuerer Fortschritt erzielt wurde und noch wird, kann das kausalanalytische Denken in der Medizin nicht uneingeschränkt gelten. Denn der Arzt hat es immer mit dem jeweiligen Subjekt, dem je individuellen Einzelfall zu tun, der durch keine analytische Bestandsaufnahme erschöpft werden kann. Um zur richtigen Diagnose und zu angemessener Therapie zu gelangen ist **ärztliche Urteilskraft** als Gabe persönlicher Intuition und Erfahrung unabdingbar. Wie sollen Arzt und Patient mit ihren Ängsten, Hoffnungen, Phantasien und Kreativität umgehen angesichts der als gültig angesehenen Kriterien Objektivierbarkeit, Wiederholbarkeit und Vorhersagbarkeit bei zunehmender Zersplitterung der Humanmedizin in immer weitere Teilgebiete? Einen Ausweg stellt die Rückbesinnung auf die hippokratische Medizin dar, die als **Gesundheitslehre und -erziehung** zu verstehen ist. Galen (129–199 n. Chr.) zog daraus den Schluss, dass Gesundheitsbewahrung über die Krankheitsüberwindung zu stellen wäre. Die Medizin war Jahrtausende eine Lehre von der Gesundheit, ehe sie zum System der Krankenversorgung wurde.

Die Medizin als Naturwissenschaft muss daher durch Gesundheitslehre und -erziehung zur Kulturwissenschaft ergänzt werden. Gesundheitslehre ist der gebildete Umgang mit der Umwelt, Lebensmitteln, Arbeitswelt und zwischenmenschlichen Beziehungen (Schipperges 1991).

In der wissenschaftlichen Medizin hat sich ein **genetisches Paradigma** durchgesetzt, wonach die bedeutendsten Krankheiten bereits intrauterin oder nachgeburtlich gentechnologisch diagnostiziert und behandelt werden könnten. Dabei wird übersehen, dass nur etwa **zwei Prozent aller Krankheiten monogen** sind, d. h. einem linearen dominanten Erbgang unterliegen. **Auf 98 Prozent aller Krankheiten, die die eigentliche Gesundheitsbedrohung des Menschen darstellen, lässt sich dieses Paradigma jedoch nicht anwenden** (Übersicht s. Strohmann 1994). Es ist eine irrige Annahme, komplexes biologisches Geschehen mit entsprechend komplexem multifaktoriellen Krankheitsgeschehen durch **gentechnologische Analyse** kausal erklären und behandeln zu wollen. Das in 98 Prozent aller Krankheiten vorliegende hochvernetzte **polygene Verhalten**, auch als **Disposition** bzw. innere „Krankheitsursachen" bezeichnet, wird zusätzlich durch individuelle Umwelt- und Inwelteinflüsse als **Exposition** überlagert und vernetzt. Daraus entsteht ein **nichtlineares Verhalten**, das von Rückkopplungen, d. h. Rückwirkungen von Teilsystemen auf das System selbst („Regelkreise"), geprägt ist. Langfristige Vorhersagen sind bei nichtlinearem Verhalten aber nur schwer möglich.

Das genetische Material (Genom) ist zwar als dauerhaftes Programm zu Erhalt und Evolution einer biologischen Art notwendig, aber nicht ausreichend für Vorhersagen individueller Lebens- und Krankheitsverläufe. Im Korrelationsfeld von Erleben und zugeordneten körperlichen Leistungen wird die individuelle psychosomatische Konstitution als Gesundheits- wie Krankheitsfähigkeit eines Individuums sicht- und erlebbar. Disposition und Exposition weisen aber als somatopsychische bzw. psychosomatische Begriffe keine Linearität auf. Sie haben vielmehr mit der Lebensordnung des Menschen im Ganzen zu tun. Diese in der antiken Medizin als „diaita" dargestellte Beziehung bedient sich der „physis“, des natürlichen Wachsens und Gedeihens, und erreicht eben damit den „nomos“, das rechte Maß und die Regel, den kultivierten Lebensstil einer verbindlichen Lebensordnung. Das geht nicht ohne „paideia“, ohne Weisung und Lenkung, ohne „arete“, die Tugend, und „sophrosyne“, die Einsicht, nicht ohne die Bildung in jenem geschlossenen Milieu, das die Alten „kosmos“ nannten, die gefühlte Ordnung eines harmonisch durchstimmten Universums (Schipperges 1988). Dessen Maßstab finden wir auch im Mikrokosmos, im Zusammenspiel der Zellen und der sie umfangenden Grundsubstanz (im Folgenden als extrazelluläre Matrix (ECM) bezeichnet). Auch hier ist es das Ziel, den Organismus im Ganzen zu formen und zu gestalten. Bei Nichterreichen oder Verlust eines individuell zuträglichen Milieus ist daher auch eine Grundregulation, d. h. Wechselwirkungen zwischen Zelle und ECM, auf Dauer nicht möglich. Der beginnende Circulus vitiosus mündet schließlich ein in Dysregulation, in chronische Erkrankungen und Tumoren. Biologische Medizin bzw. Ganzheitsmedizin heißt daher auch, das innere und äußere Milieu aufeinander abzustimmen. Es kann keiner gesunden oder gesund bleiben, wenn er nicht als Mensch gewollte und geliebte Verbindung mit seinesgleichen hat. Um dies heilkundlich auszuloten und zu wissen, dass dicht neben dem Nutzen die Noxe steht, braucht die Heilkunst die Wissenschaft, die Theorie. Sie strebt nach Regeln, nach jener Norm, die als Ethos menschliches Leben durchwirkt und maßgeblich ist für unser Verhalten und Handeln. Das der Norm zugrundeliegende Ethos ist höchst verpflichtend für einen Beruf, der Hilfe in Not verspricht und das Not-Wendende zum Ziel hat (Schipperges 1988). Der gegenwärtige Mangel an Ethik ist ein Verlust an Subjektivität zugunsten einer vermeintlich wertungsfreien Objektivität. Daher ist auch der Zellbegriff lediglich eine morphologische Abstraktion. Biologisch gesehen kann er nicht ohne das Lebensmilieu der Zelle, die ECM, verstanden werden.

In der Polarität von Pathogenese und Salutogenese (Aktivierung der Selbstheilungskräfte) ist die Medizin als Ganzes, als Heilkunst erfasst. Gegenwärtig wird durch Umwelteinflüsse, Lebensformen und Überalterung die individuelle Konstitution zunehmend labiler. Dies korreliert mit der Zunahme von chronischen Erkrankungen, Allergien und Tumoren in allen Altersgruppen.

Konstitution lässt sich allgemein als Einheit von Seele und Leib erfassen (v. Weizsäcker 1943). Diese unauflösliche Einheit äußert sich im Befinden. Befindensstörungen seelischer Art werden daher immer auch als körperliche Störungen zur Geltung kommen und umgekehrt. Besonders deutlich wird dies in der modernen Gesellschaft, die im krassen Missverständnis von Individualität zur sozialen Isolierung einzelner und ganzer Gruppen neigt. Die erhöhte Mortalitätsrate sozial isolierter Menschen hat sich dabei als unabhängig von den Lebensgewohnheiten (Rauchen, Übergewicht, körperliche Aktivität, ökonomischer Status, Teilnahme an präventiven Gesundheitsprogrammen) erwiesen (v. Uexküll und Wesiak 1988). In den westlichen Industrieländern zeigen nach diesen Autoren etwa ein Drittel der Menschen, die mit gesundheitlichen Problemen einen Arzt aufsuchen, keine Anzeichen einer organischen Erkrankung.

Aufgrund der enormen diagnostischen Möglichkeiten moderner Medizin werden derartige psychosomatische Störungen in ein organisches Erkrankungsschema gepresst und entsprechend falsch behandelt. Die dabei sich entwickelnden Patientenkarrieren können sich über Jahrzehnte erstrecken, wobei die moderne biotechnische Medizin zu einem „Risikofaktor ersten Grades“ werden kann. Balint (1896–1970) war einer der ersten, der den technologischen Ansatz der Medizin um den biographischen Aspekt wie auch die gegenwärtige dynamische Lebenssituation des Patienten erweiterte. Er wies darauf hin, dass Patient und Arzt in ein kommunikatives System eingeschlossen sind, wobei der Arzt selbst aktiver Teilnehmer ist. Ähnlich wie die Atomphysiker in der Quantentheorie zu Beginn dieses Jahrhunderts erkannten, dass der Beobachter selbst Einfluss auf sein Objekt hat, **können objektive Beobachtungen überhaupt nicht existieren, sondern nur Beobachtungen, die in einer Kommunikationsmatrix eingeschlossen sind.**

Unsere Beobachtungen sind immer abhängig von unserer anatomisch-physiologischen Struktur, von der gegebenen sozialen Stufe oder unserem Platz in der gegenwärtigen Gesellschaft und Kultur sowie den Denk- und Handlungsweisen in unserer „ökologischen Nische“. Von besonderer Bedeutung sind dabei der Einfluss der eigenen Familie, die ganz persönliche Biographie, unser Wissen, unsere Arbeit, Gefühlsleben und Dynamik.

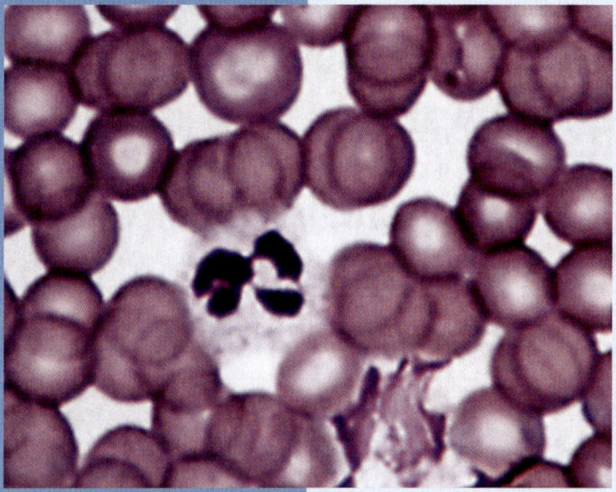

1 Wissenschaftliche Basis der Komplementärmedizin

1.1 Anregung und Förderung endogener Eigenleistungen

Aus der antiken Medizin ist überliefert, dass Einflüsse jeder Art sowohl heilend wie krankmachend wirken können. Dies zeigen Krankheiten, deren Ätiologie und Therapie besonders gut erforscht ist, wie die Ulkuskrankheit. Es ist bekannt, auf welch vielfältige Weise diese entstehen und mit wie vielerlei Maßnahmen man diese lindern kann. In diesem Zusammenhang ist die von Paracelsus (1493–1541) überlieferte Regel wichtig, dass viele Krankheitsprozesse gleichen Wesens sind und nicht der Stoff, sondern die Dosis das Heilsame ist. Daher müssen viele Krankheiten durch die Heildosis ein und desselben Mittels heilbar sein (**Redundanz**) und die Heildosis sehr vieler Mittel muss ein und dieselbe Krankheit lindern oder heilen können (**Pleiotropie**), ganz wie es die Erfahrung lehrt. Diese biologisch-medizinische Sichtweise ist um das Arndt-Schulz-Gesetz (Arndt 1892) zu erweitern. Danach regen schwache Reize die Homöostase (besser Homöodynamik) an, starke hemmen sie und stärkste führen zum Tod. In jüngster Zeit ist dieses **„biologische Grundgesetz“** (Arndt 1892; als Arndt-Schulz-Gesetz bezeichnet) als **Hormesis** wieder in den Blickpunkt wissenschaftlichen Interesses vor allem der Toxikologie geraten (Calabrese und Baldwin 2001, Übersicht s. Kaiser 2003). Es hat sich zeigen lassen, dass viele Chemotherapeutika, Antibiotika, nichtsteroidale Entzündungshemmer (NSAID), Toxine u. a. m. mit zunehmender Verdünnung eine u-förmige Dosis-Wirkungsbeziehung zeigen, mit Umkehrung ihrer toxischen Effekte, die dann wieder zurückkehren (Abb. 1). Calabrese und Baldwin (2001) haben u. a. gezeigt, dass z. B. ein so starkes Karzinogen wie Dioxin im Rattenversuch im low-dose-Bereich von 0,01 bis 0,001 µg/kg/Tag Tumorbildung erheblich zurückdrängen kann und sich bei weiterer Konzentrationsabnahme der Effekt nicht mehr zeigen lässt. **Sie beobachteten weiter, dass durch geringfügige Ganzkörperröntgenbestrahlung (0,5–2 Gy) eine Aktivierung des Immunsystems erfolgt, die eine Abnahme experimenteller Tumoren bei der Maus verursachte. Auch für den Menschen liegen derartige Befunde vor.** Es darf nicht vergessen werden, dass derartige Schwachbestrahlungen im deutschen Kulturraum zur Anregung des Immunsystems schon Mitte des 19. Jahrhunderts eingesetzt wurden (Perger 2004).

Ähnliche biphasische Hormesis-ähnliche Effekte lassen sich auch in der Psychologie beobachten: Bei hohem Stress, z. B. als Zeuge eines schweren kriminellen Aktes, ist die Erinnerung an das Geschehen nur gering (Yerkes-Dodson-Gesetz). Dies ist durch die hohe Glukokortikoidfreisetzung während des Geschehens bedingt, wogegen geringe Dosen die Erinnerung verstärken (Mendl 1999). Im Scheitel der u-förmigen Hormesiskurve liegt der Bereich, wo mit sehr geringen Dosen z. B. eines Toxins eine Störung der Homöostase durch Überkompensation (rebound) wieder einreguliert werden kann (Calabrese und Balwin 2001). **Beziehungen zwischen Hormesis und Homöopathie** wurden experimentell von Endler (1998) nachgewiesen.

Es ist dringend notwendig, das Phänomen Hormesis stärker in der Praxis zu berücksichtigen, denn **„To continue to ignore this reality is one that society can do only at its own financial and health risk"** (Calabrese und Baldwin 2001).

Eine kybernetische Sichtweise lässt diese Zusammenhänge besser verstehen. Nichtlineare Wechselwirkungen sind aufgrund ihrer Rückkopplungsschleifen empfindlich gegenüber allen möglichen kleinen Einflüssen („Randbedingungen“). Dies erkennt man auch bei chronischen Krankheiten, wo ein geringfügiger Anlass (u. a. Wetterumschlag, Kältereiz) einen neuen Schub

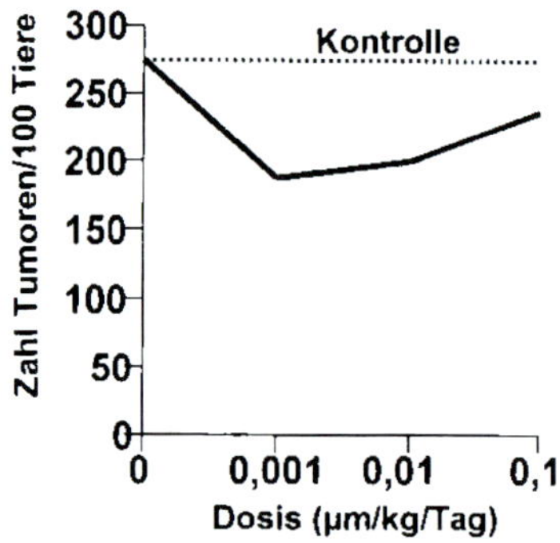

Abb. 1 Hormesiseffekt. Wirkung von Dioxin auf die Entwicklung von Brustkrebs bei Ratten. Im low-dose-Bereich (0,001 µm/kg/Tag) ist das Tumorwachstum stark vermindert (nach Kaiser 2005).

auslösen kann (**Zweitschlag**). Das Arndt-Schulz-Gesetz und der Hormesiseffekt zeigen, dass stets das Individuum in seiner Ganzheit betroffen ist.

Das bedeutet, dass bei gleicher Diagnose im Unterschied zur Schulmedizin in der biologischen Medizin die Patienten nicht in gleicher Weise, sondern entsprechend der Anamnese unter Berücksichtigung von Konstitutionstyp, Diathese („Krankheitsbereitschaft"), Temperament, geistiger und seelischer Verfassung individuell verschieden behandelt werden müssen. In diesem Zusammenhang ist nochmals auf die große Bedeutung von **Exposition und Disposition** zu verweisen. Denn erst bei genauerem Erfassen der Bedeutung von Umwelt und Erbgut können individuelle Varianten von Krankheitsverläufen erfasst werden.

Die biologische Medizin stellt unter wissenschaftssoziologischen Gesichtspunkten eine „außerordentliche Wissenschaft" dar, da sie nicht dem kausalanalytischen Denkstil der konventionellen Medizin entspricht. Die biologische Medizin ist außerdem heterogen, was sich in verschiedenen Bedeutungsnamen wie „Ganzheitsmedizin", „Erfahrungsmedizin", „Naturheilkunde" u. a. widerspiegelt. Neben systematischen Ansätzen wie Phytotherapie, Neuraltherapie, Homöopathie, Elektroakupunktur und Akupunktur ist noch eine große Zahl weiterer diagnostischer und therapeutischer Verfahren von Bedeutung (Tab. 1). Ihnen allen ist als ganzheitlicher Aspekt gemeinsam, dass sie der Verwirklichung des individuellen Menschen in Gesundheit und Krankheit dienen. Deshalb kann sich **die biologische Medizin als Ganzheitsmedizin** auch nicht auf häufigkeitsabhängige Normalwerte und starre nosologische Entitäten festlegen, wie dies in der konventionellen Medizin („Schulmedizin") durch „künstliche Therapien" geschieht. Diese weisen dem Organismus im Prinzip eine passive Rolle zu und versuchen krankhafte Veränderungen oder die ihnen zugeschriebenen Ursachen direkt zu beseitigen durch:

- operative und chemische Ausschaltung,
- pharmakologische Lenkung und Gegensteuerung zur Wiederherstellung einer kybernetisch definierten Norm,
- künstlichen Ersatz von fehlenden oder mangelnden Körperwirkstoffen, ausgefallenen Organen und Funktionen.

Tab. 1 Biologisch-medizinische Verfahren.

Klassische Regulationstherapien
• Phytotherapie • Homöopathie • Traditionelle Chinesische Medizin • Ayurveda • Physiotherapie und Balneologie
Therapieweisen mit gezielter Wirkung auf die Grundregulation
1. Sämtliche Akupunkturverfahren 2. Neuraltherapie 3. Bioresonanzverfahren
Therapieweisen mit systemischer (unspezifischer) Anregung der Grundregulation
1. Kneipp'sche Heilweise 2. Diätetische Verfahren 3. Alle über geistig-psychische Anregung laufende Heilverfahren – Asiatische und indische Medizin – Anthroposophische Medizin – Musik-, Mal- und Gesprächstherapie
Ab- und ausleitende Heilverfahren
1. Purgieren 2. Brechverfahren 3. Blutentziehung – Aderlass – Schröpfen – Verfahren nach Baunscheidt – Blutegel 4. Diaphoretische Verfahren – Hautatmung – Schweißabsonderung 5. Hautreizverfahren – Rubefaszienzen – Teil- und Vollbäder – Vesikanzien – Cantharidenpflaster 6. Diurese 7. Emenagoge Methode nach Aschner

Die Maßnahmen werden möglichst spezifisch, nach dem Ligand-Rezeptor-Prinzip („Schloss-Schlüssel"), gezielt und reizarm durchgeführt mit einkalkulierten Nebenwirkungen. Die Wirkungsdauer ist, abgesehen von zeitunabhängiger Ausschaltung, zunächst auf die Anwesenheit der Wirkstoffe und Kunsthilfen begrenzt.

Die Therapieweisen der biologischen Medizin (Tab. 1) wirken dagegen **indirekt** als Reaktion bzw. Regulationsleistung auf eine entsprechende Reizbelastung hin (**Reiz-Reaktions-Therapie**). Auch hier sind 3 verschiedene Wirkprinzipien zu differenzieren:

1. Aktivierung von Selbstheilungs- und Erholungsprozessen durch Dämpfung übersteigerter Reaktionen, Schonung des Organismus, Ruhigstellung bestimmter Funktionen, Isolierung und Abstinenz von belastenden Faktoren.
2. Normalisierung durch Anregung und Übung innerer Selbstordnung. Die gesetzten Reize können im Unterschied zur direkten pharmakologischen Funktionskorrektur durch wiederholtes Anregen körpereigener Kräfte eine Wiedereinregulierung vegetativer Gleichgewichte („vegetative Gesamtumschaltung") bewirken. Die dadurch anregbaren rhythmischen Organfunktionen bewirken ihrerseits eine verbesserte Koordination und Ökonomie aller Funktionsabläufe, eine Normalisierung und Regeneration der Gewebstrophik mit Verbesserung adaptiver Leistungen und Hebung der unspezifischen Resistenz.
3. Systematische Steigerung von Funktionsbeanspruchungen durch Kräftigung von Funktionskapazitäten und Organleistungen aufgrund spezifischer trophischer wie auch plastischer Anpassungsprozesse des Organismus.

Der Vergleich zeigt, dass sich die Maßnahmen der Schulmedizin stets gegen manifeste krankhafte Veränderungen richten und daher im Prinzip pathogenetisch orientiert sind. Biologisch-medizinische Maßnahmen zielen dagegen auf **Anregung und Förderung endogener Eigenleistungen**, die schon unter den jeweils individuellen Verhältnissen Bestand und Gesundheit des Organismus ermöglichen (Balint 1965, Antonovsky 1987, Jork 1998, v. Uexküll und Wesiak 1995).

Es ist daher falsch, wenn die Schulmedizin die Anwendung ganzheitsmedizinischer Therapieweisen nur dann für möglich hält, wenn sie nach dem Kausalprinzip spezifisch auf zelluläre, molekulare und submolekulare Entitäten zurückgeführt werden können.

Bei den ganzheitlich ausgerichteten biologischen Therapieweisen ist es vor allem das **Wiedereinschwingen chronobiologischer Vorgänge**, die den anhaltenden Wirkungen zugrunde liegen und durch monotherapeutische Anwendungen häufig nicht zu erzielen sind. Die von der Schulmedizin stets beanstandete schwache Pharmakologie der biologischen Medizin zielt darauf ab, durch Regeneration rhythmischer Funktionsabläufe wieder eine Synchronisation und Normalisierung physiologischer Kerngrößen zu erreichen. Denn jede Periodik weist eine Aktiv- oder Leistungsphase sowie eine trophotrope Regenerationsphase auf. Derartige **„biologische Fenster"** können häufig, vor allem wenn es sich um Befindensstörungen handelt, mit geringsten pharmakologischen Wirkstoffkonzentrationen (Homöopathie!) wieder für allgemeine Regulationsprinzipien geöffnet werden. Dabei ist zu bedenken, dass die Beziehungen zwischen therapeutischer Reizdosis und Reaktionsdynamik nicht stetig sind, sondern u. U. mehrere Optima durchlaufen können. Die Wirksamkeit kann daher auch nicht im akuten Versuch beurteilt werden, da sie im besonderen Maße von Individualfaktoren bestimmt wird. Deshalb ist in der biologischen Medizin auch der Tierversuch als kausale Erkenntnismethode ungeeignet. Auch am Gesunden kann der Wirkungsnachweis nur mit Einschränkung geführt werden. Die therapeutisch angestrebte Wirksamkeit lässt sich nur im zeitlichen Längsschnitt mit dichter Beobachtungsfolge und unter Beachtung besonderer Kriterien für die reaktiven Prozesse darstellen bzw. kontrollieren. Hier liegt der Wert von Kasuistiken und Kohortenstudien.

Es ist leicht erkennbar, dass die **kausalanalytische Objektivierung von Krankheiten für die meisten medizinischen Probleme nicht gilt**. Denn fiktive Gesamtheiten können nur gebildet werden, wenn für diese das Ursachensystem mit allen **Randbedingungen** als konstant angesehen werden kann; d. h. die Laborbedingungen müssen dann auch außerhalb des Labors Gültigkeit besitzen. Dies trifft aber in der Medizin praktisch nicht zu: Zwar ist das System Mensch jeweils nach dem gleichen Strukturprinzip aufgebaut, die jeweiligen individuellen Beziehungen und Bedingungen, in die es sich fügt und denen es ausgesetzt ist, sind dagegen multivariabel. Ein Wirksamkeitsnachweis im kausalanalytischen Sinne kann daher nur im eingrenzbaren **Mikrobereich** erfolgreich sein. Der Umkehrschluss bedeutet dann, dass ein Erfolg auch nur hier gefunden werden kann. Man ist daher umso erfolgreicher, je mehr man in den kontrollierbaren Mikrobereich vorstößt, da dort die oben genannten Prämissen hinlänglich erfüllt werden können. Diese Situation ist derzeit in der medizinisch-zellbiologischen Forschung deutlich zu erkennen, mit der Folge ständig zunehmender gravierender Nebenwirkungen.

1.2 Wirksamkeitsnachweis und Placebo in der biologischen Medizin

Die biologische Medizin geht bewusst von variablen individuellen Randbedingungen aus und entzieht sich damit weitgehend naturwissenschaftlich-experimenteller Kontrolle. „Die Verteilungsgesetze der dabei interessierenden Variablen sind uns verschlossen und wir haben keine Aussicht sie uns je zu erschließen." (Heine und Heine 1992) Wie ist dann mit den Daten ganzheitlich medizinischer Forschung umzugehen? Ein angemesseneres Vorgehen ist, anstatt von hochgerechneten Stichproben auszugehen, **die Befunde als Beschreibung einer real existierenden Gesamtheit aufzufassen.** Das Erkenntnisziel liegt somit in der Deskription (wie dies ganz besonders das Arzneimittelbild in der Homöopathie verdeutlicht!). Hier wird der Prozess der Wirksamkeitsprüfung nicht mehr an einer Stelle unterbrochen, sondern das gesamte Geschehen wird als einer Blackbox immanent betrachtet.

Bei den auf „**Hilfe zur Selbsthilfe**" ausgerichteten biologischen Therapieweisen steht das subjektive Befinden des Patienten im Vordergrund. Dabei werden keine Randbedingungen festgelegt. Daher kann es in der biologischen Medizin auch kein Placebo geben. Dies gilt auch für die Schulmedizin (Hrobjarsson und Gotzsche 2001). Kienle hatte bereits 1976 nach Auswertung mehrerer hundert klinischer Studien gezeigt, dass die placebokontrollierten, randomisierten Doppelblindstudien in ihrer Signifikanzprüfung nicht besser abschneiden als die durch ärztliche Beurteilung von Einzelfällen erhobenen **Wirksamkeitsbeurteilungen**.

Allerdings kann die Rolle von Placebo auch in ganz anderer Bedeutung gesehen werden, nämlich als ärztliche Selbstkontrolle im Dialog mit dem Patienten. Wie sonst kann man verhindern, dass die Ärzte die Resultate zu voreingenommen beurteilen? Andererseits, wer an einem klinischen Versuch teilnimmt, muss darüber informiert sein, dass es auch eine Kontrollgruppe geben wird. Gibt man den Patienten in dieser Gruppe nicht einmal ein Placebo, werden zu viele von ihnen einfach wegbleiben und damit die Relevanz des ganzen Versuchs gefährden. Ein Placebo kann jedoch dem Patienten z. B. mit einem Pankreaskarzinom, dem die Medizin nicht mehr helfen kann, noch etwas Mut und Hoffnung geben (Bailar 2001).

Häufig wird bei medizinstatistischen Erhebungen übersehen, dass alle statistischen Tests lediglich einen Filter für Hypothesen bilden, aber nicht zur Hypothesenbildung verwendet werden können. Erst die richtig formulierte **Nullhypothese** (man nimmt das Gegenteil von dem an, was man beweisen will) führt zu einem brauchbaren Studiendesign und brauchbaren statistischen Aussagen. Die Statistik selbst ist prinzipiell wertfrei (Pfanzagl 1978). Wissenschaftliche Fragestellungen in der biologischen Medizin müssen daher immer zunächst darauf überprüft werden, ob ein Signifikanztest der Fragestellung überhaupt angemessen ist oder ob eine saubere Dokumentation von Einzelfällen („single case studies") eher zum Ziel führt. Dies ist aber kein statistisches Problem, sondern muss im Vorfeld durch die Fachkenntnis der Forschenden abgeklärt werden (Heine und Heine 1992).

1.3 Organismen als determiniertes Chaos

Biologische Systeme sind energetisch offen und daher in der Lage mit ihrer Umgebung Energie und Materie auszutauschen. Sie zeigen keine Linearität, sondern komplexe Vielfalt, die einem biologischen Fließgleichgewicht unterliegt (v. Bertalanffy 1975). Die dabei auftretenden Ordnungszustände sind nicht stabil, d. h. sie stehen nicht in einem thermodynamischen Gleichgewicht, wodurch eine Rückkehr zum Ausgangszustand nicht möglich ist. Die damit verbundenen Rückkopplungsprozesse bedingen, dass Wechselwirkungen nicht einfach addiert werden können, sondern **das**

Ganze stets mehr ist als seine Teile. Rückkopplungen haben biologisch gesehen den Vorteil, dass die Funktionszustände eines Systems nicht fest fixiert werden müssen, sondern selbstorganisatorisch, d. h. spontan zum Ausgangspunkt immer neuer Entwicklungen werden können. Diese **Spontaneität** aufgrund hoher Vernetzung und die Abhängigkeit von den Randbedingungen sind charakteristisch für dynamische Systeme und lassen keinen linearen Algorithmus zu, aus dem Anfangs- und Endzustand und damit das zukünftige Verhalten voraussagbar wären. Für Organismen hat sich dafür der Terminus „determiniertes Chaos“ etabliert (Nicolis und Prigogine 1987, Heine 2004a). Damit gilt aber auch für biologische Systeme, dass kleine Änderungen im gegenwärtigen Zustand große Veränderungen in der Zukunft hervorrufen können. Einmal auftretende Ungenauigkeiten werden nicht eliminiert, sondern den bestehenden Fehlern zugeschlagen. Das „determinierte Chaos“ erlaubt flexible Reaktionen auf kleinste Störungen und macht dadurch Anpassungsprozesse möglich. Dabei ist die Regelung der Homöodynamik eines Organismus unter physiologischen Bedingungen so stabil, dass trotz verschiedenster äußerer und innerer Einwirkungen der Normalzustand meist sehr schnell wieder hergestellt wird. Die Eigenschaft eines nichtlinearen Systems, trotz Störungen und kurzfristiger Abweichungen immer wieder in den angestammten Rhythmus zurückzukehren, wird in der Chaostheorie als **Attraktor** bezeichnet. Ist das Attraktorverhalten zyklisch, wie dies in der Natur weit verbreitet ist (z. B. Kreislauf, Planetenbewegungen, Jahreszeiten), spricht man von einem Grenzzyklusattraktor (Crutchfield 1987, Peitgen et al. 1992, Pöppe 1995).

Unser Organismus als Ganzes weist einen in die Zukunft gerichteten Zeitpfeil mit genetisch bedingter Strukturbildung und davon weitgehend unabhängigem Strukturwandel auf. Dies hängt von einer passenden Energiezufuhr ab („dissipative“ Energie, z. B. Sauerstoff, Nahrung, Licht und Wärme). Wird einem nichtlinearen System – das einfachste Beispiel sind viele durch Federn verbundene Pendel – geeignete Energie zugeführt, verteilt sich diese über das ganze System. Dabei können in einzelnen Teilbereichen Resonanzen auftreten, wodurch zeitlich begrenzte Ordnungsinseln entstehen. Dadurch werden dann in der Nachbarschaft weitere Teilgebiete beeinflusst usw. Denn anders als in linearen Systemen (z. B. einfaches Pendel) können in nichtlinearen die Frequenz und Amplitude nicht unabhängig voneinander variieren (Pöppe 1995). Ein Organismus verhält sich wie gekoppelte Pendel, allerdings differenzierter: Fehlt geeignete Energie (z. B. Nahrung) über eine gewisse Zeit, kommt es zunächst zu reversiblen Schäden, erst danach zu irreversiblen. Dies beruht darauf, dass ein nicht ausreichend versorgter Teilbereich für Zeit oder Dauer durch eine selbst oder medizinisch hergestellte Reaktionsänderung von anderen Einheiten übernommen werden kann (**Redundanz**). Der Preis dafür ist jedoch eine gewisse Ordnungsänderung (**„Erinnerung“**). Durch Redundanz und Reversibilität aller auf molekularer Ebene ablaufenden Prozesse sind Krankheiten bis zu einem irreversiblen Stadium durch Zufuhr geeigneter Energie prinzipiell heilbar. Allerdings bleibt aufgrund der durch Redundanz verursachten „Erinnerung“ die Gefahr, dass sich bei Wiederauftreten einer vergleichbaren Situation die Krankheit schnell wieder einstellen kann.

1.3.1 Determiniertes Chaos und Selbstähnlichkeit

Nur am Rande von Chaos kann sich Neues wie Leben und die stets damit verbundenen Krankheiten entwickeln. Denn aus hochgradig geordneten und stabilen Systemen, z. B. Kristallen, kann nichts Neues entstehen. Andererseits sind chaotische Systeme wie Wasserdampf oder Gase völlig formlos. Wirklich komplexe Dinge wie Lebewesen, Staaten, Galaxien usw. treten stets an der Grenze zwischen starrer Ordnung und Zufall auf (Lewin 1993). Dieser Rand am Chaos („determiniertes Chaos“) ist durch **Selbstähnlichkeiten** gekennzeichnet, wie dies untereinander Menschen, Tiere und Pflanzen eindrucksvoll zeigen. Die größte Selbstähnlichkeit besteht dabei innerhalb von Arten. Nur diese können sich auch geschlechtlich fortpflanzen, wodurch evolutiv Neues entstehen kann.

Zeitlich begrenzte Ordnungssysteme finden sich ebenfalls nur am Rande von Chaos. Sie unterliegen einer **selbstorganisierten Kritizität** (Hogan 1995). Als Beispiel kann ein Sandhaufen dienen, bei dem es, wenn er aufgeschüttet wird, ab einem bestimmten Schüttungsgrad, abhängig von der Qualität des Sandes, zeitlicher Zufuhr, Höhe, Temperatur usw., zum Abgang von Sandlawinen kommt. Darauf geht der Sandhaufen in eine andere stabile selbstähnliche Form über, worauf sich der Vorgang wiederholen kann.

In lebenden Systemen erfolgt die Aufschüttung durch autokatalytische Prozesse und nicht zufällig. Nur dadurch konnten Gene, die Reduplikation der DNS und ihre Transkription und damit letztlich der als Evolution beschriebene Prozess entstehen.

Autokatalyse (Autopoiese) am Rande von Chaos enthält keine Zufälligkeit, sondern konvergiert gegen Selbstähnlichkeiten (Typen, Muster). Damit ist eine Schwäche der Darwin'schen Evolutionstheorie offensichtlich, die nur zufällige Mutationen und Selektion kennt (Hogan 1995).

Das in der Natur herrschende Prinzip der Raumfüllung durch selbstähnliche Strukturen führt auf ein Prinzip, in dem die kulturtragende Dreidimensionalität der euklidischen Geometrie nur einen Spezialfall darstellt. Dies lässt sich folgendermaßen begründen (Sernetz 2000): Die elementaren Bestandteile von Tieren und Pflanzen, nämlich ihre Zellen, sind sich erstaunlich ähnlich. Dies gilt vor allem dort, wo z. B. wie bei den Säugetieren der Grundbauplan stets der gleiche ist. So haben Elefanten keine größeren Leber-, Nieren- oder Lungenzellen als Mäuse, nur sehr viel mehr. Insbesondere zeigen, unabhängig von der Tierart, isolierte Zellen in vitro etwa dieselbe Stoffwechselaktivität. Ähnliches gilt für den Sauerstoffverbrauch, Flüssigkeitsdurchsatz durch eine Nierenzelle oder Wärmebildung. Die stoffwechselbedingte Wärmeerzeugung eines Tieres sollte eigentlich seinem Körpervolumen proportional sein, die Wärmeabgabe dagegen der Oberfläche. Dann müsste ein Elefant überhitzen, eine Maus dagegen erfrieren. Alle Stoffwechselaktivitäten finden an Oberflächen statt (Atmung, Verdauung, Urinausscheidung, Zirkulation). Da aber Oberflächen mit zunehmender Körpergröße langsamer anwachsen als Volumina, müsste eine Elefantenlunge schlechter arbeiten als die einer Maus. Beides trifft bekanntlich nicht zu. Denn die Stoffwechselintensität eines Tieres steigt weder proportional zu seinem Volumen (V^3) noch zu seiner Oberfläche (D^2). Vielmehr liegt die Anstiegsrate zwischen der 3. und 2. Potenz. Derart gebrochene Dimensionen (**„Fraktale"**) sind das Maß für Selbstähnlichkeit. Die Vermessung biologischer Objekte hat gezeigt, dass sie eine fraktale Dimension zwischen 2,2 und 2 besitzen, d. h. zwischen der 2. und 3. Potenz liegen. Dieser Wert stimmt sehr mit dem von 2,22 für das Anwachsen der Stoffwechselrate bei zunehmender Körpergröße überein. Wenn daher die Stoffwechselaktivität von Organismen pro Volumen und Oberfläche eine fraktale Dimension von 2,22 haben, so ist daraus zu schließen, dass **ein optimal gebauter Organismus im Wesentlichen 2,22-dimensional sein muss.** Fraktale Dimensionen haben aber auch ihre Grenzen, z. B. geht die Dimension 2,22 an einer Organgrenze in die 3. Dimension über. Den Ordnungszuständen im determinierten Chaos liegt somit eine fraktale Geometrie zugrunde.

Determiniertes Chaos und Fraktale erlauben die Natur sehr viel besser interpretieren zu können als lediglich das Ursache-Wirkungs-Prinzip. **Hier zeigen sich Möglichkeiten, eine zukünftige Medizin einheitlich theoretisch zu begründen.** Das Prinzip der Fraktale als Bausteine der Natur beinhaltet gleichzeitig das Prinzip der sensiblen Abhängigkeit von den Anfangs- und Randbedingungen. Stets ist eine große Palette von Teilursachen zu finden. Je nachdem, worauf der Untersucher gerade den Schwerpunkt seiner Beobachtung richtet, wird er bei nur monokausalem Denken eine andere Ursache finden als bei plurikausalem, was im Bereich der Befindensstörungen, chronischer Krankheiten und Tumoren zu einem unauflöslichem Dilemma führt (Hanzl 1995). So ist Bluthochdruck eben nicht allein mit einem vermeintlich spezifischen Blocker therapierbar, wenn dahinter z. B. ein multifaktorielles metabolisches Syndrom steht.

Die fraktale Sichtweise befreit die Medizin aus dem kausalanalytischen und dem damit verbundenen dreidimensionalen Käfig euklidischer Geometrie. Denn: **Im Reich der Organismen gibt es keinen rechten Winkel!** Die dreidimensionale Sichtweise hat uns zwar unsere technische Kultur beschert, die aber angesichts zunehmender ökologischer, sozialer und medizinischer Probleme dringend erweiterungsbedürftig erscheint.

1.4 Grundregulation

1.4.1 Historische Zusammenhänge

Organismen sind evolutive, selbstreproduzierende, energetisch offene und zweckbestimmte Systeme, die selbst aus einer Vielzahl untereinander und mit der Umwelt wechselwirkender Subsysteme bestehen. Diese auf Wiener (1963) und v. Bertalanffy (1975) zurückgehende kybernetische Sichtweise hat ihren Ursprung in einem Natur- und Medizinverständnis, das mit Entstehen der Hochkulturen einsetzte (etwa 500 v. Chr., „Achsenzeit" nach Jaspers) (Ackerknecht 1977, Jaspers 1953). Dabei spielen für die Erkenntnisgewinnung in der antiken Medizin natürliche Gegensätze wie innen: außen, schwach: stark, feucht: trocken usw. eine entscheidende Rolle. Die Einzelkomponenten lassen sich kombinieren, z. B. kalt: trocken, warm: außen usw., wodurch dynamische Verhältnisse beschrieben werden können, wie sie u. a. auch für phasenhafte Krankheitsabläufe gelten (Heine 1993). Besonders in der Traditionellen Chinesischen Medizin (TCM) wurden antithetische Begriffspaare wie Yin: Yang und ihre „Wandlungsphasen" zu einer Gesundheitslehre weiterentwickelt, die zur Grundlage der Akupunkturtherapie geworden sind (Heine 1993, 2004c). Auch die altindische Ayurveda-Medizin weist in ihrer Wind-Atem-Anschauung und der Gleichgewichtsphysiologie der bestimmenden Elemente Luft, Galle und Schleim mit ihren krankheitsverursachenden Störungen Beziehungen zum westlichen und chinesischen System natürlicher Entsprechungselemente auf. Aus den Gegensatzpaaren wurde in den Hochkulturen eine Symbolik entwickelt, die sich auf die vier „Urelemente" Feuer, Wasser, Luft und Erde bezog (Eckart 1990, Nutton 2004).

Die hippokratische Medizin hat daraus eine Krankheitslehre entwickelt, in der sie den einzelnen vier Elementen jeweils eine Körperflüssigkeit zuordnete: Das Feuer hatte seine Entsprechung in der „gelben Galle" (Cholé), das Wasser im „Schleim" (Phlegma), mit der Luft korrespondierte das „Blut" (Sanguis) und die Erde wurde durch die „schwarze Galle" (Melancholé; meinte die dunkle, halbflüssige Milzpulpa) repräsentiert (Ackerknecht 1977, Nutton 2004). An der Funktion des menschlichen Leibes seien alle diese vier „Säfte" (humores) beteiligt, allerdings in unterschiedlicher Weise. Beim Gesunden sollten die Säfte in einem ausgewogenen Mischverhältnis stehen, wobei die nicht krankhafte Prävalenz eines der Säfte einem bestimmten Temperament bzw. Konstitution entspräche. Bis in unsere Zeit werden Choleriker, Phlegmatiker, Sanguiniker und Melancholiker unterschieden.

Die Säftelehre hat sich besonders unter dem Einfluss von Galen (129–199 n. Chr.) zur **Humoralpathologie** weiterentwickelt. Wichtigste diagnostische Methoden waren Harnschau (Uroskopie) und Pulsqualitäten. Therapeutisch wurden vor allem evakuierende Maßnahmen (Aderlass, Schröpfen, Förderung der Harnentleerung, Schwitzen, Abführen, Erbrechen) angewandt. Ziel war es, das Missverhältnis der Säfte (**Dyskrasie**) wieder auf eine harmonische, gute Mischung (**Synkrasie, Eukrasie**) zurückzuführen. Dieses gegensteuernde Therapieprinzip (**„contraria contrariis"**) hat sich bis heute, vor allem in der Komplementärmedizin, erhalten (Ackerknecht 1977, Nutton 2004).

Der letzte große Vertreter der Humoralpathologie war der Wiener Pathologe Carl v. Rokitansky (1804–1878), ein Zeitgenosse Rudolf Virchows (1821–1902), dem Begründer der Zellularpathologie (Heine 2004c). C. v. Rokitansky hatte aufgrund seiner großen autoptischen Erfahrung die Schwäche der Humoralpathologie klar erkannt: „Sie wäre lediglich ein auf Empirie gegründetes Theoriegebäude, das sich für keine systematische Einteilung von Krankheiten (Nosologie) eignete" (Eppinger 1949). Um Abhilfe zu schaffen, hatte C. v. Rokitansky mit den ab 1850 einsetzbaren, leistungsfähigen Lichtmikroskopen und aufkommender histologischer Technik begonnen, seine Vorstellung einer modernen Humoralpathologie („Krasenlehre") zu entwickeln. Deren funktionelle Basis sah er im Blut, das im Bereich der Endstrombahn ernährende „Säfte" an die Gewebe abgäbe, die auch über die Endstrombahn entsorgt würden (Rokitansky 1846, Eppinger 1949). Aufgrund der damals und auch heute noch für Routinehistologie angewandten Technik der Gewebebehandlung (Entwässern, Paraffineinbettung) konnten und können keine „Säfte" dargestellt werden. Die Zelle, nach Virchow die „wahrhaft organische Einheit", war jedoch abbildbar, wodurch sich dessen Krankheitslehre, nach der alle Krankheitszustände des Organismus auf krankhafte Veränderungen der Körperzellen zurückgeführt werden können, anschaulich darstellen ließ (Virchow 1858, Ackerknecht 1977, Eckart 1990). Die von Virchow vorgelegten Tatsachen, publiziert in seiner *Cellularpathologie* (1858), führten schließlich zum Zusammenbruch der Humoralpathologie. Rettungsversuche seitens französischer Mediziner (zuletzt Lumière 1927) hatten keinen Erfolg. Jedoch hat sich die wertvolle Vorstellung der Humoralpathologie, dass „Krankheit nur eine lokale Manifestation einer allgemeinen Stoffwechselstörung ist und dass sie daher am besten durch stoffwechselverbessernde, entzündungshemmende und blutreinigende Mittel, also durch allgemein eingreifende, den ganzen Körper beeinflussende Maßnahmen zu behandeln sei“ (Eppinger 1949), in der Komplementärmedizin erhalten.

Im anglo-amerikanischen Raum spielte die Diskussion um die Humoralpathologie keine Rolle. Denn mit Beginn der Aufklärung im 17. Jahrhundert (Bacon 1561–1626, Descartes 1596–1659 und Vesalius 1514–1564) setzte sich dort schnell die kausal-analytische Denkweise auch in der Medizin durch. Danach hat jede Störung einen lokal definierbaren Anfang und einen anatomisch bestimmbaren Sitz (Eckart 1990, Nutton 2004). Diese Überzeugung liegt letztlich auch der Virchow'schen Zellularpathologie zugrunde.

Die Vorstellungen C. v. Rokitanskys wurden von Hans Eppinger (1875–1948; Ordinarius für Innere Medizin in Wien) unter Beachtung der Virchowschen Zellularpathologie in seiner *Permeabilitätspathologie* fortgesetzt. Eppinger (1949) schreibt in der Einleitung seines Werkes: „[...] gleichgültig, ob man zum Studium normales oder pathologisch verändertes Gewebe heranzieht, immer stößt man auf dasselbe Gefüge, nämlich die große Betriebsgemeinschaft Blut-Kapillarwand-Interstitium-Gewebszelle-Lymphbahn [...] ja man kann sogar einen Schritt weitergehen und feststellen, dass die Störung der Kapillarpermeabilität vielfach der ersten Szene im ersten Akt des Dramas „Krankheit“ entspricht. In dem Sinne ist für mich die Permeabilitätspathologie auch die Lehre vom Krankheitsbeginn geworden [...] Die Beurteilung dieses Geschehens, speziell die Erforschung der diesen Mechanismus unterhaltenden Triebkräfte, begegnet großen Schwierigkeiten, denn das Terrain, auf dem sich diese Austauschvorgänge abspielen, ist nur schwierig einer direkten Betrachtung zugänglich [...] Vieles, was sich mir dabei als Neuland erwies, ist schon mehr oder weniger richtig von den Humoralpathologen vorausgeahnt worden; jedenfalls steckt in dieser alten Lehre so mancher richtige Kern, weswegen ich es begrüßen würde, wenn sich bald eine bleibende Verbindung zwischen Zellular- und Humoralpathologie anbahnen ließe, allerdings unter der einzig möglichen Voraussetzung, dass die neue Säftelehre einen ebenso gesunden wissenschaftlichen Unterbau erfährt, wie er für die Zellularpathologie schon seit langem erfolgreich errichtet wurde, [...] vielleicht bedeutet meine Permeabilitätspathologie, die ebenfalls eine Vereinigung von Zellular- und Humoralpathologie anstrebt, den ersten vorsichtigen Schritt auf diesem schwierigen, aber – wie ich glaube – sehr aussichtsreichem Wege.“ (Eppinger 1949)

Ricker (1925) hatte in seiner *Pathologie als Naturwissenschaft* ebenfalls auf die überragende Bedeutung der Endstrombahn im Krankheitsgeschehen hinweisen. Im Sinne einer Ganzheitsmedizin haben Eppinger und Ricker völlig Recht, „dass bei den uns besonders interessierenden Krankheiten mehr oder weniger alle Kapillaren unseres Organismus einen Schaden davontragen“ (Eppinger 1949). Der dabei als Erstes zu beobachtende perikapilläre feine, praktisch eiweißfreie ödematöse **„Begleitstreifen“** kann sich bei Fortdauern der Noxe zur serösen Entzündung entwickeln, mit zunehmender Verbreiterung des Raumes zwischen jetzt eiweißdurchlässigen Kapillaren und Zellen. Damit ist eine Schädigung ihrer Ver- und Entsorgung eingetreten (Abb. 2). Eppinger hat u. a. darauf hingewiesen, dass die Kapillaren der oberen Extremitäten auch bei Pneumonie und akuter Hepatitis für Plasmaeiweiss durchlässig werden. Allgemein bekannt sind kutane Paraneoplasien bei nichtmetastatischen Hautveränderungen unter Chemotherapie, Hautveränderungen bei kardio-pulmonalen Erkrankungen, Langzeitdialyse und Nierentransplantation, Exantheme bei Infektionen u. a. m. (Übersicht s. Voigtländer und Maaßen 1994).

Den nächsten und entscheidenden Schritt in der Zusammenführung von Humoral- und Zellularpathologie machte der Wiener Ordinarius für Histologie und Embryologie Alfred Pischinger (1899–

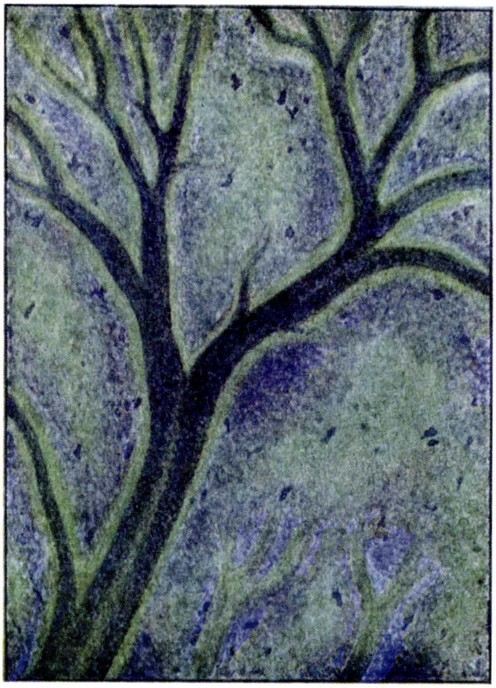

Abb. 2 Perikapillärer „Begleitstreifen" (gelb) als erstes Anzeichen einer Kapillarschädigung (Salamander, intrakardiale Injektion von Fluoreszein) (aus Eppinger 1949).

1983), unterstützt von einem Arbeitskreis hochbegabter junger Ärzte und Forscher („Wiener Team"). Pischingers *System der Grundregulation* (1975, 2004) beruht auf einer einfachen Tatsache: **„Der Zellbegriff ist genaugenommen nur eine morphologische Abstraktion. Biologisch gesehen kann er nicht ohne das Lebensmilieu der Zelle genommen werden"** (Pischinger 1975). Man wird dies heute als trivial ansehen, dennoch zeigt der voraufgegangene kurze historische Überblick, wie schwierig der Erkenntnisweg war, die regulationsmedizinische Humoralpathologie und die kausalanalytisch begründete Zellularpathologie als sich gegenseitig bedingend im „System der Grundregulation" zusammenzuführen. Der Weg dorthin führte über die funktionell-morphologische Aufklärung der zwischen Endstrombahn und zu versorgenden Zellen als Transitstrecke eingezogenen Grundsubstanz (jetzt als extrazelluläre Matrix (ECM) bezeichnet (Hay 1991)). **Die Gesamtheit der ECM** („ungeformtes und geformtes Bindegewebe") **macht ca. 30 % des Körpergewichtes aus und ist damit das größte Organ im Körper** (Heine 2004). Wie Pischinger erkannte, wird die ECM des Bindegewebes auf jeden Reiz hin situationsgerecht von Abkömmlingen der embryonalen Mesenchymzelle (Fibroblast, Chondroblast, Osteoblast, glatte Muskelzelle, Retikulumzelle, ITO-Zelle im Disse-Raum der Lebersinus) gebildet (Bauer 2004, Heine 2005a). Im neuronalen Bindegewebe (Neuropil) bilden Neurogliazellen, insbesondere die Astrozyten, die ECM. Sie können jedoch kein Kollagen und Elastin synthetisieren (Übersicht s. Heine 2004b). Pischinger (1975) wies darauf hin, dass die ECM das gemeinsame Wirkfeld der „zyto-humoralen", „axo-(neuro-)humoralen" und der „angio-(hämo-)humoralen" Regelfunktionen wäre. In der Folge kam es darauf an, die Strukturkomponenten der ECM aufzuklären, um sie zusammen mit der Zelle in einen funktionellen Kontext bringen zu können. Nach Pischinger wurde dies von Heine (seit 1983) weitergeführt.

Die Überwindung der Linearität im medizinischen Denken ist angesichts einer ständigen Zunahme von Patienten, die auf Nebenwirkungen behandelt werden müssen oder daran versterben (ca. 25 000 Todesfälle pro Jahr in Deutschland; Flöhl 1999), vordringlich.

Die durch ein ausuferndes Spezialistentum festgelegten Therapieschemata haben als Grundstruktur das „Schloss-Schlüssel-Prinzip", wonach ein Pharmakon an einen geeigneten zellulären Rezeptor binden muss, um eine messbar objektivierbare Wirkung zu erzielen. Dabei wird der Unterschied zwischen Wirkung und individueller Wirksamkeit nicht mehr beachtet. Durch den Zwang, über einfache Ursache-Wirkungs-Beziehungen, Modelle von Krankheiten als Syndrome isoliert darstellen zu müssen, wird das Krankheitsereignis aus seinem biologischen Zusammenhang gerissen. Das individuelle Phänomen des Krankseins wird dem nächstgelegenen Syndrom subsumiert und damit kausal-analytisch instrumentell zugänglich. „Ärztliche Erfahrung wird insoweit gar nicht mehr gebildet, weil sich das Handeln am Modell orientiert und nicht an der Wirklichkeit" (Füllgraf 1985). Zusätzlich können hinter gleicher Symptomatik unterschiedliche Krankheiten verborgen sein. Deshalb kann auch der randomisierte Doppelblindversuch nur eine Methode der Erkenntnisgewinnung sein.

Es ist falsch, ihn für die alleinige Methode zu halten, da Erfahrungsberichte und Kasuistiken gerade das können, was der „objektive" kontrollierte klinische Versuch nicht kann: das Individuelle der Krankheit in den Vordergrund ärztlicher Bemühungen zu stellen (Heine 2004a).

Das Virchow'sche Zellularparadigma ist in der modernen Medizin deshalb so erfolgreich geworden, weil sich besonders bei akuten und durch Mikroorganismen verursachten Erkrankungen einzelne objektivierbare Ursachen finden und ausschalten lassen. Die Berücksichtigung kybernetischer Zusammenhänge zwingt jedoch den Boden monokausalen Denkens zu verlassen. Denn zumeist ist bei biologischen Systemen kein kausaler Zusammenhang zwischen steuernden Eingaben einerseits und Ergebnissen an den Ausgängen andererseits zu beobachten (Heine 2004a).

1.4.2 Regulation, Ordnung und Zeit

Die Schwierigkeiten, lineare Ursache-Wirkungs-Beziehungen in Organismen zu finden, liegen in der Tatsache begründet, dass es sich dabei um hochvernetzte, energetisch offene und daher nichtlineare Systeme handelt. Sie tauschen mit ihrer Umgebung Energie und Materie aus. Dadurch können auch die dabei auftretenden Ordnungszustände nicht stabil sein. Sie schwingen fernab von einem thermischen Gleichgewicht, das im Allgemeinen eine Rückkehr zum Ausgangszustand nicht erlaubt. Leben läuft daher entlang eines gerichteten Zeitpfeiles ab. Zeitabhängige Ordnungszustände korrelieren mit der Fähigkeit zur Selbstorganisation bei Zufuhr geeigneter Energie (dissipative Energie). Dies wird nicht von genetischen Faktoren bestimmt, sondern reaktiv von den auf sie einwirkenden inneren und äußeren Milieufaktoren. Der Phänotyp (die äußere Erscheinung) entspricht diesem hochkomplexen Netzwerk epigenetischer Faktoren, dem der Genotyp auf „Nachfrage" die organischen Grundbausteine liefert.

Die hohe Vernetzung von Milieu- und Systemfaktoren schließt zufällige Strukturentwicklungen aus. Nichtlineare, energetisch offene Systeme haben jedoch die Fähigkeit zur Autokatalyse, wodurch spontan neue Ordnungszustände u. U. auch an unphysiologische Prozesse angepasst (Adaptation) auftreten können.

Aufgrund der Unumkehrbarkeit des Zeitpfeiles organismischer Ordnungszustände unterliegen Lebewesen der Evolution, d. h. der zweckmäßigen Anpassung an die jeweiligen Lebensverhältnisse (Sernetz 2000). Zweckmäßigkeit (Finalität) ist ein teleologischer Begriff, der im Widerspruch zum Ursache-Wirkungs-Denken steht. Der Widerspruch löst sich im polaren Denken des „Sowohl-als-auch" auf, das dem Prinzip der biologischen Medizin „Hilfe zur Selbsthilfe" entspricht.

1.4.3 Die ECM als Molekularsieb

Als kleinster gemeinsamer funktioneller Nenner eines Organismus ist nicht, wie Virchow meinte, die Zelle zu sehen, sondern **die Zelle mit dem sie umgebenden Milieu,** über das sie ver- und entsorgt wird. Selbst einzellige Lebewesen brauchen eine für sie zuträgliche Umgebung. Ursprünglich scheint dies das Meerwasser gewesen zu sein, dessen Zusammensetzung sich im Gewebswasser erhalten hat (Heine 2004a).

Das eine Zelle umgebende Milieu und die Zelloberfläche selbst müssen dabei bestimmte physiko-chemische Eigenschaften aufweisen (Molekülgröße und -ladung, onkotischer Druck, pH- und rH-Gradienten u. a. m.), um ihre Funktionen koordinieren zu können. Denn es muss sicher gestellt sein, dass die ca. 15 – 18 Liter Gewebswasser bei 75 kg Körpergewicht ständig in Bewegung bleiben (**„innerer Kreislauf"**, Eppinger 1949). Nur dadurch können Metaboliten an die Zellen heran- und Kataboliten abgeführt werden. Die Flüssigkeitsbewegung stellt hauptsächlich ein Wechselspiel zwischen der wasseranziehenden Kraft der Kolloide, vor allem von Albumin im Blutplasma (kolloidosmotischer oder onkotischer Druck), dem hydrostatischen Kapillardruck und dem Gewebswasser dar. Die Größe der Flüssigkeitsmenge, die bei Passage der Körperblutmenge (ca. 4,5 Liter bei 75 kg Körpergewicht) durch das Kapillarsystem als „Blutwasser" (eiweißfreies Ultrafiltrat) abgegeben wird, soll 11–13 % der Blutmenge betragen. Das Gewebswasser wird dann als Rückresorbat im venösen Kapillarschenkel wieder aufgenommen. Ein geringer Anteil fließt über das Lymphsystem ab (Eppinger 1949). Jede Kapillarschädigung im Sinne einer Permeabilitätsänderung gefährdet daher die Ver- und Entsorgung der nachgeschalteten Zellen. Der ganze innere Kreislauf ist daher von der Undurchlässigkeit der Kapillaren für großmolekulare Proteine abhängig. Dabei ist zu berücksichtigen, dass **das Gewebswasser nicht frei im interstitiellen Bindegewebe fließt**, sondern aufgrund des Aufbaus der extrazellulären Matrix (ECM) aus wasserbindenden Makromolekülen (Proteoglykanen und Glykosaminoglykanen (PG/GAGs), Kollagen, Elastin u. a. m.) besteht (Hay 1991). Dadurch wird die ECM zu einer besonderen Art von Gel, das bei Erhöhung der Wasserzufuhr quillt, wodurch das Auftreten von freiem Wasser verhindert wird (Sernetz 2000, Heine 2003 d). Bei Flüssigkeitsverlust kann das Gel das eingelagerte Wasser stärker festhalten als das Plasmaalbumin. Diese Ungleichheit der Wasserbindungsfähigkeit von Proteinen in der Blutbahn und der ECM bewirkt, dass erst bei relativ starken Wasserverlusten bzw. Überwässerung eine für die Zelle osmotisch nachteilige Veränderung in ihrer unmittelbaren Umgebung auftritt. Außerdem wird bei Erhöhung des Flüssigkeitsgehaltes in der ECM das Zuviel an Flüssigkeit in das Lymphgefäßsystem abgeführt. Erst wenn auch dieses die Flüssigkeit nicht mehr abtransportieren kann, kommt es zum Ödem. Andererseits kann auch eine beschädigte Kapillare die Rückresorption nur ungenügend leisten, vor allem dann, wenn sich auf beiden Seiten Eiweiß befindet. Letztlich kann der Übertritt von Plasmaproteinen in die ECM zum vollständigen Stillstand des inneren Kreislaufs führen mit lebensbedrohender Ödembildung (Eppinger 1949). Bedeutsam ist, **dass bei kochsalzarmer Diät der onkotische Druck ansteigt**, d. h. der innere Kreislauf begünstigt wird, wogegen er bei kochsalzreicher Diät sinkt. Bei Asthmatikern und Adipösen ist der innere Kreislauf vermindert, bei konstitutionell mageren Personen relativ hoch (Eppinger 1949).

Leider erfolgt die Darstellung einer Zelle immer noch ohne Berücksichtigung ihres Anschlusses an die ECM (vgl. Fröhlich 2002). Dies stellt eine unzulässige Vereinfachung dar, da entscheidende Regelmechanismen der Zellver- und -entsorgung unberücksichtigt bleiben (Abb. 3). Der innere Kreislauf ist über die Kapillaren an das Endokrinium und über die Endausbreitung der vegetativen Nervenfasern an das ZNS angeschlossen.

Es gibt daher keine Erkrankung, an der der „innere“ Kreislauf nicht beteiligt wäre.
Wenn auch das Molekularsieb zwischen Kapillare und Zelle organtypisch gestaltet ist und bis auf ca. 80 nm schrumpfen kann (u. a. Lunge, endokrine Drüsen), so ist eine ECM doch stets vorhanden (Übersicht s. Heine 2004b). Das bedeutet, dass jede Zelle in ihrer Funktionalität von der Beschaffenheit und Regelung der vorgeschalteten ECM abhängig ist. Dieses holistische Prinzip zeigt, dass in jedem Körperteil die Gesamtinformation des Körpers vertreten ist.
Nach Art von Hologrammen ist z. B. von Ohr (Ohrakupunktur), Fuß (Fußzonenreflexmassage) oder somatotopischen Projektionsfeldern (Mikrosysteme des Organismus) aus ein Zugang zu den Regulationsmechanismen des Körpers möglich (Gleditsch 1993, Hanzl 1995).

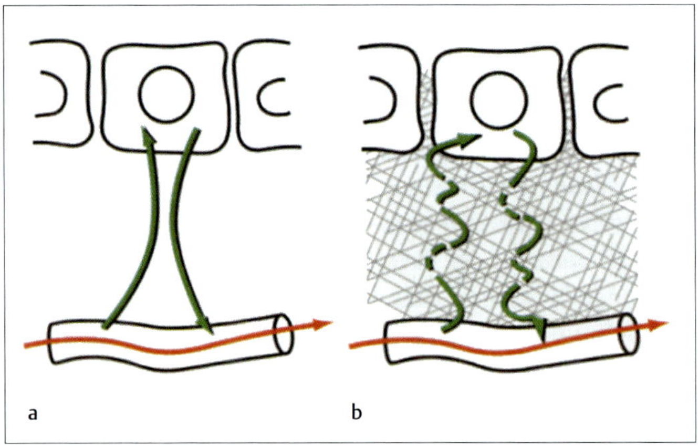

Abb. 3 Zellversorgung.
a Konventionelle Darstellung.
b Polysaccharidnetz der ECM. Jeder Zelle ist die ECM als Molekularsieb vorgeschaltet.

1.4.4 Strukturkomponenten und Struktur der ECM

Die wichtigsten Strukturkomponenten sind Proteoglykane und Glykosaminoglykane (PG/GAGs), Strukturglykoproteine (verschiedene Kollagentypen, Elastin) sowie Vernetzungsglykoproteine (Abb. 4, 5). Der Zusammenhang zwischen einem PG, einem GAG, einem Strukturglykoprotein, einem Vernetzungsglykoprotein und den an sie gebundenen kleinmolekularen Stoffen (Wasser, Zytokine, Hormone, Peptide, Neurotransmitter usw.) wird als **Matrisom** bezeichnet (Abb. 6) (Grimaud und Lortat-Jacob 1994).

PGs stellen den Hauptanteil der ECM dar. Sie finden sich überall im Interstitium, in allen Interzellulärräumen, in den Schleimen, intrazellulär und im Zuckeroberflächenfilm (Glykokalyx) der Zellen (bei Hay 1991). Sie werden in der Peripherie von Abkömmlingen der embryonalen „omnipotenten“ Bindegewebszelle, der Mesenchymzelle, im ZNS von Astrozyten gebildet (Eppinger

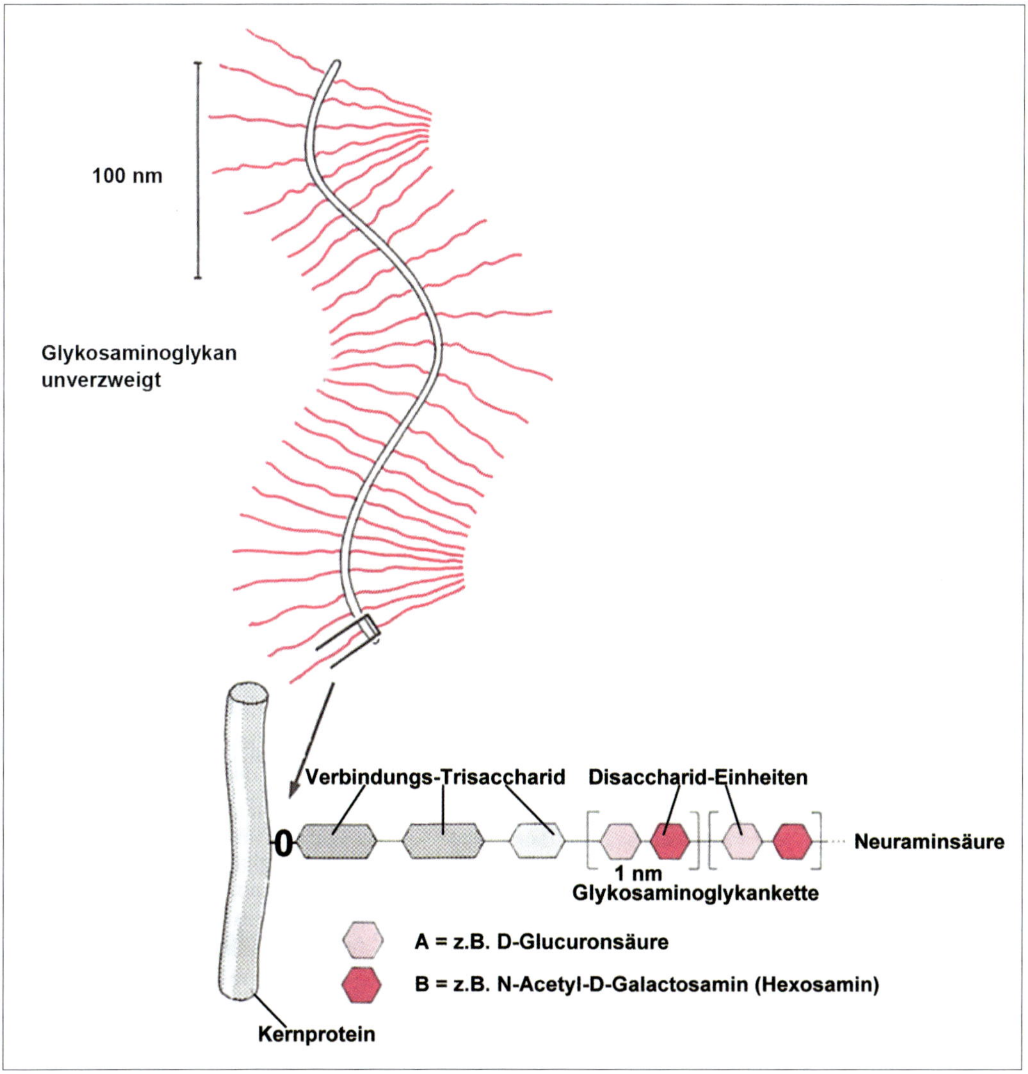

Abb. 4 Schema eines Proteoglykans (nach Mörike et al. 1989).

1

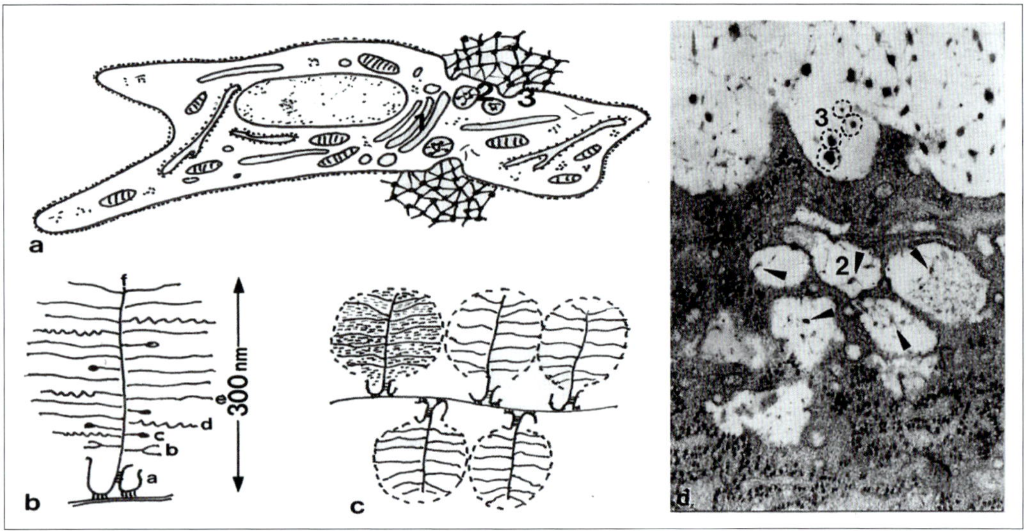

Abb. 5 Struktur und Synthese der PG/GAGs. **a** Schema eines PG/GAG-synthetisierenden Fibroblasten. 1 Golgi-Apparat, 2 Golgi-Vesikel mit PG/GAGs, 3 Freisetzung der PG/GAGs in die ECM. **b** Schema eines PGs, das über link-(Verbindungs-)Proteine (a) an Hyaluronsäure (Doppellinie) bindet; b Dermatansulfat, c Keratansulfat, d Heparansulfat, e Chondroitinsulfat. b-e gebunden an das Proteinrückgrat. **c** Schema der flüssig-kristallinen Wasserbindung (feingestrichelt) zwischen den GAG-Ketten und Wasserdomäne (grob gestrichelte Hülle) der PGs sowie ihre Bindung an Hyaluronsäure. **d** Ultrastruktur des Anschnittes eines PG/GAG synthetisierenden Fibroblasten (Haut, Mensch). In den Golgi-Vesikeln (2) ist ein Netzwert aus PG/GAGs (Pfeilköpfe) zu erkennen. Diese Vesikel öffnen sich an der Zelloberfläche und setzen ihren Inhalt in den Extrazellulärraum frei, wo sie sich zu größeren Aggregaten (3, eingekreist) verbinden. (40 000fache Vergr.)

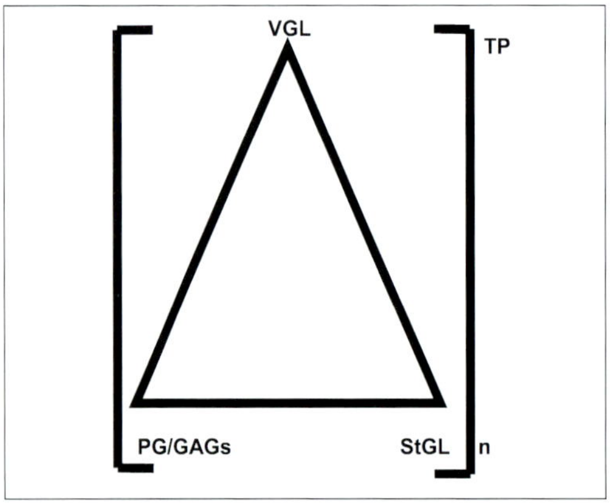

Abb. 6 Matrisom. Vier Makromoleküle der ECM und von diesen transitär gebundene Moleküle (TP) des Stoffwechsels, des Zytokinnetzwerkes, des Abwehrsystems u. a. m. Die n-Potenz der Klammer weist auf die sich wiederholende, selbstähnliche (fraktale) Gestalt von Matrisomen in der ECM. PG/GAGs Proteoglykane/Glykosaminoglykane, StGL Strukturglykoproteine, VGL Vernetzungsglykoproteine (nach Grimaud und Lortat-Jacob 1994).

1949, Heine 2004b). Dieser phylogenetisch uralte Zelltyp („Stammzelle") findet sich bereits bei den primitivsten Mehrzellern wie den Schwämmen. In der menschlichen Ontogenese tritt die Mesenchymzelle bereits mit Beginn der dritten Entwicklungswoche auf (Hay 1991). Mesenchymale Zellen dringen in Begleitung von Blutgefäßen in alle Organe ein, überziehen als Periost und Perichondrium alle Skelettelemente und bilden sämtliche Formen von Bindegewebe. Markanteste Vertreter sind Fibro-, Osteo-, Chondro- und Myoblasten. Die Mesenchymzelle bildet auch Stammzellen u. a. des Retikulo-Histozytären Zellsystems (RHS), der hämotopoietischen Zellen im Knochenmark sowie der retikulären und dendritischen Zellen in den lymphatischen Organen (Heine 2004b).

Der Molekularsiebcharakter der ECM wird wesentlich durch ein Grundgerüst aus elektronegativen PG/GAGs bestimmt. Die PGs tragen an einem bis zu 300 nm langen Proteinrückgrat bürstenartig angeordnet bis über hundert sulfatierte GAG-Seitenketten (**Abb. 4, 5, Tab. 2**). Die Masse des Pro-

Tab. 2 Übersicht über die wichtigsten Proteoglykane (nach verschiedenen Autoren).

Proteoglykan	Art und Zahl der GAG-Seitenketten	Molekulargewicht (kDa)	Gene und Chromosomen-Mapping	Gewebe, Zellen	Topographie
Chondroitinsulfat-Proteoglykane (ChSPGs, Hyalectane)					
Versican	Chondroitinsulfat (ca. 20–25) Dermatansulfat (ca. 10)	~1000	CSPG2 5q13.2	bindet an Hyaluronsäure, Kollagenfibrillen und Lektine	ECM, Wand von Blutgefäßen
Aggrecan	Chondroitinsulfat (ca. 100) Keratansulfat (ca. 30)	>2500	AGC1 15q26	bindet an Hyaluronsäure, Kollagenfibrillen und Lektine	Knorpel (50 mg/cm³)
Neurocan	Chondroitinsulfat (3–7)	ca. 1000	NCAN	bindet an Hyaluronsäure	Zentralnervensystem
Brevican	Chondroitinsulfat (1–3)	ca. 700	BCAN 1q25-q31	bindet an Hyaluronsäure	Zentralnervensystem
Appican	Chondroitinsulfat (2)	ca. 500		bindet an Hyaluronsäure	Zentralnervensystem
Heparansulfat-Proteoglykane (HSPGs)					
Syndecan	Heparansulfat (3) Keratansulfat (1) Dermatansulfat (1) Chondroitinsulfat (1)	ca. 600		Zelloberfläche Verbindung zum Zytoskelett	Zellmembran Basalmembran
Perlecan	Heparan/Chondroitinsulfat (3)	400–500	HSPG2 1p36	bindet Laminin und Kollagen Typ IV	Basalmembran
Glypican	Heparansulfat (4)	ca. 480		Zelloberflächen PG	Zellmembran von Fibroblasten
Agrin	Heparansulfat (3)	ca. 250	AGRN 1p32-pter	Synaptischer Spalt	Synapsen
Kleine Leucin-reiche Proteoglykane					
Decorin	Chondroitin/Dermatansulfat (1)	100–350	DCN 12q23	bindet Laminin und Kollagen Typ IV	ECM
Biglycan	Chondroitinsulfat (2) Dermatansulfat (2) Keratansulfat (2)	200–350	BGN Xq28	Zelloberfläche	Verbindung Zelle zu ECM

teinrückgrates beträgt lediglich 5–10% der totalen Masse eines PG-Moleküls (Lenarz 1981, Rodén 1981).

Am Proteinrückgrat sind die GAG-Seitenketten α- oder β-glykosidisch an bestimmte Aminosäuren (Serin, Threonin, Asparagin) gebunden. Gestreckte GAG-Ketten, bis zu einem tausendstel Millimeter lang, ohne Protein bildet die überall in der ECM auftretende, nicht sulfatierte Hyaluronsäure (Heparin als weiteres freies GAG wird bei Degranulation von Mastzellen in die ECM freigesetzt). Die GAG-Ketten von PGs werden von ca. 1 nm langen Disacchariduntereinheiten aus Glukuronsäure (oder deren Epimerisationsprodukt

Iduronsäure) und einem Hexosamin (z. B. N-Acetyl-D-Galactosamin) gebildet (Balazs 1970, Hay 1991, Iozzo 1998). Die verbreitetsten PGs sind das Chondroitinsulfat- (ChSPG-) und Heparansulfat-Proteoglykan (HSPG), dazu kommen Keratansulfat- und Deramatansulfat-PGs (Abb. 4). Das Molekulargewicht der PG/GAGs kann von ca. 40 kDa bis etwa 1.000 kDa (= Kilodalton) betragen (Tab. 2). Ihre Halbwertszeit beträgt einige Tage bis Wochen, die der Zellmembran-gebundenen PGs dagegen nur wenige Stunden (Hascall et al. 1991, Iozzo 1998).

Die PGs lassen in der ECM eine gewisse topographische Anordnung erkennen: Die ChSPGs binden über den Aminoterminus ihres Rückgrates an Hyaluronsäure (daher als „Hyalectane" bezeichnet), mit ihrem C-terminalen Ende an alle weiteren Zuckerstrukturen in der ECM (Iozzo 1998). Die HSPGs binden dagegen im Wesentlichen an die Zelloberfläche mit transmembranösem Kontakt zum Zytoskelett (Abb. 8).

Zwischen den Hyalectanen und membranständigen HSPGs vermitteln sog. Matrix-PGs, zu denen u. a. die „kleinen Leucin-reichen PGs" wie das Decorin und Biglycan zählen (Tab. 2, Abb. 5) (Iozzo 1998). Leider werden für die PG/GAGs Trivialbezeichnungen benutzt, die keinen Rückschluss auf ihren chemischen Aufbau zulassen (Tab. 2). Zusätzlich sind intrazelluläre und so genannte „Teilzeit"-PGs, deren Proteinrückgrat auch ohne GAG-Seitenketten auftreten kann, zu berücksichtigen (Iozzo 1998).

1.4.5 Synthese der PG/GAGs

Zunächst wird an entsprechenden Genabschnitten die messenger-RNS der PG/GAGs kopiert und an die ribosomale RNS auf dem endoplasmatischen Retikulum (ER) gebunden. Dann erfolgt die Synthese zunächst des Proteinrückgrates auch für die GAGs (Hyaluronsäure und Heparin). Taucht in der Aminosäurenkette eine bestimmte Aminosäure (Serin oder Asparaginsäure) auf, beginnt im ER die Anknüpfung der Bindung von Zuckerseitenketten, die endständig energiereiches Nukleotid Uridinphosphat (UDP) tragen. Bei ChSPGs und HSPGs wird als erster Zucker Xylose über die ER-membranständige β-D-Xylosyltransferase an Serin gebunden (es werden jedoch nicht alle Serinreste xylosyliert). Weitere Transferasen binden dann die weiteren Zucker an. Die energetisch schwierigste Hürde ist die Sulfatierung der entstehenden GAG-Seitenketten. Die Aktivierung des Sulfates erfolgt durch Bildung von 3'-Phospho-Adenosin-5'-Phosphosulfat (PAPS). Zucker-Sulfotransferasen binden dann das Sulfat an N-Acetyl-Galaktosaminmoleküle. Während dieser Syntheseschritte werden die PG-Moleküle bis in den distalen Bereich des ER verschoben, wo sie schließlich vesikulär im Golgi-Apparat verpackt werden. Dort erhalten sie noch den letzten Schliff, z. B. Anheftung von Sialinsäure an das Ende der Zuckerseitenketten bei den PGs. Bei den GAGs erfolgt vorher schon durch Endoglykosidasen der ER-Membran die Abspaltung des Proteinrückgrates und die Verknüpfung energiereicher Zucker zu Hyaluronsäure oder Heparin. Die Ausschleusung der PG/GAGs läuft über Verschmelzung der Membran der Golgi-Vesikel mit der Zellmembran und Öffnung der Vesikel nach außen (Abb. 5) (Wight und Mecham 1987).

Derzeit sind mehr als 30 PGs bekannt (die bedeutendsten s. Tab. 3). Sie sind in alle lebenswichtigen Funktionen eingeschaltet: Molekularsiebbildung in der ECM, Zellwachstum und Differenzierung, Zellhaftung, Biorhythmus, Abwehr, Reifung der Gewebe, räumlicher Gewebsbau und Viskoelastizität, Ausrichtung der Kollagenfasern, Filter- und Ionenaustauscherqualitäten, Wasserorganisation, Speicherung von Proenzymen, Zytokinen und Hormonen, Chemotaxis der Zellen, Neuritenwachstum, Synapsenfunktion, Wundheilung, Transparenz der Cornea, Verschlackung, Tumorwachstum und Metastasierung (Iozzo 1998, Heine 2004b).

Versican.

Am Beispiel von Versican, dem im gesamten Organismus verbreitetsten PG, einem ChSPG, lässt sich das funktionelle Gefüge der PGs generell erläutern (Übersichten bei Hascall et al. 1991, Iozzo 1998) (Abb. 4, 7). Das Proteinrückgrat ist ca. 300 µm lang, mit einem Durchmesser von ca. 2 µm. Es bindet über seinen Amino-(NH_2-)Terminus an Hyaluronsäure (HA) und seinen Säure-(COOH-)Terminus an Karbohydrate in der Umgebung. Der dazwischen liegende Abschnitt lässt sich in drei Domänen gliedern (Abb. 4, 7) (Iozzo 1998):

Die **Domäne I** enthält ein ca. 100 Aminosäuren langes Paar glykosilierter spiegelbildlich angeord-

Tab. 3 Faktoren des Zytokinnetzes, die an Entzündungs- und Immunreaktionen sowie Gewebsumbau beteiligt sind. Typische Funktionen wichtiger Mitglieder (nach verschiedenen Autoren).

Familie	Mitglieder	Produzierende Zellen und Funktionen
Interferone	Interferone	**Leukozyten, Fibroblasten** • Synergismus mit TNF und IL-1 in der Steuerung entzündlicher Prozesse; T-Helfer 1-Typ-Zytokin
Tumor-Nekrose-Faktoren	TNF-α, -β	**Makrophagen, Mastzellen** • Induktion von IL-1: hemmen die Grundsubstanzsynthese
Interleukine	IL-1	**Leukozyten, Fibroblasten, Zellen des RES, Epithelzellen, Mastzellen** • Beeinflusst die Funktion von Zytokinen (TNF-α, EGF, FGF, IL-6, PDGF, G-CSF, GM-CSF); hemmt die Grundsubstanzsynthese und Sekretion von Metallproteinaseninhibitoren (TIMPS)
Interleukin-1-Rezeptor-Antagonist	IL-1RA IL-2	**Makrophagen, Monozyten, Epithelzellen** **T-Lymphozyten (T-Helfer 1-Typ)** • Abstimmung der Abwehrzellen untereinander; stimuliert Grundsubstanzsynthese durch Fibroblasten
	IL-3	**T-Lymphozyten (T-Helfer 2-Typ), Mastzellen** • Zellbewegung; Mastzellenwachstumsfaktor; stimuliert Proteoglykansynthese
	IL-4	**T-Lymphozyten (T-Helfer 2-Typ), Mastzellen** • Zellbewegung; Mastzellaktivierung; stimuliert Grundsubstanzsynthese und die Produktion von IL-1RA. • moduliert die Wirkung von TGF-β und IL-10; aktiviert B-Lymphozytentransformation in Plasmazellen
	IL-5	**T-Lymphozyten (T-Helfer 2-Typ), Mastzellen** • Induziert B-Lymphozyten das Membranproteoglykan CD44; Mastzellaktivierung
	IL-6	**T-Lymphozyten (T-Helfer 2-Typ), Fibroblasten, Mastzellen** • Reduziert Grundsubstanzabbau, stimuliert TIMP-Synthese; Mastzellaktivierung; aktiviert B-Lymphozytentransformation
	IL-7	**Thymusgewebe** • Thymusfibroblastenwachstum, T-Lymphozytenreifung
	IL-8	(s. nächste Seite)
	IL-9	**T-Lymphozyten (T-Helfer 2-Typ)** • Mastzellaktivierung
	IL-10	**T-Lymphozyten** • Aktivierung von T-Helferzellen
Kolonie-stimulierende Faktoren	Granulozyten-Makrophagen-CSF (GM-CSF)	**Fibroblasten, T-Lymphozyten, Chondrozyten** • Stimuliert IL-1- und Plasminogenaktivatorsynthese
	Granulozyten-CSF (G-CSF)	**Fibroblasten, Makrophagen, Endothelzellen, Chondrozyten** • Unterdrückt die Synthese von TNF-α
	Makrophagen-CSF (M-CSF)	**Fibroblasten, Makrophagen, Endothelzellen** • Ist selbst ein Proteoglykan, stimuliert die Synthese von IL-a und TNF-α; • Regt die Bildung von Erythrozyten an

1

Tab. 3 (Fortsetzung)

Familie	Mitglieder	Produzierende Zellen und Funktionen
Andere Wachstums- und Regulations-faktoren: (GF, Growth Factor)	epidermaler GF (EGF)	**Makrophagen** • Stimuliert Grundsubstanzsynthese und hemmt deren Abbau
	Fibroblasten GF (saurer und basischer FGF)	**Makrophagen, Mastzellen, Endothelzellen** • Regt alleine oder zusammen mit IGF-1 die Grundsubstanzsynthese an
	insulinartiger GF (IGF-1, IGF-2)	**Makrophagen** • Aktiviert Grundsubstanzsynthese
	Nerven GF (NGF)	**Blutplättchen, Makrophagen** • Balanciert die Grundsubstanz; hemmt zusammen mit IL-1 Grundsubstanzsynthese • Vermehrt IL-6, wodurch TIMPS ansteigen und Grundsubstanzabbau gehemmt wird
	von Blutplättchen abgeleitete GF (PDGF) transformierender GF (TGF-α, -β)	**Fibroblasten, Makrophagen, Endothelzellen, Mastzellen, Chondrozyten** • Stärkster Stimulator der Grundsubstanzsynthese und ihres Umbaues; regt Synthese von TIMP an; Gegenspieler von IL-1
Chemokine RANTES	Regulated upon activation, normal expressed and secreted	**T-Lymphozyten, Fibroblasten, Blutplättchen, Endothelzellen** • Chemotaktisch für Makrophagen, Mastzellen, Eosinophile, Fibroblasten und T-Lymphozyten, Histaminfreisetzung aus Mastzellen
C-C-Klasse	Makrophagen/ Monozyten chemotaktische Faktoren MCP-1, -2, -3	**Fibroblasten, Endothelzellen** • Chemotaktisch für Makrophagen, Mastzellen, Eosinophile, Fibroblasten und T-Lymphozyten, Histaminfreisetzung aus Mastzellen
C-X-C-Klasse C = Cystin X = andere Aminosäuren	IL-8	**Fibroblasten, T-Lymphozyten, Mastzellen** • Chemotaktisch für Neutrophile, Lymphozyten, Angiogenese

neter Link-(Verbindungs-)Proteine, von denen jedes durch vier Disulfidbrücken zwischen benachbarten Cysteinresten zweimal u-förmig gekrümmt ist (Iozzo 1998). Zahlreiche Glutaminsäurereste machen die Link-Region für die proteolytische Abspaltung von HA empfindlich.

Die Bindung zwischen PG und HA muss labil, aber ausreichend stabil sein, um den in der ECM ständig ablaufenden Anpassungsvorgängen entsprechen zu können. Dafür sind echte kovalente Bindungen (Bindung über gemeinsame molekulare Elektronenpaare) oder Ionenbindungen (Anziehungskräfte zwischen entgegengesetzten elektrischen Ladungen) ungeeignet. Gut geeignet sind dagegen homophile Bindungen (Rutishauser 1991): eine gemeinsame Hydrathülle zwischen den Säureresten von HA und den Zuckerseitenketten der Link-Proteine. Auch zwischen den Zuckerseitenketten der PGs treten homophile Bindungen auf. Dieser überall in der ECM auftretende Bindungstyp begünstigt innerhalb ihrer Hydrathüllen auch Wasserstoffbrückenbindungen. Diese sind extra- und intrazellulär von zentraler Bedeutung für alle Lebensprozesse. Wasserstoffbrückenbindungen machen die Masse der Bindungen zwischen organischen Molekülen aus. Nur diese Bindungen erlauben die für biologische Prozesse erforderliche schnelle intermolekulare Erkennung. Durch ihre Assoziation und Dissoziation werden in kürzester Zeit so viele mögliche molekulare Kombinationen (pro Sekunde ca. 10^9) überprüft, dass in der Regel die passenden gefunden werden

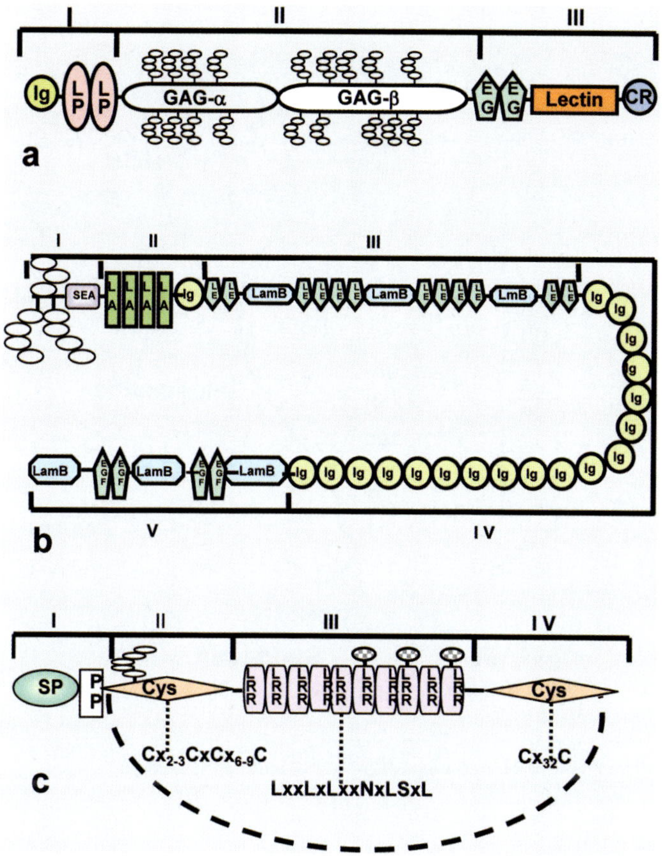

Abb. 7 Verschiedene Formen von Proteoglykanen. I-IV Domänen.

a Versican (Hyalectan, Chondroitinsulfatproteoglykan). Von links nach rechts: Ig Immunglobulintyp-Modul; LP Link-Protein-Modul; GAG Glykosaminoglykan-bindende Domäne (α und β stellen alternative Spleißvarianten verschiedener Exone dar); EG Epithelialer Wachstumsfaktor-Modul; Lectin, C-Typ Lectin-ähnliches Modul; CR Complement regulatorisches Protein. Glykosaminoglykanseitenketten sind durch Ketten mit Elipsen dargestellt.

b Perlecan (Heparansulfatproteoglykan). SEA, ein Modul zuerst in SpermAprotein, Enterokinase und Agrin entdeckt. LA Low density Lipoprotein Rezeptor A-Modul, LE Laminin-1 und Epithelialer Wachstumsfaktor ähnliches Modul; LamG zuerst auf der G Domäne gefundene α-1 Kette von Laminin-1; EGF Epithelialer Wachstumsfaktor Modul.

c Decorin (kleines Leucin-reiches Proteoglykan). Von links nach rechts: SP Signalpeptid; PP Propeptid; Cys Cystein-reiche Region; LRR Leucinreiche Module; Cx Cystein-wiederholende Sequenzen; Lx Leucin-wiederholende Sequenzen; Nx N-terminale Cystein-reiche Sequenzen. Eine Glykosaminoglykan-reiche Sequenz ist durch eine Kette von Ellipsen, einzelne Glykosaminoglykanketten durch einfache gepunktete Kreise gekennzeichnet. Gestrichelte Linie, Krümmung des Moleküls zwischen den Cysteinregionen (nach Iozzo 1998).

(Jeffrey und Sänger 1991). Andererseits sind diese Bindungen nur wenig stärker als die schwachen „van-der-Waals-Kräfte" (Dipolkräfte, die die Assoziation vieler Substanzen im flüssigen Zustand und die Bildung zahlreicher Anlagerungskomplexe ermöglichen). Diese Schwäche wird durch vektorielle, d. h. räumlich gerichtete Eigenschaften der Wasserstoffbrückenbindungen kompensiert. Verbinden sie ein Donor- und Akzeptormolekül mit bestimmter räumlicher Geometrie, z. B. wie in der DNS-Doppelhelix, sind die Wasserstoffbrückenbindungen sehr spezifisch und vermitteln zusätzliche Kraft (Jeffrey und Sänger 1991).

In der **Domäne II** der PGs liegt der Hauptbindungsbereich der GAG-Seitenketten (hier Chondroitinsulfat) am Proteinrückgrat (**Tab. 2, Abb. 4, 7**). Durch alternatives Spleißen der Exons in den Genen von Versican lassen sich am Proteinrückgrat eine proximale GAG-α- von einer distalen GAG-β-Subdomäne unterscheiden (**Abb. 7**) (Iozzo 1998). Beide Subdomänen enthalten kein Cystein. Dies gilt ganz allgemein für die Domäne II der PGs (Iozzo 1998), dadurch ist die Domäne II auch gestreckt. Denn es können nicht wie in der Domäne I zwischen distanzierten Cysteinresten Schwefelwasserstoff(-S-H-)brücken mit entsprechender Faltung der Domäne ausgebildet werden. Die ca. 20 – 25 ChS-Seitenketten sind ca. 50 – 100 nm lang, bürstenförmig entlang des Rückgrates angeordnet und über eine Xylose-Sauerstoffbrücke an Serin gebunden. Die Xylose-Serin-Bindung gibt es unter allen Glykokonjugaten der Säugetiergewebe nur

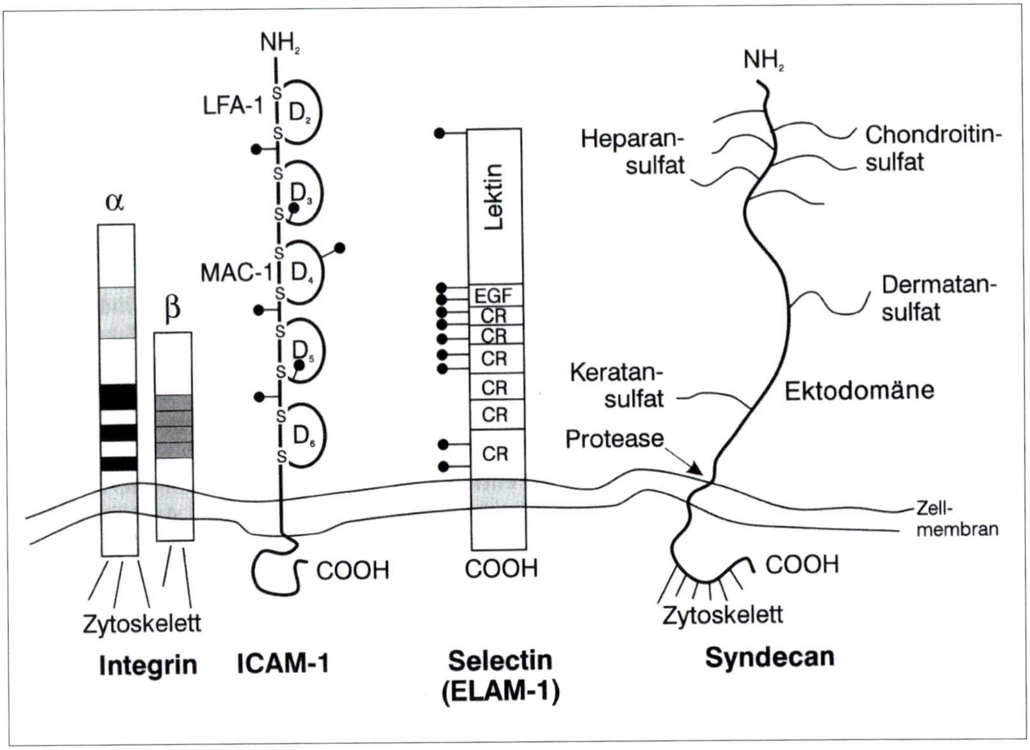

Abb. 8 Schematische Darstellung einiger Zelladhäsionsmoleküle (Integrin, ICAM-1, Selectin) und Syndecan (mit proteolytisch empfindlicher Ektodomäne; Pfeil).

bei den PGs (Rodén 1981). Endständig an den Seitenketten findet sich immer die elektronegative Sialinsäure (Neuraminsäure). Sie ist wesentlich an der Elektronegativität und Wasserbindung der PGs beteiligt. Sialinsäure findet sich auch endständig an Glykoproteinen der ECM und den Polysacchariden der Schleime. Die Sialinsäure bestimmt auch die Halbwertszeit und Verweildauer eines Glykokonjungates im Organismus (Birkhäuser 2001). Die Domäne II enthält wenige Dermatansulfat- und Keratansulfatketten. Sie sind teils über Sauerstoff- oder Stickstoffbrücken an Serin, Threonin oder Asparagin des Proteinrückgrates gebunden. Endständig tragen deren GAGs ebenfalls Sialinsäure.

Die **Domäne III** verfügt über ein Karbohydraterkennungsmotiv (C-Typ-Lektin-Domäne) und mehrere strukturelle Motive, u. a. zwei EGF-(Epithelialer Wachstumsfaktor-)Motive (**Abb. 7**). Zusätzlich tritt ein komplementregulatorisches Motiv auf. Die C-Typ-Lektin-Domäne kann an viele Zucker von Matrixkomponenten binden, besonders auch Galaktose und Fucose (Lenarz 1981, Rodén 1981). Da sich derartige Zucker vermehrt an der Oberfläche von Bakterien und Viren befinden, können diese Mikroorganismen von einer intakten ECM abgefangen, vom komplementregulatorischen Motiv eingesponnen („opsoniert") und Makrophagen oder Neutrophilen zur Phagozytose angeboten werden. Die C-Typ-Lektin-Domäne ermöglicht den Hyalectanen auch eine direkte Brücke von der Hyaluronsäure zur Zell-Glykokalyx und bietet dadurch eine direkte Möglichkeit, das Zellgeschehen zu beeinflussen (Iozzo 1998).

Aggrecan.

Es ist das Haupt-PG des Knorpels (**Abb. 7**). Knorpel enthält die höchste Konzentration an Hyalectanen (~ 50 mg/ml) und HA (~ 1 mg/ml). Nur im Glaskörper des Auges und im Tertiärfollikel des Ovars finden sich vergleichbare Werte (Wight et al. 1991). Das PG unterscheidet sich nur in wenigen charkteristischen Merkmalen von Versican (Tab. 2, Abb. 7): Aggrecan findet sich auch auf der Knorpelzellenmembran (Hinkes und Bernfield 1993).

Neurocan.

Es sind drei typische Domänen vorhanden. Domäne II weist sieben GAG-Bindungsseiten auf. Domäne III hat besondere Bindungsaffinitäten zu neuronalen Zelladhäsionsmolekülen (Ng-CAM, N-CAM) und zu Tenascin (ein im Nervengewebe verbreitetes Glykoprotein) (Iozzo 1998).

Brevican.

Die kurze Domäne II zeigt wenig Homologie zu den anderen Hyalectanen (Abb. 7). Das Proteinrückgrat enthält viel Glutaminsäure, wodurch es kationische Proteine (biogene Amine) und Mineralien binden kann und einen Angriffsbereich für den proteolytischen Abbau darstellt. In der Domäne II treten drei ChS-Seitenketten auf. Domäne III enthält ein EGF-Modul.

Brevican tritt auch gebunden an die Zellmembran auf. Brevican ist über einen proteolytisch leicht abspaltbaren **Glykosyl-Phosphatdylinosit-(GPI-)Anker** in die neuronale Zellmembran eingelassen (Iozzo 1998).

Die funktionelle Bedeutung der Hyalectane liegt in der Bindungsfähigkeit ihres NH_2-Terminus an HA und des COOH-Terminus an zahlreiche Karbohydrate der ECM und der Zelloberfläche (Glykokalyx). Die bürstenförmig angeordneten GAG-Ketten dieser PGs stellen das wesentliche Füllelement im extrazellulären Raum. Sie sorgen nicht nur für die notwendige Distanz zwischen den ECM-Komponenten, sondern u. a. auch für Wasserbindung, wodurch die ECM gelartige Konsistenz erhält. Dadurch erhält die ECM die typische Viskoelastizität der Gewebe. Außerdem können die Hyalectane durch „Spleißen" (verschiedenartige Kombination ihrer messenger-RNS) in verschiedenen Varianten auftreten. Damit erhält die ECM ein den lokalen Bedürfnissen stets angepasstes Raum-Zeit-Muster. Partielle proteolytische Spaltung der Hyalectane führt zur Freisetzung wachstumsähnlicher und Immunglobulin-Motive, die vor Ort in die Regulation der ECM eingreifen (Iozzo 1998). Dies ist ein wesentlicher Beitrag, die Siebwirkung der ECM und die Funktion der nachgeschalteten Zellen im Sinne einer Optimierung des „inneren Kreislaufs" bei geringst möglichem Energieaufwand zu synchronisieren (**„selektive Kohärenz"**; Schoffelen et al. 2005). Entsprechend ist Versican auch in Zellwanderungen und in die Form der Endausbreitung des peripheren Nervensystems eingeschaltet (bei Iozzo 1998).

Die Motive des Proteinrückgrats der Hyalectane enthalten u. a. neben ihrer Immunglobulinsequenz und EGF-Abschnitten auch Sequenzen, die für Selektine typisch sind (Abb. 8; s. S. 44). Diese Moleküle steuern u. a. bei Entzündungen das Auswandern der Leukozyten aus der Blutbahn in den entzündeten Bezirk sowie die Diapedese von Lymphozyten durch das Kapillarendothel in das Gewebe von Lymphknoten und auch ihren Wiedereintritt über Venulen der Lymphknoten in die Blutbahn (Wong und Wahl 1991). Hyalectane binden an den auf allen Zellarten befindlichen Rezeptor CD44 (Abbas et al. 1997). Dieser Rezeptor kommt in vielen Varianten vor und ist daher an nahezu allen Zellreaktionen beteiligt wie der Entwicklung der hämatopoetischen Stammzellen und der organspezifischen Metastasierung von Tumoren. CD44 gehört aufgrund seiner transmembranösen Kontaktaufnahme zum Zytoskelett zu den informationsleitenden extra-intrazellulären Rezeptoren (Jalkanen et al. 1991).

Versican bindet zusätzlich an die Fibroblastenoberfläche, ähnlich wie Aggrecan an die Oberfläche der Knorpelzellen (bei Iozzo 1998). Dies dürfte im Sinne einer Sensorfunktion zu diskutieren sein, da dadurch die Fibroblasten wie auch Chondroblasten über den aktuellen Zustand der umgebenden ECM informiert werden und jeweils eine aktualisierte ECM-Synthese eingeleitet werden kann. Abnorme Versicanproduktion wurde im Gewebe verschiedenster Tumoren, vor allem beim Dickdarmkarzinom, gefunden, wie auch in arteriosklerotischen Plaques (Übersicht s. Iozzo 1998).

Funktionelle Eigenschaften des Knorpels (Zug- und Druckfestigkeit) werden von der scherengitterartigen Anordnung der Kollagenfasern mit eingeschlossenem Aggrecan und Knorpelzellen bestimmt. Zwischen Kollagen, Aggrecan und Knorpelzellen liegt prinzipiell der gleiche hyperbole Kraftübertragungsmechanismus vor, wie er auf S. 51 geschildert wird (vgl. Abb. 23, 24). Aggrecan bildet aufgrund seiner hohen Konzentration an ChS-Seitenketten supramolekular Aggregate mit HA. Jedes Aggrecanmolekül nimmt dabei ein großes hydrodynamisches Volumen (Wasserdomäne) ein (Abb. 5, S. 16), das die geringe Viskoelastizität des Knorpels bestimmt. Bei erhöhter Kompression können die Wasser-Aggrecan-Komplexe innerhalb des Knorpels geringfähig zu weniger belasteten Stellen ausweichen, um bei Nachlassen wieder zurückgeführt zu werden. Bei berufs- und sportbedingten dauerhaft unphysiologischen Belastungen wird dieses Konstruktionsgefüge in den belasteten Bereichen umgebaut, wodurch deren Stoffwechsel zunehmend unphysiologisch wird. Dadurch können verschiedenste Knorpelschädigungen wie **Osteochondrose, Arthrose** und **arthrotische Bandscheibenveränderungen** eintreten. Dabei ist zu beachten, dass Aggrecan das Einwachsen von Blutgefäßen und Nerven in den Knorpel verhindert (Iozzo 1998).

Die beiden Hyalectane des ZNS Neurocan und Brevican werden von Astrozyten und Neuronen gebildet. Brevican ist das im ZNS am weitesten verbreitete Hyalectan (Iozzo 1998). Neurocan bindet an das zellständige neuronale Adhäsionsmolekül N-CAM. Es verhindert, dass diese untereinander homophile Bindungen eingehen (Iozzo 1998). Dadurch würde u. a. die Ammenfunktion der Astrozyten bezüglich der Glukoseversorgung der Neurone behindert (vgl. Heine 2004c).

Brevican ist über seinen GPI-Anker in der Lage, Informationen an intrazelluläre Proteinkinasen zu vermitteln. Diese regen dann im Zellkern Transkriptionsfaktoren an, wodurch die Zelle situationsgerecht synthetisierend aktiv werden kann. Der Anker ist proteolytisch gegenüber Phospholipase-C anfällig. Diese Lipase kann bei jeder Form von Sauerstoffmangel (u. a. Ischämie und Entzündung) aktiviert werden (Kreis und Vale 1993). Das in die neuronale ECM abgegebene Restmolekül soll die Substratadhäsion der Nervenzellen erhöhen, wodurch die Gliazellen in ihrer Bewegung eingeschränkt werden (Kreis und Vale 1993). Andererseits ermöglicht Brevican Gliazellwanderungen während der Entwicklung des Zentralnervensystems (ZNS) und nach Verletzungen. Bei Wachstum und Ausbreitung von Gliatumoren (Gliome), den häufigsten Gehirntumoren, tritt vermehrt Brevican auf (Nut et al. 2001).

1.4.6 Zelloberflächen- und Basalmembranproteoglykane

Es handelt sich im Wesentlichen um Varianten der HSPGs, insbesondere **Syndecan** (am weitesten verbreitet) und **Perlecan** (Tab. 2, Abb. 7). Zellmembranständige HSPGs benachbarter Zellen können untereinander homophile Bindungen eingehen und damit alle Zellreaktionen beeinflussen; vor allem weil sie transmembranös mit dem Zytoskelett Kontakt aufnehmen und dadurch für einen schnellen extra-intrazellulären Informationstransfer sorgen. Mit seinem extrazellulären Anteil (Ektodomäne) trägt Syndecan wesentlich zur räumlichen Gestalt (Konformation) auf der Zellmembran benachbarter Zytokin- und Wachstumsrezeptoren bei („cross talk") (Chiquet 1999, Neves et al. 2002, Schlesinger 2003).

Syndecan.

Es ist das häufigste Zelloberflächen-HSPG. Tumorzellen, die kaum Zelloberflächen-PGs bilden, sind leicht verformbar, können dadurch besser metastasieren, weisen keine Zellkontakthemmung auf und wachsen fusiform übereinander (vgl. Bernfield und Sanderson 1990). Die Ektodomänen von Syndecan und allen anderen Glykokalyx-PGs stellen Rezeptoren für ECM-Komponenten dar.

Syndecan findet sich auf unreifen (prämaturen) B-Lymphozyten, nicht aber auf reifen und tritt erst bei der Umwandlung der B-Zellen zu immunglobulinproduzierenden Plasmazellen wieder auf (Bernfield und Sanderson 1990).

Perlecan.

Dieses HSPG ist ein wesentlicher Bestandteil von Basalmembranen, tritt aber auch sonst in der ECM auf (Abb. 7, Tab. 2) (Iozzo 1998). Im Proteinrückgrat enthält Perlecan ein **SEA-Modul** aus drei Proteinen: Spermprotein, Enterokinase, Agrin (ein HSPG neuromuskulärer Synapsen) (Iozzo 1998). Das SEA-Modul ist zur Bindung an umgebende Moleküle mit Karbohydratseitenketten wichtig. In der **Domäne II** befindet sich ein zum LDL(low density lipoprotein)-Rezeptor-Liganden homologes Motiv, das anscheinend von LDL-Rezeptoren gebunden werden kann, wie sie sich z. B. auf Leberzellen, glatten Muskelzellen und Makrophagen finden (Iozzo 1998). Damit kommt Perlecan offenbar eine wichtige Rolle in Lipidbindung, -verteilung und -transport in der ECM zu, vor allem auch in und durch Basalmembranen an die angrenzenden Epithel- und Endothelzellen. Dabei richtet sich Perlecan so aus, dass es an die baso-laterale Epithelzellmembran binden kann. **Domäne III** enthält ein Laminin-bindendes Motiv und Cystein-reiche, dem EGF (epithelialer Wachstumsfaktor) ähnliche Module (Abb. 7). **Domäne III enthält ein RGD-(Arginin-Glyzin-Asparaginsäure-)Motiv**, das an Integrine (zelluläre Adhäsionsmoleküle) der Zellmembran und zahlreiche ECM-Komponenten, u. a. an Kollagen, bindet. **Domäne IV** bildet den längsten Abschnitt des Moleküls mit 14 bis 21 Immunglobulin-(Ig-)Wiederholungen (Abb. 9), wie man sie vergleichsweise in den Zelladhäsionsmolekülen (CAMs, z. B. N-CAM) findet. Die Domäne ist an der intermolekularen Selbstaggregation der Moleküle durch homophile Bindung beteiligt. **Domäne V** verfügt über drei globuläre Regionen, die über zwei EGF-Module verbunden sind (Abb. 7). Die Domäne unterstützt die Selbstaggregation von Perlecan. Dies ist wichtig für Bildung und Strukturerhalt von Basalmembranen. Denn das Molekül bindet an spezifische Glykoproteine der Basalmembran wie Kollagen IV, Laminin und Nidogen (Battaglia et al. 1992). Perlecan spielt weiter eine wichtige Rolle in der Zelldifferenzierung, der Organentwicklung und Gewebereifung und kontrolliert u. a. den basischen Fibroblastenwachstumsfaktor b (bFGF) (Tab. 3). Der von Fibroblasten, Makrophagen und Endothelzellen gebildete bFGF wirkt zell- und bindegewebsvermehrend und stimuliert die Angiogenese. Dies ist für die Bildung von Granulationsgewebe bei Gewebsdefekten von großer Bedeutung (Gillesen et al. 1996). Der bFGF findet sich u. a. in allen steroidproduzierenden Zellen und moduliert die gonadotropininduzierte Androgensynthese. Der bFGF ist postnatal an der enchondralen Verknöcherung der langen Röhrenknochen beteiligt. Perlecan findet sich in der ECM des Gelenkknorpels und an der Oberfläche der Chondrozyten. Dort trägt es zur Stabilisierung des Gelenkknorpels bei, da das vielfältige wiederholte IG-Modul seiner Domäne V an Knorpelproteine (Hyalectane, Kollagen Typ II) bindet. Die HSPGs sind auch direkter Bestandteil der Basalmembranen und können über diese dadurch direkt oder indirekt Kontakt zu allen ECM-Komponenten aufnehmen (Übersichten Wight et al. 1991, Iozzo 1998).

Glypican.

Glypican, ein weiteres Zelloberflächen-HSPG, bindet über einen GPI-Anker an die Zellmembran und regt dadurch verschiedene zytoplasmatische Proteinkinasenwege an (Neves et al. 2002, Merten 1992). Dadurch können Informationen aus der ECM auf zahlreiche Transkriptionsfaktoren im Zellkern übertragen und vielfältige Zellreaktionen ausgelöst werden.

Glypican ist notwendig für das normale Nervenwachstum in der Peripherie und dem ZNS. Dort vor allem auch für das visuelle System (Filmus und Selleck 2001). Allgemein kontrollieren HSPGs die Filtereigenschaften von Basalmembranen (z. B. der Nierenglomerula), die Bindung von Acetylcholinesterase in neuromuskulären Synapsen, sie binden Proteinaseninhibitoren (u. a. Antithrombin) und erleichtern die Anheftung von Zellen an die ECM. Der bFGF (Tab. 3) bindet an die Heparansulfat-(HS-)Ketten der HSPGs und kann daraus durch Plasmin und Heparinase wieder freigesetzt werden, wobei bFGF seine biologischen Aktivitäten beibehält wie Förderung der Chemotaxis von Zellen, Wundheilung und Anregung der Zellteilung (Gleizes 1995, Wight et al. 1991). Die HS-Seitenketten der HSPGs können u. a. Kalium-, Natrium-, Kalzium- und Magnesiumionen reversibel binden und gegeneinander austauschen. Dies hängt allerdings stark vom pH-Wert der unmittelbaren Umgebung ab. Bei mehr saurem pH sind die HS-Ketten stärker gestreckt und können dann z. B. mehr Kalziumionen binden. Unter neutralen Bedingungen sind die Seitenketten dagegen gewellt, mit erhöhter Freigabe u. a. von Kalzium- und Natriumionen. Derartige pH-Transienten oszillieren ständig im „inneren Kreislauf“ und werden übergeordnet vom Zirkadianrhythmus und dem damit verbundenen Säure-Basen-Fluten in der ECM kontrolliert (Heine 2005a, c). Von einem derartigen oberflächennahen Reservoir an Ionen, vor allem an Kalziumionen, hängt die Fähigkeit zur Membrandepolarisation der Zellen und damit ihrer Vitalität ab.

Agrin.

Agrin findet sich hauptsächlich in der synaptischen Basalmembran, die den Spaltraum der neuromuskulären Synapse (motorische Endplatte) durchzieht. Dort ist das HSPG verantwortlich für die regelhafte Anordnung der Acetylcholinrezeptoren auf der subsynaptischen Muskelfasermembran. Acetylcholin ist dabei der von der präsynaptischen kolbenartig aufgetriebenen motorischen Nervenendigung freigesetzte Neurotransmitter. Agrin steuert auch die Synaptogenese (Iozzo 1998). Bei der **Myasthenia gravis**, einer Autoimmunerkrankung, werden die Acetylcholinrezeptoren der myoneuronalen Synapsen zerstört. Wie in Kap. 2.1.6 dargestellt, ist Agrin mitverantwortlich für die Bildung der Immunsynapsen, d. h. der engen Zusammenlagerung von T-Lymphozyten mit ihren antigenspezifischen Rezeptoren und den antigenpräsentierenden Zellen (APCs) (Trautmann und Vivier 2001). Außerhalb der Synapsen ist Agrin Bestandteil der die Muskelfasern überziehenden Basalmembran und des darin befindlichen Glykoproteinkomplexes, der die Muskelkontraktion auf die ECM überträgt. Der Komplex besteht aus α- und β-Dystroglykan, Laminin und dem submembranösen Dystrophin (Hohlfeld 2001). Bei Muskeldystrophien ist dieser Komplex, genetisch bedingt, an verschiedenen Stellen gestört (Übersicht s. Hohlfeld 2001, Rando 2004).

Kleine ECM-Proteoglykane (Small Leucine-Rich Proteoglycans, SLRPs).

SLRPs binden weder an HA noch sind sie zellmembranständig (Wight et al. 1991). Sie haben große Bedeutung für die Fibrillogenese von Kollagen und stellen ebenfalls ein Reservoir für Wachstumsfaktoren dar. Prototyp ist das **Decorin** (Tab. 2, Abb. 7). Die Familie der SLRPs umfasst derzeit 9 Mitglieder (Tab. 2). Die SLRPs weisen höchstens fünf sulfatierte GAG-Seitenketten auf. Kennzeichnend ist eine leucinreiche zentrale Region (Abb. 7). Dadurch dass das C-terminale Ende der SLRPs durch eine Disulfidbindung zwischen gegenüberliegenden Cysteinmolekülen u-förmig gekrümmt ist (Abb. 7), wird eine bessere Bindungsmöglichkeit des Leucinabschnitts an Glykoproteine in der ECM, vor allem an Kollagen und Elastin erreicht (Iozzo 1998). Eine Besonderheit stellen die SLRPs Lumican und Keratokan dar. Zusammen mit Keratansulfat PG sind sie in der Cornea am Wassertransport und damit am Erhalt ihrer Transparenz entscheidend beteiligt, während ChSPGs mehr die Architektonik der Cornea bestimmen (bei Heine 2005c).

Die Promotorregion der Gene („Anstoßregion“ zur Translationsbereitschaft bestimmter Gene) von Decorin und Biglycan in Bindegewebszellen enthält zwei TNF-α- (Tumornekrosefaktor-alpha-) empfindliche Bezirke, die bei erhöhtem TNF-α-Spiegel in der ECM dessen weitere Synthese unterdrücken. Eine weitere Promotorregion regt gleichzeitig die Synthese der Interleukine-1 und -4 (IL-1, IL-4) an, die beide in die Grundsubstanzsynthese regelnd eingreifen: IL-1 hemmend, IL-4 fördernd (Abb. 9).

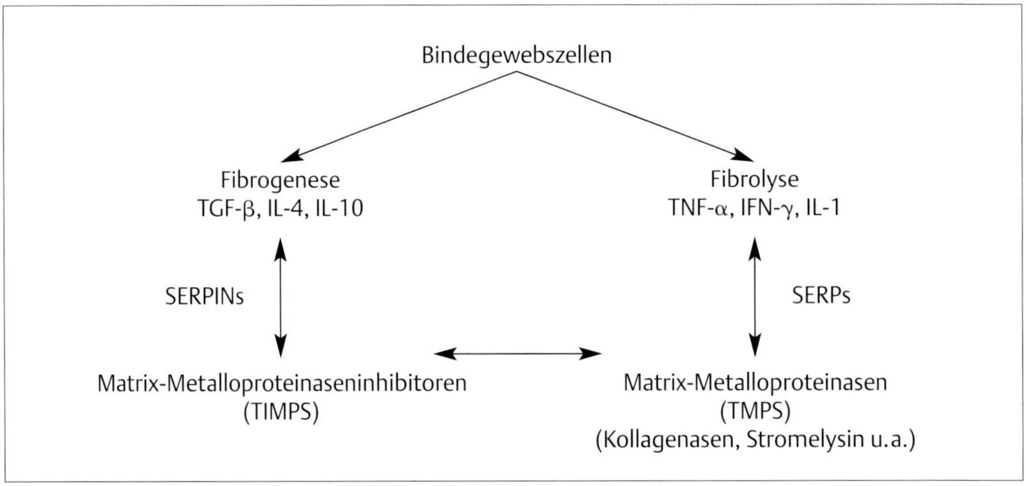

Abb. 9 Rückkopplung zwischen Fibrogenese und Fibrolyse. IFN-γ Interferon-gamma; IL Interleukine; TGF-β Transformierender Wachstumsfaktor-beta; TNF-α Tumornekrosefaktor-alpha; SERPs Serinproteasen; SERPINs Serinproteaseninhibitoren; MMPs Matrixmetalloproteinasen; TIMPs Matrixmetalloproteinaseninhibitoren.

Das Prinzip, bei einer Aktivierung sofort auch die Gegenregulation in die Wege zu leiten, ist typisch für Organismen. Nur dadurch ist der Erhalt des Lebens möglich. Dies wird in der biologischen Medizin bei Regulationstherapien stets berücksichtigt.

Am Ende des SLRP-Promotors liegt ein durch den TGF-β (Tumor Growth Factor-beta) regulierbares Element. Dieses findet sich auch bei verschiedenen Matrix-abbauenden Enzymen (z. B. Metalloproteinasen) (Iozzo 1998), d. h. TGF-β hemmt deren proteolytische Aktivität (**Abb. 9**). Bei Bindung von TGF-β an die Oberfläche einer ECM-synthetisierenden Zelle (z. B. Fibroblasten) wird die Decorinsynthese gedrosselt.

Zusätzlich zum Decorin-Promotor stimuliert der des Biglycan-Gens, das auf dem X-Chromosom liegt, bestimmte Proto-Oncogene (Ets-Familie). Diese Proto-Onkogene regen die Synthese von Wachstumsfaktoren und deren Rezeptoren an und sind an der zellulären Signaltransduktion beteiligt, zusätzlich aktivieren sie Zellen und Makrophagen (Iozzo 1998). (Kommt es aber aufgrund von Mutationen zu vermehrter Bildung von Proto-Onkogenen, werden sie zu krebsfördernden Onkogenen; vgl. Kap. 2.4.)

Der Biglycan-Promotor hat außerdem ca. fünf IL-6- und einige TNF-α-Elemente. Er verfügt auch über eine Bindungsseite des leberspezifischen Transkriptionsfaktors CEBP (Iozzo 1998). Dies kann unter entzündlichen Bedingungen die Transformation der im Lebersinus sitzenden fibroblastären ITO-Zellen zu ECM-produzierenden Myofibroblasten erklären, wobei die Gefahr der Entwicklung einer Leberzirrhose besteht (Lammert und Matern 2001).

Durch das proinflammatorische Zytokin TNF-α wird der Biglykanpromotor und damit die Biglykansynthese herabgeregelt, durch den antientzündlichen und gewebebildenden TGF-β dagegen hochgeregelt. Das bedeutet, dass unter entzündlichen Bedingungen die ECM-produzierenden Zellen vermehrt TGF-β und damit auto- und parakrin auch vermehrt ECM-Komponenten bilden. Alle Formen von Sklerosen und Fibrosen sind dafür Beispiele (Schuppan und Herbst 1996). Decorin und Biglykan tragen dadurch wesentlich zur zytokingesteuerten Balance der ECM-Komponenten bei (Schuppan und Herbst 1996). Gut bekannt ist ihr Einfluss auf die Fibrillogenese von Kollagen (bei Iozzo 1998): Beide SLRPs binden an das Proteinrückgrat von Kollagenfibrillen, bringen sie in die für die Seit-zu-Seit-Vernetzung richtige Position und kontrollieren deren Dickenwachstum. Während dieses Prozesses nimmt Decorin ab. Entsprechend haben Decorin-knock-out-Mäuse (Decorin-Null-Tiere) eine abnormale Fibrillenbildung mit geringerer Zugfestigkeit.

Charakteristisch für Decorin ist, dass es, wenn auch das Molekül in seiner Synthese durch TGF-β herabreguliert wird, nach seiner Ausschleusung in die ECM eine hohe Bindungsfähigkeit für TGF-β entfaltet. Decorin stellt daher Reservoir und Regulator für TGF-β dar. Leider ist es bisher nicht gelungen, das TGF-β bindende Modul von Decorin gentechnisch darzustellen, um ein Präparat gegen Fibrosen, Sklerosen und Zirrhosen zu entwickeln (Schuppan und Herbst 1996, Iozzo 1998).

Unabhängig von seinen Beziehungen zu TGF-β kann Decorin Zellteilungen durch Induktion des Proteins p21 hemmen. Dieses Protein ist ein potenter Inhibitor der für Zellteilung zuständigen zyklinabhängigen Kinase (Iozzo 1998). Ob hier eine Möglichkeit zur Tumortherapie besteht, ist in der Diskussion.

Erbliche Störungen von Decorin treten beim Marfan-Syndrom (Skelettdeformitäten, Aortenaneurysma), der vorzeitigen Vergreisung (Progerie) und dem Ehlers-Danlos-Syndrom (schlaffe, abhebbare Haut) auf. Da das Biglycan-Gen auf dem X-Chromosom lokalisiert ist, wird **Biglycan bei X-gekoppelten Erberkrankungen verändert**. Dazu gehören u. a. das Klinefelter-Syndrom (u. a. Interfertilität, überlange Extremitäten) und das Turner-Syndrom (Fehlentwicklung des Skeletts, Herz- und Gefäßanfälligkeiten, Kleinwuchs) (Übersicht s. Wight et al. 1991).

Appican.

Appican tritt nur im ZNS auf. Funktionell vertritt es dort Kollagen und Elastin. Nur die Astrozyten sind zur Appikansynthese in relevanten Quantitäten fähig. Neurone und Mikrogliazellen bilden nur sehr geringe Mengen an APP. Das Proteinrückgrat von Appican entspricht dem für die Plaquebildung bei Alzheimer-Demenz entscheidend wichtigen **A**myloid-**P**recursor-**P**rotein. Das APP-Rückgrat von Appican ist 695 bis 770 Aminosäuren lang und

1

verfügt über zwei polymere Chondroitinsulfatseitenketten, ist also zu den ChSPGs zu rechnen. Die ChS-Ketten verhindern die Selbstaggregation von Appican. Bei proteolytischer Abspaltung entstehen kurze amyloidogene Fragmente (ca. 48 Aminosäuren), die unter proinflammatorischen Bedingungen zu den typischen Alzheimer-Plaques aggregieren können (Heine 2004c; vgl. Kap. 2.6).

Serglycan.
Alle Zellen, die vesikelgebundene Zellprodukte („Granula") ausschleusen können (Neurotransmitter aus Nervenzellen, endokrine Zellen und Leukozyten), enthalten PGs, die die Autolyse der Granula in der Zelle verhindern. Das dafür verantwortliche PG ist das intragranuläre Serglycan. Es enthält ca. 15 sulfatierte GAG-Ketten, in Mastzellgranula zusätzlich Heparin. Serglycan ist auch nach Öffnung der Vesikel in den Extrazellulärraum für die geordnete Freisetzung des Vesikelinhaltes verantwortlich (Wight et al. 1991).

In den **chromaffinen Zellen** (einzellige neuroendokrine Drüsen, „helle" Zellen Feyrter, System der diffusen neuroendokrinen Zellen: DNEZ), wie sie sich im Epithel aller Schleimhäute (vor allem Darmschleimhaut), aber auch im Bindegewebe (z. B. Leydig'sche Zellen im Hoden, Thekazellen des Ovars) finden, treten in den Granula bzw. Vesikel zusätzlich saure Glykoproteine, die Granine, auf. Das Chromogranin A stellt ein ChSPG dar. Granine finden sich auch in den neurosekretorischen Zellen des Gehirns (u. a. Hypothalamus, Hypophyse, Gehirnstamm). Granine können aufgrund ihrer sauren Karbohydratketten den pH-Wert in den Vesikeln soweit absenken, dass kalziumionenabhängig deren Membran so „weich" wird, dass sie mit der Zellmembran verschmelzen und ihren Inhalt nach außen freisetzen können (Hendy et al. 1995).

1.4.7 Nichtproteingebundene Glykosaminoglykane (GAGs) der ECM [Hyaluronsäure (HA) und Heparin]

1 mg HA gelöst in 1 ml physiologischer Kochsalzlösung hat gegenüber Wasser bereits eine 20-fach höhere Viskosität (bei Kittlick 1985). HA wirkt mitogen, differenzierungshemmend, kontrolliert das Gewebewachstum und die Zellmigration, aktiviert Granulozyten sowie Makrophagen (Übersicht s. Knecht 1989). HA wird im Wesentlichen von Bindegewebszellen, Astrozyten und Follikelepithelzellen reifender Eizellen gebildet. HA nimmt gegenüber allen anderen GAGs (Chondroitinsulfat, Dermatansulfat, Keratansulfat und Heparansulfat) eine Sonderstellung ein, da HA nicht an Protein gebunden und auch nicht sulfatiert ist. HA ist in der gesamten ECM des Körpers verbreitet, „Trägermolekül" für PGs und hat eine Halbwertszeit von 2–4 Tagen (Kittlick 1985). Besonders auffällig ist ihre Dominanz in Knorpel und weichen gallertigen Geweben (z. B. Nabelschnur, Synovia, Glaskörper des Auges und Graaf'scher Follikel) (Mayer 1970). Die GAG-Moleküle der HA bilden linear angeordnete lange Ketten von Zuckerresten, mit alternierenden Disaccharideinheiten von Hexosamin (Glukosamin oder Galaktosamin) und Uronsäure (Länge ca. 1 mm). Wegen der ubiquitären Verbreitung von HA, ihrer hohen elektronegativen Ladung (durch Natriumionen aus Natriumhydrogenkarbonat gepuffert), ihrer ungeheuer großen Domäne (Molekül plus gebundenes Wasser) sowie ihres hohen Molekulargewichtes (10^6–10^{-7} Dalton (Da)), den ca. 25 000 sich wiederholenden Disacchariduntereinheiten und einer Moleküllänge von ca. 25 µm beeinflusst HA sämtliche Funktionen der ECM (Grinnell 1978). Der Abbau erfolgt durch Hyaluronidase („spreading factor" aus Mastzellen) und durch Sauerstoffradikale aus dem Zellstoffwechsel. HA wird dadurch zu kurzkettigen Oligosacchariden gespalten. Diese sind aktiv und können Gefäßneubildungen induzieren bzw. bei Entzündungen unterstützen. Bei Insulinmangel sowie bei Kortisongaben ist die HA-Synthese reduziert (Lengfelder und Fink 1986). HA trägt auch zur Kittsubstanz zwischen Epithelzellen bei (A-Streptokokken verfügen als Virulenzfaktor über Hyaluronidase, wodurch sie in die Gewebe eindringen können) (Schaberg und Kaufmann 2001).

Heparin.
Nur Mastzellen und Blutbasophile können Heparin als GAG in den Extrazellulärraum freisetzen (**Abb. 10**). Nach eigenen Befunden stammen beide Zellformen von einer gemeinsamen Vorläuferzelle im Knochenmark ab (Heine 1985, 1989). Die gerinnungshemmende Wirkung von Heparin beruht

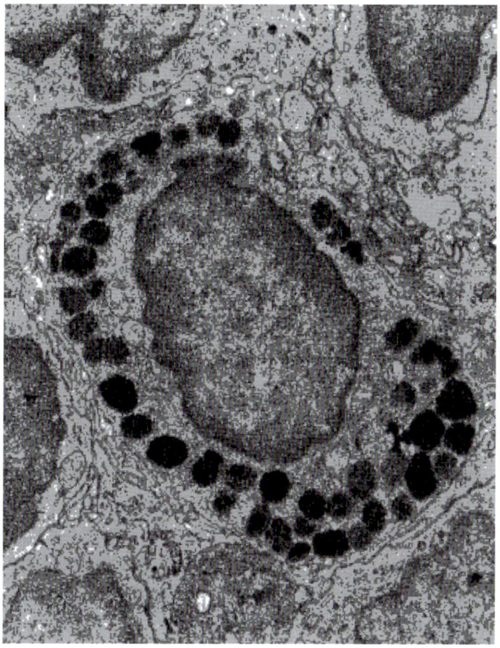

Abb. 10 Mastzelle. Das Zytoplasma enthält zahlreiche heparinhaltige elektronendichte Granula. (2.500fache Vergr.)

auf der spezifischen Reaktion einer antithrombinbindenden Region im Molekül (Abb. 11). Essenziell für die spezifische Antithrombin-Bindungsreaktion sind dabei drei Sulfatgruppen. Heparin reagiert auch mit den Gerinnungsfaktoren IIa, IXa, Xa, XIa, sowie mit Plasmin (alle genannten Faktoren sind Serinproteasen), wodurch die physiologische Fluidität des Blutes gewährleistet wird (Lindahl und Höök 1978, Clemens 2001). Heparin bindet u. a. an Kollagen und Fibronektin, wodurch u. a. überschießende Kollagenbildung (z. B. Narbe) verhindert wird und Bindegewebszellen im Sinne einer Gewebsregeneration aktiviert werden. Von Heine (1985) wurde gezeigt, dass Heparin epikutan aufgetragen sich als gestrecktes Molekül in die Interzellularräume der Epidermis einfädelt und so die stets entzündungsbereite subepidermale ECM erreicht und dort anitinflammatorisch wirkt. Transepidermales Heparin gelangt zusätzlich auch in die Kapillaren und kann auf diese Weise systemisch antikoagulatorisch wirken („Transkutane Heparintherapie“).

Heparin wird vom Kapillarendothel aus der ECM noch gegen einen Sättigungsgradienten von 1:100 an die luminale Oberfläche gepumpt, wo es die Elektronegativität der Endothelzellglykokalyx erhöht und damit zusätzlich zu seiner Gerinnungshemmung auch die Haftung von Blutzellen am Endothel verhindert. Es ist gut belegt, dass Heparin Wachstumsfaktoren transportiert sowie die Freisetzung von Angiogenesefaktoren und Fibronektin aus den Endothelzellen beschleunigt. Heparin reguliert die Thrombospondinsynthese der Endothel- und glatten Gefäßwandmuskelzellen. Dadurch werden im Bereich verletzter Endothelzellen die ECM der Gefäßwand und die Thrombozytenaggregation aufeinander abgestimmt (Engelberg 1977).

Heparin steigert die Freisetzung von Thyroxin, aktiviert Parathormon, vermindert die Synthese von Somatotropin, Aldosteron, ACTH und Angiotensin (Jaques 1979). Heparin ist an der Aktivierung von etwa 50 Enzymen beteiligt und greift in den Translations- und Transkriptionsmechanismus des Erbmaterials ein. Heparin aktiviert die Lipoproteinlipase („Klärfaktor“), die Tyrosinasen (u. a. Bildung von Adrenalin und Thyroxin) und die Histaminase der Darmwand. Die antiallergischen Wirkungen von **Antihistaminika** beruhen auf Aktivierung der Bindung von Heparin an Histamin (ein Mol Heparin bindet 15 Mol Histamin; in Anwesenheit von Zinkionen über 45 Mol!; Frick 1994). Starke Heparinliganden sind auch die bei Zytolyse freigesetzten **Kernhistone**, z. B. Protamin.

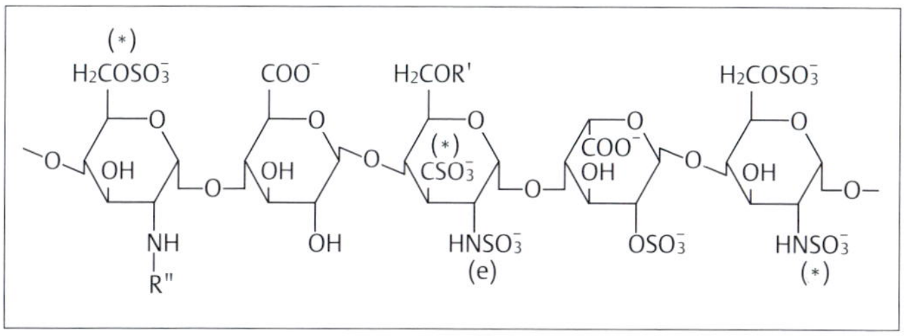

Abb. 11 Struktur der Antithrombin-bindenden Region von Heparin. Die mit Stern gekennzeichnete Sulfatgruppe ist einzigartig in der Antithrombin-Bindungsreaktion (nach Knecht 1989).

Histon-Heparin-Komplexe aktivieren **Komplement, C-reaktives Protein** und die **Fibrinolyse**.

Da Heparin besonders stark Metall- und Schwermetallionen bindet, wirkt es auch als **körpereigener Chelatbildner** (Frick 1994). Selye (1965) hatte bereits darauf hingewiesen, dass Mastzellen eine besondere Form der unspezifischen Abwehr auslösen können, nämlich die Verkalkung unphysiologischer lokaler Gewebsprozesse (Herde!) und Kalkumscheidung von Mikroben (**Mastokalziphylaxie**).

Von Frick (1994) wurde eine **altersabhängige Verteilung der Basophilen** gefunden: Danach kann die Faustregel gelten, dass man so viele Basophile im Mikroliter Blut hat wie man Jahre zählt. Bei der Frau besteht zusätzlich eine Zyklusabhängigkeit mit einem Maximum zum Ovulationszeitpunkt und einem Minimum von Tag 16 bis 25 des Zyklus. Dabei zeigte sich, dass unter Gestagenen als Kontrazeptiva die Basophilenwerte sinken mit Erhöhung des Thromboserisikos, wogegen natürliche Östrogene die Basophilenwerte erhöhen (Frick 1994).

Da Kranke stets weniger Basophile haben als Gesunde, **ist eine erniedrigte Basophilenzahl ein Hinweis auf eine Grundregulationsstörung.**

Es gibt bisher keine schulmedizinische Therapie zur Erhöhung der Basophilenzahl. In der biologischen Medizin hat sich die Behandlung mit extrakorporal UV-bestrahltem Eigenblut (**UVB**) und die hämatogene Oxygenierung (**HOT**) von Eigenblut bewährt, wodurch die Basophilenzahl zur Altersnorm zurückgebracht werden kann. Die Stimulation der Basophilen mittels UVB hält bis zu einem Jahr, wenigstens aber 4 Wochen an (Frick 1994).

1.4.8 Struktur- und Vernetzungsglykoproteine

Bei Struktur- und Vernetzungsglykoproteinen überwiegt der Proteinanteil. Sie enthalten ca. 1–10 % nicht sulfatierte, verzweigte Oligosaccharidketten. Neben Mannose und N-Azetylglukosamin treten als Oligosaccharide Galaktose, Fukose und terminal häufig Sialinsäure auf.

Kollagen.

Kollagen ist quantitativ und qualitativ das bedeutendste Strukturglykoprotein in der ECM (es fehlt allerdings im Nervengewebe des ZNS) (Heine 2004b). Derzeit werden bei Wirbeltieren 20 verschiedene Kollagentypen unterschieden. Beim Menschen macht Kollagen etwa ein Drittel der Gesamtproteinmasse aus (Schmidt und Burkhardt 2001).

Kollagen wird in einer prokollagenen Form synthetisiert und über Transportvesikel des Golgi-Apparates ausgeschleust (Olsen 1983). Von der Prokollagenkette („Primärstruktur") werden dann extrazellulär die glykosilierten Telopeptide durch eine Prokollagen-Protease abgeschnitten wodurch Tropokollagen entsteht (Abb. 12, 13). Ein Tropokollagenmolekül hat eine Länge von 300 nm Länge und einen Durchmesser von 1,23 nm. Das Molekül besteht aus drei fadenförmigen Proteinketten

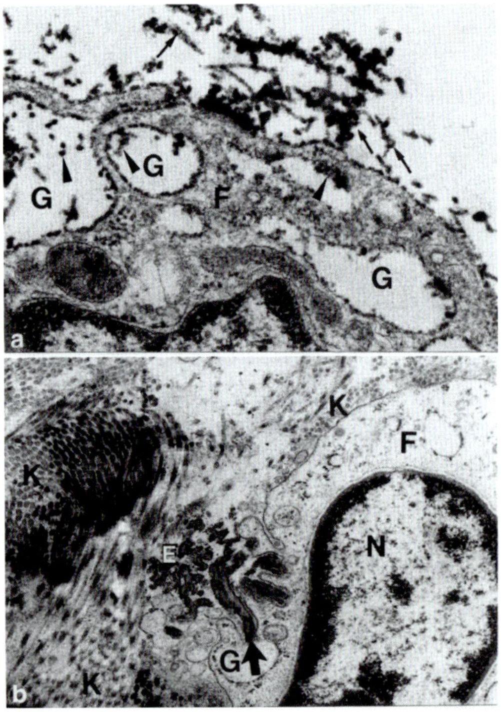

Abb. 12 Synthese und extrazelluläre Vernetzung (cross link) von Kollagen und Elastin.

a Anschnitte von Fibroblasten (F). Golgi-Vesikel (G) mit Prokollagenmolekülen (Pfeilköpfe). Nach Ausschleusung und Abspaltung der Telopeptide entstehen Tropokollagenmoleküle (Pfeile), die zu Kollagenfibrillen aggregieren. (2400fache Vergr.)

b Ausschleusung von Elastinvorstufen (Tropoelastin) (Pfeil) aus einem Golgi-Vesikel (G) und Umwandlung in Elastin (E). K Kollagen, N Zellkern. (24 000fache Vergr.)

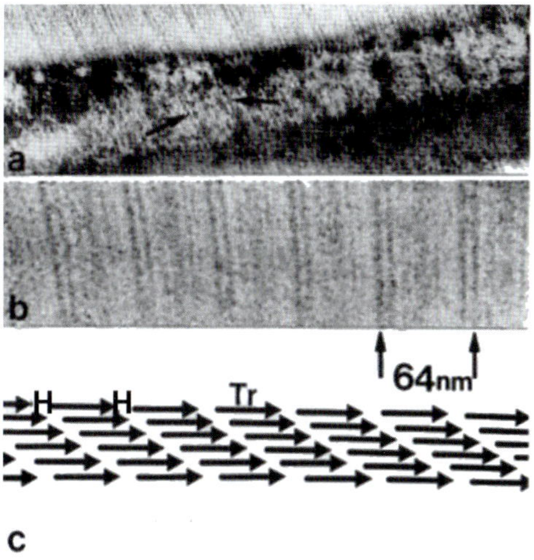

Abb. 13 Feinstruktur von Kollagen.

a Darstellung kollagengebundener Zucker mittels Rutheniumrot. Deutliche Beziehung der Zucker (schwarze Reaktionsniederschläge) zur Periodik der Kollagenfibrillen. (112 000fache Vergr.)

b Längsschnitt durch eine Kollagenfibrille. Eine Periode von 64 nm (Pfeile) entsteht aufgrund der jeweils um ein Viertel ihrer Länge gegeneinander versetzten Kollagenmoleküle. (240 000fache Vergr.)

c Schema der Substruktur einer Kollagenfibrille. Die horizontalen Pfeile entsprechen jeweils einem Tropokollagenmolekül (Tr) mit einer Länge von 300 nm. Die schräg gestaffelten überlappenden Pfeilspitzen entsprechen jeweils einem Höhlenbereich (H).

(α-Ketten), die in einer einfachen Wendel umeinander gewunden sind (**stabile α-Tripelhelix**) (Linsenmeyer 1991). Die abgespaltenen Telopeptide wirken im Sinne eines negativen Feedbacks auf die kollagensynthetisierenden Zellen (Fibroblasten, glatte Muskelzellen, Chondroblasten, Osteoblasten) zurück und hemmen die Kollagensynthese (Hay 1991, Linsenmayer 1991). Dadurch entsteht ein einfacher effektiver Kontrollmechanismus, der auch für andere ECM-Komponenten gilt, die in einer inaktiven Pro-Form ausgeschleust werden.

Die Bildung einer Pro-α-Kette (ein Peptid mit ca. 333 Aminosäuren) dauert ca. 10 Minuten. Die gesamte Synthesedauer eines tripelhelikalen Prokollagenmoleküls einschließlich seiner Ausschleusung in die ECM 35 bis 240 Minuten. Die biologische Halbwertszeit der Kollagene beträgt ein bis 360 Tage (Olsen 1983). Kalziumionen, cAMP, die Vitamine C und A, Pyrophosphat und Kalzitonin sind für die Kollagensynthese unerlässlich (v. d. Mark et al. 1976, Olsen 1983).

Voraussetzung zur Bildung einer bei Körpertemperatur stabilen Kollagentripelhelix ist, dass noch innerhalb der Zelle in der Pro-α-Kette Prolin und Lysin hydroxiliert werden, sonst entsteht ungeeignetes Kollagen. Die entsprechenden Enzyme sind Bestandteil der Membranen des rauen endoplasmatischen Retikulums. Voraussetzung ist, dass in jeder Pro-α-Kette jede dritte Aminosäure Glyzin ist. Wird Glyzin durch Punktmutation durch eine andere Aminosäure ersetzt, treten Störungen der Tripelhelix auf. Verschiedene angeborene **Bindegewebserkrankungen (z. B. Chondrodysplasie)** konnten auf derartige Punktmutationen zurückgeführt werden (Tromp 1989, Prockop 2005). Die α-Ketten sind daher aus Tripletts mit der Sequenz Gly-α-γ aufgebaut. α ist dabei meistens Prolin, γ ist Hydroxyprolin. Letzteres ist der wesentliche Garant für die tripelhelikale Struktur der Kollagenmoleküle.

Mehrere Tropokollagenmoleküle lagern sich in der ECM treppenförmig seitlich aneinander, wobei die Moleküle jeweils um ein Viertel (ca. 64 nm) ihrer Moleküllänge gegeneinander versetzt sind (Abb. 13, 14). Diese Staffelung ermöglicht eine effektive seitliche Quervernetzung von Lysin und Hydroxylysin. Dadurch wird die Stabilität der Fibrille bedingt (Schmidt und Burckhardt 2001). Zusätzlich besteht die Möglichkeit der Quervernetzung über Disulfidbrücken benachbarter Cystin- oder Cysteinmoleküle. In Längsrichtung bleibt dabei zwischen aufeinanderfolgenden Molekülen stets eine kleine Lücke (Höhlenbereich) von ca. 40 nm bestehen (Abb. 13). Diese Bereiche sind Initialstellen für Verknorpelung und Verknöcherung der Fasern. Durch die reguläre Anordnung von sich abwechselnden Überlappungszonen (27 nm) und Lücken ergibt sich das elektronenoptische Bild einer Querstreifung (Abb. 13, 14) (Linsenmeyer 1991). Die auf diese Weise entstandenen Kollagenfibrillen mit einem Durchmesser von ca. 30–200 nm aggregieren weiter zu Kollagenfasern. Sie werden von einem Strumpf aus Fibrillin (ein elastinverwandtes Glykoprotein) überzogen, in das Proteoglykane eingebaut sind (Henle'sche Scheide). Dadurch erhält die Kollagenfaser eine

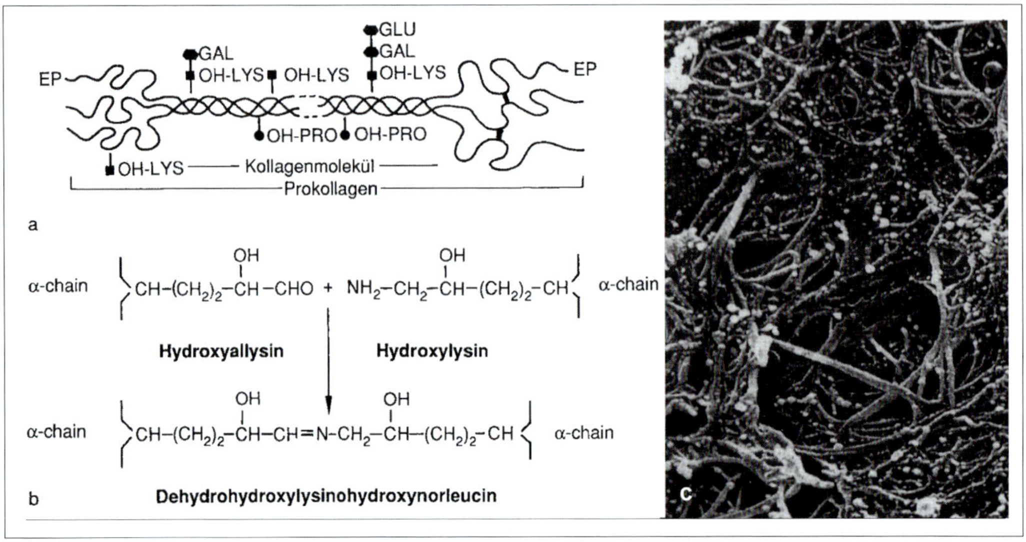

Abb. 14 Kollagen Typ I.

a Schema der wichtigsten Charakteristika eines Typ-I-Kollagenmoleküls und seiner prokollagenen Vorstufe. EP Telo(Extensions)peptide. GAL Galaktose, GLU Glukose, OH-LYS Hydroxylysin, OH-PRO Hydroxyprolin. Die kurzen Striche in EP weisen auf Disulfidbindungen.

b Die Querverbindung (Cross-link) der Tropokollagenmoleküle α-chain erfolgt u. a. über Hydroxyallisin und Hydroxylysin (a, b nach Linsenmeyer 1991).

c Rasterelektronenoptische Darstellung des Kollagenfasergeflechts im Gelenkknorpel. Die PG/GAGs sind technisch bedingt kugelförmig umgewandelt. (3000fache Vergr.)

Wellung und damit eine geringe Elastizität. Über die Henle'sche Scheide wird die Kollagenfaser in die ECM integriert.

Nomenklatur der Kollagene.

Kollagenketten werden stets mit α bezeichnet. Verschiedene Ketten dann mit α1, α2 usw., gefolgt von einer römischen Ziffer, die den Kollagentyp angibt z. B. liegen im Typ-I-Kollagen zwei genetisch verschiedene Typen von α-Ketten vor, sie werden als α1 (I) und α2 (II) unterschieden. Der tripelhelikale Aufbau von Kollagen Typ I lässt sich daher auch in die Formel fassen $[\alpha1(I)]_2$ $[\alpha2(I)]$. Nimmt man dies als Standard, kann Typ-II-Kollagen als $[\alpha1(II)]_3$ geschrieben werden usw. (Tab. 4). Diese Klassifizierung wird in bestimmter Abwandlung auch zur chromosomalen Lokalisation des jeweiligen Genlocus benutzt: Der Genlocus der Kollagentypen wird mit COL (für Kollagen), gefolgt von der Zahl des Typs und der α-Kette (als A bezeichnet) beschrieben. Das Molekül α1(I) wird dann als COL 1A1 geschrieben usw. (Tab. 4) (Linsenmeyer 1991).

Die Kollagenfamilie wird in drei Hauptgruppen unterteilt: Fibrilläre, fibrillenassoziierte und nichtfibrilläre Kollagene. Letztere lassen sich aufgrund ihrer α-Ketten weiter in Subgruppen klassifizieren (einige Beispiele sind in Tab. 4 aufgeführt; Schmidt und Burkhardt 2001).

Heterotypie der Kollagene.

Das gewebsspezifische Auftreten der Kollagentypen ist nicht nur an den besonderen tripelhelikalen Aufbau ihrer Moleküle und Besonderheiten ihrer Glykosilierung gebunden, sondern auch an die Möglichkeit, dass ganz verschiedene Kollagentypen miteinander aggregieren. Dadurch wird anscheinend eine Anpassungsfähigkeit der jeweiligen primären Kollagentypen an die Bedürfnisse der ECM in verschiedenen Geweben und Organen erreicht (Tab. 4) (Birk 1990). Im lockeren Bindegewebe wird z. B. Kollagen I mit der ECM über feine fibrilläre Fasern (Durchmesser ca. 30 nm), in denen Kollagen III dominiert, verbunden. Kollagen V bildet dünne Fibrillen (weniger als 30 nm), die sich

Tab. 4 Kollagenfamilien.

Form	Typ	Kettenbau	Genlocus	Chromosomale Zuordnung	Allgemeine Verarbeitung
Fibrillär	I	$[\alpha 1(I)_2[\alpha 2(I)]$	$\alpha 1(I)$=COL1A1	7q21.3-q22	Grundsubstanz (extrazelluläre Matrix)
	II	$[\alpha 1(II)]_3$	$\alpha 1(II)$=COL2A1	12q13-q14	Knorpel, Cornea, Bandscheiben
	III	$[\alpha 1(III)]_3$	$\alpha 1(III)$=COL3A1	2q24.3-q31	Eingebunden in Typ-I-Fibrillen (heterotypische Fibrillen)
	V	$[\alpha 1(V)]_2\alpha_2(V)$	$\alpha 1(V)$=COL5A1		Zusammen mit Typ-I-Fibrillen
	XI	$\alpha 1(XI)\alpha 2(XI)\alpha 3(XI)$	$\alpha 1(XI)$=COL11A2 $\alpha 2(XI)$=COL11A2	1q21	Bildet zusammen mit Typ II heterotypische Fibrillen
Fibrillen assoziiert	IX	$\alpha 1(IX)\alpha 2(IX)\alpha 3(IX)$			Oberfläche von Typ II heterotypische Fibrillen
	XII	$[\alpha 1(XII)]_3$			Zusammen mit Kollagen Typ I
Netzbildend	IV	$[\alpha 1(IV)_2\alpha 2(IV)$			Basalmembran
Feinfilamentös	VI	$\alpha 1(VI)\alpha 2(VI)\alpha 3(VI)$			100-nm-Perlenfilamente der Grundsubstanz
Kurzkettig	VIII	?			Subepitheliale Grundsubstanz Descement Membran der Cornea
	X	$[\alpha 1(X)]_3$			Blasenknorpel
Langkettig	VII	$[\alpha 1(VII)]_3$			Verankerungsfilamente an Halbdesmosomen epithelialer Zellverbände

mit Typ-I- und Typ-III-Fibrillen verbinden, wodurch die Dicke der Fibrillen beeinflusst wird. Kollagen II des Knorpels bildet mit Kollagen XI Mischfibrillen, wobei Typ XI die Kollagenfibrillenbildung im Knorpel kontrolliert.

Die **fibrillenassoziierten Kollagene** (Typ IX und XII) verbinden fibrilläre Kollagene mit anderen Matrixkomponenten. Ihre Struktur ist durch Einschaltung von nichttripelhelikalen Sequenzen gekennzeichnet, daher auch FACIT-Kollagene (**f**ibrill **a**ssociated **c**ollagens with **i**nterrupted **t**riple-helices) genannt (Einzelheiten bei Ohles und Ninomiya 1993). Kollagen Typ IX ist an die Oberfläche von Kollagen-Typ-II-Fasern gebunden und verfügt über eine Chondroitinsulfatseitenkette im nichttripelhelikalen Bereich. Dadurch wird nicht nur der Abstand zwischen den Fasern aufrechterhalten, sondern auch eine Verankerung in der Knorpel-ECM bewirkt. Kollagen XII ist mit Typ-I-Kollagen-Fasern im straffen Bindegewebe verbunden. Über drei nichtkollagene Fortsätze an seinem NH_2-Terminus kann Kollagen Typ XII ebenfalls mit ECM-Komponenten reagieren (Linsenmeyer 1991).

Von den **nichtfibrillären Kollagenen** ist vor allem **Kollagen IV** von großer Bedeutung, da es wesentlich zur Struktur und Funktion von Basalmembranen beiträgt. Die Moleküle ordnen sich zu einem regulären tetrameren Raumgitter an, das die Porenweite und damit den Molekularsiebeffekt der Basalmembran bestimmt. Kollagen IV ist auf die

1

Lamina densa von Basalmembranen beschränkt, wo es Laminin bindet, aber auch Kontakte zu HSPGs an der Zelloberfläche hat (Linsenmeyer 1991). Kollagen-VI-Filamente treten im lockeren und im straffen Bindegewebe auf. Sie haben zahlreiche RGD-Motive, über die sie an Integrine der Zellmembran und alle ECM Komponenten binden können (Koller 1989). **Kollagen VII** tritt nur in der Haut auf, wo es die Haftstellen an der Unterseite von Epidermiszellen (Hemidesmosomen) an die Basalmembran bindet. Kollagen VII vermittelt über die Halbdesmosomen die Zugrichtung (Trajektorien) der subepidermalen Typ-I-Kollagenfasern auf die intrazytoplasmatischen Tonofilamente der Epidermiszellen. Dadurch erhält die Epidermis einen besonderen Schutz gegenüber Scherkräften. **Kollagen VIII** bildet den Hauptanteil der Descemet'schen Membran an der Rückseite der Cornea (Grenze zur vorderen Augenkammer). **Kollagen X** tritt bei enchondraler Verknöcherung im Blasenknorpel der Wachstumsfugen auf, von dort diffundiert es in den Epiphysenknorpel und greift dort steuernd in die Verknöcherungsprozesse ein (Linsenmeyer 1991). **Kollagen XVII** wird zu den Transmembran-Kollagenen gerechnet. Charakteristikum dieser Kollagene sind häufige Unterbrechungen ihrer tripelhelikalen Abschnitte durch große nichtkollagene Domänen. Kollagen XVII bleibt zellmembrangebunden und verfügt über eine typische Transmembrandomäne. Bei genetischen Defekten des Typ-XVII-Kollagens treten **blasenbildende Hautprozesse** (Pemphigus) auf. Bei bullösen Verlaufsformen des systemischen Lupus erythematodes (SLE) können Autoantikörper mit Spezifität für Kollagen XVII nachweisbar sein (Schmidt und Burkhardt 2001). Das **Kollagen XVIII** gehört zu den Multiplexinen, den sog. „neuen" Kollagenen, die nicht transmembranös gekoppelt sind. Es tritt in Lunge und Leber auf und hat besondere Funktionen für den Strukturerhalt der Retina. Seine Propeptidketten haben **antiangiogenetische Funktion**, wodurch z. B. die Blutgefäßbildung in Cornea, Linse, Zonulafasern und Glaskörper im Auge verhindert wird. Kollagen XVIII verfügt über RGD-Motive, wodurch es an die Integrine in den Zellmembranen der Epithel- und Bindegewebszellen u. a. des okulären Gewebes binden kann. **Kollagen XVIII hemmt das Tumorwachstum und fördert die Wundheilung im Auge.** Störungen im Gen von Kollagen XVIII führen zu ausgeprägter Myopie, vitreoretinaler Degeneration mit Netzhautablösung, makulären Unstimmigkeiten und okzipitaler Enzephalopathie (Übersicht s. Heine 2005c).

Tab. 5 Kollagenosen (nach verschiedenen Autoren).

- Rheumatisches Fieber
- Chronische Polyarthritis (rheumatische Arthritis)
- Still- und Felty-Syndrom
- Spondylitis ankylosans
- Spondylarthritis
- Spondylarthritis ankylopoetica (Bechterew)
- Reiter-Syndrom
- Sklerodermie
  - progressive systemische Sklerose
  - Sclerodermia circumscripta (lokalisierte Form)
  - CREST-Syndrom
- Lupus erythematodes (systemisch [SLE], subkutan [SCLE], chronisch-diskoid [CDLE]
- Panarteriitis Kussmaul-Maier
- Arteriitis temporalis Horton
- Thrombotisch-thrombozytopenische Purpura Moschcowitz
- Wegener-Granulomatose
- Goodpasture- und Takayasu-Syndrom
- Polymyositis
- Dermatomyositis
- Eosinophile Fasziitis
- Mixed connective tissue syndrome (Sharp-Syndrom)

Die Kenntnis der Kollagene hat bisher wesentlich zur Aufklärung von Struktur und Funktion der ECM und zur Aufklärung von **Kollagenosen** beigetragen (Tab. 5) (Schmidt und Burkhardt 2001). (Zum enzymatischen Abbau von Kollagen s. Tab. 6.)

Antigenität von Kollagen.

Die Tripelhelix von gereinigtem Kollagen weist antigene Determinanten auf. Auch nichthelikale α-Ketten können antigene Wirkung haben (z. B. Kollagen XVII und VII). Das ubiquitär auftretende mikrofibrillenbildende Kollagen Typ VI zeigt die höchste Immunreaktion unter allen Kollagentypen (Koller 1989). Allgemein kann gelten, dass die Propeptidketten (Telopeptide) antigene Eigenschaften haben. Dies gilt vor allem für die nichtfibrillären Kollagene, die nach zellulärer Ausschleusung ihre Telopeptide behalten.

Tab. 6 ECM-abbauende Enzyme und ihre Substrate (nach verschiedenen Autoren).

	pH	GAG/PGs	Kollagen helikal	nicht helikal	Elastin
Hyaluronidase	sauer	+			
Chondroitinase ABC	sauer	+			
Heparinase	sauer	+			
Heparitinase	sauer	+			
α-L-Iduronidase	sauer	+			
Iduronatsulfatase	sauer	+			
Heparan-N-Sulfatase	sauer	+			
N-Azetylglucosamin-6-Sulfatase	sauer	+			
α-N-Azetylglukosaminidase	sauer	+			
β-Glukuronidase	sauer	+			
Kathepsin B	sauer	+		+	
D	sauer	+		+	
F	sauer	+		+	
G	neutral	+		+	
Elastase	neutral	+		+	+
Kollagenase	neutral	+	+		
Metalloproteinasen	neutral	+	+	+	+

Piezoelektrizität von Kollagen.

Eine sehr wesentliche Eigenschaft von Kollagen ist seine Fähigkeit zur **Piezoelektrizität** (Athenstedt 1974). Darunter wird eine bei Deformation unter mechanischer Beanspruchung (Druck, Zug, Torsion) auftretende elektrische Ladung verstanden. **Kollagenmoleküle stellen piezoelektrische Dipole dar**, die infolge ihrer helikalen Struktur schwingungsfähig sind. Piezoelektrische Eigenschaften scheinen wesentlich Ausrichtung und Wachstum von Kollagenfibrillen und -fasern zu steuern (Athenstedt 1974). Der piezoelektrische Effekt von Kollagen bietet die Möglichkeit schneller Informationsleitung. Denn die bei Druck, Zug und Torsion entstehenden elektromagnetischen Felder können bei verschiedenen Resonanzfrequenzen Schwingungen, z. B. von PG/GAGs und ihren Wasserdomänen anregen mit Rückkopplungen zu allen Zellfunktionen.

Die Piezoelektrizität von Kollagen ist damit ein bedeutender Faktor zum Erhalt der Homöodynamik im Körper (Bergsmann 1994). Unter diesem Aspekt kommt den breiten Bindegewebssepten zwischen den großen Muskelketten und ihren Ursprungs- und Ansatzsehnen besondere elektromagnetische Aktivität zu. Diese großen Bindegewebssepten haben auffällige Übereinstimmung mit Meridianen (Bergsmann und Bergsmann 1997). Mittels Infrathermographie (Sensitivität für Wellenlängen zwischen 3,4 μm und 5 μm und einem Temperaturbereich zwischen 10 °C bis 450 °C) lassen sie sich nach Moxibustion als Wärmequelle darstellen (vgl. Kap. 3.1). Anatomisch können die dabei aufgezeichneten Strukturen als Strecken von Meridianen identifiziert und nach eigenen Beobachtungen den Bindegewebssepten zwischen antagonistischen Muskelgruppen zugeordnet werden.

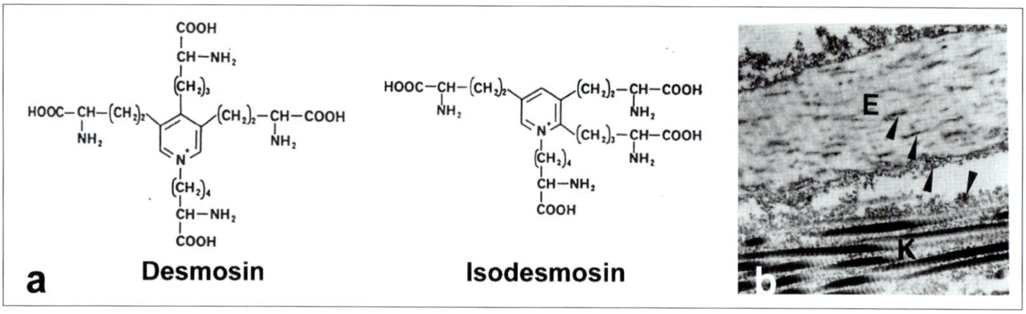

Abb. 15 Elastin.

a Die beiden spezifischen Aminosäuren von Elastin: Desmosin und Isodesmosin.

b Ultrastruktur einer elastischen Faser (E) mit Kontrastierung glykosilierter Fibrillenabschnitte (Pfeilköpfe) mit Rutheniumrot. Auch die Faseroberfläche reagiert positiv. Ebenso die Zwischenräume und Oberfläche kollagener Fibrillen (K). (19 000fache Vergr.)

Elastin.

Dieses Glykoprotein wird von Fibroblasten und glatten Muskelzellen der Gefäßwand gebildet. Elastin enthält zwei spezifische Aminosäuren **Desmosin und Isodesmosin**. Im Elastin findet sich anders als im Kollagen kein Hydroxylysin und nur wenig Hydroxyprolin. Charakteristische Motive sind Glyzin-Valin-Prolin-Glyzin und Valin-Prolin-Glyzin (Volpin et al. 1976). An der Entwicklung elastischer Fasern sind glykosilierte randständige Mikrofibrillen (Durchmesser ca. 8 nm) beteiligt, die im Wesentlichen dem Fibrillin entsprechen und einen zuckerfreien amorphen Elastinkern umgeben (Abb. 15). Fibrillin ist am Einbau von Elastin in die ECM beteiligt, da es über RGD-Sequenzen verfügt. Beim **Marfan-Syndrom** liegt u. a. eine genetisch bedingte Störung von Fibrillin und Versican vor. Dadurch wird die Elastizität von Elastin herabgesetzt, was sich u. a. in Linsenluxation, Aortenaneurysma und Skelettdeformitäten äußert (McKusick 1991). Die physiologische Halbwertszeit von Elastin beträgt etwa die Hälfte des Lebens eines Individuums (Abb. 16). Elastin wird daher nur in sehr geringem Maß ersetzt (Shapiro et al. 1991).

In der Zellmembran von Fibroblasten, Makrophagen und glatten Muskelzellen treten Integrine auf, die Elastin bzw. Elastinfragmente binden können. Die Erkennung ist nicht sequenzspezifisch, daher konkurrieren Laminin und Kollagen mit Elastin um den gleichen Rezeptor. Elastin wird durch Trypsin und Pepsin leichter abgebaut als Kollagen. Elastase wurde in neutrophilen Granulozyten, Makrophagen, Thrombozyten, dem Pankreas und der Aortenwand nachgewiesen (Havemann und Gramse 1984).

Vernetzungsglykoproteine.

Im Gefüge eines vielzelligen Organismus müssen Zellen, um ihre Aufgaben erfüllen zu können, zur richtigen Zeit am richtigen Platz sein oder dürfen ihren Platz nicht verlassen. In den musterstiftenden Beziehungen zwischen PG/GAGs, Kollagen und Elastin übernehmen die Vernetzungsglykoproteine die „Feinsteuerung“:

- Sie verankern die Zellen in der Grundsubstanz,
- ermöglichen die gegenseitige Zellhaftung,
- helfen wandernden Zellen ihren Weg zu finden.

Dabei sind ihre RGD-Sequenzen von wesentlicher Bedeutung (Hynes 1983). Im Folgenden sollen einige wichtige Glykoproteine beschrieben werden.

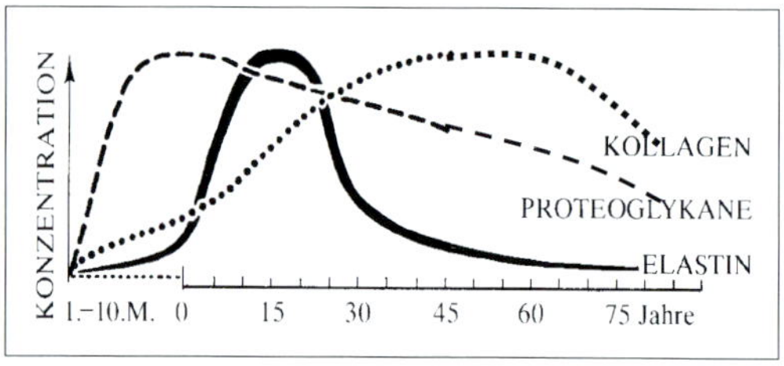

Abb. 16 „Lebenskurve“ der wichtigsten Makromoleküle der ECM (nach verschiedenen Autoren).

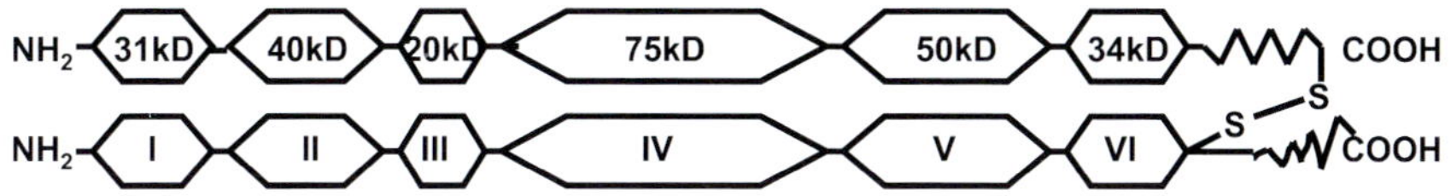

Domäne	Bindungsstelle für
I	Fibrin, Heparin, Aktin, Transglutaminase-Substrate
II	Kollagen
III	Unbekannt
IV	Zelloberfläche
V	Heparin
VI	Fibrin

Abb. 17 Schema der Struktur von Fibronektin (ein Vernetzungsglykoprotein) und seinen funktionellen Domänen. Das stark gefaltete Molekül weist zwei disulfidgekoppelte (-S-S-) Ketten ähnlicher Zusammensetzung auf. Die Zahlen in der oberen Kette stellen angenähert die Molekulargewichte (kilo Dalton kD) der verschiedenen Domänen (1 – 6) dar. Die Zelloberflächen- und Matrixbindungsregionen sind in der oberen Kette markiert. Die Hauptbindungsdomäne RGD (Arginin-Glyzin-Asparagin) wird durch eine Synergiesequenz und zwei Nebenbindungsregionen LVD (Leu-Asp-Val) und REDV (Arg-Glu-Asp-Val) unterstützt (nach verschiedenen Autoren).

Fibronektin.

Fibronektin ist das weitverbreitetste Glykoprotein im Körper. Es kann, außer von Erythrozyten, Lymphozyten und Tumorzellen, von allen anderen Zelltypen gebildet werden insbesondere von Fibroblasten, Makrophagen, Granulozyten und Epithelzellen (Hynes 1983). Gewebsfibronektin hat als monomeres Molekül ein Molekulargewicht von 220–240 kDa und einen Kohlenhydratanteil von ca. 5 %. Es tritt monomer, dimer und polymer auf. Im Blutplasma ist Fibronektin als dimeres scheibenförmiges Molekül gelöst (0,3 mg/ml). Es wird von Leberzellen gebildet. Die Halbwertszeit beträgt (wie allgemein für Proteine) 30–36 Stunden. In der ECM ist Fibronektin bei physiologischem pH-Wert nicht gelöst. In der Grundsubstanz und an Zelloberflächen bildet das Molekül Aggregate und Fibrillen. Fibronektin besteht aus zwei nahezu identischen Ketten, die über zwei Disulfidbrücken (-S-S-) verbunden sind (Abb. 17). Jede Kette enthält drei Module (Typ I, II, II), die verschieden häufig auftreten können, wodurch unterschiedliche Fibronektine zustande kommen (Hynes 1983). Modul Typ I bindet an Fibrin, Heparin/Heparansulfat und Kollagen. Modul Typ II ist ausschließlich kollagenbindend. Modul Typ III mit RGD-Sequenz bindet an die Integrine $\alpha_4\beta_1$ und $\alpha_5\beta_1$ von Zellmembranen (Hynes 1983, Mosher 1990). Die Heparin/Heparansulfat-Bindungsstelle von **Fibronektin kann direkt an die HSPGs (speziell Syndecan) der Zellglykokalyx binden.** Zusätzlich bindet es auch an die **Ganglioside** der Zellmembran. Da die genannten Bindungsstrukturen transmembranös mit dem Zytoskelett in Verbindung stehen, können dadurch Informationen aus der ECM rasch in die Zelle übertragen werden (Yamada 1991).

> **Fibronektin vernetzt die Makromoleküle der ECM untereinander und mit der Zellglykokalyx. Dies hat große Bedeutung für die Embryonalentwicklung, Blutgerinnung, Thrombenbildung, Wundheilung und Antigeneliminierung.**

Fibronektin kann durch den Gerinnungsfaktor XIII (Transglutaminase) mit Kollagen und Fibrin sehr schnell verwoben werden. Dies ist eine wichtige Voraussetzung für die zelluläre Organisation von Thromben und zum Auswandern von Epithelzellen zum oberflächlichen Wundverschluss (Haynes 1992). Zur Thrombusbildung ist es zunächst notwendig, dass Fibronektin Thrombozyten an den Rändern von Defekten anheftet, dann erst erfolgt die Aktivierung der Gerinnungskaskade (Hynes 1983). Allerdings kann durch zu schnellen Anstieg proteolytischer Enzyme, wie

z. B. Plasmin, im Schockgeschehen (Traumen, Sepsis), ein so schneller Abbau von Fibronektin erfolgen, dass eine Blutgerinnung nicht mehr möglich ist. Notfallmäßig muss dann Proteasenhemmung und Fibronektinersatz erfolgen (Heine und Domann 1984).

Fibronektin hat zusammen mit Komplement auch die Funktion eines „Opsonins" für Antigene und Antigenantikörperkomplexe. Erst dadurch erkennen Phagozyten den zu eliminierenden Stoff. Für das enge Verhältnis zwischen Fibronektin und Komplement ist der **Komplementfaktor $C1_q$** verantwortlich. Der Faktor enthält ein kollagenverwandtes Endstück, das an Fibronektin binden kann. Im Modul Typ I von Fibronektin findet sich auch ein Bereich, der das bei Zellnekrosen (u. a. Schock, Tumoren) freiwerdende Aktin binden und DNS opsonieren kann (Yamada 1991).

Neben seiner Fähigkeit als „Gewebeklebstoff" unterstützt Fibronektin die Wirkung des Wachstumsfaktors Erythropoetin zur **Blutzellbildung** im Knochenmark (Weinstein et al. 1988).

Eine bedeutsame Transformation scheint Fibronektin bei der embryonalen Knorpelentwicklung durchzumachen. Es wandelt sich in Chondronektin um, das als Adhäsionsfaktor für Chondrozyten am Kollagen Typ II des Knorpels dient (Hynes 1983).

Laminin.

Laminin stellt ein kreuzförmig gestaltetes dimeres Molekül dar, das auf **Basalmembranen** beschränkt ist. Im Bereich der Kreuzungsstelle der beiden Arme befindet sich eine Disulfidbrücke. Das Molekulargewicht erreicht fast eine Million. Der Karbohydratanteil (im Wesentlichen Poly-Laktosamin) beträgt ca. 15–20% mit einem Anteil von 4–6% Sialinsäure. Laminin vernetzt Kollagen Typ IV („Basalmembrankollagen") mit den HSPGs der Zellglykokalyx und anderen Zellmembranrezeptoren, vor allem den Integrinen $\alpha_6\beta_1$ und $\alpha_4\beta_4$. Laminin ist u. a. an Zellahdäsion, -wanderung und -differenzierung beteiligt. Es hat wachstumsfaktorähnliche Funktionen, u. a. stimuliert es das Auswachsen von Nervenfasern. An Laminin bindet im Verhältnis 1:1 das **Nidogen** (Entactin). Da es gleichzeitig eine Bindungsstelle für Kollagen Typ IV besitzt, verstärkt es die Bindung von Laminin an die Komponenten der Basalmembran (Schmidt und Burkhardt 2001).

Vitronektin.

Vitronektin ist ein multifunktionales Glykoprotein (Molekulargewicht: 75 kDa), das in der ECM und im Blutplasma vorkommt. Vitronektin hat nicht nur sehr potente **Zelladhäsionsfähigkeiten.** Im Plasma **bindet es an proinflammatorische C5b6-Komplexe des Komplementsystems** und verhindert so deren Anlagerung an das Endothel und damit dessen Schädigung. Vitronektin hemmt Heparin und Plasminaktivatoren und findet sich in Arterioskleroseplaques. In der ECM ist es vor allem **an die Oberfläche elastischer Fasern assoziiert.** Vitronektinrezeptoren der Zellmembran sind die Integrine $\alpha_5\beta_3$, $\alpha_5\beta_5$ und $\alpha_2\beta_3$ (Mosher 1990) (s. S. 43).

Thrombospondin.

Thrombospondin wird von vielen Zellen (u. a. Epithelzellen, periphere Nervenzellen) gebildet, vor allem stammt es aus den α-Granula aktivierter Thrombozyten. Thrombospondin stellt einen dreiarmigen Glykoproteinkomplex dar mit drei über Disulfidbrücken verbundenen Untereinheiten (Molekulargewicht: ~140 kDa). Die Thrombospondinsynthese wird von TGF-β, Heparin und den bei Zellnekrosen freigesetzten Hitzeschockproteinen angeregt. Thrombospondin fördert die Thrombozytenaggregation im Bereich verletzter Endothelzellen. Die heparinbindende Domäne von Thrombospondin geht starke Bindungen mit HSPGs der Zellmembran (z. B. **Syndecan**) und der ECM ein. Die RGD-Frequenz des Moleküls vermittelt die Bindung an die Integrine $\alpha_5\beta 3$ und $\alpha_2\beta_3$. Thrombospondin bindet Kalizumionen, Heparin und Fibronektin. Es kommt besonders reichlich in wachsendem Gewebe vor (Yamada 1991).

Tenascin (Hexabrachion).

Tenascin stellt zumeist ein sechsarmiges, sternförmiges Molekül dar (MG ~19 kDa). Es hat als Struktuntereinheiten 13 EGF-ähnliche Module, 8–11 Typ III Module von Fibronektin und eine Fibrinogenuntereinheit. Tenascin wird von Mesenchymzellen in embryonalem Gewebe, von Fibroblasten und Gliazellen gebildet. Tenascin tritt vor allem in Sehnen auf, fördert die Wanderungsfähigkeit von Zellen und ist Bestandteil von Wundrändern. Tenascin bindet an HSPGs sowie an die gleichen Integrinrezeptoren wie Fibronektin. Dadurch kann Tenascin andere Adhäsionsproteine partiell verdrängen (partielle anti-adhäsive Funktion).

Glykoproteine mit kalziumionenabhängigen Karbohydraterkennungsdomänen (Carbohydrate Recognition Domains: CRDs).

Derzeit werden zwei Formen von CRD-Glykoproteinen unterschieden: zellständige, transmembranöse und im Serum gelöste CRDs (Drickamer 1993). Die zellmembranständigen CRDs erkennen in Anwesenheit von Kalziumionen CRDs auf anderen Zellen und können sie binden. Dazu gehören der **Fc-(fragment constant-)Rezeptor der Lymphozyten**, der **Lektin-Leberzellrezeptor-**(Kupfferzell-Rezeptor) und der **Mannose-Rezeptor phagozytierender Zellen**, der die unmittelbare zelluläre Aufnahme partikulärer Antigene und von Antigen-Antikörper-Komplexen vermittelt. Weiter sind CRDs in Verbindung mit **Selektinen** und dem **„Heimfindungsrezeptor"** (LAM-1) auf T-Lymphozyten aktiv, um die Passage von Abwehrzellen aus dem Blutstrom in einen Entzündungsherd sowie die Rückkehr von T-Lymphozyten in Lymphknoten zu ermöglichen. Die zweite Form von CRDs sind im Plasma gelöste Glykoproteine, deren wichtigster Vertreter die lektinähnlichen mannosebindenden Proteine (**MBP**) sind. Sie werden in der Leber gebildet und enthalten neben einer CDR-Region eine kollagenverwandte Domäne. MBPs bilden eine wichtige Verteidigungslinie gegen verschiedenste Pathogene. **MBPs können direkt an ein Pathogen binden, falls es an der Oberfläche endständig Mannose trägt, wie z. B.** viele Tumorzellen, Protozoen, Bakterien und gealterte Erythrozyten. Das auf diese Weise „opsonierte" Antigen kann von Makrophagen/Monozyten erkannt und phagozytiert werden. Die MBP-Antigenkomplexe können außerdem den klassischen wie den alternativen Weg der Komplementaktivierung anregen (Ezekowitz 1993).

Lektine.

Lektine stellen kohlenhydratbindende Proteine dar, die weder Enzyme noch Immunglobuline sind. Sie enthalten ebenfalls eine oder mehrere kohlenhydraterkennende Protein-Domänen. Aufgrund von Gemeinsamkeiten ihrer Primärstrukturen werden Lektine in C-, S- und P-Typen eingeteilt. Die Struktur von Lektinen ist sehr verschieden und eher spezifisch für bestimmte Organe, Gewebe oder Spezies (Lindhorst 2000). Lektine besitzen die Fähigkeit, bei Zusatz von Blut Erythrozyten agglutinieren zu können; daher haben Lektine häufig Blutgruppenspezifität (Stryer 1988). Lektine können pflanzlicher, viraler, bakterieller und tierischer wie auch menschlicher Herkunft sein (Gabius und Nagel 1988). Durch Bindung an Zelloberflächen können Lektine die verschiedensten Zellreaktionen auslösen. Am bekanntesten ist die Anregung der Zellteilungsaktivität von Lymphozyten durch Concanavalin A, dem Lektin aus verschiedenen Bohnenarten (Stryer 1988). Bakterielle Lektine finden sich vor allem in der Membran ihrer langen Fortsätze (Fimbrien). Damit können Bakterien z. B. an Karbohydratketten von Glykosphingolipiden (Blutgruppen-Antigene) epithelialer Zellmembranen binden. Dies hat weitreichende Konsequenzen für bakterielle Infektionen. **Ein bakterielles Lektin bindet nur an bestimmte Blutgruppen-Antigene auf Oberflächen von Organzellen.** Beispielsweise werden Menschen der Nebenblutgruppe NN nicht von Kolibakterien mit M-Fimbrien infiziert. Diese Individuen haben einen angeborenen Schutz vor Harnwegs- und Nierenbeckeninfektionen. Menschen der Blutgruppe B sind dagegen bei Infektionen mit Pseudomonas-Arten (Klebsiella pneumoniae und Proteus-Arten) benachteiligt (Gabius und Nagel 1988). **Pilzinfektionen** (**Mykosen**) vor allem durch Candida-Arten (Candida albicans, C. glabrata) sind primäre und sekundäre Ursachen von Blut- und Schleimhaut-Candidosen. Candida bindet dabei über spezielle Lektine, die **Adhesine**, an Zelloberflächen. Dies allerdings erst dann, wenn nicht genügend Niacin (Sammelbegriff für Nikotinsäure und ihre Derivate) im umgebenden Milieu vorhanden ist. Candida ist daher auxotroph (abhängig) bezüglich Niacin. 25 % aller Infektionen des Harntraktes werden durch Candida verursacht. Harn enthält dann zu wenig **Niacin** (normal werden täglich 7–10 mg ausgeschieden). Auch Harnkatheter, vor allem Verweilkatheter, entwickeln dabei an ihrer Oberfläche regelrechte Biofilme. **Besonders häufig sind Patienten auf Intensivstationen betroffen** (Domergue et al. 2005). Aus biologisch-medizinischer Sicht ist es daher wichtig, zusätzlich Niacin (aus natürlichen Quellen, z. B. Matricell®) zu den üblichen Therapien (z. B. Amphotericin, Fluconazol) zu geben.

Das Influenzavirus bindet über ein **sialinsäurespezifisches Lektin** (Hämagglutinin) an die Wirtszelle, wo es im Bindungsbereich gleichzeitig dessen Zellglykokalyx mit einem sialinsäurespaltenden Enzym (Neuraminidase) destruiert. Dadurch wird dem Virus der Zugang zur Zelle erleichtert. Das virale Hämagglutinin kann sehr schnell mutieren, sodass es das Immunsystem immer wieder überlistet und wiederholt Grippeepidemien auftreten können (Lindhorst 2000). Dagegen können sialinsäurehaltige Muzine (gallertige Glykoproteine in Speichel, Magensaft, Milch, Haut, Knorpel, Sehnen, Serum und Glaskörper) bakterielle und virale Lektine durch Bindung neutralisieren (Gabius und Nagel 1988). Bakterielle und virale Lektine werden von Phagozyten gebunden und anschließend phagozytiert. Es ist auch zu beachten, dass Mikroben in der ECM an Fibronektin, Kollagen, Vitronektin und Thromospondin binden können, wo sie dann von Makrophagen unschädlich gemacht werden können (He et al. 2004).

Ein gut untersuchtes Säugetierlektin ist der sog. **Leberzellrezeptor** auf Lebermakrophagen (v.-Kupffer'sche-Sternzellen; Uhlenbruck 1986). Dieses Lektin der Leberzellmembran bindet sog. Asialoproteine. Dabei handelt es sich um Glykoproteine, die ihre endständige Sialinsäure verloren haben (z. B. gealterte Erythrozyten) bzw. nicht richtig entwickeln können (z. B. Tumorzellen). Anscheinend gibt es pflanzliche Lektine z. B. aus der **Mistel**, die nur dann ihre volle Funktionsfähigkeit erreichen, wenn sie an ihre pflanzlichen Polysaccharide (u. a. Galakturane, Arabinogalaktane) gekoppelt bleiben (Heine 1985).

Eine spezielle Form von Lektinen stellen die von Makrophagen gebildeten und in die ECM abgegebenen **Mindine** dar. Sie können direkt an Mikroben binden, d. h. diese „opsonieren", um dann von den Makrophagen über Muster-Erkennungsrezeptoren phagozytiert zu werden (He et al. 2004).

1.4.9 Glykokalyx – Informationsfilter zwischen ECM und Zelle

Der zell- und gewebsspezifische Zuckeroberflächenfilm (Glykokalyx; gr. glykos: süß, kalyx: der Kelch; Bennet 1963) besteht aus zellmembranständigen Glykoproteinen, Glykolipiden und Proteoglykanen (Abb. 18). Die Glykokalyx ist für **Entwicklung, Differenzierung** und **Erhalt** eines mehrzelligen Organismus von entscheidender Bedeutung. Sie vermittelt **Zellmobilität** und **Sesshaftigkeit, Gewebebildung sowie Organentwicklung und -funktion.** Die Glykokalyx sorgt für dauerhafte oder feste vorübergehende **Zellkontakte** wie auch für vorübergehende oder feste Zellverbindungen mit ECM-Komponenten, steuert die Heimfindung (**Homing**) von Lymphozyten in die Lymphorgane und ist an der Metastasierung von Tumoren beteiligt. Der Zuckerkelch greift in die Funktion von Rezeptoren und damit der extra-intrazellulären Informationsleitung ein. Dieses breite Funktionsspektrum ist durch die vielen verschiedenen Moleküle der Glykokalyx bedingt, die je nach Funktions- und Entwicklungszustand der umgebenden ECM in unterschiedlichen Mustern und variierender Stärke exprimiert werden können (Übersichten s. Hay 1991, Kreis und Vale 1993, Heine 2004b). Dabei kommt den endständigen **Sialinsäuren** der Glykoproteine und -lipide entscheidende Bedeutung zu (Rutishauser 1993): Die Sialinsäuren sind zur funktionsgerechten **Ausrichtung von Rezeptoren und ihrer Liganden** und auch **zur raum-zeitlichen Dynamik der verschiedenen Zellhaften** notwendig. Unter veränderten Bedingungen werden auch die Sialinsäurereste abgeändert. Fallen sie z. B. unter ein bestimmtes Maß, so ist dies ein Alterungszeichen für Zellen, worauf deren Apoptoseprogramm angeschaltet wird oder sie werden, wie im Falle gealterter Erythrozyten erwähnt, von Lebermakrophagen abgefangen (Lindhorst 2000). Sialinsäure abspaltende, d. h. Neuraminidase führende Mikroben (Influenzavirus, Pneumokokken, Clostridien u. a.) können zur **Freilegung „kryptantigener" Glykanstrukturen auf Zelloberflächen** führen mit Entwicklung autoimmuner Reaktionen (Heyne und Weidinger 1995). **Die Glykokalyx überträgt Informationen aus der ECM in die Zelle** (Chiquet 1999) (Abb. 19). Dabei lassen sich zwei Wege der Signaltransduktion unterscheiden:

1. Transmembranöse mit der ECM verbundene Glykoproteine (Integrine, Selektine) sowie Zellmembran-PGs (u. a. Syndecan) greifen direkt über submembranöse membranstabilisierende Glykoproteine (Paxillin, Vinculin, Talin) und vermittels bestimmter Proteinkinasen (u. a. FAK: Fokale Adhäsionskinase) direkt am filamentösen Zytoskelett (Aktin) an und lösen damit über Kinasekaskaden entsprechende Genaktivierungen aus und/ oder
2. Rezeptoren, die über submembranöse G-(Guaninnukleotid-)Proteine und/oder über Thyro-

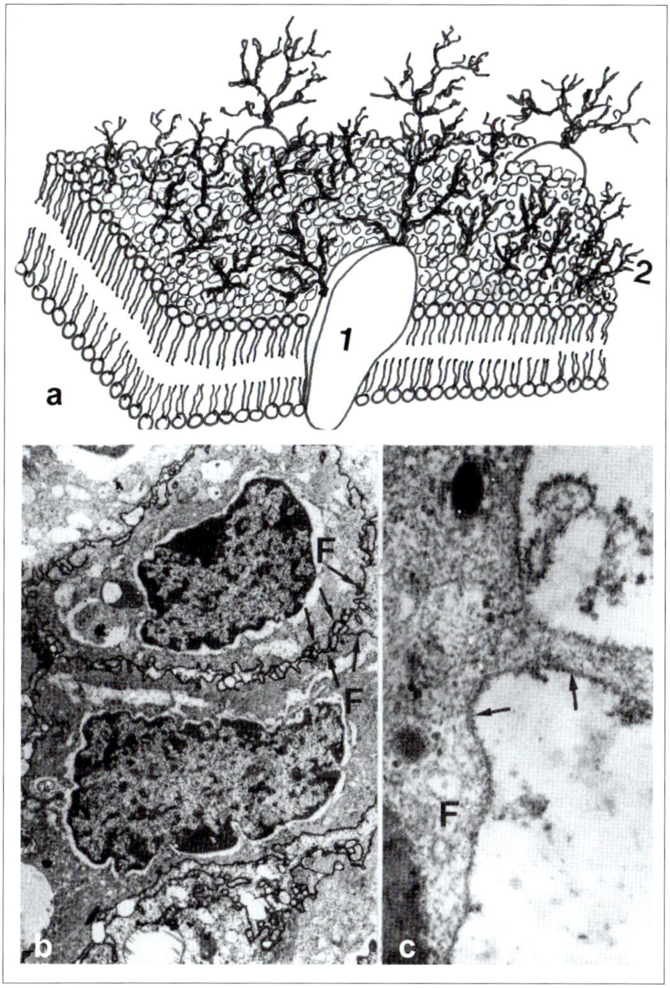

Abb. 18 Glykokalyx (Zellzuckeroberflächenfilm).

a Schema der Zellmembran. In der Doppelschicht aus Phospholipiden-Molekülen sind Glykoproteine (1), Glykolipide und Glykosphingolipide (2) so eingebaut, dass die Zuckerketten (astartige Verzweigungen) nach außen ragen.

b Darstellung der Glykokalyx an der Oberfläche von Fibrozyten (F) mit Rutheniumrot (Pfeile). (9400fache Vergr.)

c Anschnitt eines Fibrozyten (F). Deutlich sind die in der Zellmembran wurzelnden Strukturen der Glykokalyx zu erkennen (Pfeile). (56 000fache Vergr.)

sin-Kinase-Rezeptoren (Zytokine und Wachstumsfaktoren) Kinasekaskaden aktivieren.

Zentraler Bezugspunkt sind dabei MAP-(Mitogen-aktivierte-)Kinasen, die als Integrations- und Verteilerproteine alle Informationen auf weitere, die Transkription aktivierende Kinasen, wie ERK1 und 2 (extrazellulär regulierte Kinasen) aktivieren. Diese Kinasen gelangen durch Poren der Zellkernmembran zum genetischen Material, wo sie situationsgerechte Transkriptionsfaktoren aktivieren (Weaver und Roskelly 1997, Saxena und Mustelin 2000, Martin et al. 2002, Neves et al. 2002).

In der Glykokalyx finden sich auch Rezeptoren für künstliche, in die Umwelt eingebrachte Substanzen (**Xenobiotica**). Am besten untersucht ist der **Arylhydrocarbon-Rezeptor** (AhR). (Aryle sind Radikale aromatischer Kohlenwasserstoffe.) Die AhR sind daher in die Auseinandersetzung der Zelle und die in die ECM gelangenden Xenobiotica involviert. Da die AhR auch an **Zellentwicklung und -differenzierung** beteiligt sind, kann die Umwelt über diese Rezeptoren direkt Einfluss auf diese wichtigen Zellfunktionen nehmen (Glatt 1999).

Es darf nicht übersehen werden, dass die Glykokalyx auch Rezeptoren für Plasminogenaktivatoren, Plasmin und Metalloproteinasen enthält, wodurch eine effektive proteolytische Kontrolle des Zelle-Matrix-Übergangs erfolgt (Hay 1991).

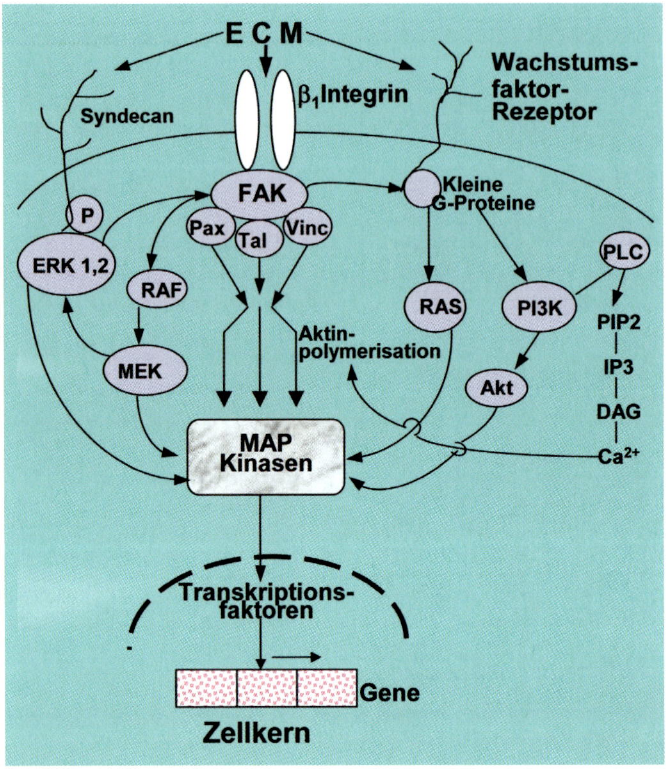

Abb. 19 Extra-intrazelluläre Signaltransduktionswege. Beziehungen von ECM-Rezeptoren wie Syndecan, Integrinen und Wachstumsfaktor-Rezeptoren zum Zytoskelett und den zentralen MAP-Kinasen (**M**itogen-**a**ktivierten **P**roteinkinasen). Diese aktivieren im Zellkern Transkriptionsfaktoren, wodurch die passende Proteinsynthese eingeleitet wird. Paxillin (Pax), Tallin (Tal) und Vinculin (Vinc) gehören zum Zytoskelett und werden von FAK und ERK 1,2 aktiviert. Dadurch kommt es zur Vermehrung und Polymerisation des Zytoskelettelements Aktin. Akt wichtigste Serin-Threonin-Kinase im PI3K-Signalweg; ERK 1,2 Extrazelluläre Signale regulierende Kinasen; FAK fokale Adhäsionskinase; MEK/MAP-Kinase/ERK-Kinase; Thyrosinphosphorylierung durch Thyrosinkinase; PI3K Phosphatidylinositol-3-Kinase. PLC Phospholipase C, die membranständiges Phosphatidyl-Inositolbisphosphonat (PIP2) in die „second messenger“ Inositoltriphosphat (IP3) und Diacylglycerol (DAG) spaltet. Beide messenger setzen intrazellulär gespeicherte Ca^{2+}-Ionen frei, die entscheidend sind für die Informationsleitung vom Zytoskelett in den Zellkern. RAF Serin-Threonin-Kinase mit Einfluss auf viele Zellfunktionen; RAS niedermolekulares Guanintriphosphat bindendes Protein (beeinflusst Zellproliferation und Differenzierung).

Besonderheiten der Glykokalyx von Endothelzellen.

Dies ist zunächst deren Fähigkeit zur Lipoproteinlipase-Synthese und -bindung. Dieses Enzym wird auch in der Leber gebildet und ins Plasma abgegeben. Dort wird es an Heparansulfat-PG der Endotheloberfläche gebunden. Das Enzym reduziert den Triglyceridgehalt der Chylomikronen, hemmt den Durchtritt von atherogenen Low-Density-Lipoproteinen (LDL) durch das Endothel in die Gefäßwand und fördert die Passage der für den Gefäßwandstoffwechsel wichtigen High-Density-Lipoproteine (HDL). Heparansulfat-PG auf Endothelzellen hemmt die Blutgerinnung und Thrombozytenaggregation und kann die vom Endothel gebildeten Wachstumsfaktoren und Inhibitoren der Gerinnung speichern und freisetzen. Dabei wird es unterstützt durch die Fähigkeit des Endothels zur Stickoxid- und Prostazyklinsynthese. Diese beiden Moleküle regeln die Relaxation der Gefäßwandmuskulatur. Vasokonstriktorisch wirken das von Endothelzellen produzierte Endothelin-1 (ET-1), Thromboxan, Prostaglandin H_2 und Angiotensin II (Übersicht s. Greminger et al. 2001). Dazu kommt die endotheliale Synthese mehrerer antikoagulatorischer Substanzen wie von Thrombomodulin und von Aktivatoren der Fibrolyse wie des Gewebeplasminaktivators. Dadurch wird die komplexe, fein abgestimmte Balance zwischen Blut, Blutbestandteilen, vaskulärem Endothel und Relaxations- sowie Kontraktionsfaktoren gehalten. Bei **endothelialer Dysfunktion**, z. B. durch sog. **Risikofaktoren** (Rauchen, Hypertonie, Hyperlipidämie, Diabetes mellitus, körperlicher und psychischer Stress), treten Endothelzellschädigungen auf mit Störung dieser Balance. Letztlich wird dadurch die Entwicklung arteriosklerotischer Plaques mit ultimativer Gefäßthrombosierung und Schädigung nachgeschalteter Gewebe und Organe in Gang gesetzt (Hoffmann und Bollinger 2001, Heine 2005b).

In der Glykokalyx lassen sich derzeit fünf phylogenetisch uralte Molekülfamilien für Zellhaftung, -erkennung und -kontakt unterscheiden: **Immunglobuline, Cadherine, Integrine, Selektine und Homing-Zelladhäsionsmoleküle** (H-CAMs) (vgl. Abb. 8, S. 22). Viele Mitglieder dieser Familien stehen transmembranös mit dem Mikrofilamentsystem im Zellplasma in Verbindung, andere koppeln an G-Proteine der Zellmembran mit Aktivierung von MAP-Kinasen (Kreis und Vale 1993).

Immunglobulin-Superfamilie.

Die Immunglobulin-Superfamilie (Cell Adhesion Molecules, CAMs) hat als gemeinsamen Nenner Molekülsequenzen (Domänen), die den Immunglobulinen homolog sind. Auffällig ist der hohe Sialinsäuregehalt der Oligosaccharidseiten der Domänen. Die CAMs sind dadurch besonders zur **Steuerung von Rezeptor-Ligand-Beziehungen**, zur **Wegfindung und Zielorientierung** der Zellen sowie zur Bildung verschiedener **Zellhaften** befähigt. (Rezeptoren zur Erkennung von Antigenen s. Kap. 2.1). Am verbreitetsten ist das neuronale CAM (NCAM), das sich auf allen Zellen, besonders jedoch Nervenzellen, findet. Endothelzellen haben eine eigene CAM-Form, die vaskulären CAMs (VCAMs). Sie ermöglichen Leukozyten, aber auch Tumorzellen, die Passage durch das Endothel (**Diapedese**). Im Entzündungsgeschehen werden sie vermehrt auf Endothelzellen exprimiert. VCAMs finden sich außerdem auf dendritischen Zellen der Lymphorgane, der Synovia- und Mastzellen. B-Lymphozyten benötigen zur Reifung ebenfalls **VCAMs** (Osborn 1993). Abwehrzellen tragen vermehrt die stark glykosilierten interzellulären CAMs (**ICAMs**), über die sie an Integrine anderer Leukozyten koppeln (ICAM-1). Dies spielt eine wichtige Rolle bei **Immunerkennung** und **Abwehrleistung.** Die endotheliale Leukozytendiapedese wird durch ICAMs erleichtert (Fougerolles und Springer 1993, Übersicht s. Pichler und Peter 2001).

Cadherin-Familie.

Die Cadherin-Familie hat eine **Schlüsselrolle bei kalziumionenabhängiger Zellhaftung**. Cadherine sind einfach membrandurchsetzende Glykoproteine, die mit dem Zytoskelett Verbindung aufnehmen. Während der Embryonalentwicklung treten Cadherine in einem raum-zeitlichen Muster auf, wodurch die mit der Entwicklung verbundenen Adhäsions- und Dispersionsvorgänge erst regelhaft ablaufen können (Williams und Beyers 1993). Postnatal sind Cadherine wesentlich an der Bildung epithelialer, myogener und neuronaler Zellhaften wie den **Zonulae adherentes** und **Desmosomen** beteiligt (Öbrink 1993).

Integrin-Familie.

Die Integrin-Familie wird von heterodimeren Glykoproteinen (je eine α- und β-Peptidkette) der Zellmembran gebildet, die die Zellmembran einfach durchsetzen und mit dem Zytoskelett in Verbindung stehen (vgl. Abb. 8, Abb. 19). Integrine leiten Informationen bidirektional nicht nur in, sondern auch aus der Zelle in die ECM. Dabei werden Rezeptoren in ihren Bindungen zur ECM verändert und damit das Verhalten der ECM (Hynes 2002). Nur den Erythrozyten fehlen Integrine. Verschiedene α-Ketten können an eine β-Kette binden. Es werden drei β-Ketten (β_1, β_2, β_3) unterschieden, entsprechend gibt es ein umfangreiches Repertoire an Integrinen (Pichler und Peter 2001, Hynes 2002, Martin et al. 2002).

- β_1-Integrine sind auf vielen Gewebs- und hämatopoietischen Zellen vorhanden. Sie binden an alle ECM-Komponenten, die in ihrem Proteinanteil die Sequenz Arginin-Glycin-Asparagin (**RGD-Motiv**) enthalten (z. B. Kollagen, Fibronektin, Laminin, Thrombospondin, von-Willebrand-Faktor und Vitronektin). Zusätzlich sind Integrine an der Bildung fokaler Zelladhäsionen, z. B. der Bildung von Halbdesmosomen an der Basis von Epithelzellen, beteiligt (Hemler 1991).
- β_2-Integrine befinden sich nur auf Leukozyten, wo sie durch proinflammatorische Zytokine hochreguliert werden können. Sie tragen dadurch zur Wanderungsfähigkeit der Leukozyten auf dem Endothel und deren Diapedese in einen Entzündungsbereich bei.
- Ein Beispiel für ein β_3-Integrin ist das thrombozytenspezifische Oberflächenglykoprotein gpIIb/IIIa, das an Fibrinogen und den von-Willebrand-Faktor bindet und damit an der Thrombozytenaggregation beteiligt ist. Dieses Integrin ist auch die häufigste Zielstruktur bei der autoimmunen Thrombozytopenie.

- Eine besondere Form der β_1-Integrine sind die „very late antigens“ (VLA), die von T-Lymphozyten erst nach deren Aktivierung gebildet werden. VLA binden an VCAMs auf Endothelzellen. Bei vermehrtem Auftreten von Eosinophilen, wie bei Allergien und Parasitosen, werden vermehrt VCAMs gebildet, wodurch es zu den bei diesen Erkrankungen typischen eosinophilen Entzündungsformen kommt.

Die in der ECM durch Zug und Druck ausgelöste **Mechanostress-Signaltransduktion** stellt eine Reaktion zwischen Wachstumsfaktoren, Integrinen und ECM-produzierenden Zellen dar (Abb. 19). Denn integrinvermittelte Haftung an der ECM bedeutet für eine Bindegewebszelle eine wesentliche Voraussetzung für die Signaltransduktion von Wachstumsfaktoren (TGF-β, IGF-1, FGF und PDGF, platelet derived growth factor). Diese regen nämlich die Integrinbildung und über ihre Rezeptoren die bei mechanischem Stress zur Signaltransduktion nötige intrazelluläre Phosphatidyl-Inositolphosphat-Kinase (PIP-K) an, die ihrerseits weitere Signaltransduktionsmoleküle wie die MAP- und ERK-Kinasen aktiviert (Abb. 19). Diese regen im Zellkern „stress-responsive genes“ an, worauf die entsprechende Synthese von ECM-Komponenten anläuft. Diese Regulation ist vor allem in der Initialphase der Wundkontraktion wichtig, um einen raschen Wundverschluss zu bewirken. Nach Auffüllung des Defekts erfolgt aufgrund der „Stress-Relaxation“ wieder eine Abnahme von Integrinen und Wachstumsfaktorrezeptoren. Falls dies nicht der Fall ist, kommt es zur Bildung überschüssigen Narbengewebes, aber auch zu Szirrhosen und Fibrosen (Schuppan und Herbst 1996). Scherkräfte des Blutes regulieren auch die Bildung von αβ1-Integrinen auf der der Basalmembran zugewandten Endothelseite. Dadurch wird das Endothel situationsgerecht an der Basalmembran angeheftet. Bei unphysiologischem „Scherstress“ werden diese Beziehungen gestört mit der Gefahr arteriosklerotischer Gefäßwandumbauten (Heine 2005b).

Die Bedeutung der Integrine wird durch die letale Erkrankung **LAD-1** (Leukocyte Adhesion Deficiency) unterstrichen: Dabei fehlt genetisch bedingt die β_2-Untereinheit der Integrine. Dadurch können Leukozyten nicht ins Gewebe auswandern, wodurch Entzündungen nicht abgewehrt werden können und die Patienten bereits in jungen Jahren versterben (Hemler 1991).

Selektin-Familie.

Die Selektin-Familie findet sich auf der luminalen Endothelseite und der Leukozytenoberfläche. Sie unterscheidet sich von allen genannten CAM-Familien dadurch, dass an den Zellhaftungsfunktionen keine Protein-Protein-Wechselwirkungen beteiligt sind, sondern lediglich der gegenseitige Kontakt von Karbohydraten der endothelialen Glykokalyx der Mastzellen. Selektine werden daher auch als **„leukocyte endothelial cell-cell adhesion molecules“** (LEC-CAMs) bezeichnet. Es sind transmembranöse sialinsäurereiche Glykoproteine mit einer charakteristischen lektinartigen Struktur (vgl. Abb. 8, S. 22), wodurch die Leukozyten-Endothel-Wechselwirkungen gesteuert werden (Rosen 1993). Je nach Auftreten unterscheidet man L- (Leukozyten-), P- (Plättchen-, Thrombocyten-) und E- (Endothelzellen-) Selektine. Als Gemeinsamkeit treten neben der Lektindomäne weitere bestimmte Proteinmotive auf (Abb. 7, 8), u. a. **komplementregulatorische Domänen,** die überwiegend die Komplementfaktoren C3b und C4b (vgl. Kap. 2.1) enthalten. Ein Motiv von 10 Aminosäuren trägt ausschließlich Glykosaminoglykan-Seitenketten (u. a. Heparansulfat). Ein weiteres Motiv entspricht in seiner Zusammensetzung dem endothelialen Wachstumsfaktor (Rosen 1993).

E-Selektin (ELAM-1, endothel-leucocyte molecule-1) kann durch Entzündungsmediatoren (u. a. IL-1, TNF-α) und bakterielle Lipopolysaccharide innerhalb einer Stunde vermehrt exprimiert werden. Dadurch wird die Adhärenz von Neutrophilen, Gedächtnis-T-Zellen und NK-Zellen (natürliche Killerzellen) unabhängig von ICAMs und Integrinen am Endothel erhöht. Dies ist für die genannten Zellen eine wichtige Voraussetzung, bei entzündlichen Prozessen ins Gewebe auszuwandern. **E-Selektin bindet auch an Tumorzellen, die im Blutstrom wandern, wodurch sie leichter in die Gewebe metastasieren können.**

L-Selektin findet sich in der Glykokalyx von Neutrophilen, Monozyten, Lymphozyten und Eosinophilen (Rosen 1993). Unter dem Einfluss proinflammatorischer Zytokine wird es abgespalten; damit endet die rollende Fortbewegung der Leukozyten auf dem Endothel mit anschließendem

Auswandern (Diapedese) in die Gewebe (Pichler und Peter 2001).

P-Selektin wird von Thrombozyten und Endothelzellen gebildet. Thrombin und Histamin bewirken eine schnelle Vermehrung von P-Selektin. Dadurch können Thrombozyten schnell und in größerem Umfang an gestörte Endothelzellbezirke binden. Bei der Entstehung des Reperfusionsschadens nach Blutstromunterbrechung ist dieses Phänomen eine sehr ernsthafte Komplikation (Pichler und Peter 2001). Am hochprismatischen Endothel postkapillärer Venulen von Lymphknoten fördern P- und E-Selektin die Anheftung von Lymphozyten und deren Auswandern in das Lymphgewebe **(„Homing")**. Sie können, falls sie kein passendes Antigen im Lymphknoten finden, wieder zurück in die Lymphgefäße einwandern und dadurch wieder die Zirkulation erreichen (Abbas et al. 1997).

Homing-CAM-Familie (H-CAMs).

Die Homing-CAM-Familie nimmt einen großen Anteil unter den Glykoproteinen der Glykokalyx ein (Übersicht s. Kreis und Vale 1993). Unter den H-CAMs ist der CD-44-Rezeptor („Hermesrezeptor") der bedeutendste. Er wurde auf zirkulierenden B- und T-Lymphozyten entdeckt. Der Rezeptor findet sich aber auch auf allen anderen Zelltypen, besonders den Fibroblasten. Die Rezeptorproteinkette durchsetzt die Zellmembran und tritt mit dem Zytoskelett in Verbindung. Die Ektodomäne hat am Übergang zur Zellmembran eine proteolytisch empfindliche Stelle; d. h. dass unter sauren Bedingungen in der Zellumgebung die Ektodomäne sehr schnell in die Umgebung abgestoßen werden kann. Dort kann sie aufgrund der Ionenaustauscherfähigkeiten ihrer GAG-Seitenketten pH-regulierend wirken. CD44 bindet u. a. an Hyaluronsäure und stellt ein Reservoir für Wachstumsfaktoren dar. CD44 weist viele Untergruppen auf, wobei bestimmte Varianten die Embryogenese, andere die Entwicklung der hämatopoietischen Stammzelllinie und wieder andere die organspezifische Metastasierung von Tumorzellen lenken (Siegmund-Schultze 1995, Abbas et al. 1997).

Connexine.

Connexine sind das Strukturelement der Nexus (**gap junctions**), eine besondere Art der Kopplung von Zellverbänden. Die hexamere Anordnung dieser Proteine bildet zusammen mit homologen Proteinen in der gegenüberliegenden Zellmembran einen transmembranösen feinen Kanal. Dieser ist für kleine Moleküle und Ionen (bis ca. 200 Da) durchgängig. Dadurch entstehen elektronische Zellkopplungen, die auch als **elektrische Synapsen** bezeichnet werden (Paul 1993).

Glykosphingolipide, Ganglioside.

Glykosphingolipide (Zerebroside, Sphingomyelin) und sialinsäurehaltigen Ganglioside (im Folgenden werden beide Gruppen mit **GLS** abgekürzt) (**Abb. 18**) sind typische Komponenten der Zellmembran. Die molekulare Struktur besteht aus einer Kohlenhydratkette und Ceramid (einer Verbindung aus Sphingosin und einer Fettsäure) (**Abb. 20**). Die GLS wurden zunächst als Blutgrup-

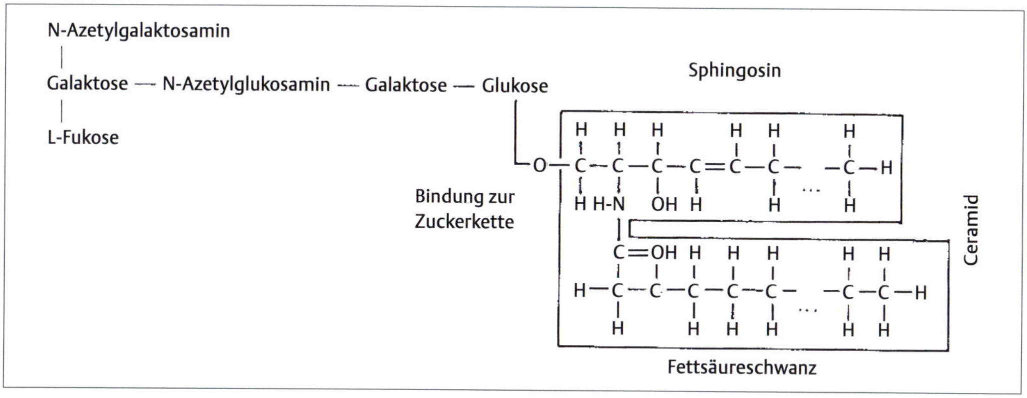

Abb. 20 Molekularstruktur eines medizinisch bedeutsamen Glykosphingolipids (Blutgruppen-Antigen A) (nach Hakamori 1986).

pensubstanzen und als Bestandteil von Nervenzellmembranen identifiziert. Unterdessen hat sich gezeigt, dass sie an allen Wechselwirkungen der Zelle mit ihrer Umgebung beteiligt sind. **GLS kennzeichnen die Organzugehörigkeit einer Zelle** und vermitteln dadurch Erkennung und Kommunikation zwischen den Zellen. Da GLS das RGD-Motiv erkennen, können sie an viele ECM-Komponenten, vor allem an Vernetzungsglykoproteine binden (Hay 1991). Da GLS u. a. auch Rezeptoren für die Dichte zwischen den Zellen darstellen, sind sie für Organwachstum und -entwicklung von entscheidender Bedeutung. Die Zusammensetzung der GLS der Zellmembran können, je nachdem ob sich eine Zelle teilt oder differenziert, wechseln, d. h. sie können die Zellteilung anregen oder hemmen. Da es für die GLS eine ganze Reihe enzymatischer Kontrollmechanismen gibt, reagieren sie bereits empfindlich auf geringfügige Veränderungen in ihrer Umgebung. Störungen der Enzymkontrolle führen zu den als **Gangliosidosen** bekannten Speicherkrankheiten mit vor allem schweren Schädigungen des Nervengewebes, aber aus teilweise auch anderen Organen. Die GLS sind Angriffspunkt pathogener Viren und Bakterien (u. a. Influenzaviren und Chlamydien). Weiter hat sich gezeigt, dass **viele tumorassoziierte Membranantigene chemisch modifizierte Formen von GLS, speziell von Blutgruppensubstanzen, sind.** Sphingomyelin findet sich auch im Blutplasma, wo es am Transport der Blutfette beteiligt ist. (Hakamori 1986, Heine 2005b).

Die funktionellen Beziehungen der GLS für die extra-intrazellulären Rückkopplungen werden wesentlich vom **Sphingomyelin-(SM-)Zyklus** bestimmt. Dabei wird zeitabhängig und reversibel SM enzymatisch abgebaut. Die dazu notwendigen Sphingomyelinasen entstehen bei Entzündungen durch Proteolyse aus dem Ceramidanteil der GLS selbst. **Der SM-Zyklus beeinflusst maßgeblich Zellteilung, Zellausdifferenzierung und den programmierten Zelltod (Apoptose).** Unterdessen sind zahlreiche Agonisten des SM-Zyklus bekannt, wie die proinflammatorischen Zytokine TNF-α, IFN-γ (Interferon-gamma) und IL-1, dazu NGF (Nervenwachstumsfaktor), Komplement, Dexamethoson und Vitamin D_3.

Viele Mikroorganismen nutzen die Fähigkeit der GLS, mit ihrer Umgebung leicht in Kontakt treten zu können, dazu aus, an sie zu binden. Das Gangliosid GM1 ist z. B. spezifischer Rezeptor für das Tetanus- und Cholera-Toxin. E.-coli-Bakterien infizieren leicht Nieren und Harnwege bei Individuen, die ein bestimmtes GLS (P-Antigen) an ihren Zelloberflächen exprimieren (Heyningen 1976). Die Gefährdung scheint in der leichten Beweglichkeit der GLS innerhalb der Zellmembran zu liegen. Mit Ausnahme von Synapsen liegen die GLS in der Zellmembran monomolekular vor. Geraten polyvalente Stoffe wie Hormone, Toxine und Antikörper von außen an die Zellmembran, schieben sich die GLS zu Clustern zusammen. Dadurch wird die Lipid-Doppelschicht der Zellmembran so instabil, dass es zu schneller Permeabilitätszunahme mit Einleitung der Apoptose kommt (Schachter und Roseman 1981).

Die Tumorzellmembran hat nur wenig normale GLS, aber vermehrt **tumorassoziierte GLS** mit ungewöhnlichen Kohlenhydratketten. Diese finden sich auch **häufig auf Embryonalzellen und werden als onkofetale Antigene (Lewis^a (Le^a), Le^x und Le^y) bezeichnet** (Hakamori 1986). Entsprechend findet sich in malignen Tumoren auch eine embryonale, d. h. **onkofetale ECM** mit ähnlich hohem Gehalt an Hyaluronsäure wie embryonales Gewebe (Heine 1987). Dies entspricht der Beobachtung, dass Zellen maligner Tumoren analog den Embryonalzellen wenig differenzierten Zellen ähneln (vgl. Kap. 2.4).

Die Glykokalyx wirkt auch als Signalverstärker, da die elektronegative Ladung der Glykokalyxkomponenten zu einem elektromagnetischen Rauschen führen, das im Unterschied zu linearen Kommunikationssystemen wie Fernsehen, Rundfunk und Telefon nichtlinear ist. Müssen dort alle Frequenzen ohne Informationswert unterdrückt werden, wird dies hier jedoch genutzt. Denn in nichtlinearen Systemen werden schwache Signale, falls sie in den richtigen (kohärenten) Rauschpegel eingehen, durch Resonanz verstärkt und über den Pegel gehoben, andernfalls geht das Signal im Rauschen unter. Bei zu wenig Rauschen wird das Signal nicht stärker, bei zu viel wird es unterdrückt. Dieses Phänomen, die **stochastische Resonanz,** erlaubt auch die getrennte Registrierung gleichzeitig eingehender Impulse (Moss und Wiesenfeld 1995).

1.4.10 Basalmembranen

Die gesamte ECM wird praktisch überall gegen Endothelien und Epithelien von einer Basalmembran begrenzt. (Ausnahme ist das Fehlen der Blut-Gehirn-Schranke in den zirkumventrikulären Organen des Gehirns.) (**Abb. 21**) Zellverbände wie auch verschiedene Einzelzellen weisen im Kontaktbereich zur ECM eine ca. 1 µm feine verdichtete Grenzschicht aus ECM-Komponenten auf, die Basalmembran. Sie besteht aus einer **Basallamina** (ca. 0,3 µm) und einer **Lamina fibroreticularis** (ca. 0,7 µm dick), die die Basallamina bindegewebig in der ECM verankert. Eine L. fibroreticularis fehlt nur dort, wo die Basallaminae bei sich gegenüber liegenden Zellverbände miteinander verschmelzen, beispielsweise in den Nierenkörperchen, wo die Basalmembran des Kapillarendothels und die der Podozyten miteinander verschmelzen; ebenso wie die Basallaminae des Alveolarepithels und der Alveolarkapillaren der Lunge verschmelzen auch die Basallaminae zwischen den Kapillaren des ZNS und den zur Lamina gliae pervascularis zusammengeschlossenen Astrozytenfortsätzen (Blut-Gehirn-Schranke) miteinander.

Basalmembranen stellen ein Gemeinschaftswerk von Epithelzellverbänden, Endothel sowie Fibroblasten oder Astrozyten dar (Hay 1991). Eine Basalmembran findet sich auch um bestimmte Zellen wie um die peripheren Nervenzellen, um die die peripheren Nervenzellfortsätze einhüllenden Schwann'schen Zellen und auf den terminalen peripheren „nackten" Axonen; schließlich werden auch die Mantelzellen sensibler Spinalganglienzellen, die chromaffinen Zellen des Nebennierenmarks, die Epithelzellen des Thymus, die Thymusoberfläche selbst, Fettzellen, glatte Muskelzellen, Herzmuskelzellen und quergestreifte Muskelzellen von einer Basalmembran umgeben.

Die Basallamina weist zwei Schichten auf: Die **Lamina rara** (20–50 nm breit), die direkt an die Glykokalyx grenzt und mit dieser verwoben ist, stellt sich elektronenoptisch hell dar. Darauf folgt nach außen die elektronendichte **Lamina densa** (20–300 nm breit) (**Abb. 21**).

Die L. rara wird von PGs, in der Mehrzahl HSPGs (vor allem Syndecan), durchzogen, die einerseits mit ihrem Proteinrückgrat die Zellmembran durchsetzen, andererseits bis in die L. densa reichen. In der L. densa finden sich neben den PGs das Vernetzungsglykoprotein **Laminin**, das stets mit **Nidogen** (Entactin) vergesellschaftet ist. Strukturbestimmend für die L. densa ist der ihr eigene **Kollagentyp IV**, der aufgrund seiner mattenartigen Vernetzung mit anderen Typ-IV-Molekülen ein kontinuierliches, elastisch wirkendes Netz bildet, das u. a. das Phänomen der Diapedese, d. h. das Durchwandern von Leukozyten durch das Kapillarendothel, in die ECM ermöglicht.

Will man in vitro eine Basalmembran erzeugen, so gelingt dies nur, wenn zu Kollagen IV Laminin und HSPG zugesetzt wird. Dabei bindet ein Lamininmolekül mit seinem kurzen Arm an die Heparansulfatketten des PG (Grimaud und Lortat-Jacob

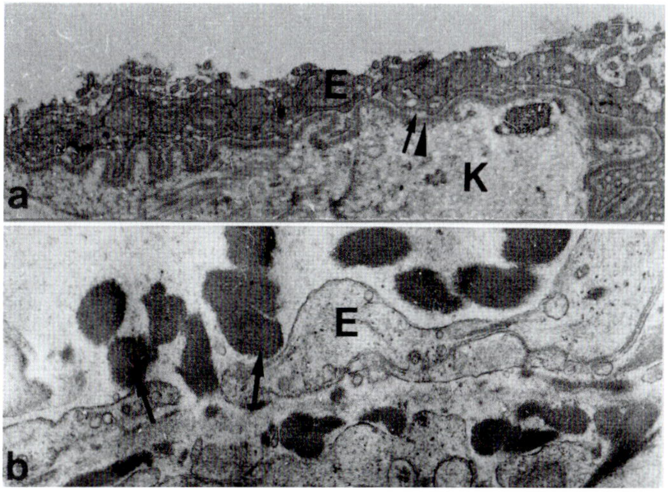

Abb. 21 Basalmembran.
a Normale Basalmembran mit heller Lamina rara (Pfeil) und dunkler kollagenreicher Lamina densa (Pfeilkopf) unter Kapillarendothel (E). Quergeschnittene Kollagenfasern (K) in der ECM. (9400fache Vergr.)
b Melanom. Die das ödematöse Kapillarendothel (E) unterlagernde Basalmembran ist weitgehend destruiert. Zwischen den Pfeilen weit eröffnete interendotheliale Lücke mit Durchtritt von Fibrin (Pfeile) in die unterlagernde ECM. (9400fache Vergr.)

1

1994). Vor allem die Bindungsfähigkeit und Vorratshaltung von Kalziumionen durch HSPGs stellt für die von einer Basalmembran unterlagerten Zellverbände und Zellen einen für Zellreaktionen adäquaten Ca^{2+}-Speicher dar. Dieser hat gleichzeitig Einfluss auf den pH-Wert in der unmittelbaren Zellumgebung (Siegel et al. 1995). Nach Heine (2003c) stellt die Basalmembran auch ein Reservoir für Vitamin C dar, so dass u. a. die stets bei Stoffwechsel- und Umbauvorgängen in der ECM auftretenden Radikalionen noch vor den Zellen „entschärft" werden können.

Jede Veränderung von Basalmembranen hat schwerste Organschädigungen zur Folge (z. B. Schocklunge, Sauerstoff- und Glukosemangel des Gehirns, Komplement- und Antigen-Antikörperablagerungen bei viralen und bakteriellen Infekten sowie Autoimmunerkrankungen). Zwischen den Molekülen der Basallamina bestehen somit informative Rückkopplungen, die u. a. entscheidende Bedeutung für Differenzierung und Funktion der angeschlossenen Zellen haben (Grimaud und Lortat-Jacob 1994).

Basalmembranen haben nicht nur eine wichtige Schranken- und Siebfunktion zwischen ECM und Zellverbänden, sie vermitteln auch zwischen der Rhythmik des Zell- und ECM-Stoffwechsels, wobei die Glykokalyx als Signalverstärker wirkt. Dieser Effekt, eine Eigenfrequenz an die Schwingungen eines äußeren Erregers anzupassen oder dessen Rhythmik übernehmen zu können, ist von allen energetisch offenen Systemen bekannt und wird als „**Entrainment**" bezeichnet (Nicolis und Prigogine 1987).

Basalmembranen stellen aus thermodynamischer Sicht bevorzugte Strukturen für Entrainment-Effekte dar.

In diesem Zusammenhang ist es von Bedeutung, dass es in **Tumorgeweben keine regelhaften Basalmembranen** gibt (Abb. 21). Das Tumorproblem könnte daher von einem gewissen Zeitpunkt an als irreversible Störung des Entrainments zwischen Kapillaren, ECM und Zellen betrachtet werden (Heine 2004b).

Auffällig ist, dass dort, wo sich Tumorzellen einer Basalmembran nähern und dann durchbrechen, kein Vitamin C mehr nachweisbar ist (Heine 1986). Offensichtlich ist dies auf die hohe Produktion von Radikalionen und proteolytischen Enzymen durch Tumorzellen zurückzuführen. Aus biologisch-medizinischer Sicht ist daher eine tägliche Vitamin-C-Zufuhr (bei alten Menschen bis zu mehreren Gramm) angezeigt (Heine 2003c).

1.4.11 Regelung und Norm

Regulare heißt, nach einer Regel zu leben. Damit ist der **nomos** gemeint, die körperlich-seelisch-geistige Einheit, die das Individuum in die Welt und den Kosmos einbindet. Dies ist zu berücksichtigen, wenn von Regulation und Regulationstherapien gesprochen wird.

Das technische Prinzip der Regelung ist durch Rückkopplung in einem Regelkreis gegeben, wobei der jeweilige Ist-Zustand solange mit einer vorgegebenen Führungsgröße verglichen wird, bis der Sollwert erreicht ist (Abb. 22). **In der medizinischen Praxis ist es nicht möglich, die Funktion eines isolierten Regelkreises zu beobachten**, wohl aber Regelsysteme (Bergsmann und Bergsmann 1997, 1998). Regelung in einem Organismus setzt ein System aufeinander bezogener Sollwerte voraus. Aufgabe ist die **Aufrechterhaltung der Homöostase** (besser Homöodynamik). Diese stellt einen vieldimensionalen Sollwert dar, um den die Istwerte als zulässige Differenz (Toleranz) schwingen. Damit ist das System in der Lage, eine durch Störgrößen ausgelöste Abweichung mit geringem Energieverlust immer wieder zur Norm zurückzuführen. Gesundheit entspricht daher aus kybernetischer Sicht einer Norm, die immer nur auf große Individuenzahlen angewandt werden kann. **Die individuelle Normalität liegt dagegen im Bereich der Toleranzgrenzen**. Gemeint ist damit die individuelle **„ökologische Nische"**, ohne die eine optimale Überlebensfähigkeit nicht zu erreichen ist (v. Weizsäcker 1979). Die ökologische Nische entspricht der Regelgüte eines Regelsystems. Sie ist durch ein gedämpftes Einschwingverhalten mit asymptotischer Rückkehr zum Sollwert gekennzeichnet. Dadurch wird das Regelziel „Gesundheit" immer wieder in kürzester Zeit und mit geringstem Energieverlust, d. h. ökologisch am sinnvollsten erreicht. Kann sich außerhalb des Toleranzbereiches für den Sollwert „Gesundheit" ein Gleichgewicht durch **pathologische Regelformen** etablieren, so wird das Bestehenbleiben des fal-

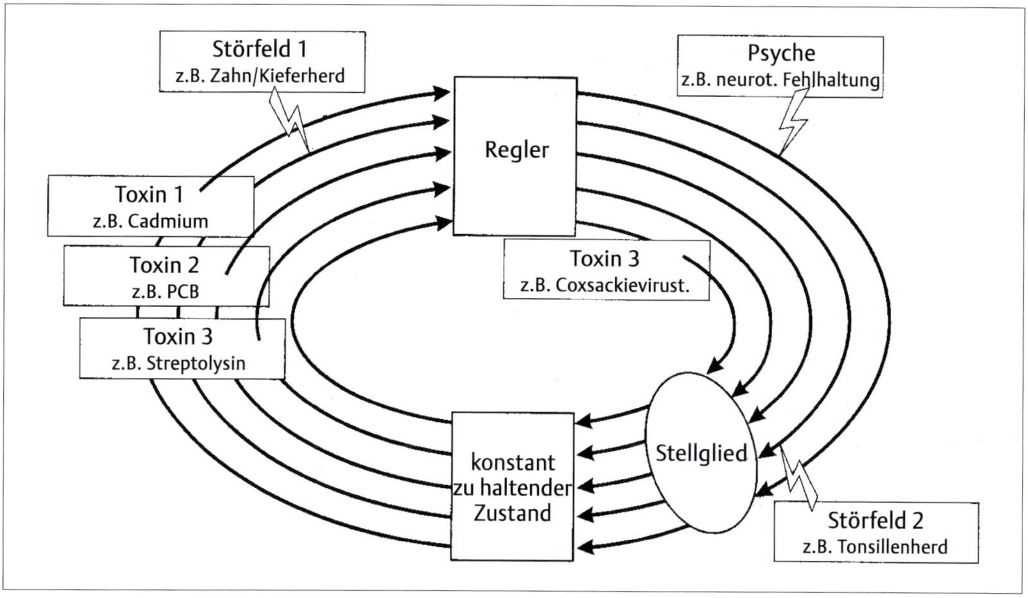

Abb. 22 Modell der Kompensationsfähigkeit von Regelkreisstörungen im Organismus. Summationseffekte der Störungen lösen eine bestimmte Symptomatik aus. Behandlungen einzelner Störungen verändern und verlagern lediglich die Symptomatik (nach Hanzl 1995).

schen Sollwerts, z. B. bei chronischen Krankheiten, dem Organismus auf Dauer schaden. Der Organismus arbeitet dann in toto oder partiell unökonomisch, wodurch er sein Leistungslimit früher erreicht. Die gleichzeitig bestehenden Stoffwechselstörungen begünstigen dabei degenerative Veränderungen in jenen Organen, von denen erhöhte Arbeitsleistung gefordert wird (u. a. Gelenke und Herz-Kreislauf).

Daher weisen auch Krankheiten eine bestimmte Norm auf. Denn ein hochvernetztes, energetisch offenes System kann bei veränderter Norm nur mit einer andersgearteten Ordnung oder völligem Zusammenbruch reagieren. Im krankmachenden Fall muss allerdings die Störung ein bestimmtes Mittelmaß einhalten. Ist sie zu klein, fällt sie nicht als Krankheit auf; ist sie zu groß, wird das Regelsystem zerstört und das Leben beendet. Diese **Norm in der Krankheit** muss daher eine gewisse Zeit dauern, wenn sie als Krankheit auffallen soll. Auch hier muss eine bestimmte Toleranzbreite vorhanden sein, damit die Krankheit aufrechterhalten bleibt. Dabei wird die pathologische Regelgüte so verändert, dass ein **Krankheitsverlauf** erkennbar wird.

Keinesfalls darf dabei das Syndrom einer akuten Erkrankung mit der prinzipiellen Möglichkeit zur Rückkehr zur Gesundheit mit der etablierten falschen Norm einer chronischen Krankheit ohne Möglichkeit zur völligen Gesundung verwechselt werden. Leider wird häufig in der Praxis ein chronisches Leiden, dies gilt vor allem für Befindensstörungen, dem am nächsten kommenden klinischen Syndrom zugeordnet und damit zur akuten Krankheit ernannt und falsch behandelt („Drehtürmedizin"; Bergsmann 1994).

In einem Organismus kann die Störung von Regelkreisen nicht nach technischer Art über Schutzschalter gesichert werden, sondern nur dadurch, dass zwischen dem konstant zu haltenden Zustand (Homöodynamik) und dem Regler (Grundregulation) individuell qualitativ und quantitativ verschiedene Informationswege über organtypische Funktionseinheiten (z. B. Kapillaren, periphere Nervenendformationen, Leberläppchen, Alveolarsepten, Pankreasinseln, Schleimhäute) bestehen. Dabei ist zu beachten, dass in einem Regelsystem bzw. Organismus der Sollwert eines Regelkreises bereits das Produkt der Regelung anderer Regelkreise ist. Wird die Regelgüte, z. B. durch Schwermetalle oder Umwelttoxine, blockiert, so können **kompensatorisch** mit einer gewissen Zeitverzögerung andere Wege zur Regelung der Homöodynamik eröffnet werden (Abb. 22). Werden auch diese z. B. durch psychische Stressoren evtl. zusammen mit Herden im Kiefer- und/oder Tonsillenbereich gestört, kann häufig die zunächst lokale regulatorische Entartung nicht mehr kompensiert werden. Oft entwickelt sie sich dann zur Halbseitensymptomatik (u. a. seitenbezogene Rückenschmerzen u. U. mit einem Schulter-Arm-Syndrom). Schließlich kann die normale Kompensationsfähigkeit durch eine vergleichweise geringe Noxe (Wetterfront, Temperatursturz) völlig zusammenbrechen mit resultierender Erkrankung. Diese hat dann ihr eigenes, allerdings unökonomisches Regelverhalten, das als **Adaptationssyndrom** bezeichnet wird (Selye 1952, 1971). Dabei sind bereits in einem ersten Schritt Sollwerte verstellt und es können bereits messbare Parameter über oder unter der Norm gefunden worden (Kreislauf, Elektrolyte, Leberwerte u. a. m.). In späteren Phasen tritt schließlich Erschöpfung aller Regelkreise ein.

Damit lassen sich viele Widersprüchlichkeiten in der Auseinandersetzung um Bewertungen biologisch-medizinischer Verfahren aufklären:

- Bei jeder chronischen Erkrankung kann eine breite Palette von Teilursachen gefunden werden.
- Bei monokausaler Denkweise wird stets nur eine Ursache als die entscheidende bewertet.
- Je nach „Schule" können sich daraus erhebliche diagnostische und therapeutische Unterschiede ergeben.

Kausalanalytisch muss es durchaus als unverständlich erscheinen, warum nach Beseitigung eines Zahnherdes z. B. paroxysmale Tachykardien verschwinden können. Der Zahnherd muss dabei nicht unbedingt die Ursache der Störungen gewesen sein. Er kann durchaus nur einer von multikausalen Faktoren gewesen sein, dessen Beseitigung aber bereits soviel Regelkapazität freigemacht hat, dass der äußere Anschein von Beschwerdefreiheit auftritt. In Wirklichkeit ist aber nur eine Entlastung eines oder mehrerer Regelkreise eingetreten. Entsprechend wird in der Praxis immer wieder beobachtet, dass nach Wochen oder Monaten infolge eines harmlosen „Stressors" die Beschwerden plötzlich wieder auftreten können („Zweitschlag").

Konsequenz ist, nicht nur die vordergründige Symptomatik, sondern sämtliche fassbaren Störungen zu beseitigen. Dafür werden diagnostische Verfahren benötigt, die nicht endpunkthaft die pathologischen Veränderungen an Zell- und Gewebestrukturen oder einzelnen Molekülen aufzeigen, sondern Auskunft über Dynamik und Verlauf des systemischen Regulationsverhaltens geben (Elektroakupunkturverfahren, Thermographie, pH- und rH-Testungen auf latente Gewebsazidose und Redoxverhalten des Blutes, Traditionelle Chinesische Medizin, Ayurveda).

1.4.12 Selbststabilisierende Ordnung als Lebensprinzip

Organismen sind komplexe dynamische Systeme, zusammengesetzt aus einer Vielzahl miteinander und mit der Umwelt wechselwirkenden Komponenten, die wiederum aus nicht minder komplexen Subsystemen bis hin zu molekularen Bausteinen bestehen.

Alle geformten Elemente des Körpers, von den gefalteten Proteinen bis hin zu makroskopischen Strukturen müssen so gestaltet sein, dass die druck- und zugaufnehmenden sowie Scherkräften ausgesetzten Elemente sich innerhalb der jeweiligen Struktur die Waage halten. Die Reaktivität der Elemente ist gekoppelten, schwingenden Federn vergleichbar, die charakteristische Resonanzfrequenzen haben, d. h. die Balance steht unter einer bestimmten **Vorspannung**. Dieses Phänomen, dass sich komplexe mechanische Gebilde unter Einwirkung äußerer Kräfte selbst stabilisieren können, wird nach dem amerikanischen Architekten Richard Backminster Fuller (1895–1983) als Tensegrität (engl. tension and integrity) bezeichnet (Ingber 1998). Über Integrine werden diese Kräfte auf die Zellen und über Signaltranskution auf mechano-sensible Gene übertragen (Chiquet 1999).

Jeder Organismus ist ständig externen Kräften wie Erdanziehung, physischen Belastungen und passiver wie auch aktiver Bewegung ausgesetzt. Diese Kräfte sind entscheidend für eine geregelte Gewebshomöodynamik, wie es z. B. die Heilung von Knochenbrüchen unter entsprechender Zug- und Druckbelastung zeigt. Schwerelosigkeit führt zur Muskelatrophie und Osteoporose, ähnlich wie bei längerer Bettlägerigkeit Muskeln, Sehnen und Knochen schwächer werden. Dabei können Muskelfasern bezüglich ihrer Kontraktibilität ihre Proteine von einem „fast" auf einen „slow" reagierenden Typ umstellen. Hoher Blutdruck führt zur Hypertrophie von Gefäß- und Herzmuskulatur. Bei Kontraktion von Wunden transformieren Fibroblasten durch Vermehrung ihrer kontraktilen Filamente zu Myofibroblasten. Fibroblasten in Sehnen schalten bei Kompression, z. B. bei Umleitung über ein Hypomochlion (Knochenkante), von Typ-I- auf Typ-II-Kollagensynthese um. Bei überhöhten Dehnungskräften (Gefäßwand, Herzklappen) wird vermehrt Tenascin C (myotendinöses Antigen) und Kollagen Typ XII gebildet (Ingber 1998).

Die Kraftübertragung zwischen ECM und Organparenchymzellen erfolgt dabei nach dem technischen Prinzip der Übertragung von Drehungen einer Welle auf eine beliebige andere durch zwei interagierende **Hyperboloide** (Abb. 23, 24) (Heine 1989b, 2005b). Damit ist ein Maximum an Effizienz mit einem Minimum an Energieaufwand gekoppelt, da die Oberfläche eines Hyperboloids eine **energetische Minimalfläche** darstellt (Karcher und Polthier 1990). Minimal bezieht sich dabei nicht auf die Fläche, sondern auf die potenzielle Energie im Bereich jedes kleinsten Flächenabschnittes. Minimalflächen zeigen negative Gauß'sche Krümmung, wie bei einem Sattel (z. B. Gelenkknorpel) oder Faltenrock (z. B. α- oder β-Faltung von Proteinen) (v. Schnering 1990).

> Das hyperboloide Strukturprinzip lässt sich auf allen Ebenen der belebten und unbelebten Natur wiederfinden.

Ultrastrukturelle Darstellungen der PG/GAGs der ECM zeigen nach Schwermetallkontrastierung immer dasselbe Bild selbstähnlicher Polygone, sodass sich hinter der Darstellungstechnik mit ihren Artefakten ein Wesenszug des Strukturprinzips der PG/GAGs zeigt (Abb. 24, 25). Die netzförmige Struktur mit selbstähnlichen Polygonen (keines ist zu einem anderen kongruent) zeigt, dass die ECM eine fraktal dimensionierte Struktur hat. Selbstähnliche Polygone werden mathematisch durch sich schneidende Geraden erzeugt. Legt

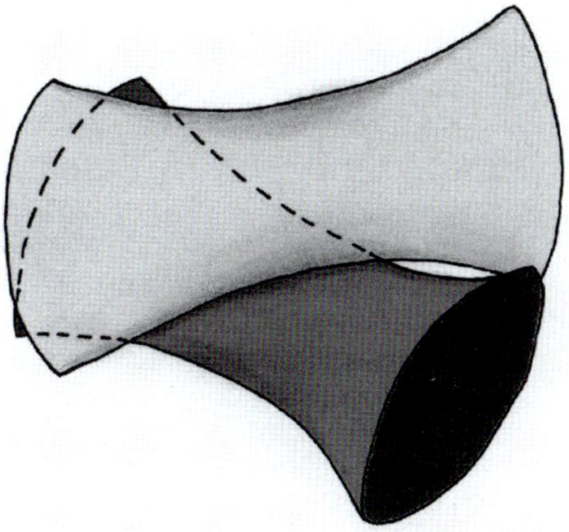

Abb. 23 Hyperboloide Kraftübertragung. Zwei Hyperboloide vermitteln die Drehungen von einer Welle auf eine beliebige anders gerichtete (aus Heine 2005b).

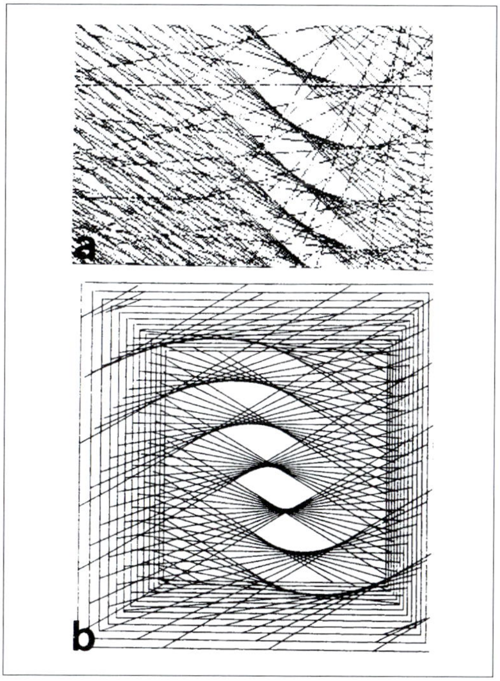

Abb. 24 Räumliche Struktur der PG/GAGs.
- **a** Computersimulation. PG/GAG-Netz durch willkürliches Übereinanderlegen von geradlinigen Rastern. Ab einer bestimmten Dichte treten „Ordnungsinseln" (Intermittenzen) auf.
- **b** Die räumliche Darstellung zeigt, dass es sich dabei um hyperbole Tunnelstrukturen handelt.

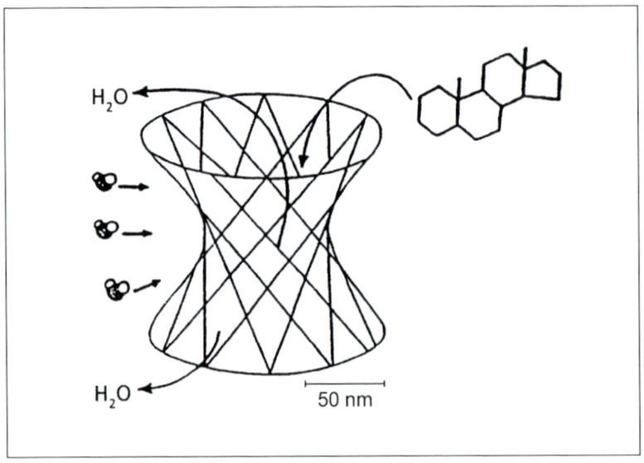

Abb. 25 Hyperbole Tunnelstruktur in der ECM zum Transport von hydrophilen Substanzen im Tunnelinneren am Beispiel eines Steroids. Bindung hydrophiler Substanzen (Pfeile) an die Tunnelaußenseite (Guest-Host-Komplexierung).

man computersimuliert Raster von Geraden beliebiger Richtung übereinander, so entsteht ab einer gewissen Rasterdichte nicht einfach ein undurchdringlicher Filz, der ja den Stoffwechsel durch die ECM zum Erliegen brächte, sondern stochastisch tauchen im Chaos immer wieder geordnete hyperbole Inseln auf, die räumlich geschraubten Tunneln entsprechen (Abb. 26, 28). Sie bewegen sich sehr schnell und sind in einem ständigen Auf- und Abbau begriffen (Heine 1989b, 2005b). (Wie weiter unten gezeigt wird, stellen diese Tunnel ein hoch geeignetes Transportsystem in der ECM dar.) Die hyperbolen „Ordnungsinseln" im Chaos stellen darüber hinaus ein raumteilendes Prinzip in der ECM dar, an dem Phasenumwandlungen und vielfälltige Katalysen ablaufen können (Hyde und Andersson 1986, v. Schnering 1991). Wichtig ist, dass elektromagnetische Potenzialflächen ebenfalls energetische Minimalflächen darstellen (v. Schnering 1991). Die schnellen Auf- und Abbauprozesse im Bereich des hyperboloiden Tunnelsystems müssen entsprechend der elektrischen Ladung der ECM-Komponenten elektromagnetische Feldoszillationen (Photonenfelder) auslösen. Deren Interferenzen sorgen kurzfristig immer wieder für Ordnungszustände und sind offenbar rückkoppelnd zum Matrisom treibende Kraft bei der Tunnelbildung. In der Chaosforschung ist die spontane Entstehung von Ordnung im Chaos und Chaos aus Ordnung lange bekannt (Mandelbrot 1991, Peitgen et al. 1992, Pöppe 1995).

Das Prinzip der Minimalflächen als raumteilende Bauelemente ist überall in der Natur verbreitet.

Anorganische Kristalle wie die Zeolithe, aber auch Tonerden sind von feinsten, hyperbol gekrümmten Tunneln durchzogen, wodurch sie sich als Katalysatoren, Ionenaustauscher und Molekularsiebe eignen.

Biopolymere, die wie z. B. die DNS oder die kontraktilen Aktin-Myosin-Komplexe in Muskelfasern und -zellen nach dem Doppelhelixprinzip aufgebaut sind, stellen ebenfalls Minimalflächen dar. Ein Hyperboloid oder ähnlich strukturierte Minimalflächen (z. B. das Katenoid oder Helicoid) können nämlich an einer Seite aufgeschnitten und zu einer Doppelwendel verdrillt werden (Bonnet-Transformation) (Abb. 26) (Andersson et al. 1988). Soweit bisher untersucht, haben auch Enzyme eine räumliche Organisation als Minimalflächen, z. B. stellen Laktatdehydrogenase und Carboxypeptidase jeweils ein Helicoid dar (Andersson et al. 1988). Zellmembranen mit ihren Aus- und Ein-

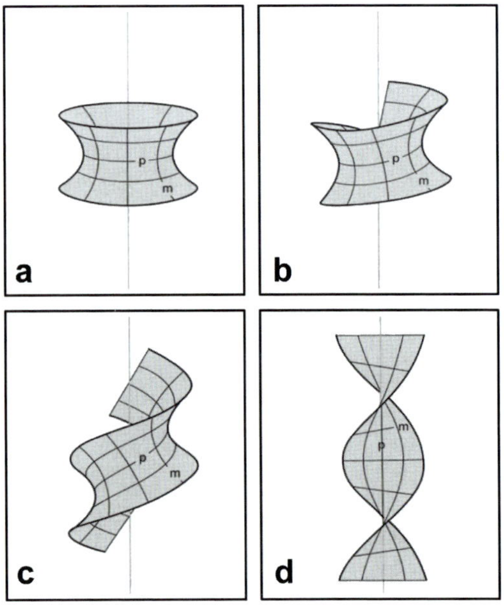

Abb. 26 Bonnet-Transformation (a–d) eines Hyperboloids (Katenoid) in eine Helixstruktur, wie sie z. B. als Doppelhelix der DNS auftritt (d).

stülpungen bilden „Faltenröcke“, d. h. Minimalflächen. Das gleiche gilt auch für Faltblattstrukturen von Faserproteinen. Weitere Beispiele für Minimalfächen sind das Endothel, das ebenfalls Zellfortsätze gegen den Blutstrom ausbildet, die Darmschleimhaut mit ihren Zotten und Mikrovilli, aber auch der Gelenkknorpel und die Trajektorien der Knochenspongiosa (Übersicht s. Peitgen et al. 1992).

> Die aufgrund der Krümmung und Faltung von Minimalflächen induzierten Nichtbindungs-Wechselwirkungen zwischen Ionen, Molekülen und Atomen können die energetischen Bedingungen aller biochemischen Wechselwirkungen beeinflussen, dazu genügt theoretisch schon ein Photon.

1.4.13 Stofftransport in der Grundsubstanz

Die PG/GAGs der ECM neigen stark zu Hybridbildung (Abänderungen im Molekularbau durch genetisches „Spleißen“) (Wessler 1970). Aufgrund der dadurch gegebenen hohen Redundanz der PG/GAGs können sie sich funktionell gegenseitig häufig vertreten.

Für den Stofftransport in der ECM ergibt sich daraus eine wichtige Konsequenz: Durch die einfache Möglichkeit der Ringschlüsse zwischen PG/GAG-Molekülen entstehen, wie oben erläutert, dynamische tunnelartige Hyperboloide, die den Stofftransport in der ECM regeln (**Abb. 25**). Die Tunnel haben ca. 50–100 nm Durchmesser. Derartige „Molekülkäfige“ aus Oligosacchariden werden in der Pharmakologie als Träger von Geschmacksstoffen und Pharmaka genutzt (z. B. Cyclodextrine), wobei die Substanzen durch die Bindung im Käfig zusätzlich besser löslich und resorbierbar sind (Pitha 1983). Von Folkmann et al. (1989) wurden Cyclodextrine zum Transport von Steroiden bereits klinisch eingesetzt. Ein außerhalb Deutschlands viel verwendetes nichtsteroidales Antirheumatikum ist das Piroxicam-Beta-Cyclodextrin **Brexin®**. Analog zu den Cyclodextrinen haben offenbar auch die PG/GAG-Tunnel eine hydrophobe Innen- und wasserbesetzte hydrophile Außenwand (**Abb. 28**). Damit wird auch ein gleichzeitiger Transport hydrophiler und hydrophober Substanzen in der ECM verständlich. Hydrophobe Substanzen wie Proteine, Lipide, Hormone, Immunglobuline, Zytokine, viele pharmakologische Wirkstoffe usw. werden, falls sie sterisch und ladungsmäßig geeignet sind, durch hydrophobe Wechselwirkungen unter Verdrängung von Wasser in das Tunnelinnere aufgenommen, hydrophile Substanzen dagegen an die Außenwand gebunden. Es entstehen so genannte **Einschlusskomplexe (guest-host complexation)**, wie sie von Cyclodextrinen seit längerem bekannt sind (Bender und Komiyama 1978, Pitha 1983, Szeijtli 1988). Die hyperbole Krümmung der Tunnelwand sorgt gleichzeitig für ein energetisches Minimum der Bindungsenergien der Moleküle an die Tunnelinnen- und Außenwand und ihre Positionierung zueinander. Die Komplexierung erfolgt offenbar nichtenzymatisch und kann auch mit mehreren „Gästen“ erfolgen. Die Bioverfügbarkeit hydrophober Substanzen hängt daher entscheidend von der Fähigkeit der ECM ab, hyperbole Tunnel zu bilden, um den Stofftransport mittels Einschlusskomplexen entlang der Transitstrecke zwischen Kapillaren und Zellen zu organisieren.

1.4.14 Die extrazelluläre Matrix als poröses Gel. Redoxregulation. Bedeutung von Kieselsäure

Bei genauerer Betrachtung stellt die ECM mit ihrem Molekularsieb aus PG/GAGs und dem von diesen gebundenem Wasser ein Gel dar, das einem Multikomponentensystem koexistierender Phasen mit vielfältigen Phasenübergängen entspricht. Im Gel werden ständig Stoffe gelöst, ausgefällt und neue Verbindungen generiert (Pincus 2000). Dabei besteht ein ständiger Wettstreit zwischen begünstigten homogenen Phasen (die Moleküle sind statistisch im Raum gleich verteilt: hohe Entropie bzw. „Unordnung“) und inhomogenen mit bevorzugt geordneten Strukturen. Dabei kommt das physikalisch-chemische Prinzip zum Tragen, dass **Ähnliches von Ähnlichem angezogen wird** (Pincus 2000), **ein Prinzip, das in der Homöopathie als Simile-Prinzip eine grundlegende Rolle spielt**: Bei einem gesunden Individuum wird durch eine Substanz ein Krankheitsbild erzeugt. Tritt ein ähnliches Krank-

1

heitsbild bei einem Patienten auf, wird die Substanz homöopathisch aufbereitet als Therapeutikum verwendet: Similia similibus curentur (Hahnemann, 1755–1843).

Betrachtet man die ECM als poröses Polysaccharidgel, so ergibt sich für das Gel eine ungeheuer große Oberfläche. Analog zu Untersuchungen an nanoporösen Mineralien (z. B. Zeolithe) könnte ein Gramm PG/GAGs eine Oberfläche von ca. 1000m^2 haben! (Übersicht Hupp und Poeppelmeier 2006). In der ECM ist dadurch eine höchst intensive Verflechtung von festen und flüssigen Phasen gegeben. Da in biologischen Systemen chemische Reaktionen entweder an Oberflächen oder in Zellen ablaufen, ergeben sich im Matrisom außerordentlich vielfältige Möglichkeiten zur Bildung chemischer Verbindungen (Sernetz 2000). Dabei ergibt sich auch das Problem strukturgefährdender Radikalionen, da diese bei vielen biochemischen Prozessen vor allem bei Energiestoffwechsel und Syntheseleistungen der Zellen gebildet werden (Schole und Lutz 1988). Der Erhalt des Lebens hängt von Elektronengebern und -nehmern ab. (Auf der rechten Seite des Periodensystems stehen die Elektronenakzeptoren, auf der linken die -donatoren.) Nahrungsmittel sind dabei nichts anderes als die für uns geeignetste Energieform aktivierter Elektronen (Levine und Kidd 1985).

Um- und Inwelt mit ihrem wässrigen Milieu, niedrigem Druck und Temperatur schaffen im Körper derart ungünstige energetische Bedingungen, dass alle biochemischen Reaktionen durch Enzyme, aber auch durch nichtenzymatische Katalysen (z. B. Spurenelemente, Vitamine) angetrieben werden müssen. Dabei entstehen elektromagnetisch ungesättigte Radikale. **Sie stellen kurzlebige Stoffwechselprodukte dar, die ein oder mehrere ungepaarte Elektronen enthalten** (Tab. 7). Treffen zwei Radikale aufeinander, wird ein neutrales Molekül gebildet, trifft dagegen ein Radikal auf ein anderes Molekül, entsteht erneut ein Radikal (Tab. 7). Weil Radikalionen überall in Zellen und der ECM zu jedem Zeitpunkt auftreten können, besonders bei Entzündungen, physischen und psychischen Belastungen, aber auch umweltbedingt (Strahlung, Luftverunreinigungen, Chemikalien, Arzneimittel, Zigarettenrauch), müssen **Radikalenfänger (Antioxidantien)** unmittelbar zur Verfügung stehen. Denn die destruktive Kraft von Radikalen muss, wenn sie von Zellen oder in die ECM freigesetzt werden, im nächsten Umfeld (0,5–2,0 nm) neutralisiert werden. Der bedeutenste Radikalenbildner ist dabei Sauerstoff. Dessen aggresivstes Radikal ist das hochreaktive Hy-

Tab. 7 In lebenden Systemen physiologisch und pathologisch bedeutsame Radikale bzw. Radikalerzeuger.

1. Aktivierte Sauerstoff-Stufen („oxidativer Stress")	
Superoxid-Anion-Radikal	O'_2
Hydroxylradikal	HO'
Perhydroxylradikal	$'OH_2$
Singulettsauerstoff-Molekül	O_2 (^{1}AG)
Ozon	O_3
Wasserstoffperoxid	H_2O_2
• Letzeres ist kein Radikal, trägt aber wesentlich zur Erzeugung des biologisch gefährlichsten Radikals, des Hydroxylradikals, nach 2 Reaktionsschritten bei: a) Haber-Weiß-Reaktion $H_2O_2 + O_2$ b) Fenton-Reaktion $H_2O_2 + Fe^{2+} \longrightarrow Fe^{3+} + HO' + HO'$ c) H_2O_2-Reduktion durch Semichinone (u. a. Oxygenasen, Zytochrome) $QH' + H_2O_2 \longrightarrow Q + OH_2 + HO'$	
2. Lipidperoxidation (Kettenreaktion im Lipidmilieu biologischer Membranen)	
Lipidradikal	L'
Alkoxyradikal	LO'
Perhydroxyradikal	LOO'
3. Radikalbildung biologischer und synthetischer Sulfhydril-(SH-)Gruppen	
Thiyl-Radikal (R-S')	
Sulfinyl-Radikal (R-SO')	
Thiyl-Peroxyl-Radikal (R-SOO')	
4. Radikale, die durch Einwirkung energiereicher Strahlung (> $10^{3'}$ eV) aus Wassermolekülen entstehen (z. B. Gamma-Strahlen-induzierte Radiolyse des Wassers). $H_2O + hv \longrightarrow H' + HO'e^-$aqua	
5. Organisch-chemische Radikale, z. B.	
Methyl-Radikal	CH'
Phenyl-Radikal	C_6H_5'
Alkoxy-Radikal	RO'
Peroxi-Radikal	ROO'
6. Nichtenzymatische Radikalfänger (Scavenger) werden selbst auch radikalisch. Sie müssen von anderen Antioxidanzien „entschärft" werden: Konzertierte Aktion zwischen Vit. E, Vit. C und reduziertem Gluthation.	

droxylradikal (Halbwertzeit im Nanosekundenbereich), das jedes biologische Material angreifen kann (Ohlenschläger und Berger 1988). Daneben treten Radikale mit längeren Halbwertszeiten auf (z. B. Wasserstoffperoxid), die extrazellulär über weite Strecken diffundieren können.

Während das Zytoplasma aufgrund von Enzymausstattung, Vitaminen und Spurenelementen relativ gut gegen Radikalenangriffe geschützt ist, trifft dies für Zellmembranen und ECM nicht zu. Umgekehrt sind jedoch Radikale, da sie u. a. die Bildung von ATP entlang der Atmungskette in den Mitochondrien und der Syntheseenzyme im Zytoplasma steuern, für den Erhalt des Lebens unabdingbar.

Die Fähigkeit der ECM, Radikale fangen zu können, ist bisher zu wenig berücksichtigt worden. Dabei spielt Kieselsäure (Si) eine herausragende Rolle (Heine 2003 d): Si ist als Spurenelement ein integrales Element der ECM, das mit allen ihren Komponenten Verbindungen eingehen kann und das für die intrazelluläre Energiebereitstellung (ATP) in den Mitochondrien unerlässlich ist. Im Unterschied zu allen anderen Spurenelementen ist bei oraler Aufnahme von Si keine Toxizität bekannt. Die biologisch aktive Form von Si ist die Kieselsäure ($Si(OH)_4$ bzw. $SiO_2 \cdot nH_2O$), die stets polymer vorliegt. Sie wird ähnlich den anderen Spurenelementen über die Nahrung aufgenommen (Bayerl 2004).

Der experimentelle Zusatz von Si zu einer wässrigen Lösung von Hyaluronsäure führt zu einer supramolekularen Überstruktur, die die Diffusion von Metaboliten begünstigt und gleichzeitig eine optimale Viskoelastizität der ECM gewährleistet. Geht man von der ECM als einem Polysaccharidgel aus, das ultrapermeable Membranfunktionen hat, dann besteht das Problem der Selektivität. Denn Polymermembranen sind üblicherweise größenselektiv, d. h. kleinere Moleküle werden eher durchgelassen als große (Ding et al. 2002, Merkel et al. 2002). Dies ist mit der Homöodynamik nicht vereinbar. Daher müssen große und kleine Moleküle gleich schnell permeieren können.

Es hat sich gezeigt, dass die Zugabe bestimmter anorganischer Moleküle im Nanometerbereich, sog. **„Nanospacer"**, die Lage der Polymerenketten in den Matrisomen so zueinander distanzieren können, dass sich dadurch das freie passierbare Volumen zwischen ihnen so abstimmen lässt, dass dabei größere Moleküle ähnlich schnell passieren können wie kleine (**reversselektive Permeabilitätseigenschaften**). Für derartige Nanokomponentenmembranen, zu denen auch die ECM zu rechnen ist, haben sich als günstige Nanospacer Aggregate von Siliciummolekülen mit ca. 13 nm Durchmesser erwiesen (Merkel et al. 2002). Sie stabilisieren und halten die Polysaccharidseitenketten der PGs im geeigneten Abstand, um reversselektiv wirken zu können. Es scheint möglich, dass dadurch die Ringschlüsse von Karbohydratketten zum Aufbau der für den schnellen Stofftransport in der ECM bedeutsamen hyperbolen Tunnel begünstigt werden. Diese Tunnel erhalten durch Si während ihrer kurzen Lebensdauer die nötige Festigkeit. Schwermetallionen (z. B. Cadmium, Blei, Quecksilber) können aufgrund ihrer kovalenten Bindungen an die Karbohydratketten der PG/GAGs diese Verhältnisse schwer stören bzw. auch zum Erliegen bringen mit Entwicklung chronischer Krankheiten (Perger 1987, Ding et al. 2002).

Weiter ist zu bedenken, dass die an die Polysaccharidketten gebundenen Si-Moleküle Cluster im Nanometerbereich bilden mit einer großen porösen Oberfläche, an der viele Stoffe aufgrund ihrer Feinverteilung energetisch stark aktiviert werden können. Dadurch können viele Reaktionen katalysiert werden, die sonst nicht möglich wären (Sernetz 2000, Merkel et al. 2002). Dies ist vergleichbar dem Zerkleinern eines Eisenblocks, wo ab einer gewissen Feinheit der Eisenspäne diese eine immer größere Energie bekommen, um schließlich an der Luft zu Eisenoxid zu verbrennen.

Für die Aktivierung der **PG/GAG-Si-Nanospacer (PG/GAG-SINCs)** spielen Wassermoleküle eine große Rolle, da sie diese mit einem wenige Moleküle messenden Film überziehen. Die Wassermoleküle als Dipole hängen nämlich so zusammen, dass sich dadurch eine gewisse Spannung an der Oberfläche der Nanospacer ergibt. Diese wird durch die elementaren Vibrationen der Kohlenstoff-, Wasser-, Sauerstoff- und Siliciumatome noch erhöht. Der Wasserfilm erhält dadurch einen Energiestatus (**„stretched water"**), der zusätzlich viele Katalysen ermöglicht (Schatz 2000, Ding et al. 2002, Wang et al. 2004).

1

Das an die Oberfläche der Polysaccharidketten gebundene Si ist aufgrund seiner Halbleitereigenschaften für das Abfangen von Radikalen in der ECM höchst geeignet (Ding et al. 2002, Merkel et al. 2002). In Halbleitern sind nämlich die paarweisen Bindungselektronen als „Elektronenbrücken" zwischen den Atomen nur leicht gebunden. Durch Lichteinstrahlung, Temperaturerhöhung und/oder geringste Verunreinigungen kann ihre Leitfähigkeit entscheidend verändert werden. **Wichtigster natürlicher Halbleiter ist das Silicium.** Es ist nach dem Sauerstoff das meistverbreitetste Element auf der Erde. Si findet sich nie in freiem Zustand, sondern nur in Form von Salzen, die sich von Kieselsäure ableiten, die ihrerseits stets im polymeren Zustand vorliegt ($mSiO_2 \cdot nH_2O$) (Lehrbücher der Physik und anorganischen Chemie).

In einem Halbleiter sind ständig einige Elektronenbrücken aufgebrochen („Loch"), wodurch stets ein gewisses Quantum an freien Elektronen zur Verfügung steht (sog. **n- (negative) Leitung**). Die zu einem Loch benachbarten Elektronen anderer Elektronenbrücken haben die Tendenz, sich dorthin zu bewegen, wodurch wiederum ein neues Loch in der Nachbarschaft entsteht. Da Löcher eine geringere negative Ladung, d. h. weniger Elektronen, haben, verhalten sie sich wie positive Ladungen (**p-Leitung**). Dieser Leitungsmechanismus ist außerordentlich empfindlich gegen Störungen im Strukturaufbau von Halbleitern, insbesondere gegen Fremdatome (Ding et al. 2002). In reinen Halbleitern sind Elektronen und Löcher in gleicher Zahl vorhanden. Bei Zugabe geeigneter Fremdatome treten entweder die Elektronen oder die Löcher als Elektrizitätsträger in den Vordergrund. Im biologischen Bereich ist hier vor allem der weit verbreitete Phosphor, organisch als Phosphat auftretend, zu nennen. Da Silicium vierwertig und Phosphor fünfwertig ist, führt der Einbau von Phosphor in das Atomgitter von Silicium zu erhöhter Elektronenfreisetzung. Für die ECM bedeuten daher die mit Siliciumnanokristallen besetzten Polysaccharide eine ständige Elektronenquelle, deren Reduktionskraft durch Dotierung mit Phosphor noch erhöht wird.

- Die PG/GAG-SiNCs stellen daher eine unerschöpfliche Quelle von Elektronen dar, wodurch Radikale in der ECM sofort neutralisiert werden können (Heine 2003 d).
- Da bei der Neutralisierung von intra- und extrazellulären Radikalen Wärme entsteht, ist dieser Vorgang entscheidend für die Aufrechterhaltung unserer Körperwärme (Heine 2003 d).

Ein großes Problem für die Funktion der PG/GAG-SiNCs bilden Schwermetallionen, die ihre Halbleitereigenschaften durch irreversibles Abfangen der beweglichen Elektronenbrücken zum Erliegen bringen (Ding et al. 2002). Damit können Radikale in der ECM nur noch bedingt entschärft werden. Dies dürfte vor allem in Hinblick auf die ECM im ZNS große Bedeutung haben, da **Schwermetallionen eine hohe Affinität zum Nervengewebe haben** (Perger 1987). Dies scheint vor allem für die Entstehung von Morbus Parkinson und Altersdemenzen Bedeutung zu haben (vgl. Kap. 2.6).

Die Halbleitereigenschaften von PG/GAG-SiNCs erlauben Elektronentransfers zwischen ihnen und redoxreaktiven Koreaktanten. Dazu gehören besonders organische Moleküle mit Mehrfachbindungen wie sie in naturbelassenen Nahrungsmitteln reichlich auftreten, vor allem antioxidative **Polyphenole,** wie die **Phenolsäuren** und **Flavonoide** (sog. sekundäre Pflanzeninhaltsstoffe) (Böhm et al. 1998, Watzl und Rechkemmer 2001a, b). Diese Stoffe führen stets zur Neutralisierung von freien Elektronen und Löchern in den PG/GAG-SiNCs, wobei Photonen (Licht) abgestrahlt werden (Ding et al. 2002). **PG/GAG-SiNCs sind daher redoxaktive Makromoleküle mit Halbleitereigenschaften und der Fähigkeit Photonen abstrahlen zu können.** Dabei wird auch das die Oberfläche der SiNCs überziehende Wasser (**streched water**) zusätzlich energetisch aktiviert, wodurch, wie erwähnt, zahlreiche Katalysen, die sonst nicht möglich wären, angeregt werden können. Diese Energie scheint u. a. für molekulare räumliche Umlagerungen wesentlich zu sein, die u. a. zur aktiven Form von Molekülen führen, ihrer sog. **Quartärstruktur**. Diese strukturelle „Reifung" in der ECM gilt für viele aus den Zellen geschleuste „junge" Proteine (Übersichten s. Abbas et al. 1997, Heine 2004b).

Nach Popp (1994) hat auch die DNS im Zellkern die Fähigkeit, Photonen abzustrahlen. „Biophotonen" stellen kohärente elektromagnetische Strahlung dar, wodurch andere molekulare und atomare Systeme zum Mitschwingen angeregt werden können. Dieser molekularen Resonanzkopplung dürfte größte Bedeutung für kybernetische Prozesse zukommen, zumal raum-zeitliche Oszillationen die Fähigkeit haben, sich schlagartig über resonanzfähige Systeme auszubreiten mit Anregung zur Bildung geordneter Strukturen. Dies ist für die Homöodynamik eines Organismus von entscheidender Bedeutung. Krankheiten müssen sich aus dieser Sicht immer dann entwickeln, wenn das kohärente Verhalten der extrazellulären und intrazellulären Biophotonen nachhaltig gestört wird (u. a. Umweltbelastungen, Risikofaktoren).

1.4.15 Neurogener Anschluss der ECM. Bedeutung der Zytokine

Das hohe Potenzial struktureller Diversität von Kohlenhydraten macht deren Polymere zu unübertroffen effizienten Trägern von Informationen. So können z. B. aus vier verschiedenen einfachen Kohlenhydraten (**Hexosen**) theoretisch 35 560 unterschiedliche Tetrasaccharide gebildet werden. Das genetische Material ist sehr viel bescheidener. In mehrzelligen Organismen werden in den Genen je 4 Nukleotide (Adenin, Guanin, Cytosin, Thymidin) jeweils zu dritt so miteinander kombiniert (4^3=64 Kombinationsmöglichkeiten), dass die Bildung von 32 Aminosäuren für die Synthese aller Proteine gesichert ist. Diese kleinzahlige **„genetische Monotonie“** ist wegen ihrer verhältnismäßig geringen Störanfälligkeit für die Entwicklung langdauernder Strukturen (an denen Evolution wirksam wird) wie des Skeletts, der Nerven, Blutgefäße, Sehnen u. a. m. von großer Bedeutung (**genetisches Langzeitgedächtnis**). Das Gegenteil gilt für die Regulation der ECM und der Glykokalyx, da sich die hohe Kombinierbarkeit ihrer Zucker schnellen komplexen Veränderungen anpassen kann (**„Kurzzeitgedächtnis“**).

> Kohlenhydratmoleküle stellen daher neben Nukleinsäuren und Proteinen ein drittes Alphabet des Lebens dar, das entschlüsselt werden muss, wenn man die Lebensvorgänge umfassender verstehen lernen will (Lindhorst 2000).

Da in der ECM die vegetativen Nervenfasern blind enden, diese aber jeweils Teile von Spinalnerven sind, ist die ECM viszeroafferent und -efferent an das ZNS angeschlossen; gleichzeitig ist sie über die Endstrombahn mit dem Endokrinium verbunden (Abb. 27) (Heine 2004b). ZNS und Endokrinium sind wiederum im Hypothalamus miteinander verknüpft. Die Koordination und Kontrolle von Langzeit- und Kurzzeitgedächtnis in der ECM vermitteln Neurotransmitter und Neuropeptide, Hormone (katabole und anabole Hormone) sowie Gewebshormone (u. a. Kinase, Braykinine, biogene Amine). Koordinierend für die schnelle lokale Rückkopplung zwischen Zellen und terminalen Axonen arbeitet das den gesamten Körper durchziehende **Zytokinnetzwerk.** Zu den Zytokinen werden auch Chemokine und Wachstumsfaktoren gerechnet. (Blobe et al. 2000). **Zytokine** sind kleinmolekulare Zellbotenstoffe, die aufgrund ihrer auto-, para-, juxta- und endokrinen Funktionen in alle Zellreaktionen eingreifen können (Abb. 9, 29) (Übersichten s. Abbas et al. 1997, Assadulla 1997). Zuvor müssen sie jedoch funktionell „reifen“, d. h. um ihre funktionsprägende räumliche Quartärstruktur zu erlangen, für kurze Zeit (Minuten bis Stunden) im Netzwerk der PG/GAGs verweilen (Blobe et al. 2000). Ähnlich verhält es sich in der Glykokalyx. Hier können Zytokine bis zu ihrer Verwendung an Rezeptoren wie Syndecan (das selbst ein PG ist) binden, wodurch für den raschen Informationstransfer stets ein ausreichender Vorrat an diesen Botenstoffen verfügbar ist. Störungen der PG/GAGs (z. B. falsche Ernährung, Stress, Umweltgifte) sind daher mit Funktionsstörungen im Signalnetzwerk der Zytokine verbunden (Blobe et al. 2000). **Dies hat große Bedeutung für die Entwicklung von chronischen Krankheiten und Tumoren** (Halle et al. 1999).

Das Zytokinnetzwerk bildet in der ECM raumzeitliche Informationsmuster, die in die Feinabstimmung aller Funktionen der Zelle-ECM-Beziehungen eingeschaltet sind. Die PG/GAGs dienen dabei als Rezeptoren, Protektoren, Inaktivatoren und Speicher für Zytokine. Agonistische und antagonistische Zytokine sind dabei je nach Stoffwechsellage am Auf- und Abbau der PG/GAGs beteiligt (Tab. 8) (Nietfeld 1994).

Dadurch werden Fibroblasten (im ZNS die Astrozyten) als zentrale ECM-Lieferanten in einem zytokingesteuerten Regelkreis zusammengeschlossen.

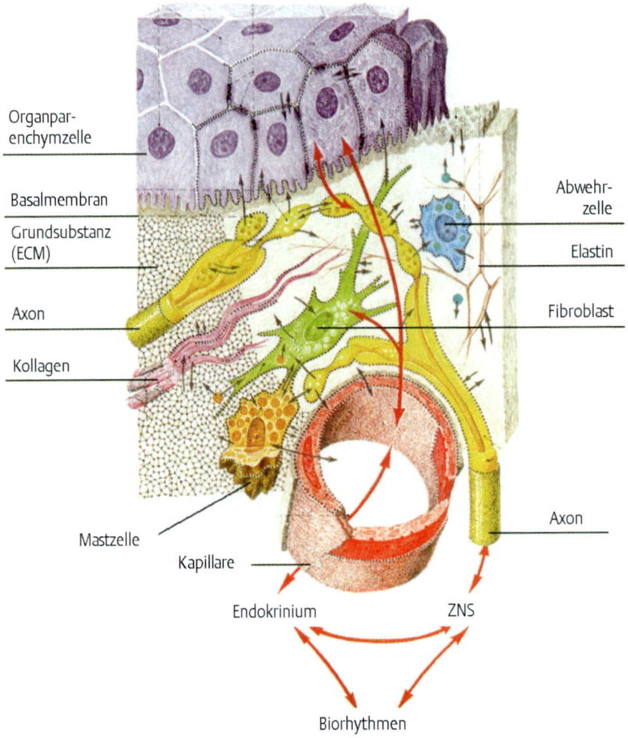

Abb. 27 Schema der Grundregulation. Wechselseitige Beziehungen (Pfeile) zwischen Endstrombahn (Kapillaren, Lymphgefäße), ECM (Grundsubstanz), terminalen vegetativen Axonen, Bindegewebszellen (Mastzellen, Abwehrzellen, Fibroblasten usw.) und Organparenchymzellen. Epitheliale und endotheliale Zellverbände sind von einer zur ECM vermittelnden Basalmembran unterlagert. Jede Zelloberfläche trägt einen Zuckeroberflächenfilm (Glykokalyx; gepunktete Linien), der zur ECM vermittelt. Die ECM ist über die Endstrombahn an das Endokrinium, über die Axone an das ZNS angeschlossen. Der Fibroblast ist das stoffwechselaktive Zentrum in der Peripherie (nach Heine 1979).

Wichtig ist, dass die die ECM-bildenden Zellen alle informativen Eingänge, ohne zwischen „gut“ und „böse“ zu unterscheiden, mit einer situationsgerechten Synthese von ECM-Komponenten beantworten.

In der ECM liegt eine latente Bereitschaft zur Entzündung vor, d. h. sie befindet sich in einer permanenten, kontrollierten proinflammatorischen Situation als Voraussetzung eines situationsgerechten Gewebeumbaues. Zwei Zytokine, der entzündungshemmende TGF-β und der entzündungsfördernde TNF-α bilden dabei ein polares

Tab. 8 Beziehungen zwischen Zytokinen und PG/GAG-Metabolismus (nach Niethfeld et al. 1994).

Katabole Zytokine	Anabole Zytokine	Modulatorische Zytokine
Hemmung der Synthese und/oder Abbau von PG/GAGs	Anregung der Synthese und/oder Hemmung des Abbaus von PG/GAGs	Sowohl Anregung wie Hemmung der Synthese und des Abbaus von PG/GAGs
GM-CSF	EGF, FGF	FGF
IL-1, IL-6	IFN-γ	G-CSF, GM-CSF, M-CSF
TNF-α	IGF-1	IFN-γ
	IL-3, IL-5, IL-6	IL-1, IL-IRA, IL-4, IL-6
	PDGF	TNF-α
	TGF-β	TGF-β

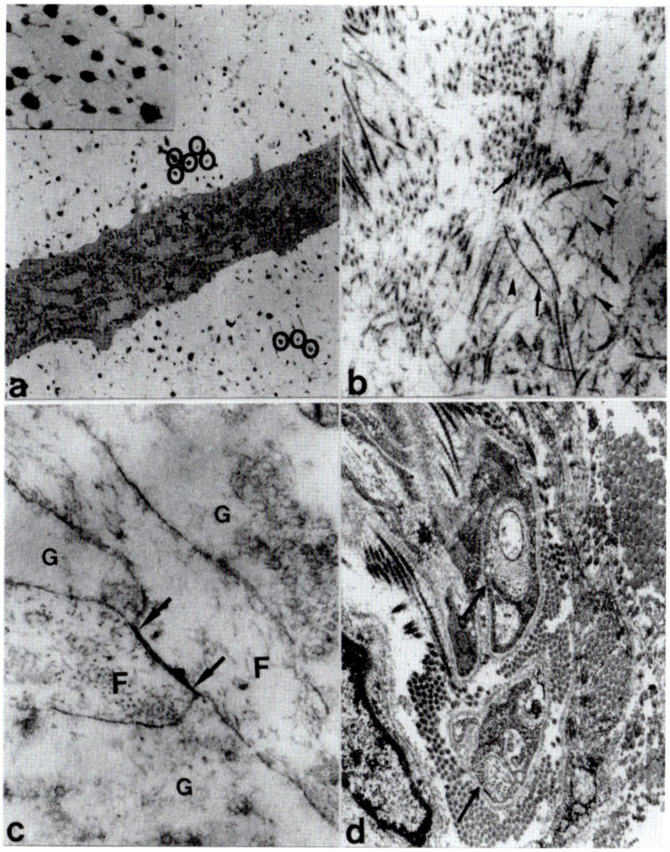

Abb. 28 Verschiedene Erscheinungsformen der ECM.

a Embryonale Grundsubstanz (Hühnerembryo 21 Tage). Anschnitt eines Fibroblasten mit weiten Zisternen des endoplasmatischen Retikulums (Kreise) gefüllt mit elektronendichtem Material (ECM-Komponenten). Die ECM enthält lediglich ein Netzwerk aus PG/GAGs (PGs eingekreist). (19 000fache Vergr.) In der Ausschnittsvergrößerung sind PGs mit verbindender Hyaluronsäure dargestellt. (56 000fache Vergr.)

b Lockeres subepidermales Bindegewebe („Mesenchym“) (Mensch, 55 Jahre alt). In das PG/GAG-Netz (Pfeilköpfe) sind Kollagenfasern (Pfeile) eingelagert. (19 000fache Vergr.)

c Zahnpulpa. Zellhafte (Pfeile) zwischen Fibroblastenfortsätzen (F). G Grundsubstanz (ECM). (56 000fache Vergr.)

d Mensch. Terminale vegetative Nervenfasern im Bindegewebe der Haut. (19 000fache Vergr.)

1

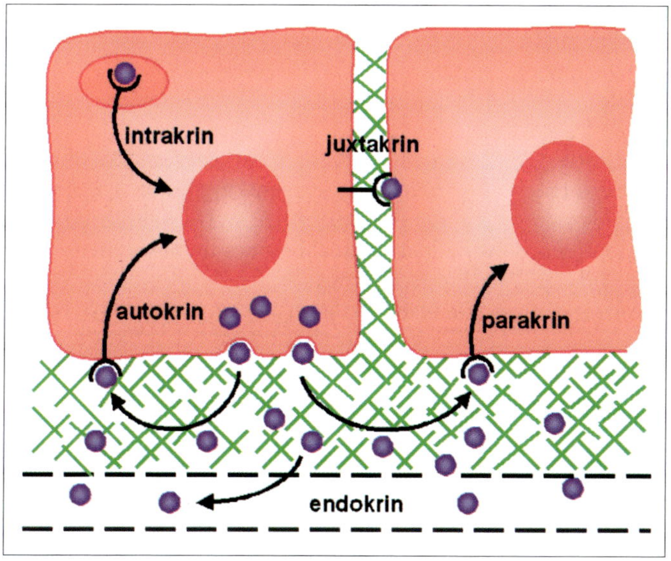

Abb. 29 Wirkungsweise der Zytokine (violette Kugeln). Sie werden von Zellen gebildet und wirken auf diese in verschiedener Weise zurück: **Autokrin:** Rückwirkung auf Rezeptoren der gleichen Zelle; **intrakrin:** Wirkung auf die gleiche Zelle nach endozytotischer Aufnahme des besetzten Rezeptors; **parakrin:** Wirkung auf die Rezeptoren anderer Zellen; **juxtrakrin:** Wirkung auf Rezeptoren benachbarter Zellen; **endokrin:** Fernwirkung über Blut- und Lymphbahnen. Die Felderung kennzeichnet die ECM.

Prinzip der Regulation durch Zellbotenstoffe (vgl. Abb. 9, S. 26).

Der die Synthese von ECM fördernde TGF-β kann von allen Zellen gebildet werden. Dieser Wachstumsfaktor spielt nicht nur in der Synthese von ECM-Komponenten eine entscheidende Rolle, sondern auch in der Regulation des Immungeschehens sowie der Zellteilung, Zelldifferenzierung, Apoptose, Wundheilung, Bildung von Zelladhäsionsmolekülen, Integrinen, der Angiogenese und Embryonalentwicklung (Blobe et al. 2000). Überschießend gebildeter TGF-β ist maßgeblich an fibrotischen und zirrhotischen Krankheitsverläufen beteiligt, zuwenig TGF-β dagegen an chronischen Entzündungen (Schuppan und Herbst 1996). Knock-out-Mäuse, denen das TGF-β-Gen fehlt, entwickeln daher ein globales Entzündungssyndrom (Blobe et al. 2000, Ducy et al. 2000). Die genannten Funktionen weisen TGF-β eine wichtige Rolle im Tumorgeschehen zu. Für normales Gewebe ist TGF-β aufgrund seiner zellregulierenden Eigenschaften ein **Tumorsuppressor**. Tumorzellen verlieren jedoch während ihrer Entwicklung die TGF-β vermittelte Wachstumshemmung aufgrund von Mutationen der TGF-β-Rezeptoren und/oder der an der Signaltransduktion beteiligten Kinasen. Dadurch baut sich in der Zelle eine ständige TGF-β Information auf, die unkontrollierte Zellteilungen begünstigt (Blobe et al. 2000; Elliot und Blobe 2006) (vgl. Kap. 2.4). Der TGF-β wird in seiner entzündungshemmenden Wirkung von den Interleukinen-4 und -10 unterstützt (Abb. 9) (Heine 2004b). Gemeinsam sind diese Interleukine in der Lage, Kaskaden von entzündungshemmenden Antiproteasen (Proteasenhemmer) zu organisieren, wie die Serinproteaseninhibitoren (SERPINs) (Plasminogeninaktivator-1, α_2-Antiplasmin und Proteasenexin-1), die ihrerseits die Matrix-Metalloproteinaseninhibitoren (TIMPs, Tissue Inhibitors of Matrixmetalloproteases) aktivieren. Gebildet werden diese Enzyme von Fibroblasten.

Alle entzündungshemmenden Phyto- und Homöotherapeutika unterstützen und fördern daher die TGF-β-Bildung bzw. dessen Hilfsinterleukine.

Auf der Entzündungsseite und dem damit verbundenen Gewebeabbau ist der von Makrophagen gebildete TNF-α das bedeutenste entzündungsfördernde Zytokin. Seine Helfer sind Interleukin-1, -2, -4, -5 und -6 sowie Interferon-gamma (Abb. 9). TNF-α wird vom Sympathikus unterstützt, wodurch allgemein der Katabolismus angeregt wird. Die proinflammatorischen Zytokine aktivieren alle Abwehrzellen und die Synthese von Serinproteasen (SERPs; z. B. Plasmin). Diese wiederum aktivieren die Matrix-Metalloproteinasen (MMPs) (z. B. Kollagenase, Stromelysin, Matrilysin (MMP2), Gelatinase). Die MMPs werden von Fibroblasten und Makrophagen gebildet und können jedes biologische Material abbauen, während Plasmin die potenteste Protease zum Abbau von Proteoglykanen ist (Noel et al. 1995).

Bei allen akuten und chronischen Krankheiten liegt stets ein Überschuss an TNF-α vor. Dadurch werden Entzündungen, Insulinresistenz, Hyperlipidämie, Hyperkoagulabilität und Vermehrung sowie Aktivierung von Osteoklasten gefördert. Allerdings hat der TNF-α zusätzliche wichtige biologische Funktionen (Berg 2004, Joost und Becker 2000), wie

- Abwehr infektiöser Agenzien, insbesondere intrazellulärer Pathogene,
- Immunregulation, u. a. die Induktion apoptotischer Prozesse,
- Kontrolle autoimmuner und neoplastischer Manifestationen,
- Einfluss auf die zentralnervöse Kontrolle zwischen Körpergewicht, Knochenmasse und Fertilität,
- neuro- und kardioprotektive Funktion.

Es überrascht daher nicht, dass bei der Bivalenz von TNF-α die Therapien chronischer Entzündungen mit TNF-Blockern schwere Nebenwirkungen, vor allem Schwächung des Immunsystems, nach sich ziehen können.

Da MMPs in ihrem aktiven Zentrum zweiwertiges Zink enthalten, sind sie bei Schwermetallionenbelastungen besonders gefährdet, weil dadurch das Zink verdrängt und die MMPs inaktiv werden. Dies hat besondere Bedeutung für die ECM der Zahnpulpa.

Zähne mit Amalgamfüllungen haben stets die Potenz der Entwicklung einer Pulpafibrose (Heine 1995, Heine und Spranger 1995).

MMPs spielen weiter eine große Rolle bei der Tumormetastasierung (Arribas 2005) (vgl. Kap. 2.3).

Als Vermittler im Zytokinnetzwerk treten **Prostaglandine und Leukotriene** auf. Vorläufer ist die Arachidonsäure, die durch Phospholipase aus Membranlipiden generiert wird. Cyclo- und Lipoxigenasen führen dann zur Prostaglandin- oder Leukotrienbildung. Derartige Synthesewege werden u. a. durch Sauerstoffradikale gefördert. Alle Substanzen, die z. B. Mastzellen degranulieren, fördern die Prostaglandin-Leukotrien-Synthese, wie: Katecholamine, Acetylcholin, Angiotensin, Kinine, Serotonin, Histamin, Thrombin, neuroendokrine Substanzen, (Substanz P, Calcitonin Gene Related Peptide (GGRP), Neurotensin, vasoaktives interstinales Peptid (VIP), Neuropeptid Y, Somatostatin, Endorphine) (Crivelatto 1991). Prostaglandine und Leukotriene sind nicht nur potente Entzündungsmediatoren (Allergie!), sondern in das Zytokinnetzwerk und in viele Zell- und Stoffwechselfunktionen eingeschaltet (u. a. Kreislauf, Nieren- und Atemfunktion, Blutgerinnung, Umbau der ECM). Beispielsweise hemmt Prostaglandin E (PGE) koloniestimulierende Faktoren, die u. a. die Blutzellbildung im Knochenmark regulieren. PGE wird auch von terminalen Sympathikusaxonen freigesetzt und hemmt u. a. rückkoppelnd die Freisetzung von Noradrenalin. Leukotriene aktivieren u. a. die Chemotaxis der Leukozyten (Leukotrien B_4) und die vaskuläre Permeabilität (Cysteinleukotriene) (DeCaterina und Zampolli 2004).

Die latente Entzündungsbereitschaft der ECM ist von der Kontrolle durch das Zytokinnetzwerk und seinen nachgeschalteten Agonisten und Antagonisten abhängig. Diese Kontrolle bedarf einer intakten sensiblen Innervation. Denn ohne entsprechende Innervation der ECM kann sich der entzündungssteuernde Effekt in der Peripherie, die Degranulation von Mastzellen, nicht ausreichend entwickeln (vgl. **Abb. 10, 27**) (Josefsson et al. 1991). Zwischen terminalen vegetativen Nervenfasern und den verschiedenen Bindegewebszellen, einschließlich der Mastzellen, gibt es jedoch keine Synapsen, sie enden blind in kurzer Distanz (ca. 500 – 1000 µm) vor der Zellmembran (Synapse auf Distanz; Burnstock 1977). Mastzellen sind neurotrop bezüglich terminaler Sympathikusaxone und sind damit an die Stressschiene Hypothalamus-Hypophyse-Nebenniere angeschlossen (Heine 2004b). Dabei haben vegetative sensible Nervenfasern nicht nur afferente Funktionen, sondern über den Axonreflex (Hess) auch efferente. Der Axonreflex stellt eine eigene und die peripherste Stufe der Informationsverarbeitung dar, ohne dass das Rückenmark eingeschaltet wäre: Terminale viszero-sensible Axone geben nämlich ihre erste Abzweigung efferent in ihr Herkunftsgebiet zurück (Abb. 81, S. 198). Je nach peripherer Reizstärke variiert die Größe der von Axonreflexen erreichten Gewebsareale (Bergsmann und Bergsmann 1997). Dabei werden Schmerzneuropeptide wie Substanz P und CGRP (Calcitonin Gene Related Peptid) freigesetzt, die wiederum degranulierend auf Mastzellen wirken, aber auch Makrophagen zur Freisetzung proinflammatorischer Zytokine stimulieren (Foreman 1987).

Stellt der Axonreflex eine unmittelbare Antwort auf periphere Reize dar, so kann unabhängig davon vom ZNS aus in der ECM eine „neurogene Entzündung“ ausgelöst werden (Abb. 63, S. 151). Dies geschieht dann, wenn es durch lang andauernden Schmerz (auch psychischen) zur Engrammbildung in den Schmerzzentren kommt. Dabei dehnt sich eine Schmerzempfindung über primär betroffene Neuronenfelder im Gehirn hinaus aus und macht sich zunehmend selbständig. Die Schmerzempfindung wird dann permanent über efferente Sympathikusfasern in die Peripherie geschickt. Aus terminalen Sympathikusaxonen wird dabei Noradrenalin und Substanz P freigesetzt. Dadurch werden ständig Mastzellen degranuliert, wobei zahlreiche Entzündungs- und Schmerzmediatoren freigesetzt werden. Zusätzlich verstärkt Substanz P die Freisetzung von TNF-α, IL-1 und IL-6 (Übersicht s. Pichler und Peter 2001). Das entzündliche Geschehen wird über nozizeptive Fasern wieder ins Gehirn zurückprojiziert, worauf sich der Prozess wiederholt. Eine derartige positive Rückkopplung mit Engrammbildung kann in der Peripherie über ein Quadrantenphänomen zu halbseitigen und schließlich ganzheitlichen diffusen Schmerzempfindungen führen. Nach Heine (2001b, 2004b) ist an allen chronischen rheumatischen Erkrankungen eine neurogene Entzündung beteiligt.

Die ECM-produzierenden Fibroblasten, Mastzellen, Makrophagen und das System chromaffiner Zellen (System der diffusen neuroendokrinen Zellen) mit ihren engen Beziehungen zum vegetativen Nervensystem bilden untereinander autokrin-parakrin-endokrin-neurogen rückkoppelnde Regelkreise mit Rückwirkung auf das neuropsychoimmunologische System (Ray 2004), wobei Mastzellen und Makrophagen eine zentrale Stellung zukommt. Mastzellen haben über den Sympathikus Anschluss an die Stressschiene Hypothalamus-Hypophyse-Nebenniere (Selye 1971). Makrophagen verfügen über AT_1-Rezeptoren (Angiotensin-II-Typ-1-Rezeptor) und haben dadurch Anschluss an das Renin-Angiotensin-Aldosteronsystem (RAAS) sowie Beziehungen zu Antidiuretischem Hormon (ADH) und Sympathikus (Sowers 2002, Schmitz et al. 2002). Angiotensin II führt zu Vasokonstriktion, Bildung von Sauerstoffradikalen und Aktivierung von Monozyten/Makrophagen mit Freisetzung proinflammatorischer und chemotaktischer Zytokine (MCP-1, Makrophagenchemotaktisches Protein-1) sowie proteolytischer Enzyme (Bhakdi 2002). Dadurch ist „vor Ort" stets ein effektiver Einfluss auf die ECM gegeben, wodurch eine an die aktuellen Verhältnisse angepasste raum-zeitliche Feinsteuerung biologischer Aktivitäten erreicht wird. Vor diesem Hintergrund wird auch verständlich, warum es unter allen Formen von Stress zur Dysregulation der Feinsteuerung der ECM unter Einschluss der Psyche kommt. Da Qualität und Quantität der ECM in den verschiedenen Organen verschieden entwickelt sind, sind auch deren krankhafte Veränderungen verschieden (Tab. 9). **Dabei reagieren die Zellen der ECM auf Informationseingänge schneller und sensibler als die Organ- und Keimbahnzellen** (Hauss 1994). Die Art der Reiz- und Schädigungsfaktoren sowie die genetische Programmierung der betroffenen Individuen entscheiden dann darüber, welche Zellen neben den Zellen der ECM reagieren und welche Erkrankung und welches Organ schließlich betroffen werden. Dies ist auch von der individuellen Vorspannung (z. B. Herde) regionaler Transitstrecken abhängig. Eine wichtige Rolle spielen dabei die unspezifische Reaktionsfähigkeit der ECM (**„unspezifische Mesenchymreaktion"**, Hauss 1994), wodurch Summationseffekte zur Entwicklung eines Adaptationssyndroms führen können. Das bedeutet, dass noch, bevor ein klinisches Krankheitsbild erkennbar wird, ein oder mehrere minimale chronische Dauerbelastungen wie Herde (z. B. Zahngranulome, Operationsnarben, parodontotische Prozesse), Darmdysbiosen und depotbildende Belastungen durch Umweltgifte alle Regelsysteme unter eine gewisse pathophysiologische „Vorspannung" bringen können. Äußerst eindrucksvoll wurde dies für die umweltbedingte Chemikalienempfindlichkeit (Chemical Sensitivity) von Rea und Mitarbeitern (1992–1997) an tausenden von Patienten mit unklarer **Erschöpfungssymptomatik** (chronic fatique syndrom), **chronischer Müdigkeit** und **Antriebslosigkeit** gezeigt. **Therapeutisch** konnten ähnlich wie in der Homöopathie durch **stark verdünnte Gaben der nachgewiesenen schädlichen Stoffe, Eigenbluttherapie und Herstellung von Vakzinen (oder Kombination der Verfahren) hervorragende Heilergebnisse erzielt werden.**

Zunächst führt die Entartung der Grundregulation zu einer minimalen situationsangepassten Umstellung der Synthese der ECM und damit zu regionaler Adaptation an die geänderten Verhältnisse. Aufgrund der Symptomarmut ist das Geschehen zunächst schwierig zu diagnostizieren. Bei weiterem Einwirken der Noxe(n) verschärft sich die Symptomatik und breitet sich aus. Zunächst kann eine reflektorische Projektionssymptomatik in der Haut auftreten. Denn die bei einer Organbelastung betroffenen viszero-sensiblen

Tab. 9 Beispiele von Regulationskrankheiten aufgrund entzündlicher Mitbeteiligung der extrazellulären Matrix (ECM) (nach Hauss 1968).

Lokale Erkrankungen	Granulationsgewebe Herde Narben
Systemische Erkrankungen	Arteriosklerose Phlebosklerose Arthrose
Organspezifische Erkrankungen	Hepatopathie Nephropathie Kardiopathie Pankreatopathie
Generelle Erkrankungen	Rheumatoide Arthritis Lupus erythematodes

Axone leiten die Information über den zugehörigen Spinalnerven ins Rückenmark, wo sie bei geringer Störung direkt gleichseitig reflektorisch beantwortet wird (**Lateralitätsregel**; lokales Adaptationssyndrom). Da jeder Spinalnerv entwicklungsgeschichtlich einem Dermatom zugehörig ist und gleichzeitig bestimmte Muskeln und Organe versorgt (segmental-reflektorischer Komplex), ist bei einer Organ- oder Muskeldysfunktion immer auch das zugehörige Dermatom betroffen (Projektionsregel, Head'sche Zonen; Head 1898). Da ins Rückenmark gelangende Informationen über Interneurone auch auf die darüber und darunter liegenden Spinalnervenneurone übertragen werden, reicht die Projektionssymptomatik über das eigentliche Dermatom hinaus (Abb. 30). Stets sollte daran gedacht werden, dass ein Spinalnerv noch vor Durchtritt durch das Foramen intervertebrale sensible Äste in den Epiduralraum sowie die Dura mater abgibt und unmittelbar nach Passieren des Foramens sensible Äste an die autochtone Rückenmuskulatur und Haut abgibt. Weiter ist zu beachten, dass jedes Organ auch eine sekundäre Projektionszone in den ersten beiden Halswirbeln und im Trigeminusbereich des Kopfes hat und die Thorakalorgane zusätzlich in die Schulter projizieren (**Sekundärzonenregel**). Mit zunehmender Dauer der Belastung werden immer mehr Segmente mit einbezogen (**Segmentüberschreitung**). Bei Beteiligung des Achsenorgans (Abb. 30) kommt es zur **Seitenkreuzung**. Begleitende muskuläre Spannungssymptome verändern die lokalen Axonreflexe, wodurch sich der Turgor (Lymphabfluss) in der ECM des angrenzenden Hautbindegewebes verändert mit Entwicklung von Gelosen. Bei den **Gelosen** handelt es sich um palpable knotige bis reliefartige Veränderungen in der ECM mit Übergang der PG/GAG-Wasserkomplexe in einen gelartigen Zustand. In diesen Bereichen ist die Haut aufgrund erschwerten Lymphabflusses nur schwer abhebbar (Kibler'sche Hautfalte). Die Akupunkturpunkte in diesen Arealen sind in das Geschehen einbezogen und druckempfindlich (schmerzhafte Triggerpunkte). **Gelosen sprechen gut auf Akupunktur und Neuraltherapie an** (Bergsmann und Bergsmann 1997). Außerdem werden bei Fortschreiten der Symptomatik zunehmend funktionell zusammenhängende Muskelketten (kinetische Muskelketten) von der Störung erfasst mit Entwicklung von **Myogelosen**. Diese Veränderungen wirken wieder auf den segmental-reflektorischen Komplex verstärkend zurück. Letzlich kommt es zur regulatorischen Desintegration (Bergsmann und Bergsmann 1997).

In diesem Zusammenhang kommt dem **Herdgeschehen** eine besondere Bedeutung zu.

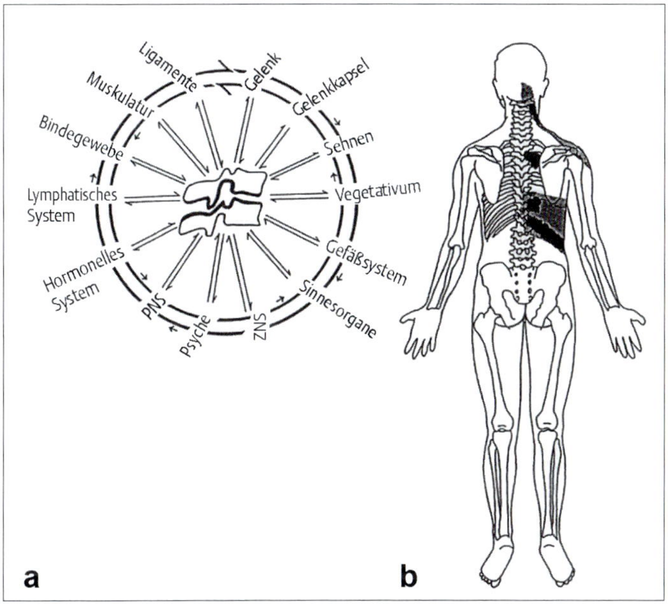

Abb. 30 Das Bewegungssegment nach Junghanns.

a Das Segment wird durch jede Regelstörung beeinflusst, wie auch seine eigene Dysfunktion alle Regulationsvorgänge negativ beeinflussen kann.

b Projektionssymptome von Leber und Gallenblase in die Haut des Rückens (nach Bergsmann und Bergsmann 1997).

Als Herd wird eine lokal begrenzte, subklinische Entzündung unterhalb der Schmerzschwelle um nicht abbaufähiges körperfremdes oder körpereigenes Material bezeichnet. Ein Herd ist immer auch aufgrund der Projektionssymptomatik seiner gestörten Grundregulation ein **Störfeld**. Er stellt ein lokales Adaptationssyndrom dar, mit der Gefahr der Entwicklung von Degenerationsleiden (Bergsmann und Perger 1993).

> Ein Herd ist ein Risikofaktor, der nur mittels Regulationsdiagnostik biologisch-medizinischer Verfahren, aber kaum mit den normalen Diagnoseverfahren der klinischen Medizin erfasst werden kann.

Prädilektionsstellen des Herdgeschehens sind Narben (wozu auch Stichkanäle bei Pearcing zählen), inkorporiertes Fremdmaterial (z. B. feine Glassplitter oder Asphaltkrümel bei Verkehrsunfällen), subklinische chronische Entzündungen innerer Organe (Tonsillen, Gallenblase, Divertikel des Verdauungskanals, Blinddarm und sein Appendix, Bronchiektasien, Raucherbronchitis, Zahn-Kiefer-Bereich und Nebenhöhlen). Besonders ernst zu nehmen sind impaktierte Weisheitszähne sowie der Darm, der z. B. durch Fehlernährung und/oder gestörte Darmflora zum Herd und schließlich zum größten Störfeld im Körper werden kann. Als Herde mit Störfeldern sind auch alle Entzündungen und Funktionsstörungen im urologisch-gynäkologisch-andrologischen Bereich zu werten. Stets ist dabei die zentrale Rolle der Wirbelsäule zu bedenken, die als Verstärker der Projektionssymptomatik wirken kann und damit andere Schwachstellen in der Grundregulation in das Geschehen einbezieht. Überhaupt können Zusatzreize (**„Zweitschlag“**) das Geschehen über die Schmerzschwelle heben und akutisieren. Dazu kommt, dass Herde und ihre Störfeldwirkungen die gesamte Grundregulation je nach Disposition und Exposition anfällig machen für infektiöse, allergische, toxische, mechanische, chemische, thermische, galvanische, elektromagnetische, nervale und emotionale Reize. Allerdings wird es bei ökologisch bedingter, zunehmender Verschlackung der ECM immer schwieriger, eine Herdsanierung durchzuführen.

Die klinische Problematik „Herd“ hat Bergsmann (1994) treffend so zusammengefasst: „Herdbedingte Krankheitsbilder passen nur selten in die üblichen Syndromschemata und die praktische Herddiagnostik und -therapie gehört zu den undankbarsten mühsamsten Bereichen der Medizin. Daher ist es nicht verwunderlich, wenn häufig der einfachste Weg gegangen wird – die Ablehnung des Begriffs.“

Die wichtigste Voraussetzung zur Herddiagnostik ist, dass daran gedacht wird, denn:

- Ein Herd hat kein klassisches Krankheitsbild.
- Ein Herdgeschehen kann jedem unklaren Krankheitsbild, jeder chronischen Verlaufsform und jedem Degenerationsleiden zugrunde liegen.
- An jeder Stelle des Organismus kann sich ein Herd etablieren, wobei es Prädilektionsstellen gibt.

1.4.16 Biorhythmus und Selbstheilungskräfte

Wie am Beispiel des Entrainment zwischen Zellverbänden und unterlagernder Basalmembran gezeigt wurde, erfolgt die Abstimmung aller extra-intrazellulärer Stoffwechselvorgänge rhythmisch. Periodische Prozesse in biologischen Systemen dienen der zeitlichen und räumlichen Organisation von Lebensvorgängen und erhöhen die Zuverlässigkeit der Informationsübertragung (**Abb. 31**) (Heine 1995). Dieses Wissen wird bereits klinisch genutzt in der **Chronopharmakologie**. Zum Beispiel erfolgt eine immunsuppressive Reaktion, wenn das den ECM-Stoffwechsel wesentlich steuernde Kortisol innerhalb seiner biorhythmischen Maximalzeiten zwischen 4 und 8 Uhr gegeben wird. Bei kontinuierlicher Verabreichung ist dieser Effekt geringer (Lemmer 1984).

Rhythmen ermöglichen die zeitlich und räumlich getrennten Abläufe untereinander rückkoppelnder Organfunktionen insbesondere aber die Trennung inkompatibler Prozesse. Rhythmen tragen auf diese Weise zur raum-zeitlichen Organisation des Körpers bei. Endogene Rhythmen gestatten auch die exakte Voraussage sich wiederholender Ereignisse. Dadurch ist es Organismen möglich, sich rechtzeitig auf Bevorstehendes einzustellen. Durch periodisch auftretende Oszillationen in Zellen kann auch die interzelluläre Kom-

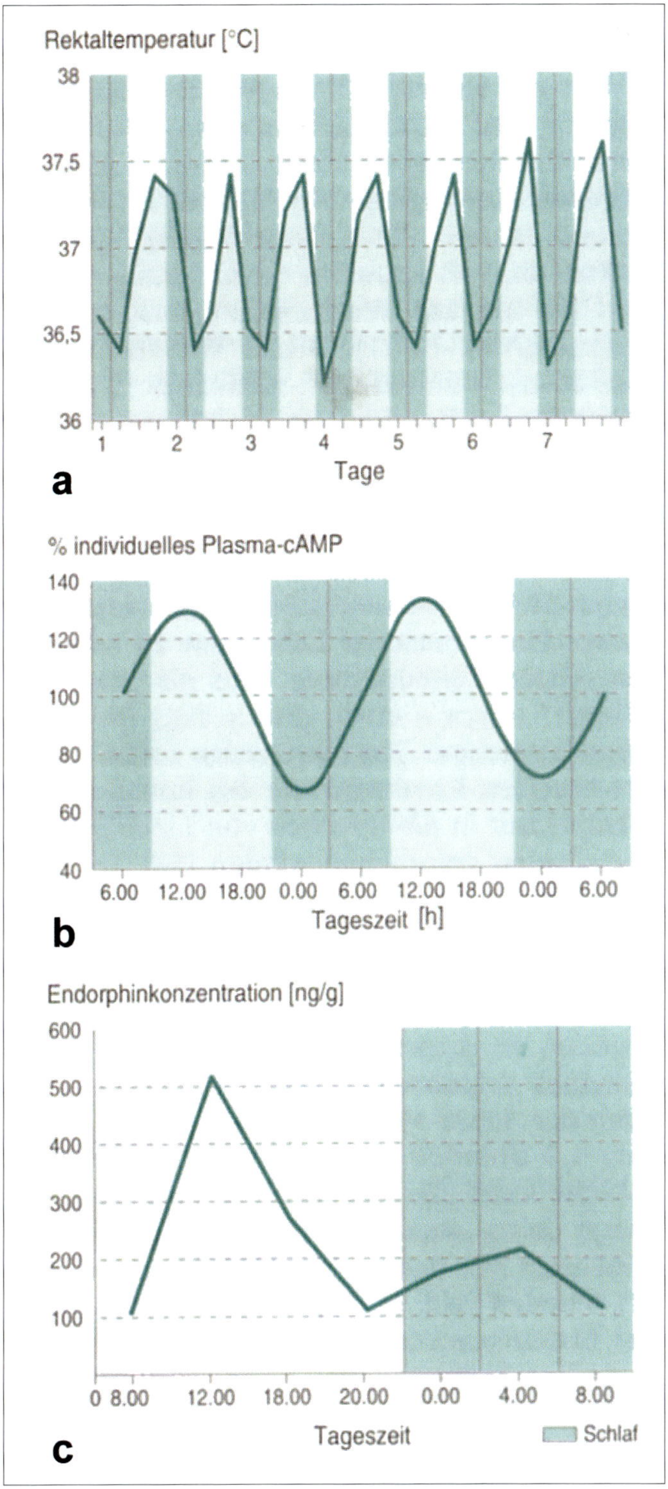

Abb. 31 Zirkadianrhythmen.

- a Chronogramm der Rektaltemperatur über 7 Tage beim Menschen.
- b cAMP Gehalt im Plasma (die individuellen 24-Stunden-Mittelwerte liegen im Bereich von 8 bis 14 pmol/ml Plasma).
- c Rhythmus in der Endorphinkonzentration im menschlichen Plasma (nach Heine 1995).

1

munikation über Zellhafte (gap junctions) gesteuert werden. Neben der biochemisch-rhythmischen Kommunikation zwischen Zellen und ECM sind oszillierende elektromagnetische Felder aus den PG/GAG-Kieselsäurekomplexen und die Biophotonenstrahlung aus den Zellen an der Steuerung von Biorhythmen beteiligt (Popp 1994, Heine 2003 d).

Rhythmen sind ordnungsstiftend; daher hängt die Leistungsfähigkeit eines Organismus wesentlich von der Synchronisation seiner Biorhythmen ab. Dies ist der wissenschaftliche Hintergrund von Ordnungstherapie, Traditioneller Chinesischer Medizin (TCM) und Ayurveda.

Bedeutsam ist die Zweiteilung der Periodendauer rhythmischer Funktionen beim Menschen. Im langwelligen Bereich finden sich die Tages-, Wochen- und Jahresrhythmen, kurzwellige Bereiche liegen auf molekularer Ebene. Der Körper ist diesen Rhythmen nicht einfach unterworfen, er hat sie verinnerlicht und ist in der Lage, sie selbst hervorzubringen. Umweltrhythmen haben darauf einen synchronisierenden Einfluss. Sie sichern dadurch die geophysikalische bzw. kosmisch geordnete Basis für die Zeitstrukturen des Organismus und seine richtige Umwelteinordnung (Hildebrandt 1987). Alle Biorhythmen gleichen sich in einem unspezifischen Prinzip: Jede Periodik weist eine Leistungs- bzw. Aktivphase und eine trophotrope bzw. Erholungsphase auf.

Der Mensch steht mit seiner Umwelt in Resonanz. Daher braucht er verschiedene Umweltsignale als energetische Richtwerte, um sich in seinem labilen Ordnungszustand erhalten zu können. Der Mensch verfügt über Frequenzspektren, die ihn auch mit allen technischen Frequenzen in Resonanz treten lassen.

Die funktionelle Klammer zwischen dem langwelligen und kurzwelligen Rhythmuspol bildet das rhythmische System von Kreislauf und Atmung, allgemeiner das von Spannung und Entspannung. Dieser Rhythmus hat eine zentrale Stellung in den vielfältigen Möglichkeiten der Phasenkopplungen im rhythmischen Ordnungsgefüge. Das Verhältnis von Herz- zu Atemrhythmus beträgt 4:1 (dem entspricht die Quart im harmonisch-musikalischen Frequenzmuster). Hier zeigt sich eine Beziehung zur Zirkaseptanrhythmik (7 Tage) von Krankheitssymptomen wie der Genesung von Infekten oder der Wundheilung. Dieser Rhythmus steht zum Mondrhythmus ebenfalls im Verhältnis von 4:1. Die Phasenabstimmung ist jedoch aufgrund der aktivitätsbezogenen, frequenzauslenkenden Einflüsse äußerst labil und muss durch Erholungsphasen (vor allem Schlaf) wieder in die Ordnungsharmonie zurückgebracht werden. Dabei steht die jeweilige Frequenz in enger Korrelation zum Erregungsgrad der nervösen Elemente, der wiederum die Intensität der spezifischen Umweltwirkungen abbildet. Nur unter Ruhebedingungen werden die nervösen Elemente zu Gewebs- und Organrhythmen mit bevorzugten Frequenzbanden synchronisiert. Die Rhythmen des Stoffwechsels verhalten sich dazu polar. Sie sind ursprünglicher und in ihrer Frequenz nicht modulierbar. Jeder Funktionsbereich verfügt dabei über eine Reihe verschiedener präformierter Frequenzbanden, die je nach Leistungsbeanspruchung sprunghaft wechselnd genutzt werden können. Diese Frequenzbanden stehen untereinander in einfachen harmonikalen ganzzahligen Verhältnissen, d. h. sie sind in der kosmischen harmonikalen Weltordnung verankert (z. B. steht der Rhythmus der Magenperistaltik zum 1-Minuten-Grundrhythmus der Fundusmuskulatur des Magens im Verhältnis 3:1 (Terz), der Duodenalrhythmus zur Magenperistaltik im Verhältnis der Quart (4:1) (Hildebrandt 1987).

Die Kopplungsgrade der verschiedenen Rhythmen weisen einen ausgeprägten **Zirkadianrhythmus** auf. So fallen z. B. nach 3 Uhr nachts die Kopplungsgrade steil ab. Die Phasenkopplung zwischen Herzrhythmus und arterieller Grundschwingung erreicht gegen 9 Uhr das Tagesminimum. Entsprechend zeigt die Häufigkeitsverteilung von Angina-Pectoris-Attacken und Herzinfarkten eine deutliche Häufung in den frühen Morgenstunden (Angina pectoris: 4–6 Uhr; Herzinfarkt: 9 Uhr) (Heckmann 1984, Lemmer 1984). Im Nachtschlaf werden die Kopplungen regeneriert.

Der Herzinfarkt setzt daher nicht nur eine organspezifische Störung, sondern auch eine Störung der tagesrhythmischen Ordnungsbasis voraus.

Der Mensch als Organverband schwingt insgesamt mit einer Frequenz von 7 bis 10 Hz (Ho et al. 1994). Daraus kann gefolgert werden, dass der funktionelle Verbund von ECM-Zelle ebenfalls mit 7 bis 10 Hz schwingt. Dies ist auch vom Gewebe wichtiger Gehirnzentren (z. B. Hippocampus) bekannt. Hochbedeutsam ist der 10-Sekunden-Rhythmus der Zellen, um aus Glukose oder Milchsäure das wichtigste redoxaktive Coenzym in den Zellen, das Nikotinadenindinukleotid (NAD), herzustellen. Dieses kann leicht unter Elektronenabgabe aus seinem reduzierten Zustand (NADH) in den oxidierten (NAD+) übergehen und umgekehrt, wodurch das für Enzymreaktionen geeignete energetische Milieu geschaffen wird (Kindzelskii und Petty 2002, Kasischke und Webb 2004). Die genannten Frequenzen treten aber auch sonst in der Natur auf. Alle Schwingungen sind sensibel für induzierte kohärente („passende") Schwingungsmomente (König 1981). Die daraus resultierenden Überlagerungen mit aus der In- und Umwelt erzeugten Oszillationen sind unterdessen unüberschaubar. Die Gefahr krankmachender Kohärenzstörungen liegt daher auf der Hand.

Der bedeutendste aller ordnungsstiftenden Rhythmen für den Menschen ist der **Tag-Nacht-Rhythmus** (Zirkadianrhythmus), wobei die Erdrotation Synchronisator ist. Diese innere Uhr bleibt konstant, auch wenn sich u. a. Helligkeit, Temperatur, mittlerer Geräuschpegel, Luftdruck, Umstellung der Lebensgewohnheiten (z. B. Schichtarbeiter) und Umweltbedingungen (z. B. Flug über mehrere Zeitzonen) ändern. Wie Untersuchungen des Rhythmus der Körpertemperatur gezeigt haben, unterliegen die endogenen Rhythmen einem Reifungsprozess, der etwa mit dem siebten Lebensjahr erreicht wird. Dies ist auch die Zeit der vollständigen Myelinisierung der Nervenbahnen. Findet dies nicht ausreichend statt (z. B. Überbeanspruchung oder Proteinmangelernährung), kann sich auch das Ordnungsprinzip des Zirkadianrhythmus nicht ausreichend entwickeln mit allen Folgen psychosomatischer Anfälligkeiten, u. a. Agitiertheit („Zappelphilipp"), Selbstfindungsstörungen und früh einsetzender Altersdemenzen, insbesondere Alzheimer-Demenz (Heine 2004b).

Dem Zirkadianrhythmus der Organismen liegt eine autoregulatorische Rückkopplungsschleife in der rhythmischen genetischen Aktivität von Transkription und Translation sowie zellulärer Aktivitäten zugrunde. Deren koordinierte Aktion wird über sog. **Uhrproteine** (Opsine, „clock proteins") und die von ihnen kontrollierten Gene gesteuert (Barnes 2003). Uhrproteine finden sich in allen Zellen (Foster und Kreitzmann 2004, Heine 2005c). Sie treten in einer tag- und nachtaktiven Form auf. Uhrproteine stellen gleichzeitig Transkriptionsfaktoren dar, die zu Beginn der Helligkeitsphase in den Zellkern einwandern und an jene DNS-Abschnitte (Promotoren) binden, die die Gene für die Bereitstellung der täglich notwendigen Proteine während der Aktivitätsphase steuern. Zu Beginn der Schlaf- bzw. Dunkelphasen wird der Schwellenwert für hemmende Uhrproteine erreicht (Schibler et al. 2001).

Mit den Uhrproteinen ist ein Entrainmentsystem entdeckt worden, über das die endogene Rhythmik an die exogene angepasst werden kann.

Das Auge vermittelt nämlich nicht nur Bilder und Lichteindrücke an das Gehirn, sondern speist auch nichtvisuelle extrinsische Faktoren wie Temperatur, Aktivität und Verhalten in den Zirkadianrhythmus ein. Dazu wird die „innere Uhr" mit Veränderungen aus der Umwelt synchronisiert. Dieses **Photoentrainment** hat sein funktionelles Zentrum im **Nucleus suprachiasmatis** (NSC) des Hypothalamus. Die dorthin projizierenden Zellen der Retina sind bestimmte Optikusganglienzellen, die **das nichtvisuelle Photopigment Melanopsin** enthalten (Abb. 32) (Menaker 2003).

Der NSC liegt als Kern im Hypothalamus, unmittelbar über dem Chiasma opticum. Er erhält direkte Afferenzen aus beiden Sehnerven (**retinohypothalame Fasern**). Die Nervenzellen im NSC weisen ebenfalls zirkadianrhythmische Aktivität auf. Sie sind bei Helligkeit aktiv, bei Dunkelheit inaktiv (Dudley et al. 2003). Der NSC projiziert zur Kernregion des Tuber cinereum im Boden des Hypothalamus und bekommt dadurch u. a. Anschluss an das basale Vorderhirnbündel. Das Bündel spielt eine wichtige Rolle bei der Verknüpfung von olfaktorischen mit viszeralen Zentren im Gehirn einschließlich der Hypophyse. Da Fasern des Bündels auch das limbische System („Sitz der Psyche") erreichen, erfolgt dadurch eine Verknüpfung von

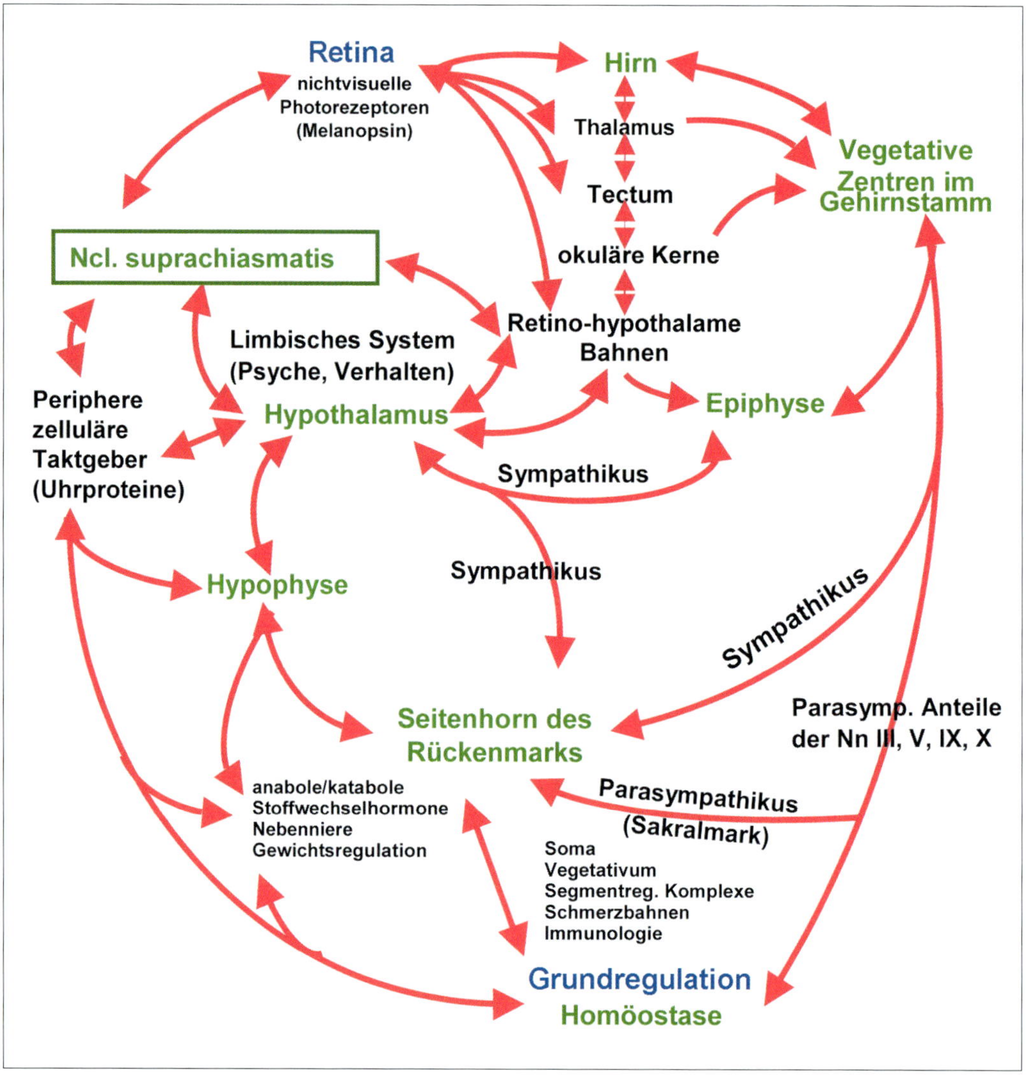

Abb. 32 Der Nucleus suprachiasmatis als Taktgeber aller rhythmisch gesteuerten Stoffwechselvorgänge im Körper (aus Heine 2005).

typischen Verhaltensweisen des Gesamtorganismus mit viszeralen Funktionen einschließlich dem Essverhalten und der Gewichtskontrolle (Abb. 32) (Turek und Joshu 2005). Dabei hat sich eine neuroendokrine Rückkopplungsschleife nachweisen lassen, die in der Retina beginnt, über synaptische Umschaltungen im NSC zum Nucleus paraventricularis des Hypothalamus führt und von dort zum Seitenhorn des Rückenmarks zieht (Nucleus intermediolateralis), von wo aus Axone zum Ganglion cervicale superius ziehen, wodurch der Anschluss an den Sympathikus und damit zur Epiphyse gegeben ist. Diese inkretorische Drüse produziert nachts **Melatonin**, das in alle Funktionen endokriner Drüsen und damit in den Schlaf-Wach-Rhythmus eingreift (Abb. 32). Daher werden auch Korrelationen zwischen dem Auftreten depressiver Verstimmungen und Psychosen bei gestörter Zirkadianrhythmik verständlich. Dazu gehören auch photoperiodische Erscheinungen wie die Winterdepressionen oder ein am Spätnachmittag und Abend nicht selten anfallsartig auftretender Kohlenhydrathunger (Wurtman und Wurtman 1989, Heine 2005c). Lichttherapien können hier sehr hilfreich sein (Hentschel und Böger 2003).

Die gesamte Grundregulation wird durch den NSC über nichtvisuelle Photorezeption synchronisiert. Fühler dafür ist die Retina mit ihren melanopsinhaltigen Optikusganglienzellen.

Nach tierexperimenteller Ausschaltung von Stäbchen und Zapfen der Retina bzw. Erblindung bleibt deshalb der Zirkadianrhythmus wie auch die photische Suppression von Melatonin durch Licht erhalten (Panda et al. 2003).

In der Abstimmung zwischen zirkadianen Rhythmen und metabolischen Rückkopplungen haben sich die **gasförmigen Neurotransmitter Kohlenmonoxid (CO) und Stickoxid (NO)** als wichtig erwiesen (Boehning und Snyder 2002). CO wird in mikromolekularen Mengen von Hämoxygenase 2 aus dem Opsin NPAS2 freigesetzt, das in allen Zellen vorkommt. Nur im NSC ist es durch das verwandte Opsin CLOCK ersetzt (Schibler et al. 2001). Die beiden PAS- (Prolin-Alanin-Serin-) Domänen in NPAS2 sind sensibel gegenüber Umweltsignalen wie Licht, Elektromagnetismus, Redoxpotenzialen und vielen kleinen aromatischen Molekülen (u. a. aus der Umwelt). Während CO in Abhängigkeit vom Redoxstatus der Zelle die rhythmische Bindungsfähigkeit von NPAS2 an die DNS hemmt, aktiviert NO, gebildet von der zellulären NO-Synthetase, die zytoplasmatische Guanylatzyklase, wodurch der „second messenger" zyklisches Guanosinmonophosphat (cGMP) entsteht, der zahlreiche Einflüsse auf den Zellstoffwechsel hat.

Auch die zellulären Redoxbeziehungen werden über Uhrproteine rythmisch gesteuert, wodurch Leben und Leistungsfähigkeit eines Organismus überhaupt erst möglich werden (Foster und Kreitzmann 2004).

Redoxelektronentransfer zwischen den Opsinen und ihren Coenzymen NADH und NAD stellen dabei einen äußerst einfachen und effektiven Weg dar, aktivierende und supprimierende Uhrproteine zu steuern (Schibler et al. 2001). NADH:NAD spielt daher eine entscheidende Rolle in der Kybernetik physiologischer und verhaltensgebundener Prozesse. Darüber hinaus haben Uhrproteine ihre Rhythmizität auch in andere Fotoperiodismen wie den der Jahreszeiten und Hormonhaushalt eingebracht (Foster und Kreitzman 2004).

Der ryhthmische Redoxstatus der Zellen steuert auch das Verhältnis von Katabolie zu Anabolie. Ist die Relation zwischen anabolem Wachstumshormon, peripheren Wachstumsfaktoren und katabolen Proteinen (Kortikosteroide, Schilddrüsenhormone) auf Dauer nicht optimal, entwickeln sich Regulationskrankheiten, wie rheumatische Erkrankungen, Arteriosklerose, Depression, Alzheimer etc. (Heine 2004c).

Wie es u. a. von langen Flugreisen bekannt ist, reagiert die Synchronisation tagesrhythmischer Funktionen individuell verschieden auf Zeitgeberreize der Umwelt. Auch das Aktivitätsmaximum kann verschoben sein, wie dies von Morgen- und Abendtypen gut bekannt ist. Aber auch dazwischen liegen noch individuelle Phasendifferenzen, die eine auf die Uhrzeit bezogene Zeitordnung unsicher machen. Entsprechend lassen sich auch die in der TCM angegebenen Maximalzeiten für Akupunkturpunkte sowie tagesrhythmische Phasenordnungen der verschiedenen Organfunktionen im Sinne einer Organuhr nicht einwandfrei nachweisen (Hildebrandt und Eisenmann 1995). Da die Akupunkturwirkung u. a. mit der Höhe des Endorphinspiegels im Plasma in Zusammenhang gebracht wird (vgl. Kap. 3.1), könnte die günstigste Zeit für Akupunkturbehandlungen zwischen 11 Uhr und 13 Uhr liegen (Abb. 35). Damit korrelieren in etwa die Aktivitätsmaxima der Organe. Denn in der Klimakammer unter strengen Ruhebedingungen konnte mittels der **Elektroakupunktur nach Voll** gezeigt werden, dass die Organfunktionen einen gemeinsamen Rhythmus mit einem Maximum gegen 15 Uhr und einem Minimum gegen 3 Uhr nachts aufweisen. Hauttemperatur und Hautdurchblutung der Extremitäten verhalten sich dagegen umgekehrt (Thomsen 1992, Hildebrandt und Eisenmann 1995). Auch das Immunsystem zeigt Fotoperiodik. Während der nächtlichen vagotonen Erholungsphase (Abendstunden bis früher Morgen) ist die Abwehrfunktion eingeschränkt und springt etwa ab 4 Uhr morgens wieder an. Die Plasmaspiegel von Kortisol und Adrenalin folgen diesem Rhythmus (Heine 1995).

Derartige Beobachtungen haben zu einer **Chronopharmakologie** geführt, die geeignet ist die Selbstheilungskräfte des Körpers zu unterstützen (Lemmer 1984, Koch und Raschke 1998). Die daraus folgende **Chronotherapie** zielt daher darauf ab, den optimalen Zeitpunkt für die Gabe eines Pharmakons zu finden. Am Ende der Aktivitätsphase (Abendstunden) sollten Allergien, Ulkusleiden, Asthma und rheumatische Erkrankungen behandelt werden, wogegen Angina pectoris, Prinzmetal-Angina und Schmerzen sich am besten morgens therapieren lassen. Dies gilt auch für onkologische Therapien (Koch und Raschke 1998).

1.4.17 Physiologische Leukozytolyse

Ein äußerst bedeutsamer Faktor für die Grundregulation ist das von Undritz (1941) entdeckte und von Pischinger (1957) näher untersuchte Phänomen der physiologischen Leukozytolyse (Heine 2004b). Dabei handelt es sich nicht um gealterte Zellen, sondern um physiologisch lytische Formen (**Abb. 33, 34**). Bei einer Absolutzahl von 5000 Leukozyten pro mm^3 finden sich nach Pischinger (1957) 300 Lyseformen pro mm^3. (Pischinger hat dabei alle möglichen Artefaktmöglichkeiten überprüft.) Bei 5 l Blut sind zu jedem Zeitpunkt 1–2 Milliarden Leukozyten in Auflösung begriffen. Dies entspricht etwa **1,2 Millionen pro Sekunde** tatsächlich aufgelöster Leukozyten. Dabei sollen jeweils bis zu einem halben Gramm Leukozyteninhaltsstoffe (Zytokine einschließlich Wachstumsfaktoren, koloniestimulierende Faktoren, Chemokine, Hitzeschockproteine, DNS, RNS, Sauerstoffradikale, Histone, Proteasen, Prostaglandine, Leukotriene u. a. m.) freigesetzt werden. Im Mittelpunkt stehen dabei die neutrophilen Granulozyten mit 55–68 % Anteil im Differentialblutbild. Das Phänomen ist nicht durch Margination (Endothelhaftung) und/ oder Diapedese bzw. auch Apoptose zu erklären. Leukozyten haben eine Lebensdauer von wenigen Stunden (Pischinger 1957, Draczynski 1998, Brinkmann et al. 2004). Für die Neutrophilen wurde nachgewiesen, dass sich ca. 50 % der Zählung entziehen, weil sie am Gefäßendothel haften (Forrer 1977). Das breite Spektrum an freigesetzten Immunmodulatoren ist in der Lage, **in jede biologische Regelung eingreifen zu können**.

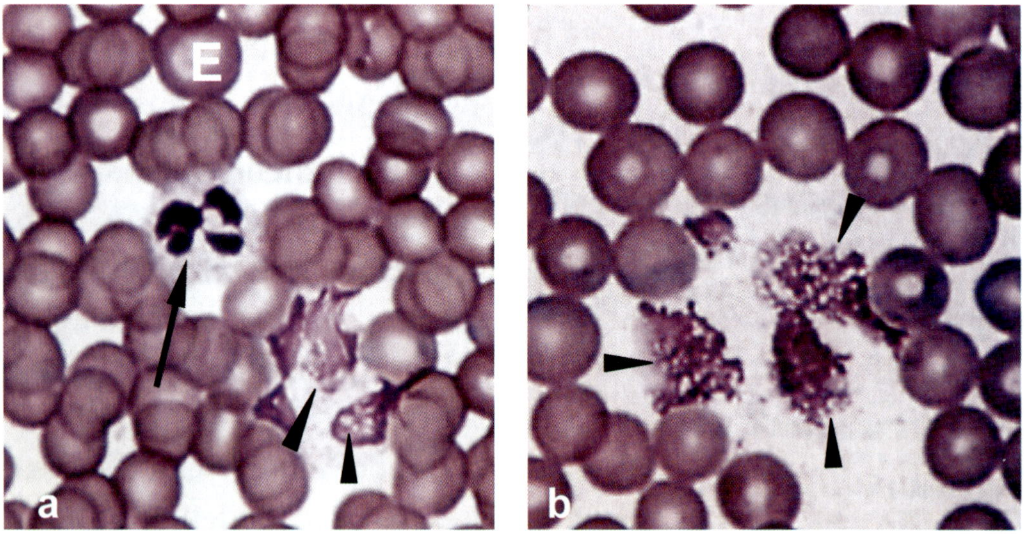

Abb. 33 Blutausstrich. Physiologische Leukozytose.

a Normaler neutrophiler Granulozyt (Pfeil) neben physiologisch lytischen (Pfeilköpfe).

b Physiologisch lytische neutrophile Granulozyten (Pfeilköpfe). Die unversehrten Erythrozyten (E) sowie der normale Neutrophile in **a** zeigen, dass es sich um keine Artefakte handelt (aus Draczynski 1998). (1000fache Vergr.)

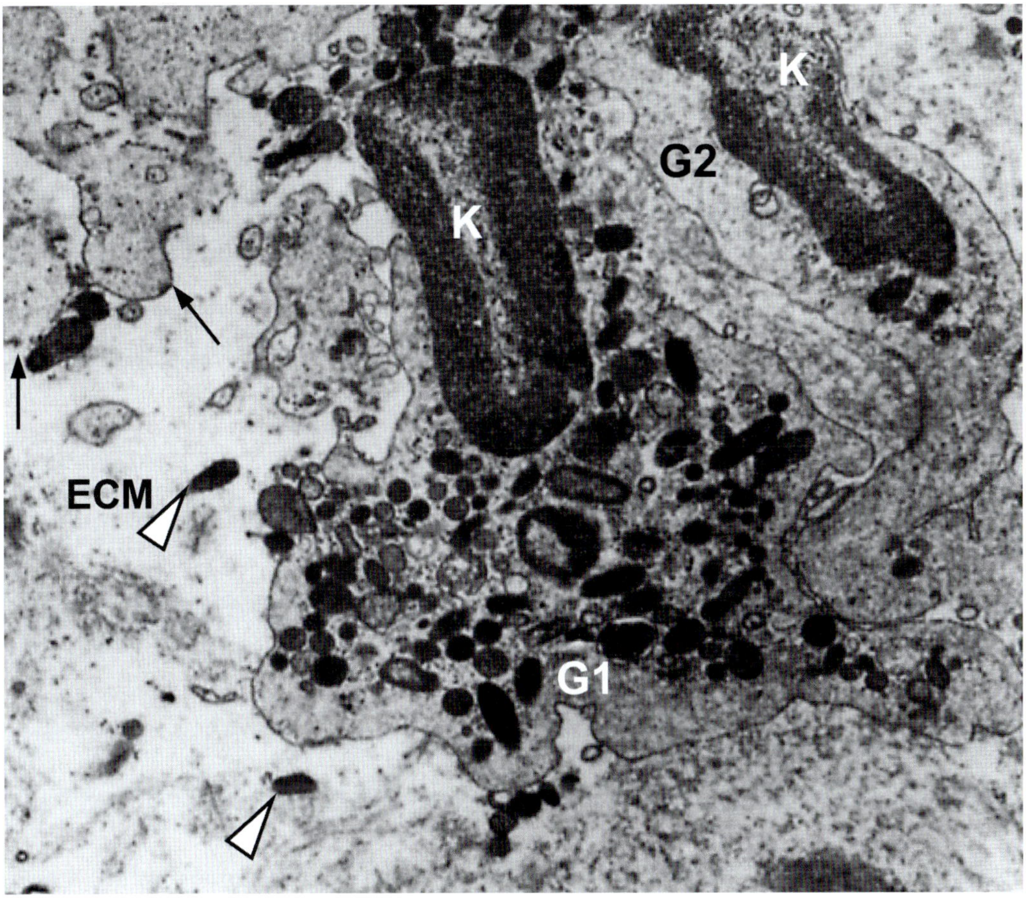

Abb. 34 Elektronenoptische Aufnahme zweier physiologisch lytischer neutrophiler Granulozyten (G1, G2) in der ECM. Diese ist um die Granulozyten ödematös aufgelockert (Stern). Pfeilköpfe weisen auf freigesetzte Granula, Pfeile auf Zellanschnitte, K Kern von G1, G2. (2000fache Vergr.)

Dies bedeutet, dass aktuell und situationsgerecht über den Zerfall von Leukozyten regelnd auf ein sich änderndes Milieu (Blutplasma, ECM) reagiert werden kann. Ziel ist, die Homöodynamik aufrechtzuerhalten. Alle biologisch-medizinischen Verfahren, vor allem sog. pflanzliche Immunmodulatoren (wie die Misteltherapie), regen die physiologische Leukozytolyse an (**Umstimmungstherapien**).

Tierexperimentelle Untersuchungen belegen, dass durch die physiologische Leukozytolyse auch das Hormon- und Nervensystem beeinflusst wird. Zum Beispiel hemmt das Zytokin TNF-α die somatomotorische Aktivität, wogegen das Hypothalamus-Hypophysen-Nebennierensystem („Stressschiene") durch Zytokine angeregt wird (Übersicht s. Müller 1997). **Als Eintrittsstelle für Zytokine in das ZNS wurden die zirkumventrikulären Organe ermittelt**, vor allem die Area postrema und das Organon vasculosum laminae terminalis (Übersicht s. Heine 2001b).

Die aus lytischen Neutrophilen ausgeschleuste DNS, Histone und andere Inhaltsstoffe (speziell Elastase) weben im Blutplasma feine Gespinste (**neutrophile extracellular traps, NETs**), die Bakterien und Viren abfangen und über Elastase unschädlich machen können. DNS im Plasma wirkt außerdem komplementaktivierend (Brinkmann et al. 2004). Da die physiologische Leukozytolyse auch bei pH-, rH-, Ober- und Grenzflächenveränderungen auftritt, ist sie auch von physikochemischen Faktoren bzw. Milieuänderungen abhängig.

1.4.18 Bioelektrische Phänomene

Obwohl bioelektrische Untersuchungsverfahren wie EKG, EEG, EMG usw. zum Standardrepertoire der klinischen und praktischen Medizin gehören, ist es dem vorwiegend unter biochemischen Aspekten ausgebildeten Arzt meist nicht bewusst, dass jede biochemische Reaktion einen biophysikalischen Hintergrund hat (Bergsmann 1994).

Als Folge der zivilisatorischen Entwicklung leben wir umgeben von elektromagnetischen Feldern verschiedenster Genese. Die Spannweite reicht von den natürlichen terrestrischen, meteorologischen und auch kosmischen Feldstärken bis hin zu Feldern, die durch Versorgungsleitungen, Elektrogeräte, verdrahtete und drahtlose Informationssysteme ausgelöst werden (Bergsmann 1994). Dabei reagiert unser Organismus auf ein Frequenzspektrum, das von weniger als einem Hertz bis zu mehr als 10^{18} Hertz reicht (Blanco 1977). Somit sind auch Resonanzen mit allen vorhandenen technischen Frequenzen möglich, wodurch der so genannte Elektrosmog eine ernstzunehmende Gesundheitsgefährdung darstellt. Dabei darf nicht übersehen werden, dass ein stärkeres Signal ein schwächeres in seinem Zeitverlauf mitnehmen kann (**Entrainment**). Falls der stärkere Phasenrhythmus aufgezwungen wird, kann der Ordnungszustand des betreffenden Systems sehr labil werden, bis hin zum Auftreten eines Adaptationssyndroms oder akuter pathologischer Zustände. Nordstrom et al. (1981) fanden bei Personal, das in 400 Kilovolt erzeugenden Elektrowerken arbeitete, 10 % Geburtsdefekte, in der Vergleichsgruppe bei geringerer Spannung waren es 2,1 % (Nordstrom et al. 1981, zit. nach Bergsmann 1994).

Konzept der biologisch geschlossenen elektrischen Kreisläufe (VICC).

Die von Nordenström (1985) gegebene Deutung elektrochemischer Zusammenhänge zwischen Kapillaren, ECM und Zelle ergänzt die biochemischen Reaktionsabläufe.

Während Arterien und Venen als Blutleiter zu und von den Geweben dienen, tritt erst im Bereich der Kapillaren der transendotheliale Stoffdurchtritt auf, wobei aktiver Transport, Filtration, Diffusion und Differenzen im kolloidosmotischen Druck die treibenden Kräfte sind. Daran ist das System geschlossener elektromagnetischer Kreisläufe (**Vascular-Interstitial Closed Electric Circuit (VICC) System**) mit elektrisch beeinflusstem Transport zwischen Blut und ECM maßgeblich beteiligt. VICC stellt ein den Blut- und Lymphkreislauf ergänzendes elektromagnetisches Zirkulationssystem dar (Abb. 53, S. 128). Da der elektrische Widerstand der Arterien- und Venenwände ca. 150–200-mal höher ist als der des Plasmas, des elektrisch leitenden Mediums im Blut, können bis auf Kapillaren die wandstärkeren Blutgefäße als isolierte elektrische Kabel betrachtet werden. Erst im Kapillarbereich fehlt die Isolierung.

Es bleibt zukünftigen Forschungen vorbehalten, zu untersuchen, ob es sich bei diesen elektrischen Kreisläufen nicht im Wesentlichen um magnetische Longitudinalwellen mit geringem elektrischem Feldanteil (Skalarwellen nach Tesla) handelt. (Heute noch bekannt ist der Tesla-Transformator, dessen Prinzip u. a. in der Medizin in der **Hochfrequenz-Wärme-Therapie** (Diathermie) angewandt wird.) Elektromagnetische Wellen sind dagegen Transversalwellen, die sich in alle Richtungen mit Lichtgeschwindigkeit ausbreiten. VICC arbeitet aber in gerichteten Gewebsstrukturen, wodurch sich Longitudinalwellen zur Informationsleitung besser eignen. Eine Analogie dazu ist die Ausbreitung von Schall durch longitudinale Stoßwellen, indem ein Luftmolekül ein anderes anstößt oder die aus dem Physikunterricht bekannten Kuntd'schen Staubfiguren: Wird an eine staubbedeckte Glasplatte eine angeschlagene Stimmgabel gehalten, kommt es zu einer Staubverteilung mit Verdichtungen und dazwischenliegenden Verringerungen.

Der Impuls der Skalarwellen breitet sich durch magnetische Wirbel (Potenzialwirbel, Wirbelströme) aus, ganz analog zu den aus der Strömungslehre bekannten (v. Buttlar und Meyl 2000). Transversal- und Longitudinalwellen können ineinander übergehen. Während der elektrische Anteil bei den Transversalwellen überwiegt, ist bei den Longitudinalwellen der magnetische Anteil höher. Dies spricht sehr für Skalarwellen im Gewebe.

Zwischen elektrischem und magnetischem Anteil des Feldes besteht für biologische Systeme insofern ein großer Unterschied, als der elektrische Feldanteil durch den Organismus stark gedämpft wird, somit nur in der obersten Hautschicht wirksam werden kann, wogegen der magnetische Feldanteil praktisch keine Dämpfung erfährt. Die magnetische Komponente ist daher die biologisch wirksamste (v. Klitzing 1996).

Die Tesla'sche Longitudinalwelle mit ihrer Ausbreitung über Wirbelströme (Skalarwelle) ist daher für elektromagnetische Wirkungen im Körper bestens geeignet. Zum Beispiel treten entlang myelinisierter Nerven in bestimmten Abschnitten kurze Myelinunterbrechungen (Ranvier'sche Schnürringe bzw. Knoten) auf, die als Relais für saltatorische elektrische Nervenleitungen gedeutet werden, aber aus Sicht der Skalarwellen ähnlich wie die Kundt'schen Klangfiguren Wellenknoten darstellen. Nerven wären danach Skalarwellenleiter (v. Buttlar und Meyl 2000). Meyl, der derzeit beste Kenner der Skalarwellen, vertritt die Auffassung:

„Das Prinzip der Grundregulation des Organismus und der Zell-Kommunikation funktioniert in gleicher Weise als Skalarwelle. Beobachtungen haben ergeben, dass sich zum Zwecke des Informationsaustauschs plötzlich Tunnelstrukturen bilden, die nach Durchleitung der Potentialwirbel wieder in sich zusammenbrechen. Das Tunnelinnere ist hochdielektisch und ein mehr oder weniger perfektes Vakuum, so dass keine Leitungsverluste auftreten.
Weiterhin ist der Tunnel hyperboloid strukturiert. Damit passt er sich exakt an die Hüllkurve der skalaren Stehwelle an, die ihn wie einen Hohlleiter durchläuft. Noch ungeklärt ist die Frage, ob die Welle dem Tunnel die Struktur vorgibt, oder ob umgekehrt der im Durchmesser schwankende Tunnel nur tolerierte Wirbel ausselektiert. Vermutlich werden beide Prinzipien eine Rolle spielen.
Natürlich muss die Grundregulation der Zellen zuerst existiert haben. Der Nervenleiter hat, wie wir sehen, dieselben Prinzipien übernommen. Er arbeitet lediglich stärker gerichtet und über größere Distanzen. Außerdem werden andere Frequenzen und Wellenlängen verwendet. Das ist allein schon notwendig, um Konflikte zwischen den Informationsträgern zu vermeiden.“ (v. Buttlar und Meyl 2000)

Die im Zitat genannten hyperbolen Tunnel in der ECM enthalten kein Vakuum, sie sind durch guest-host-Komplexierung für den gleichzeitigen Transport hydrophiler und hydrophober Substanzen in der ECM zuständig (s. S. 52).

VICC wird dann unphysiologisch aktiviert, wenn lokale anabole und katabole Prozesse in Wechselwirkung treten. Wird in einem entzündlich gestörten ECM-Bereich, z. B. einem Herd, katabole – bei einem Tumor dagegen anabole – Energie freigesetzt, kann das gebildete elektrochemische Potenzial zwischen Herd oder Tumor und dem umgebenden gesunden Gewebe gemessen werden (vgl. Abb. 53, S. 128). Dabei schwankt, ähnlich wie in der Elektroakupunktur nach Voll, das elektrische Potenzial von negativ über Null bis positiv und umgekehrt. Diese Potenzialdifferenzen weisen zeitabhängige Phasen auf (Abb. 53), wodurch sie nach Art von Ebbe und Flut dem gestörten Bezirk durch Zu- und Abstrom von Stoffwechselprodukten die nötige Stoffwechselversorgung sichern. Die dazu erforderliche Energie kommt dabei vom gestörten Gewebe selbst, da zwischen dem hypoxisch gestörten Bezirk und der oxygenierten Umgebung eine elektrochemische Potenzialdifferenz besteht. Die dadurch gebildete elektromotorische Kraft reicht aus, um VICC zu aktivieren.

Lokale biochemische Reaktionen können durch VICC-gesteuerte elektrochemische Gradienten modifiziert werden. VICC spielt daher eine große Rolle in der Aufrechterhaltung des „inneren Kreislaufs“ und stellt dessen elektromagnetische Komponente dar.

Elektrosmog.

Ein sich änderndes elektrisches Feld induziert stets ein daran gekoppeltes magnetisches Wechselfeld, dieses wiederum ein elektrisches Feld usw. Ein elektromagnetisches Feld entsteht immer dann, wenn zwischen zwei Punkten im Raum eine elektrische Energiedifferenz (Potenzialdifferenz) besteht. Der räumlich orientierte Energiezustand wird als Feld bezeichnet. Die elektrische Feldstärke (E) – sie lässt sich in Feld- oder Kraftlinien darstellen – wird in Volt pro Meter (V/m) gemessen. Sie beträgt an der Erdoberfläche je nach atmosphärischen Bedingungen zwischen 1 kV/m und 10 kV/m. Diesem Feld ist jeder, der sich im Freien aufhält, ausgesetzt (v. Klitzing 1996).

1

Bei sehr schnell wechselnden elektrischen Potenzialen entsteht eine elektromagnetische Welle, die sich mit Lichtgeschwindigkeit ausbreitet. Trifft die Welle auf einen Absorber, z. B. einen Menschen, geht die Energie der Welle nicht verloren, sie wird in einen anderen Zustand (überwiegend in Wärme) überführt. Dabei kann der elektrische Feldanteil fast nur an der Hautoberfläche wirksam werden, wogegen der magnetische Feldanteil praktisch keine Dämpfung erfährt. Der Mensch ist dabei als Antenne zu betrachten, wobei bei einer Größe von 180 cm **der Kopf 8- bis 12-mal mehr elektomagnetische Feldlinien auf sich zieht als dies am Boden der Fall ist** (Bergsmann 1994).

Die durch das magnetische Feld im Körper induzierten Wirbelströme sind frequenzabhängig und können durchaus eine thermische Wirkung haben. Bei technischen Geräten (z. B. Handy) wird die thermische Wirkung durch eine relativ geringe elektromagnetische Leistungsdichte von maximal 2 Watt umgangen. Damit das Mobilfunknetz trotzdem flächendeckend betrieben werden kann, ist eine Vielzahl von Basisstationen notwenig. (Für Deutschland werden 7000 Sendeanlagen mit Leistungen von je etwa 50 Watt geschätzt.) Es müssten daher zum Schutz der Bevölkerung vor Überwärmung, vor allem des Kopfes, Sicherheitsabstände eingehalten werden, was aber nicht geschieht. Als physiologische Richtschnur wird eine Temperaturerhöhung im menschlichen Körper um 1 Kelvin ($^{1}/_{273}$ °C) für tolerabel gehalten (v. Klitzing 1996). Die Energiefokussierung besonders am Kopf bleibt dabei unberücksichtigt, wobei hauptsächlich das Auge mit seiner fehlenden Temperaturregelung gefährdet zu sein scheint. Die von Computern ausgehende elektromagnetische Strahlung ist daraufhin bisher gar nicht untersucht worden. Dies zeigt die erheblichen Mängel einer rein technischen Bewertung möglicher biologischer Wirkungen.

Trotz vorliegender anerkannter wissenschaftlicher Erkenntnisse bleiben auch die nichtthermischen Effekte von statischen Magnetfeldern unberücksichtigt, da „ingenieurmäßig" bei letzteren keine Induktion (Wirkung eines Feldes auf ein anderes) auftritt und daher auch keine biologische Wirkung zu erwarten ist. Ein Magnetfeld hat aber als Ursache immer eine Ladungsbewegung zur Folge. Es verwundert daher nicht, dass **statische athermische Magnetfelder u. a. Einfluss auf die membranbildenden Lipidmoleküle, die Ionenkanäle in Membranen und auf die Melatoninsynthese** nehmen können (Übersicht s. v. Klitzing 1996). Ob auch ein Einfluss auf den Zirkadianrhythmus über die „Meisteruhr", den Nucleus suprachiasmaticus und die Uhrproteine besteht, ist bisher nicht bekannt, aber denkbar. Denn eine Langzeitexposition von sich periodisch ändernden magnetischen Feldern (z. B. im C-, D- und E-Netz des Mobilfunks, wie auch der üblichen Stromversorgung) kann eine Verschiebung körpereigener Rhythmen bewirken, die auch über längere Zeit erhalten bleiben kann (Übersicht s. Bergsmann 1994).

Das ZNS reagiert auf äußere und innere Magnetfelder mit Änderungen der die Nervenzellen und Axonen umhüllenden ECM, wodurch die neuronalen Bahnen und Kerne auf struktureller wie funktioneller Ebene beeinflusst werden. Besonders gut dokumentiert ist die Beeinflussung des limbischen Systems, der Formatio reticularis, des Nucleus coeruleus, der Retina, des Kleinhirns und des vegetativen Nervensystems (Semm 1992).

Als biologische Ordnungsparameter sind die Schumannwellen von großer Bedeutung. Diese Wellen entstehen durch Resonanz zwischen der Erdoberfläche und der Untergrenze der Ionosphäre (Heavysideschicht; Schumann 1954). Die Erdatmosphäre ist dabei der Resonanzkörper, der auf 8–10 Hz anspricht, d. h. dass bei allen elektrischen Entladungen rund um die Erde im Unterschied zu allen anderen Frequenzen sich nur Schwingungen im Bereich von 8 bis 10 Hz ungedämpft ausbreiten können (König 1981, Bergsmann 1994).

> Von besonderer Bedeutung ist dies für die Grundregulation im Gehirn, wo die Schumannfrequenz an der Hirnoberfläche und speziell im Hippocamus zu beobachten ist.

Der Hippocamus stellt eine phylogenetisch sehr alte Gehirnstruktur (Archipallium) dar, er verbindet die Riech- und Seheinflüsse mit dem limbischen System (Psyche und Gedächtnisleistungen) und den neokortikalen Feldern (O'Keefe und Nadel 1978).

Eine weitere bioenergetische Basisinformation stellt die magnetische Feldstärke der Erde (**Geomagnetwellen**) dar. Sie variiert zwischen 50 und

70 Mikro Tesla und greift modulierend in alle elektromagnetischen Felder ein (Bergsmann 1994). Dieses relativ schwache magnetische Feld wird durch Sonnenaktivitäten, lunare und kosmische Felder (Gezeiten!) sowie andere auf der Erde erzeugten Felder beeinflusst. Für Organismen hat das Erdmagnetfeld eine wichtige Funktion in der raum-zeitlichen Orientierung (Presman 1970, Bergsmann 1994).

Weitere periodische elektromagnetische Felder von großer biologischer Bedeutung entstehen durch atmosphärische Entladungen. Sie werden als **sferics** zusammengefasst. Sie beschreiben elektromagnetische Erscheinungen, die wie z. B. Wetterfronten oder Föhn die Befindlichkeit des Menschen beeinflussen. Sferics treten in extrem langwelligen Bereichen auf (< 0,3 Hz bis 300 kHz). Dazu gehört auch die Frequenz von 50 Hz der in Europa üblichen elektrischen Versorgungsleitungen. Ein weiteres Beispiel für derartige Effekte von sferics ist die Zunahme der Blut- und Serumviskosität (Gerinnungslabilität) bei gleichzeitiger Veränderung des Wasser-Elektrolyt-Quotienten im Blut (Cieslar 1994). Allerdings verzerren Entfernungen, Anordnung der Leiter zueinander, Bodenerhebungen, Gebäude u. a. m. die Feldstärke. Die Problematik von Feldbelastungen zeigt, dass sie keinen ätiologischen (ursächlichen) Faktor, sondern je nach Feldstärke einen Risikofaktor darstellt. **Damit ist das Problem Elektrosmog in die Adaptationssymptomatik und damit Stress einzureihen**, d. h. Elektrosmog kann nach Art eines Zweitschlags „das Fass zum Überlaufen" bringen.

1.4.19 Alternsprozesse in der Grundregulation

Altern ist weder eine Krankheit noch ein Indikator für unvermeidbares Siechtum. Im Verlauf der Evolution hat sich kein objektivierbarer Altersmechanismus entwickelt. Dagegen sind mehrere sich ergänzende Wege bekannt, die sich fördernd auf die Lebenslänge auswirken: Dazu gehört die anabole Achse Insulin, Wachstumshormon und sein peripherer Bote der insulinähnliche Wachstumsfaktor (IGF-1), geringere Körpertemperatur, Kalorienrestriktion (KR) und gleichbleibender Spiegel des Dehydroepiandrosteron (DHEA; die „Mutter" aller Steroidhormone; Roth et al. 2004).

Über die KR ist ein Weg zu den „Langlebigkeitsgenen" **SIRTs, Silencing Information Regulators** (NAD-abhängige Histon-Deacetylasen), gefunden worden (Couzin 2004). SIRT-Gene werden bei KR aktiviert, wobei das Redoxpaar NAD:NADH die nötigen Elektronen liefert. SIRT wird auch von **Resveratrol**, einer polyphenolischen Rotweinkomponente, aktiviert, d. h. das Molekül täuscht eine KR vor. SIRT-Proteine helfen den Zellen gegen Stress, Herzkrankheiten, Schlaganfall und Krebs. Wahrscheinlich schützen sie vor Vermehrung von Fettgewebe und erhöhen die Insulinsensitivität (Roth et al. 2004).

Mit zunehmendem Alter wird diesen Vorgängen durch die **replikative Seneszenz**, d. h. den Verlust der Zellteilungsfähigkeit, gegengesteuert. Bei jeder Mitose werden die an den Chromosomenendigungen liegenden **Telomeren** verkürzt. Ab einem individuellen Schwellenwert wird dann die Replikation der DNS und damit die Mitosefähigkeit der Zelle eingestellt (eine Ergänzung der Telomeren durch die Telomerase ist nur bei Gedächtnis-T Zellen und hämatopoietischen Stammzellen entwickelt). Unter den zahlreichen Agenzien, die die Telomeren schädigen können, sind dies vor allem Sauerstoffradikale („oxidativer Stress"). Durch den Telomerenverlust werden Gene aktiviert (**p53, $p21^{Waf}$, cyclinabhängige Kinaseninhibitoren**), deren Proteine ebenfalls die Zellteilung arretieren. Die Expression von p53 führt gleichzeitig zu einer Abnahme der Aktivität des Gens **bcl-2**, wodurch die **Apoptose** der betroffenen Zelle eingeleitet wird. Zusätzlich konnte bei **Progerie-Patienten** gezeigt werden, dass sie Negativmutanten für **Lamin** aufweisen. Dieses Protein stabilisiert die Zellkernmembran und ist damit an der Steuerung des genetischen Materials beteiligt (Übersichten Heine 2002, Kipling et al. 2004).

Thoma (1886) hatte bereits den Kern des Problems „Altern" getroffen, wenn er die Meinung vertritt: **„Der Mensch ist so alt wie seine Gefäße."** Gemeint ist hier die dem Menschen eigentümliche Skleroseanfälligkeit seines Herz-Kreislauf-Systems. Denn sämtliche Risikofaktoren, denen der Mensch ausgesetzt ist, schlagen sich in arteriosklerotischen und nekrotischen Veränderungen der Arterienwand nieder (Übersicht s. Heine 2005b). Der Mensch ist nämlich zu hoher geistig-psychischer Repräsentanz gelangt, ohne dass sein aus stammesgeschichtlicher Sicht primitiver

Kreislauf hätte Schritt halten können (Heine 2005b). Der natürliche Alterstod stellt sich als Herz-Kreislauf-Versagen aufgrund einer **„Physiosklerose“** (Bürger 1957) oder das Ende eines langen Adaptationsprozesses an Stressoren dar. Um Altern im gesundheitserhaltenden Sinne beeinflussen zu können, ist es notwendig, die multifaktoriellen Bedingungen des Alternsprozesses besser zu verstehen. Phänomene wie Immunseneszenz, replikative Seneszenz, oxidativer Stress und hormonelle Belastung der Stressschiene Hypothalamus-Hypophyse-Nebenniere stehen dabei im Vordergrund. Nur das System der Grundregulation erlaubt eine Zusammenschau dieser Teilaspekte und eröffnet damit gezielte Präventionsmöglichkeiten.

> Da alle Regelkreise das qualitative Moment des Zwecks haben, kommt es nicht so sehr darauf an, wie alt man wird, sondern wie man alt wird.

Von Ernährungswissenschaftlern (Kollath 1981, 1987; Anemüller 1939) wurde stets darauf hingewiesen, dass es für alte Menschen keine Diätvorschriften im Sinne einer Krankenkost geben könne. Heute ist gesichert, dass besonders Kalorienrestriktion zur Senkung von Hyperlipidämie, Bluthochdruck, Diabetes mellitus Typ II, Übergewicht, Depression (zusammengefasst unter dem Begriff „metabolisches Syndrom“) beiträgt und so den Alternsprozess verzögert (Campisi 2002, Kipling et al. 2004, Roth et al. 2004). Die mit zunehmendem Alter sich entwickelnden funktionellen Minderleistungen von Organen, strukturellen Involutionen und Störungen im Aufbau der ECM, wie verkürzte PGs aufgrund von Xylosetransferaseabnahme und Vermehrung von Kollagen (Anemüller 1993, Heine 2002, Cassel 1997), werden auf molekularer Ebene begleitet von:

- Verringerten Enzymaktivitäten (z. B. Enzyme von Verdauungssekreten, der PG/GAG-Bildung)
- Nachlassende Leistungskapazität des Leberparenchyms, mit verschlechterter Regulation der Blutlipide
- Gesteigerter Abnahme des Abwehrsystems, der Gerinnungs- und Agglutationsbereitschaft der Blutzellen und Thrombozyten
- Störung der mikrobiellen Zusammensetzung im Verdauungstrakt, einschließlich der Mundhöhle (mit der Gefahr der Absiedelung pathogener Keime in die Lunge)
- Zunehmenden Glukoseverwertungsstörungen mit der Folge eines Diabetes Typ II
- Nichtenzymatischer Glykosilierung aller Zuckerkomponenten in der ECM mit Abfangen von Endprodukten des Eiweiß- und Purinstoffwechsels („Verschlackung“)
- Verstärkung dieser Prozesse durch oxidativen Stress und Gewebsazidose

Die alternsbedingte Abnahme des **Stoffwechselumsatzes** führt zur Erhöhung der Körpertemperatur mit Appetitzunahme und Verstärkung der Physiosklerose der Arterien.

Gleichzeitig werden dabei dem Knochen Kalzium und andere Mineralien entzogen bis hin zur Osteoporose (Tab. 10). Der Knorpel wird aufgrund verkürzter PGs qualitativ und quantitativ vermindert bis hin zur Osteoarthritis (Arthrose), die Bandscheibendicke nimmt ab. In der die Eingeweide und Gefäße umgebenden sowie im Retroperitonealraum gelegenen ECM wird vermehrt Fettgewebe gebildet. Dabei hat das **viszerale Fettgewebe** regelnde endokrine Funktionen, da es verschiedene **Adipokine** bildet, u. a. Leptin, Resistin, Tumornekrosefaktor (TNF-α) und Plasminaktivator-Inhibitor-1. Diese Moleküle spielen eine wichtige Rolle in der Homöodynamik und falls sie nicht entsprechend geregelt (z. B. bei Fettleibigkeit) sind, stören sie den Insulinstoffwechsel und fördern das metabolische Syndrom und die Entwicklung von Arteriosklerose (Fukuhara et al. 2005).

Bei den **Sinnesorganen** ist ebenfalls eine alternsbedingte Funktionsminderung zu beobachten. Im **Auge** entwickelt sich durch Elastizitätsverlust der Linse die Altersweitsichtigkeit (**Presbyopie**), gleichzeitig nimmt die Akkomodationsfähigkeit ab. Weitere Probleme ergeben sich durch **Kataraktbildung** (Linsentrübung, „grauer Star“) und **Makuladegeneration**. Das **Gehör** ist vor allem durch **Presbyakusis** (Altersschwerhörigkeit durch Verlust des Hörens hoher Frequenzen) betroffen.

Verminderung der motorischen Aktivität und Erinnerungsverluste hängen eng mit dem verschlechterten Blutzustrom zum ZNS zusammen. Im **Gehirn** vermindern sich dadurch generell die Dendriten und Dendritenzweige der Nervenzellen und damit das wichtigste interzelluläre neuronale Informationssystem, die Synapsen.

Tab. 10 Formen der primären und der sekundären Osteoporose (nach R. Ziegler 2001).

Osteoporose-Typ	Formen
Primäre Osteoporose	• Postmenopausal Typ I (trabekuläre Knochen betroffen: Wirbelfraktur) • Postmenopausal Typ II (senile Osteoporose, auch kompakter Knochen betroffen: Schenkelhalsfraktur) • Beim erwachsenen Mann
Sekundäre Osteoporose	1. Endokrinologisch verursachte Osteoporose • Sexualhormonmangel • Glucocortcoidexzess (endogen, exogen) • Hyperthyreose • Hyperparathyreoidismus 2. Im Rahmen komplexer Osteopathien • Gastroenterologische Ursachen (Malnutrition, z. B. Anorexie, Malabsorption, Malassimilation) • Besondere Formen der renalen Osteopathie 3. Im Rahmen neoplastischer Erkrankungen (Beispiele) • Multiples Myelom • Mastozytose • Myeloproliferative Erkrankungen 4. Entzündungen (Beispiele) • Chronische Polyarthritis • Entzündliche Darmerkrankungen 5. Im Rahmen hereditärer Erkrankungen (Beispiele) • Osteogenesis imperfecta • Andere Kollagenkrankheiten 6. Reduktion der statischen Kräfte am Knochen (Beispiele) • Immobilisation • Schwerelosigkeit

In den paarigen **Basalganglien** des Endhirns (Telencephalon), den großen vermittelnden Kerngebieten zwischen allen zum Gehirn auf- und absteigenden Bahnen, werden weniger Neurotransmitter gebildet, die Neurotransmitterrezeptoren der postsynaptischen Membran sind in den Synapsen vermindert. Im **Hippocampus** verschwinden mit den cholinergen Fasern damit wichtige Leiter der Verknüpfung von Lern-, Gedächtnis- und Verhaltensfunktionen. Aufgrund der gestörten Stoffwechselverhältnisse treten in der weißen Substanz (myelinisierte Nervenfasern) des Gehirns Amyloid-beta-Plaques auf, die, wenn sie ein bestimmtes individuelles Ausmaß überschreiten, zur Alzheimer-Demenz führen.

Im **Hormonhaushalt** zeigt die alternsbedingte Abnahme des Melatoninplasmaspiegels, dass externe Reize wie Temperatur, Licht, Antigene, klimatische Bedingungen und elektromagnetische Felder nicht mehr ausreichend mit internen Reizen (Schlaf-Wach-Rhythmus, psychogene Reize, Keimdrüsenentwicklung und -funktion) abgestimmt werden können (Fontenot und Levine 1995). Dazu passt, dass auch der DHEA-Plasmaspiegel absinkt. Dadurch treten auch Veränderungen in den reproduktiven Organen auf. Beim Mann sinkt die **Testosteronbildung** ab, wodurch die Entwicklung einer benignen Prostatahyperplasie begünstigt wird, mit der Gefahr zur Weiterbildung eines Prostatakarzinoms. Bei der Frau führt die abnehmende Funktion der **Hypothalamus-Hypophysen-Gonaden-Achse** schließlich zur **Menopause**. Damit ist eine Abnahme von Gonadrotropin verbunden (es handelt sich um drei Hypophysenvorderlappenhormone: **FSH** follikelstimulierendes Hormon, **LH** Luteinisierungshormon, **LTH**-Prolaktin, Luteotropes Hormon). Nimmt mit der Menopause Gonadotropin ab, wird auch Östrogen vermindert, dadurch erhöht sich die Gefahr für Brust-, Ovarial- und Uteruskarzinom (Evans und Clarke-Pearson 1997).

Knochenverlust im Alter (Osteoporose). Der alternsbedingte Verlust des Knochens an anorganischen Elementen mit Verminderung der Knochendichte und der statischen Funktionen geht langsam vor sich. Erst eine plötzliche Fraktur der Hüfte, des Handgelenks oder eines Wirbels ist häufig der erste Hinweis, dass ein osteoporotischer Prozess abläuft. Ein Fünftel der über 50-Jährigen sterben ein Jahr nach einer Hüftfraktur, andere müssen häufig in Pflegeheimen untergebracht werden. Kalziumverlust des Knochens im Alter ist eine allgemeine Erscheinung, weil die Knochenmasse von den Sexualhormonen abhängt. Mit dem 30. Lebensjahr hat die Knochenmasse ihren Höhepunkt erreicht und nimmt nun wieder ab, wobei der trabekuläre Knochenanteil stärker betroffen ist als die dichte, äußere Kompakta („Knochenrinde"; Meier 1997).

Es ist lange bekannt, dass Östrogenmangel bei der Frau mit Eintritt der Menopause den Knochenabbau beschleunigt. 80 % aller Osteoporosepatienten sind daher Frauen (Ziegler 2001, Marx 2004). Zeitlich tritt zunächst um das 60. Lebensjahr die Osteoporose Typ I auf, die vorwiegend den trabekulären Knochen betrifft. Später, um das 75. Lebensjahr, kommen dann Kompaktaschäden dazu (Osteoporose Typ II).

> Der Unterschied zwischen Typ-I- und Typ-II-Osteoporose liegt darin, dass Typ I zytokinbedingt (TNF-α, IL-6) und parathormonunabhängig ist, wogegen bei Typ II die Osteolyse durch sekundären Hyperparathyroidismus gekennzeichnet ist (Ziegler 2001).

Beim Typ I bedingt der Östrogenmangel Kalziumfreisetzung ins Blut, wobei das **Parathormon (PTH)** der Nebenschilddrüsen als Regler des Kalziumstoffwechsels gedämpft wird. Es kommt zu verstärkter Kalziurie und verminderter Kalziumresorption aus dem Darm. Hormonersatztherapien sind zweischneidig, da sie abhängig vom Östrogenrezeptorstatus mit der Gefahr der Entwicklung von Brustkrebs und Herz-Kreislauf-Erkrankungen einhergehen können. Eine Verbesserung haben **Bisphosphonate** gebracht, die das Frakturrisiko um 50 % senken können (Marx 2004).

Um das 70. Lebensjahr macht sich bei der osteoporotischen Frau allmählich ein **Vitamin-D-** (Calziferol-) **Mangel** bemerkbar, meist aufgrund falscher Ernährung und bei Gehbeschwerden wegen zu wenig UV-Strahlung aus Sonnenlicht. Vitamin-D-Mangel führt zu verminderter Kalziumresorption aus dem Darm, damit sinkt die Kalziumplasmakonzentration schließlich soweit ab, dass sich reaktiv ein **sekundärer Hyperparathyroidismus** etabliert mit weiterer Mobilisierung von Kalzium aus dem Skelett. Therapeutisch sind daher Kalzium und Vitamin D zu substituieren (Ziegler 2001). In der **biologischen Medizin** war es schon immer bekannt, dass die Knochenmasse proportional zur Muskelmasse ist. Körperliche Betätigung im Freien und laktovegetabile Kost können prophylaktisch, aber auch therapeutisch dem Osteoporoseprozess entgegen wirken. Auch Homöopathie mit Symphytum und Silicea leistet gute Dienste.

> Hohe Eiweiß-, Zucker- und Salzaufnahme, Genuss von Kaffee und mit Kohlensäure versetzte Getränke fördern den Knochenabbau. Breitbandantibiotika vermindern u. a. die für die Osteosynthese wichtige Vitamin-K-Bildung. Glukokortikoide beeinträchtigen nicht nur die Kalziumabsorption aus dem Darm, sondern unterdrücken auch die Osteoblastenreifung. Bei untergewichtigen Personen wird die Östrogensynthese vermindert und der Knochenabbau beschleunigt. Rauchen begünstigt die Osteoporose, weil Nikotin die Östrogenproduktion unterdrückt und die Kohlendioxidausscheidung über die Lungen beeinträchtigt. Der erhöhte Kohlensäuregehalt im Blut entzieht dem Knochen zusätzlich Kalzium (Meier 1997).

Die **Osteoporose beim Mann** entwickelt sich später als bei der Frau und ist der Osteoporose Typ II vergleichbar. Entwickelt sich beim Mann ein **Testosteronmangel,** ist die Knochenpathophysiologie identisch zum postmenopausalen Östrogenmangel (Ziegler 2001).

In diesem Zusammenhang zeigt PTH einen bedeutsamen Effekt: Wird es kontinuierlich in die Blutbahn abgegeben, wie beim Hyperparathyreoidismus, werden die knochenabbauenden Zellen (**Osteoklasten**) aktiviert, wird es jedoch therapeutisch intermitterend appliziert, stärkt es die knochenaufbauenden Zellen (**Osteoblasten**) durch Erhöhung des insulinähnlichen Wachstumsfaktors 1 (IFN-1). Derzeit ist bereits ein 34 Aminosäuren langes Fragment von PTH (Terapatid) im Einsatz, das wie Insulin täglich gespritzt werden muss (Übersicht s. Marx 2004).

Osteoblasten und Osteoklasten beeinflussen sich gegenseitig. Osteoblasten und ihre Vorläufer bilden das **Zytokin RANK** (Rezeptoraktivator von NF-kB Ligand, nukleärer Faktor kappa B). **RANK bindet an RANKL**, den RANK-Rezeptor, der auf der Oberfläche unreifer Osteoklasten exprimiert ist und bei RANK-Bindung aktiviert wird. **Postmenopausale Frauen bilden mehr RANKL als Frauen vor oder in der Menopause.** Allerdings bilden Osteoblasten auch einen eigenen RANKL-Inhibitor, das **Osteoprotegerin** (OPG). Östrogen steigert die Bildung von OPG, wodurch die Osteoklastenbildung den jeweiligen Verhältnissen angepasst werden kann. Östrogenmangel fördert dagegen die Osteoklastenbildung und zusätzlich auch die Bildung von IL-1, IL-6 sowie den makrophagenkoloniestimulierenden Faktor. Diese Zytokine erhöhen die RANKL-Bildung und damit die Osteoklastenbildung.

Derzeit wird nach selektiven Östrogenrezeptormodulatoren (**SERMs**) gesucht, die die Östrogenwirkungen ohne gravierende Nebenwirkungen nachahmen können. Ein derartiges Präparat ist Raloxifen (Evista; Marx 2004). Ob sich Pflanzenöstrogene zur Hormonersatztherapie eignen, ist bisher nicht eindeutig beantwortet.

Oxidativer Stress. Mit der alternsbedingten Belastung der Hypothalamus-Hypophysen-Nebennieren-Achse und der zunehmenden Verschlackung der ECM ändert sich auch der Zellstoffwechsel mit vermehrter Bildung von Sauerstoffradikalen im Intra- und Extrazellulärraum.

Um sich vor oxidativem Stress schützen zu können, besitzen Zellen ein antioxidatives Netzwerk. Dazu gehören als „Fundament" NAD(P)H und Glutathion, Superoxiddismutase, Peroxidase und Katalase. Zusätzlich enthält die Zelle organische Substanzen wie Tocopherol (Vitamin E), β-Carotin (Vitamin A) und Ubiquinon, die ebenfalls überschüssige Sauerstoffradikale sowie Schwermetalle und andere Toxine binden und entgiften können.

> Dabei lässt sich eine Hierarchie in der Radikalenneutralisation erkennen: Vitamin E überträgt Wasserstoff auf radikalisierte Enzyme im Zellplasma. Das dabei entstehende Vitamin-E-Radikal wird dann durch Vitamin C in seine nichtradikalische Form zurückgeführt. Dabei wird Vitamin C radikalisiert, das durch sulfhydryl-(SH-)gruppenhaltige Thiole, vor allem Glutathion, reduziert wird. Den Kreis schließt NAD(P)H, das die für all diese Reaktionsschritte notwendigen Elektronen liefert, vor allem auch für die radikalbildenden Schritte der mitochondrialen Atmungskette.

Im Alternsprozess nehmen die „Radikalenfänger" ab, entsprechend der oxidative Stress zu.

Nichtenzymatische Glykosilierung. Die im Alter vermehrt auftretende Hyperglykämie wird durch zunehmende Hemmung des Glukosetransportes in die Zelle verursacht und betrifft fast 75 % aller alten Menschen (ab dem 70. Lebensjahr; Baker und Martin 1997). Durch Hyperglykämie werden ECM und Zellen über mehrere Mechanismen geschädigt. Dabei ist freie Glukose das gefährlichste Molekül, das, wenn es nicht sofort durch Insulin verstoffwechselt wird, an alle Zuckerstrukturen der ECM ohne enzymatische Katalyse binden kann. Nach Wasseraustritt aus den glykosilierten Karbohydraten (Amadori-Produkte) entstehen unlösliche langlebige Produkte **AGEs (Advanced Glycation Endproducts)** in der ECM und auf Zellen (Cerami et al. 1987). Peroxidation durch Sauerstoffradikale kann die AGEs zusätzlich polymerisieren und „härten" (**Abb. 35**) (Heine 2002). Diese „Stoffwechselleichen" stören den inneren Kreislauf erheblich. AGE-Bildung im Alter führt u. a. auch zur Verbreiterung der kapillaren Basalmembran um ca. die Hälfte, wodurch eine permanente Mangelver- und entsorgung von Zellen und der ECM erfolgt mit Entwicklung einer Gewebsazidose. Durch AGE-Bildung und radikale Sauerstoffspezies (ROS) werden u. a. periphere Nerven in ihrer Funktion gestört bis hin zur axonalen Atrophie, woraus sich u. a. das Bild der diabetischen Neuropathie entwickelt (Minaker und Morrow 1997).

Intra- wie extrazellulär kommt es dabei durch ROS auch zur **Glukose-Autooxidation.** Dabei entstehen hochreaktive Hydroxylradikale, die die Bildung von AGEs forcieren und zur Peroxidation von Membranlipiden und zu oxidativen Schäden an der DNS führen können. Schon bei einem nicht behandlungspflichtigen Typ-II-Diabetes wird bereits in den Zellen über einen alternativen Glukoseabbauweg Glukose durch Aldosereduktase vermehrt zu Sorbitol reduziert. Dieser Prozess verbraucht Reduktionsäquivalente (Elektronen), die dann für die Detoxifizierung freier Radikale fehlen. Dadurch wird wiederum der oxidative Stress vermehrt (Heine 2002).

Praktisch alle Patienten mit Typ-II-Diabetes haben Insulinverwertungsstörungen. Diese entwickeln sich bereits 10 bis 20 Jahre vor der Diagnose. Individuen, deren Eltern bereits einen Typ-II-Diabetes entwickelt hatten, sind eher betroffen.

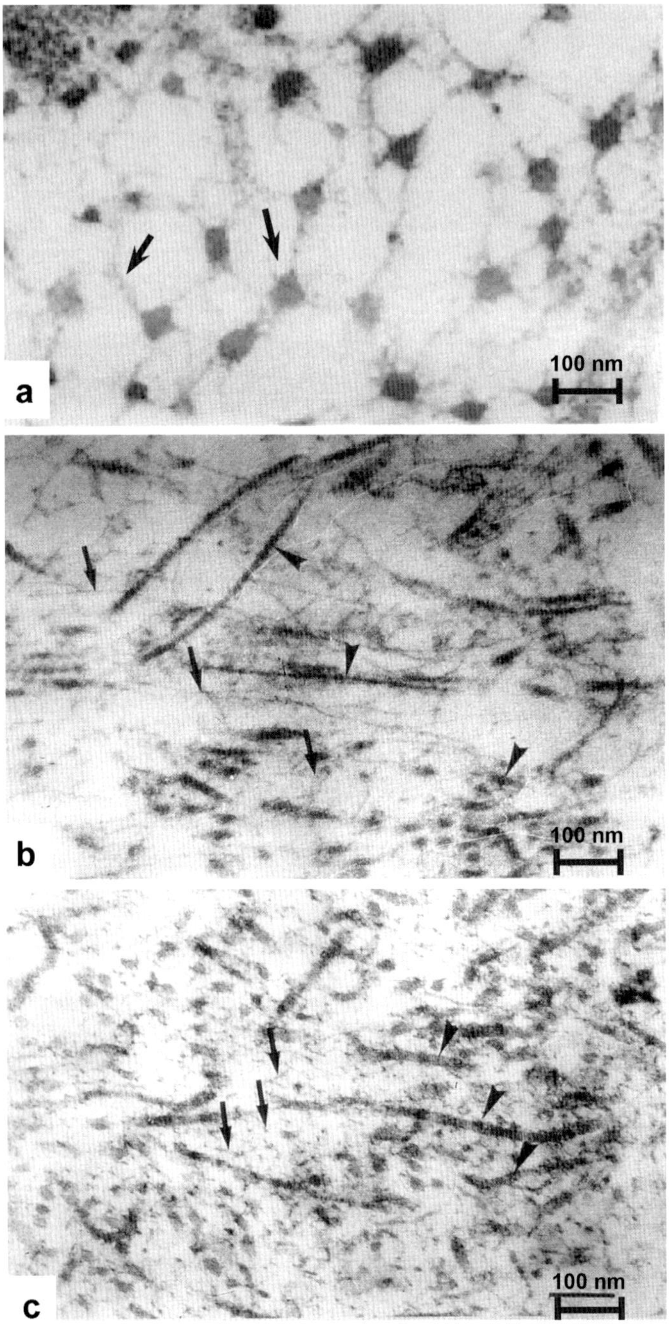

Abb. 35 Ultrastrukturelle Veränderungen der subepidermalen ECM im Alter. Schwermetall (Rutheniumrot) Kontrastierung der Zuckerkomponenten in der ECM.

- a 3 Jahre altes Kind. Klare Netzstruktur der globulär erscheinenden Proteoglykane (Pfeil) und der sie verbindenden feinen Stränge aus Hyaluronsäure.
- b 63 Jahre alte gesunde Frau. Kollagenzunahme (Pfeilköpfe) und Abnahme sowie Verfeinerung des Proteoglykan/Glykosaminoglykan-(PG/GAGs-)Netzes.
- c 63 Jahre alte Frau mit metabolischem Syndrom. Neben „verwaschenen" Kollagenfibrillen (Pfeilköpfe) finden sich überall im PG/GAG-Netz feine Niederschläge (Pfeile), die durch nichtenzymatische Glykosilierung bei Glukoseverwertungsstörungen und Peroxidation durch Sauerstoffradikale entstehen („advanced glycation endproducts").

Die vom viszeralen Fettgewebe gebildeten **Adipokine** modulieren die Insulinproduktion in den beta-Zellen des Pankreas. Werden Adipokine bei Übergewicht vermehrt gebildet, stören sie die Insulinbildung in den Mitochondrien der beta-Zellen. Dazu kommt, dass bei älteren Menschen Störungen in der **mitochondrialen DNS** (MtDNS) auftreten, wodurch die Insulinbildung zusätzlich gefährdet wird. Allerdings gibt es übergewichtige Ältere ohne nachweisbaren Diabetes Typ II, das bedeutet, dass die insulinproduzierenden beta-Zellen des Pankreas sich auch in bestimmtem Umfang an den vermehrten Insulinbedarf Übergewichtiger anpassen können. Zahlreiche Studien belegen, dass bei Patienten mit Diabetes Typ II die beta-Zellen im Pankreas Glukose nicht adäquat verwerten können und daher auch nicht ausreichend Insulin bilden können (Lowell und Shulman 2005).

1.4.20 Immunologie der alternden Grundregulation

Die auch bei gesunden Alten (definert nach dem SENIEUR-Protokoll; Ibs und Rink 2001) zur latenten Gewebsazidose neigende Grundregulation ist durch einen, wenn auch zunächst geringen oxidativen Stress gekennzeichnet. Zwar ist das Gleichgewicht der Pufferkapazitäten noch erhalten, die Pufferreserven sind aber bereits angegriffen (Diemer 1999). Etwa 50 % der Gesamtpufferkapazität des Körpers sind in der ECM als Bicarbonat- und Proteinpuffer lokalisiert (Silbernagel und Despopoulos 2003).

Die gealterte ECM ist latent azidotisch. Dies wirkt sich störend auf die PG/GAG-Siliciumkomplexe und deren Halbleitereigenschaften aus, so dass das Gleichgewicht zwischen entzündungshemmenden (TGF-β, IL-4, IL-10) und proinflammatorischen Zytokinen (TNF-α, IL-1, IL-6) zugunsten letzterer verschoben wird (vgl. **Abb. 9**, S. 26). Dazu gehören auch die bei oxidativem Stress aus Zellmembranen generierten Prostaglandine, Leukotriene und oxidierte Membranphospholipide.

Im Alter wird von Makrophagen/Monozyten u. a.vermehrt Prostaglandin E2 (PGE2) gebildet. Als Gegenspieler des Sympathikus kontrolliert PGE2 die myeloischen Zellvorstufen im Knochenmark, da es hemmend auf entsprechende koloniestimulierende Faktoren wirkt. **Eine alternsbedingte Zunahme von PGE2 bei gleichzeitiger Abnahme der Sympathikusaktivität führt daher zu einer allmählichen Drosselung des blutzellbildenden Knochenmarks.** PGE2 ist gleichzeitig ein

Tab. 11 Altersveränderungen immunkompetenter Zellen und Zytokine (nach Heine 2002).

	Abnahme	Zunahme
T-Lymphozyten	• Zahl reaktiver T-Zellen • Zahl der auf Mitogene reagierenden Zellen • Teilungsbereitschaft • Expression frühreagierender Gene • Sensibilität gegenüber aktivierenden Signaltransduktionen • Zielerkennung zytotoxischer T-Zellen • T-Helferzellen	• Zahl der „Gedächtnis"-T-Zellen • Unterstützung der Produktion unspezifischer Antikörper
B-Lymphozyten	• Fähigkeit zur Bildung von B-Zell-Klonen • Vorstufen im Knochenmark • Produktion spezifischer Antikörper	• Monoklonale Gammopathien • Autoimmunerkrankungen
Unspezifisches Immunsystem		Neutrophile, Basophile, NK-Zellen (Makrophagen/Monozyten und Eosinophile bleiben gleich)
Zytokine/löslicher Zytokinrezeptor	• Interleukin-2 • Interleukin-2-Rezeptor • Interferon-α und -γ	• Interleukin-1, -4, -6, -10 • Tumornekrosefaktor-α

Inhibitor der T-Zellproliferation (Tab. 11). T-Zellen von über 70-Jährigen sind erheblich empfindlicher gegenüber PGE2 als die von Jüngeren. Bei Älteren ist auch die Apoptose der T-Helferzellen erhöht (Burns und Goodwin 1997).

Bedeutsam ist, dass die Zellen des **angeborenen, unspezifischen Immunsystems** (Makrophagen/Monozyten; natürliche Killerzellen (NKs); Neutro-, Eosino- und Basophile) im Alter nicht abnehmen, im Unterschied zu den Zellen des **erworbenen, adaptiven Immunsystems** (T- und B-Lymphozyten). Neutro- und Basophile sowie NK-Zellen nehmen im Alter sogar zu (Pawelec et al. 1995, Burns und Goodwin 1997, Heine 2002).

Neben der PGE2-bedingten Abnahme der T-Zellen geht auch das für Abwehrzellen mitogene IL-2 im Alter zurück ebenso wie die IL-2 Rezeptoren auf Immunzellen. Die Zahl der Gedächtnis(memory)-T-Zellen steigt dagegen im Alter an (Tab. 11). Dies ist, worauf bereits hingewiesen wurde, auf den Erhalt ihrer Telomerase zurückzuführen. Die gealterten Gedächtnis-T-Zellen fördern die Bildung unspezifischer Antikörper. Durch altersbedingt verminderte Expression des CD40-Rezeptors auf T-Lymphozyten wird zusätzlich deren Helferfunktion für B-Zellen und die Aktivierung der Makrophagen eingeschränkt (Ibs und Rink 2001). Die Bildung von B-Zellen im Knochenmark nimmt ab, ihre Lebensdauer jedoch zu, so dass ihre Zahl relativ gleich bleibt. Gealterte B-Lymphozyten bilden häufig Paraproteine ohne Antikörperfunktion, woraus sich sog. **monoklonale Gammopathien** entwickeln. Diese fördern Infektionen, Autoimmunerkrankungen und Tumorenbildung (Burns und Goodwin 1997, Ibs und Rink 2001).

Grippeschutzimpfungen bei Älteren (über 65-Jährigen) treffen auf ein gealtertes Immunsystem und Gammopathien. Ein Vorteil dieser Impfung für Ältere hat sich nicht nachweisen lassen. Bei über 65-Jährigen ist in den USA seit Einführung der Grippeschutzimpfung die Zahl der Todesfälle durch Grippe kontinuierlich auf derzeit ca. 40 000 pro Jahr angestiegen (Cohen 2005). Es wäre zu diskutieren, ob die Grippeschutzimpfung die deletären Wirkungen der Gammopathien forciert.

Die Zunahme der neutrophilen Granulozyten im Alter scheint auf verzögerte Apoptose und weniger auf ihre Bildung im Knochenmark zurückzuführen zu sein. Allerdings sind ihre Phagozytosefähigkeit, das intrazelluläre Abtöten von Mikroben sowie ihre Chemotaxis und Degranulationsfähigkeit gestört (Ibs und Rink 2001). Ob auch eine Abnahme der Fähigkeit zur physiologischen Leukozytolyse vorliegt, ist nicht untersucht, aber denkbar.

Auch die NK-Zellen unterliegen der Immunseneszenz. Ihre Abwehrfunktion gegenüber virusbefallenen und entarteten Zellen erlahmt. Ihre höhere Zahl im Alter ist offenbar auch auf verzögerte Apoptose zurückzuführen, da ihre Proliferation durch vermindertes IL-2 und die geringe Anzahl von IL-2-Rezeptoren erniedrigt ist (Pawelec et al. 1995).

Auffällig ist, dass Makrophagen/Monozyten und Mastzellen/Basophile mit der alternsbedingten Abnahme der Sympathikusaktivität sozusagen im Ausgleich dafür ihre zellaktivierenden α_1-Adrenozeptoren erhöhen, d. h. sie können mit weniger Adrenalin-Noradrenalin auskommen (Elenkov et al. 2000). Dadurch können sie ihre wichtigen Funktionen im Immunsystem und der Grundregulation aufrechterhalten. Nach Frick (1994) nehmen die Basophilen bei alten Menschen um ca. 50 % zu. Da zusätzlich deren α_1-Adrenozeptoren erhöht sind, werden aus Mastzellen u. a. vermehrt Wachstumsfaktoren (z. B. TGF-β) freigesetzt. Dadurch wird eine gewisse Kompensation der abnehmenden anabolen Hormonachse aus hypophysärem Wachstumshormon (GH) und von dessen peripherem geweblichem Funktionsvermittler, dem insulinähnlichen Wachstumsfaktor-1 (**GH-IGF-1 Achse**), erreicht (Vance 2003).

Mit der latenten Gewebsazidose schleichen sich auch Unstimmigkeiten im mukosaassoziierten lymphatischen System (MALT) der Schleimhäute und in der Darmflora ein. Schrittmacher ist dabei die verminderte IgA-Synthese (schleimhautbedeckendes Immunglobulin) durch B-Lymphozyten. Dadurch können vermehrt antigene Substanzen und Keime in die Schleimhäute eindringen und so zur erhöhten Infektionsanfälligkeit alter Menschen beitragen (Heine 2002).

Aus den alternsbedingten Veränderungen der Grundregulation, der ECM und des Immunsystems folgt, dass Altern einen proinflammatorischen Prozess darstellt (Heine 2002).

1.4.21 Anti-Aging-Maßnahmen

Wichtigste Maßnahme ist die Vermeidung einer latenten Gewebsazidose durch Kalorienrestriktion. Am günstigten ist eine überwiegend pflanzliche Ernährung mit ihrem hohen Reduktionspotenzial, Nährstoff- und Ballaststoffanteil. Hochkalorische Nahrungsmittel mit ihrem hohen Anteil an Weißmehl und Weißzucker, aber auch zu viel tierisches Eiweiß müssen vermieden werden. Ansonsten werden die Zunahme des viszeralen Fettgewebes, des oxidativen Stresses, die Erhöhung der Körpertemperatur und die Entwicklung eines metabolischen Syndroms gefördert. Wichtig ist außerdem körperliche Aktivität im Freien zur Osteoporoseprophylaxe (Schmiedel et al. 2001, Heine 2005a).

Eine Therapie im engeren Sinne muss die Substitution der sich erschöpfenden Puffersysteme, speziell des Bikarbonatpuffers, durch Zufuhr basischer Valenzen berücksichtigen (Heine 2005a). Um den oxidativen Stress abzubauen, müssen nach den **Regeln der Orthomolekularen Medizin** Spurenelemente, Vitamine und Mineralstoffe zugeführt werden. Damit kann auch der Bedarf an Nährstoffdichte gesichert werden, der im Alter proportional zum verringerten Energiebedarf zunimmt (Heine 2002).

Neben einer latenten Gewebsazidose ist es die meist überkalorische Ernährung („zu viel und falsch"), die beim alten Menschen zu Störungen der Atmung, der Darm- und Nierenfunktion sowie psychischen Belastungen („Altersdepression") führt. Die zusätzlich überwiegend sitzende Lebensweise bedingt eine zu flache Atmung, wodurch der Gasaustausch zusätzlich behindert und Herz-Kreislauf-Erkrankungen gefördert werden. Durch langes Sitzen und flache Atmung wird außerdem die Darmperistaltik verzögert und die Darmpassagezeit verlängert. Folgen sind Störungen der Verdauung und der Darmflora. Die Nierenfunktion wird häufig durch unzureichende Flüssigkeitszufuhr behindert: Es sollten 2 Liter Flüssigkeit pro Tag getrunken werden (Füsgen et al. 2000).

Durch die genannten Komponenten wird schon in jungen Jahren die Entwicklung typischer Zivilisationskrankheiten gefördert, die beim älteren Menschen häufig in ein **metabolisches Syndrom** (Hyperlipidämie, Hypertonie, Diabetes Typ II, Depression) einmünden und von Herzinfarkt, Autoimmunerkrankungen, Arthrose, Migräne und Tinnitus begleitet werden können (Heine 2002).

Übersicht

Wissenschaftliche Grundlage der biologischen Medizin ist das System der Grundregulation. Darunter versteht man den funktionellen Zusammenhang zwischen Endstrombahn, Grundsubstanz (extrazelluläre Matrix, ECM) und Zellen. Da im Molekularsieb der ECM die vegetativen Nervenfasern ihre Endausbreitung haben, ist die ECM an das Zentralnervensystem (ZNS) angeschlossen und über die Endstrombahn an das Endokrinium. Im Hypothalamus sind beide Systeme miteinander verbunden und dort auch an das Zentrum für den Zirkadianrhythmus angeschlossen. Dadurch werden alle Veränderungen in der ECM zentral registriert und über vegetative Nervenfasern mit situationsgerechtem Umbau der ECM beantwortet. In der Grundregulation laufen daher Soma und Psyche zusammen. Die in der ECM patroullierenden Abwehrzellen sind Wächter der Grundregulation insbesondere über ihr Zytokinnetzwerk, das den Auf- und Abbau der ECM-Komponenten kontrolliert.

Die ECM besteht aus vernetzten Zuckerpolymeren, die teils an ein Proteinrückgrat gebunden sind (Proteoglykane, PGs), teils keine Proteinbindung zeigen (Glykosaminoglykane, GAGs). Dazu kommen Strukturglykoproteine (Kollagen, Elastin), die für Stabilität in der ECM sorgen sowie Vernetzungsglykoproteine, die koordinierende Aufgaben zwischen den ECM-Komponenten übernehmen. Deren Synthese erfolgt durch Abkömmlinge der embryonalen Mesenchymzelle (Stammzelle der ECM) wie Fibroblasten, Osteoblasten, Chondroblasten und Myoblasten. Im ZNS erfolgt die ECM-Synthese durch Astrozyten, die zwar kein Kollagen und Elastin, aber das funktionsähnliche PG Appican bilden können, das eine große Rolle in der Entstehung der Alzheimer-Demenz spielt.

Die PG/GAGs haben Wasserbindungs- und Ionenaustauscherfähigkeiten. Aufgrund ihrer Fähigkeit, Kieselsäure zu binden, erhält die ECM Funktionen einer Nanokompositenmembran. Derartige Membranen lassen große und kleine Moleküle gleichzeitig passieren. In der ECM begünstigt dies die Bildung hyperboler Tunnel im oberen Nanometerbereich, die gleichzeitig auch hydrophobe und hydrophile Substanzen transportieren können. Da Silicium Halbleitereigenschaften hat, bekommt die ECM auch die Fähigkeit zum Radikalenfang.
Durch lebensbegleitende Risikofaktoren („Stress") und bei zunehmendem Alter „verschlackt" die ECM. Daran sind im Wesentlichen zwei Komponenten beteiligt: zunehmender Glukoseüberschuss in der ECM aufgrund von Insulinmangel und zunehmender oxidativer Stress durch alternsbedingte Synthesestörungen in den Zellen. Überschüssige Glukose bindet nichtenzymatisch an alle Zuckerstrukturen in der ECM (Verschlackung durch „nichtenzymatische Glykosilierung"). Diese Produkte (advanced glycation endproducts, AGEs) werden zusätzlich durch Sauerstoffradikale polymerisiert und unlöslich gemacht. Sie stören zunehmend den Molekularsiebeffekt der ECM.
Alle komplementärmedizinischen Verfahren stellen Regulationstherapien dar, d. h. sie greifen aktivierend in die Grundregulation unter dem Aspekt der Hilfe zur Selbsthilfe („Salutogenese") ein.

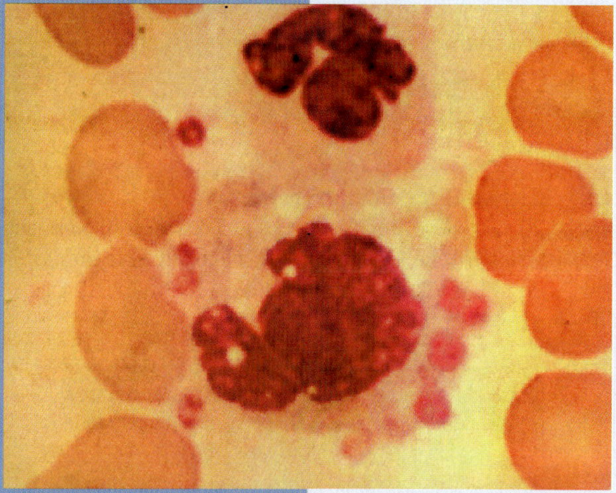

2 Immunologie

Während der Phylogenese vom Einzeller zum hochentwickelten Wirbeltier haben sich stets neue, immer kompliziertere Abwehrmechanismen entwickelt. Ein einmal entstandener Mechanismus wurde jedoch mit bestimmten Anpassungen immer beibehalten. Bei hochentwickelten Organismen lassen sich fünf rückkoppelnde Abwehrsysteme beobachten (Abb. 36):

- Anatomische und physikalisch-chemische Barrieren
- Resistenz
- wirtseigene Keimflora der Haut, der Schleimhäute und der nach außen offenen Körperhöhlen
- angeborenes unspezifisches Abwehrsystem
- adaptives, individuelles Immunsystem

2.1 Stammesgeschichte des Immunsystems

Mehrzellige Lebewesen haben die Fähigkeit zur Adaptation an die verschiedensten ökologischen Nischen. Sie selbst bilden wiederum in ihren Geweben und Organen die verschiedensten Nischen für Mikroben und Parasiten. Eine Nische kann nur besetzt werden bei Ähnlichkeit („Verträglichkeit") zwischen den Umwelt- und Inweltbedingungen eines Organismus. Um dieses in der Natur bis in die atomaren Bereiche auftretende Ähnlichkeitsprinzip halten zu können, muss ein Organismus nicht nur über entsprechende anatomische und physiologische Funktionen verfügen, sondern er muss auch Selbst und Nichtselbst unterscheiden können. Organismen verändern sich durch die Gegebenheiten in der jeweiligen Nische, umgekehrt verändern sie dabei auch ihre Umgebung. Dieser adaptive Prozess wird über modifizierende und redundante Gene („genetisches Hintergrundaussehen") schließlich im Erbmaterial verankert. Damit entstehen Ausgangsmöglichkeiten für weitere Anpassungen, aber auch Höherentwicklungen (Heine 1976, Odling-Smee et al. 2003, Nadeau 2005). Diese Rückkopplungen zwischen ökologischer Nische, Genetik und Erblichkeit bestimmen den Phänotyp und die Evolution mehrzelliger Organismen (Burghes et al. 2001).

Ein analoges Verhalten zeigt das Immunsystem. Denn mit Fortschreiten der Evolution tritt auch ein jeweils leistungsfähigeres Immunsystem auf. Bei den Säugetieren findet sich schließlich nicht mehr nur ein einfaches unspezifisches, angeborenes Abwehrsystem (Phagozyten, Komplementfaktoren und antimikrobielle Peptide) zur Unterscheidung von Selbst und Nichtselbst, sondern zusätzlich zur Erkennung eines veränderten oder fehlenden Selbsts ein individuell adaptives, auf Wiedererkennen eines einmal erkannten Antigens eingestelltes Immunsystem.

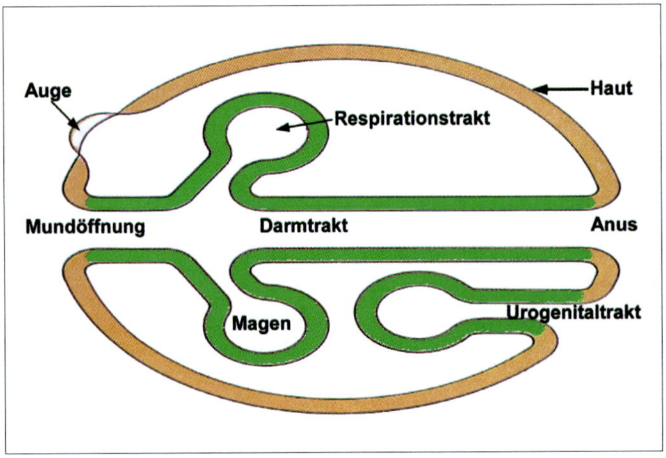

Abb. 36 Synopse funktioneller epithelialer Barrieren gegen potentiell schädigende Substanzen. Assoziiert mit den Barrieren sind Abwehrzellen sowie von den Epithelien gebildete antimikrobielle Substanzen. Haut (gelb), Schleimhaut (grün).

Bereits mit Beginn des Cambriums (vor ca. 570 Millionen Jahren) sind alle Tierstämme nachweisbar (Valentine 2004). In diesen Zeitraum ist daher auch ein leistungsfähiges, unspezifisches Abwehrsystem zurückzudatieren. Allerdings kann bei modernen Haien aufgrund der Anlage von Milz und Thymusäquivalent ein dem adaptiven Immunsystem analoges Lymphozyten- und Immunglobulinsystem nachgewiesen werden (Litman 1997). Jedoch erst bei Säugetieren treten echte Entzündungen auf. Voraussetzung dafür ist aber die Kooperation eines angeborenen und adaptiven Immunsystems. Das bedeutet, dass das bei Fischen, Amphibien und Reptilien im Ansatz erscheinende adaptive Immunsystem mit Immunglobulinbildung offenbar eine ganz andere Funktion hat als bei Säugern. Von verschiedenen Arbeitsgruppen wurde nämlich gezeigt, dass Immunglobuline die im Zellstoffwechsel ständig anfallenden Sauerstoffradikale in das nichtradikalische Wasserstoffperoxid (H_2O_2) umsetzen können. H_2O_2 wirkt bakterizid, viruszid und fungizid. Dadurch ist es möglich ohne spezifische Antigen-Antikörper-Reaktion, d. h. auch ohne Entzündung, mikrobieller Schädigung vorzubeugen (Übersicht s. Service 2001).

Erst mit den Säugetieren, die sich paläontologisch bis in die Zeit des Jura (vor ca. 150 Millionen Jahren) zurückverfolgen lassen (Romer und Parsons 1991), entsteht ein individuelles adaptives (lernfähiges) Immunsystem (T- und B-Lymphozyten). Dazu kommen Zwischenformen, wie die natürlichen Killerzellen (NK-Zellen), die Eigenschaften des unspezifischen wie auch des spezifischen Immunsystems haben (McDonald 2002, Vivier und Biron 2002).

Der moderne zu kulturellen Handlungen befähigte Mensch, Homo sapiens, tritt vor ca. 30 0000 Jahren auf. Anatomisch entspricht dem beim Menschen einzigartig entwickelten Neocortex des Gehirns und seinen Verknüpfungen zu limbischem System, Kleinhirn und Gehirnstamm, das Endokrinium und die Grundregulation. Das bedeutet, dass erst seit ca. 30 000 Jahren auch von Ansätzen einer Neuropsychoimmunologie gesprochen werden kann (Holden 2004).

Das Selbst gerät von da an zunehmend unter die Kontrolle der mentalen Dreiheit von Emotion, Motivation und Denken (LeDoux 2002). Aus der Neuropsychoimmunologie ist z. B. bekannt, dass Gefühle der Hoffnungs- und Hilflosigkeit mit Aktivierung proinflammatorischer zellulärer (Th1- und Th2-Zellen) sowie humoraler Immunkomponenten (Zytokine u. a. TNF-α, IL-1, IL-2, IL-6, IL-10 und IL-12) gekoppelt sind (Heine 2001b, 2004b). Wir begegnen damit beim Menschen erstmals dem Problem der Psychosomatik, d. h. bio-psycho-sozialen Verknüpfungen und Rückkopplungen. Damit ist das Phänomen „Stress" in seiner Menscheneigentümlichkeit gegeben, das viel weitergehende mentale Strategien zur Bewältigung zulässt als dies bei anderen Säugetieren der Fall ist.

Aus gegenwärtiger Sicht führt die häufig schlechte psychische Anpassung an die jeweiligen ökonomisch-ökologischen Verhältnissen zu stressinduzierten Krankheiten, vor allem chronischen und Autoimmunkrankheiten. Unphysiologischer Stress wird außerdem begleitet von einer Abnahme bis zum Verlust der Reproduktivität aufgrund stressinduzierter Hemmung der Entwicklung von Sexualhormonen (Gil 2005). Dies ist ein deutlicher Hinweis auf enge Beziehungen zwischen Hormon- und Immunsystem.

Dabei darf nicht die Bedeutung der Rolle rhythmisch gesteuerter Ordnung übersehen werden (vgl. Kap. 1.4.16). Zur Vermeidung von anhaltendem unphysiologischem Stress muss nämlich endogene clock-Periodik mit exogenem Hell-Dunkel-Zyklus („zirkadiane Resonanz") synchronisiert werden (Ouyang et al. 1998). Dies wird in unserer Gesellschaft immer schwieriger, so dass die Zunahme chronischer Krankheiten die Folge ist.

2.1.1 Übersicht zum Immunsystem

Die Immunzellen entwickeln sich aus pluripotenten Stammzellen in der fetalen Leber und zeitlebens im Knochenmark. Sie wandern dann über Blutbahn und ECM zu ihren Bestimmungsorten. B-Zellen reifen zuvor im Knochenmark, wogegen T-Zellen, um funktionsfähig zu werden, in den Thymus einwandern müssen (Abb. 38). Die adaptive Immunreaktion wird in den sekundären Lymphgeweben, den Lymphknoten, der Milz und dem mukosa-(schleimhaut-)assoziierten Lymphgewebe (MALT) erzeugt. MALT, einschließlich Tonsillen (Waldeyer'scher Rachenring) und Peyer-Plaques des Darmes sowie diffuse Lymphknoten und Lymphzellansammlungen finden sich überall in den Laminae propriae der Schleimhäute (Übersicht s. Delves und Roitt 2000). In Milz und Lymphknoten erfolgt die Aktivierung und Vermehrung der Lymphozyten in speziellen B- und T-Zellkompartimenten (**Abb. 37**). Die Lymphorgane werden von einem Netzwerk antigenpräsentierender dendritischer Zellen durchsetzt. Dadurch erfolgt eine laufende Aktualisierung des adaptiven Immunsystems. Bei dem ständigen Wechsel von Lymphozyten aus der Blutbahn in das lymphatische Gewebe und zurück in die abführenden Lymphgefäße spielen u. a. „Homing"-Rezeptoren (CD44), Integrine (z. B. $\alpha_4\beta_1$) und vaskuläre Zelladhäsionsmoleküle eine wichtige orientierende Rolle (vgl. auch **Abb. 43**, S. 98). Allerdings müssen auch extra-intravasale molekulare Konzentrationsgradienten als Regulatoren der Zellwanderungen auftreten. Der bedeutendste scheint Sphingosin-1-Phosphat (S1P) aus dem zellulären Sphingolipid-Metabolismus zu sein (Übersicht s. Hla 2005). S1P wird im Sphingolipid-Metabolismus intrazellulär gebildet und von einigen Zellformen, z. B. Endothelzellen, in die Blutbahn freigesetzt (Hla 2005). Bei Säugetieren besteht ein starker Konzentrationsgradient zwischen der intravasalen S1P-Konzentration (0,4 bis 1,5 µm) und

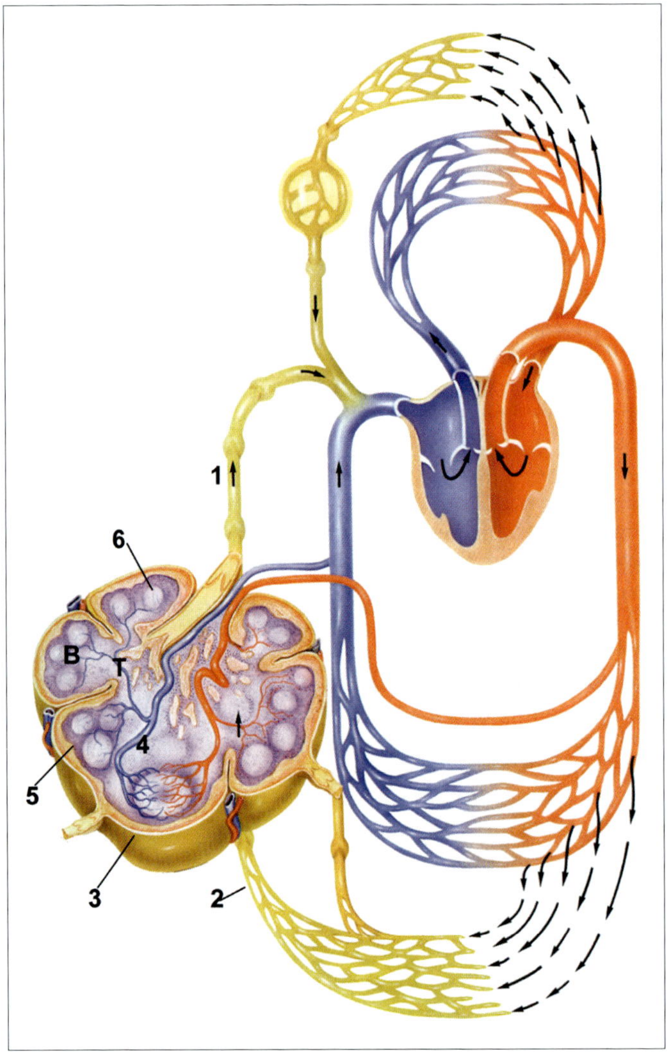

Abb. 37 Schema eines Lymphknotens und Kreislaufs der Lymphozyten (Pfeile). B, T, B- und T-Lymphozytenbereich.

1 Vas efferens (Ductus thoracicus)
2 Vas afferens
3 bindegewebige Kapsel
4 Gefäße und Nerven führende Bindegewebstrabekel
5 Marginalsinus
6 Rinde mit Sekundärfollikel (Keimzentren).

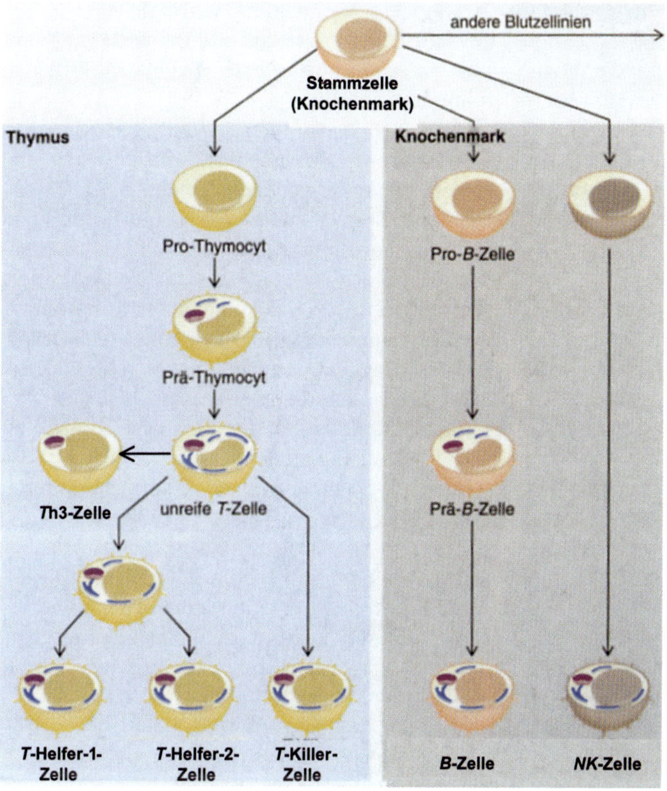

Abb. 38 Sämtliche Immunzellen stammen, wie alle anderen Blutzellformen auch, von einer sich selbst erneuernden Stammzelle (Hämozytoblast) ab. Postnatal sind diese im Knochenmark lokalisiert. Während die Differenzierung der B-Lymphozyten und der natürlichen Killerzellen (NK-Zellen) im Knochenmark erfolgt, reifen die T-Lymphozyten im Thymus (nach Janeway 2001).

den Geweben. Besonders auffällig ist dies im Thymusgewebe, das eine 25fach niedrigere Konzentation an S1P enthält als Thymusgefäße und Lymphbahnen.

Auf extravasalen Lymphozyten werden S1P-Rezeptoren dann exprimiert, wenn die S1P-Konzentration gering ist. Mit Anstieg der Konzentration bei Eintritt in das Gefäßlumen werden sie schnell wieder in die Lymphozyten zurückgenommen und durch S1P-Lyase unter Mitwirkung von Vitamin B6 (Pyridoxin) als Kofaktor abgebaut (Schwab et al. 2005).

S1P-Lyase kann u. a. von Lebensmittelzusätzen, z. B. dem Farbstoff 2-Acetyl-4-Tetrahydroxybutylimidazol (THI), gehemmt werden. Dadurch steigt der Gehalt der Gewebe an S1P an, während der intra-extravasale S1P-Gradient abnimmt. Schließlich resultiert eine Immunsuppression.

S1P stellt einen wichtigen Regulator im Immunsystem dar, der durch diätetische Faktoren beeinflusst werden kann (Hla 2005, Schwab et al. 2005).

Zum Abfangen von Antigenen verfügt das Immunsystem über zwei Strategien:

1. Eine angeborene unspezifische Reaktion, die immer wieder in gleicher Weise auftritt,
2. kooperierend eine adaptive, nachgeburtlich erworbene Reaktion, die umso stärker ausfällt, je öfter das gleiche Antigen auftritt.

Die unspezifische, rasch erfolgende Abwehr wird von zellulären Elementen wie den antigenpräsentierenden Zellen (APCs) (u. a. Makrophagen/Monozyten, dendritische Zellen, M-Zellen des Dünndarmepithels, Mikrogliazellen) und den Granulozyten (Neutrophile, Eosinophile, Basophile) durchgeführt. Die APCs sind meist ruhend, sie phagozytieren zwar, werden aber erst durch starken Antigenkontakt zu funktionellen APCs (Medzhitov und Janeway 2002). Dazu kommen Zellen wie die Granulozyten, die inflammatorische Mediatoren freisetzen. Die humoralen Komponenten der unspezifischen Abwehr sind u. a. Komplemente, Akut-Phasen-Proteine (z. B. C-reaktives Protein), Zytokine (z. B. Interferone), Leukine (mannosebindende Proteine), antimikrobielle Proteine der Zelloberfläche (z. B. Defensine). Eine weitere wichtige Komponente sind stark sialinsäurehaltige Glykoproteine (**Siglecs**), die ein Erkennungsmerkmal für das Selbst darstellen, da Mikroben kaum Sialinsäure tragen (s. S. 96) (Zasloff 2002, Medzhitov und Janeway 2002, He et al. 2004).

Die adaptiven Antworten sind durch Proliferation antigenspezifischer T-und B-Zellen geprägt. Diese werden angeregt, sobald Antigene von APCs den T-Lymphozyten angeboten (präsentiert) und von diesen dann die Abwehr organisiert wird (vgl. Abb. 47, S. 111). Dabei werden B-Zellen zur Bildung passender Antikörper und cytotoxische T-Zellen zur Vernichtung virusbefallener Zellen angeregt. APCs stellen daher eine wichtige Klammer zwischen unspezifischem und spezifischem Immunsystem dar.

Der Körper kann potentiell auf alles reagieren, was von Rezeptoren des unspezifischen und spezifischen Immunsystems gebunden werden kann. Die Rezeptoren des zellulären Immunsystems und die Immunglobuline haben sich stammesgeschichtlich anscheinend alle aus Zelladhäsionsmolekülen (CAMs; „Immunglobulinsuperfamilie") durch Genamplikation (Vermehrung) entwickelt. Das ursprüngliche Gen hat offenbar für ein Protein kodiert, das dem stammesgeschichtlich alten β_2-Mikroglobulin vergleichbar ist und sich noch im Major Histokompatibitity Complex I (MHCI; „Gewebeverträglichkeitsantigen") antigenpräsentierender Zellen findet (Edelmann 1987). Der T- und B-Zellrezeptor entspricht weitgehend dem ursprünglichen Immunglobulin M (Abb. 39). Die Rezeptoren können jedoch nur einen kleinen Teil eines komplexen Antigens (ca. 60 bis 170 nm Länge) erkennen, das sog. **Epitop**. Komplexe Antigene be-

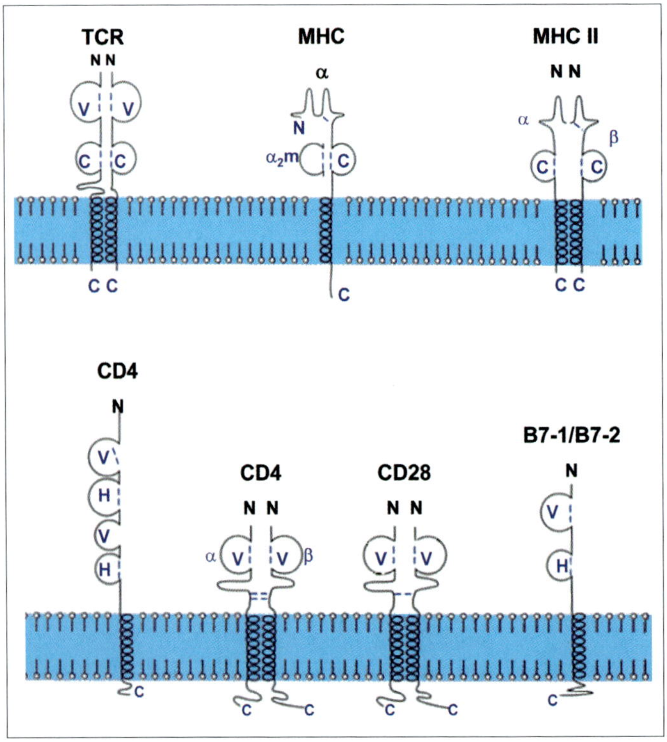

Abb. 39 Beispiele von Mitgliedern der Immunglobulin-Superfamilie. B7 – 1/B7 – 2 sowie CD4, -8, -28 sind kostimulierende Hilfsrezeptoren des T-Zellrezeptors (TCR); α, β, γ, δ Proteinketten des αβ- und γδ TCR, β_2m β2-Mikroglobulin, C konstante Kette, H schwere (heavy) Kette, V variable Kette, N und C entsprechen dem NH_2- und COOH- Ende eines Proteins. Die gestrichelten Linien geben jeweils Bindungen zwischen Cysteinresten in der Kette wieder (modifiziert nach Abbas et al. 1997).

stehen daher aus einem Mosaik individueller Epitope (Übersicht s. Delves und Roit 2000).

Nicht alle Fremdmoleküle reagieren als Immunogene. So werden kleine, nichtimmunogene Antigene (z. B. Polysaccharide) als **Haptene** bezeichnet, die erst an größere immunogene Moleküle, die **Carrier**, gebunden werden müssen, um eine Reaktion zu erzeugen. Da das Immunsystem darauf ausgerichtet ist, sich mit dem kompletten Antigen (Hapten plus Carrier) auseinanderzusetzen, können freie Carrier oftmals nicht erkannt und eliminiert werden. Dies darf nicht unterschätzt werden. Denn die in Lebensmitteln vorkommenden Erreger werden zwar durch Pasteurisieren und Kochen abgetötet und sind dann nicht mehr infektiös, aber ihre hitzebeständigen immunogenen Carrier können ein breites Spektrum an Irritationen auslösen, wie unklare Bauchbeschwerden, Rücken- und Kopfschmerzen, chronische Müdigkeit u. a.m.

> Die nichtinfektiösen alimentären Erregertoxikosen entziehen sich den Möglichkeiten der Labormedizin. Die dadurch bedingten Krankheiten werden oft als primär chronisch bezeichnet, als funktionelle Störungen falsch behandelt oder als psychogen verkannt (Cornelius 1996).

Da gegen freie Carrier die Immunabwehr zumeist nur langsam und stark abgeschwächt in Gang kommt, haben sie Zeit, sich z. B. im Körper an schwach durchbluteten Stellen (Faszien, Sehnen, Bindegewebe, Glia) festzusetzen. Daraus können sich die verschiedensten chronischen Leiden entwickeln.

> Aus biologisch-medizinischer Sicht ist eine Therapie mit Nosoden oder eine isopathische Therapie (homöopathisierte Carrier) unter Zusatz von Haptenen häufig erfolgreich (Cornelius 1996).

Generell können Antigene mit einer adäquaten Zahl von Epitopen durch ein Adjuvans noch immunogener gemacht werden. Viele Mikroorganismen verfügen über eine derartige adjuvante Aktivität aufgrund immunstimmulatorischer Moleküle wie Lipopolysaccharide und Muramylpeptide (Delves und Roitt 2000).

2.1.2 Unspezifische Immunreaktionen

Alle Immunreaktionen, die über kein immunologisches Gedächtnis verfügen, gehören zum phylogenetisch alten, unspezifischen Immunsystem. Defekte in diesem System, z. B. eine gestörte Phagozytose, können fatal sein. Zum zellulären unspezifischen Immunsystem gehören Makrophagen, Neutrophile, Eosinophile und Mastzellen (Basophile), zum humoralen z. B. das Komplementsystem.

Makrophagen (im Blut als Monozyten bezeichnet) verfügen als zentraler Bezugspunkt des unspezifischen Immunsystems u. a. über Rezeptoren für Karbohydrate, die sich normalerweise nicht auf der Zellmembran von Säugetieren finden, wie Mannose. Der Zucker tritt bei Mikroben auf oder erscheint im Alternsprozess an der Oberfläche von Erythrozyten und wird dadurch für Makrophagen erkennbar. Makrophagen haben daher in gewissem Umfang die Fähigkeit, zwischen Selbst und Fremd zu unterscheiden. Zusätzlich haben Makrophagen und neutrophile Granulozyten Rezeptoren für bestimmte Immunglobulinabschnitte (Fc-Anteil eines Immunglobulins; Abb. 41, 42) und Komplement. Dadurch erkennen sie antikörpermarkierte Antigene wie auch komplementmarkierte Mikroben. Absterbende Zellen oder Membranbruchstücke werden von Makrophagen dadurch erkannt, dass das sonst im Inneren der Zellmembran gelegene antigene Phosphatidylserin nach außen gewendet wird (Savill 1997).

Begegnen Makrophagen des Bindegewebes und ihre Verwandten, also dendritische Zellen, interdigitierenden Zellen in lymphatischen Geweben, Langerhans-Zellen der Haut, Zellen des RES (retikuloendotheliales System), Pathogenen, die an ihrer Oberfläche ein bestimmtes Muster aufweisen (**pathogenassoziiertes Molekularmuster, PAMP**), z. B. Mannose von Hefen und Pilzen, Lipopolysaccharide Gram-negativer Bakterien oder Peptidoglykane Gram-positiver Bakterien, werden sie von deren **Mustererkennungsrezeptoren (PPRs)** erfasst (Abb. 40, 45). Im Vordergrund der Mustererkennung stehen die Toll-Rezeptoren (TLRs; derzeit werden 9 unterschieden) und die NOD-(nucleotid-binding oligomerization domain-)Rezeptoren (derzeit sind zwei bekannt). TLRs finden sich auf allen Zellen, NODs vor allem im Zyto-

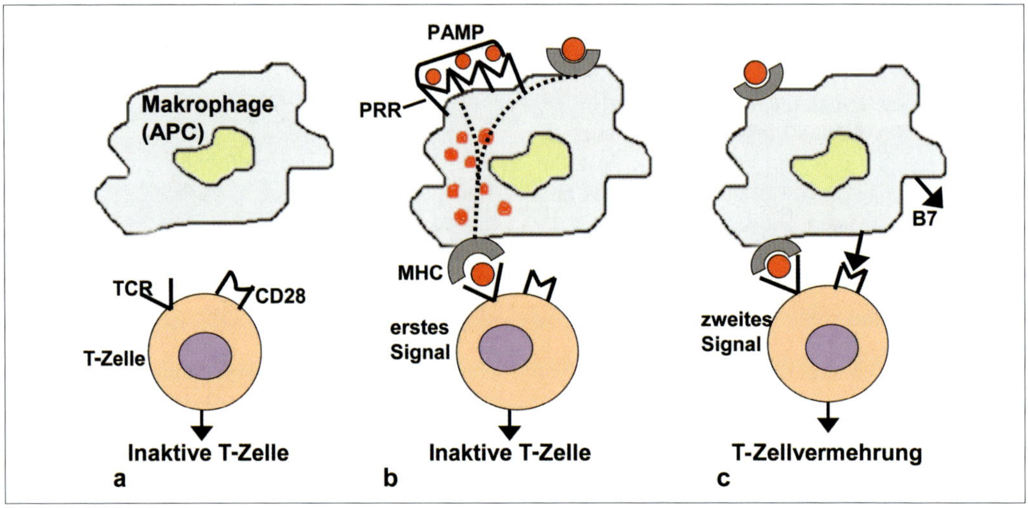

Abb. 40 Lymphozytenaktivierung am Beispiel eines CD8T-Lymphozyten. Zur Aktivierung benötigt die T-Zelle zwei Signale.

a Ohne Antigenpräsentation, z. B. durch einen Makrophagen, bleibt die T-Zelle inaktiv.

b Eine antigenpräsentierende Zelle (APC, z. B. Makrophage) erkennt ein Antigen an seinem Oberflächenmuster (PAMP Pathogen-assoziiertes Molekularmuster) durch einen PRR (pattern recognition receptor), z. B. Toll-like-Rezeptoren. Dann wird das Antigen phagozytiert, zerlegt (rote Kugeln) und über MHC-Moleküle wieder T-Zellrezeptoren präsentiert (erstes Signal).

c Eine APC exprimiert, wenn es ein antigenes Peptid präsentiert, den Kostimulator B7. Dieser passt zum kostimulierenden Rezeptor CD28 der T-Zelle (zweites Signal). Nur in diesem Fall wird die T-Zelle aktiviert und beginnt sich zu vermehren.

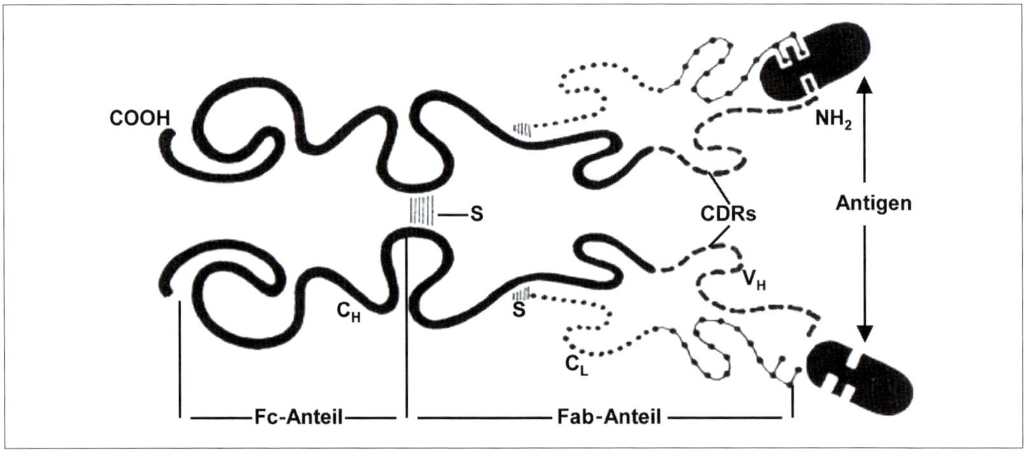

Abb. 41 Immunglobulin (Schema). Das Molekül besteht aus zwei schweren (H) und zwei leichten (L) Immunglobulinketten („Domänen"). Sie sind durch Schwefelbrücken (S) gegenüberliegender Cysteinreste verbunden. Beide Polypeptidketten bestehen aus einer konstanten (C_H durchgehende Linie, C_L gepunktete Linie) und einer variablen Region (V_H gestrichelte Linie und V_L strich-gepunktete Linie). Die antigenbindende Seite (Fab, fragment-antigen-binding) ist aus den variablen Teilen der schweren und leichten Ketten aufgebaut (V_L, V_H). Die Immunglobuline binden über das komplementaktivierende Fc-Fragment (fragment crystalline) mit an die spezifischen Rezeptoren auf der Lymphozytenoberfläche. Die variablen Regionen der schweren und leichten Ketten enthalten je drei hypervariable komplementaritätsbestimmende Regionen (CDRs). Die CDRs übernehmen den Kontakt zum Antigen.

plasma von APCs und Darmepithelzellen. TLRs und NODs können nach Mustererkennung ruhende APCs stark aktivieren (**Abb. 40, 45**) (Medzhitov und Janeway 2002).

Auffällig ist, dass jeder TLR- und NOD-Rezeptor mehrere ganz verschiedene Antigenmuster erkennen kann (Matzinger 2002).

Hier wird ein Informationsprinzip der belebten Natur auf zellulärer Ebene deutlich nämlich das der **Mustererkennung**. Dabei kommt es nicht auf absolute Genauigkeit nach dem Prinzip von Ja-nein-Entscheidungen an, sondern es handelt sich um solche vom Wenn-dann-Typ („Fuzzy-Logik", **Unschärfelogik**). Unscharfe Operationen in einem „Fuzzy-Netz" führen zu erheblich schnellerer Verarbeitung von Informationen als Ja-nein-Entscheidungen. Vor allem können Ähnlichkeiten rasch differenziert werden, um dann jeweils verschieden beantwortet zu werden. Dies hat nicht nur große Bedeutung für das periphere wandernde „Gehirn", das Immunsystem, sondern auch für die Verarbeitung von Sinneseindrücken im „fuzzy-neuronalen Netz" des Gehirns. Da die Unschärfelogik ein nichtlinearer Prozess ist, müssen deren Wenn-dann-Operationen rückkoppelnd arbeiten, um Informationen zu schärfen und mit bereits vorhandenen vergleichen zu können. Nur auf diese Weise entstehen Konvergenzen auf ein bestimmtes Ziel hin (z. B. Abwehr eines Pathogens oder bewusste Entscheidung bei einem geistig-psychischen Problem). Dies bedarf fördernder und hemmender Elemente wie sie u. a. als aktivierende und hemmende Rezeptoren auf Zellen insbesondere den Abwehrzellen oder als exzitatorische und inhibitorische Rezeptoren auf Nervenzellen sowie von Synapsen bekannt sind. Jede Veränderung in einem „Fuzzy-Netz" kann daher genau in dem Augenblick reguliert werden, in dem sie auftritt (Zimmermann 1992).

Nach Bindung an PRRs und anschließender Phagozytose eines Antigens durch eine APC wird dieses in der Zelle durch lysosomale Proteasen gespalten und Bruchstücke davon (Peptide mit ca. 9 Aminosäuren) in das endoplasmatische Retikulum verbracht, dort an Major-Histocompatibility-Complex-(MHC-)Moleküle gekoppelt und zur Präsentation zurück an die Zelloberfläche befördert (**Abb. 40, 45**). Aktive APCs setzen Chemokine frei, die frische, immunologisch unerfahrene (naive) T-Lymphozyten anlocken. Sie nehmen dann das präsentierte Antigen mit einem Teil des MHC-Moleküls ab und als „Informationspaket" in die Zelle auf (Huang et al. 1999). Dieses Antigen muss mit einem Anteil MHC versehen werden, um informativ tätig werden zu können. Diese sog. **MHC-Restriktion** ist Voraussetzung für die Aktivierung von T-Lymphozyten, die darauf hin Zytokine freisetzen (u. a. TNF-α, Il-4, Il-6, IFN-γ), die die B-Zellen zur

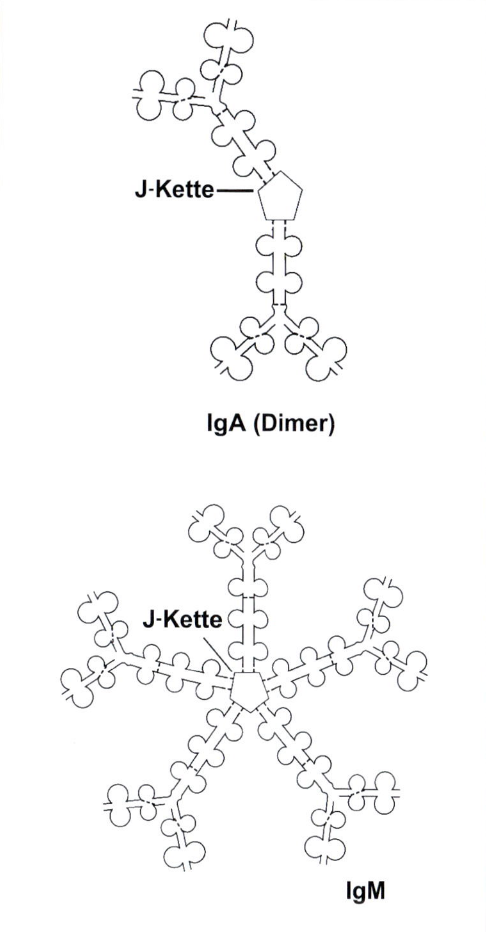

Abb. 42 In der Zirkulation treten IgG und IgE als Monomere auf. IgA und IgM bilden dagegen Dimere bzw. Pentamere, die durch J-(joining-)Ketten stabilisiert werden.

Immunglobulinsynthese anregen. Dies kann auch im direkten Kontakt zwischen T- und B-Lymphozyten geschehen. Der T-Zellrezeptor kann auch direkt durch bestimmte bakterielle und virale Proteine, sog. „Superantigene", aktiviert werden (Übersicht s. Delves und Roitt 2000).

Der Kontakt zwischen einer APC und einem T-Lymophozyten führt zu einer Clusterbildung zwischen antigenpräsentierenden MHC-Molekülen, T-Zellrezeptoren und kostimulierenden Rezeptoren (Abb. 40). Nach außen wird der Kontaktbereich zwischen dem T-Zellintegrin LFA-1 (leukocyte function-associated antigen-1/CD11a) und dem Adhäsionsmolekül ICAM-1 auf der APC-Membran abgeschlossen. Der gesamte Komplex wird als **„immunologische Synapse"** bezeichnet. Im zentralen Bereich der „Synapse" liegen die stark kostimulierenden Bindungspaare CD28 auf T-Zellen und B7 – 1 (CD80) sowie B7 – 2 (CD86) auf der APC-Membran (Abb. 40). Die Synapsenbildung wird durch den T-Zellrezeptor ausgelöst, der auf seiner zytoplasmatischen Seite eine Kinasekaskade aktiviert, die die kontraktilen Aktinfilamente im Synapsenbereich an der **Innenseite der T-Zelle der Zellmembran konzentriert.** Dadurch werden alle Kostimulatoren im Synapsenbereich zusammengezogen. Dies ist im Sinne einer maximalen Informationsübertragung zu verstehen. Die Anzahl der Synapsen zwischen einer APC und mehreren T-Zellen, ihre Stärke und Dauer des Kontakts entscheiden dann darüber, welche Bestimmung („priming") die T-Helferzelle bekommt: Als T-Helferzelle Typ 1 (Th1-Zelle) eine mehr entzündungsfördernde, als Th2-Zelle eine mehr allergische Reaktionen fördernde oder als regulatorische T-Helferzelle (Th3 bzw. Treg) eine die immunologische Toleranz fördernde (s. S. 105) (Wülfing und Davis 1998, Huang et al. 1919, Merwe und Davis 2002).

Die MHC-Moleküle als Verbindung von Fremd und Selbst gehören ebenfalls zur Immunglobulin-Superfamilie. Sie haben wie die Immunglobuline eine ungeheuere genetische Vielfalt und bestehen aus zwei Klassen: Moleküle der Klasse I lassen 3 Haupttypen unterscheiden: HL-(Humanes Leukozytenantigen-)A, -B und -C. Die Klasse-II-Moleküle lassen ebenfalls 3 Haupttypen unterscheiden: HLA-DP, -DQ und -DR.

Bestimmte Typen der HLA-Moleküle können von Vorteil, aber auch nachteilig für den Träger sein: Personen mit Typ HLA-DR3 und HLA-B8 weisen bessere Immunreaktionen auf, da bei ihnen die Zahl der B-Zellen vermehrt ist. Bei Blutern und HIV-infizierten Personen sind diese HL-Antigene unterrepräsentiert. Seit längerem ist bekannt, dass Personen mit der Typisierung HLA-B27 zu rheumatischen Erkrankungen neigen (Morbus Reiter, Psoriasis-Arthritis, Arthropathien, chronische juvenile Arthritis, Periarthritis der Schulter). Wichtig ist, dass dabei Kreuzreaktionen mit den Polysacchariden der Zellwand bestimmter Bakterien auftreten können; z. B. haben HLA-B27-Träger bei Klepsiella-aerogens-Infektion eine höhere Gefahr zur Entwicklung rheumatischer Krankheiten (Übersicht s. Pichler und Peter 2001).

MHCI-Moleküle werden auf allen Körperzellen exprimiert (ca. 10 000 bis 300 000 pro Zelle). Sie präsentieren den CD8T-Zellen Selbstantigene, z. B. Bestandteile von Mitochondrien oder Virusproteinen. MHCII-Moleküle sind nur auf APCs entwickelt, wo sie CD4T-Zellen Fremdantigene präsentieren (Abbas et al. 1997).

Im Unterschied zu Makrophagen und Neutrophilen sind die **Eosinophilen** nur schwache Phagozyten. Bei Aktivierung ihrer Toll-Rezeptoren durch PAMPs von Mikroben und Parasiten setzen sie zu deren Vernichtung kationische Proteine und Sauerstoffradikale frei. Außerdem bilden sie proinflammatorische Leukotriene, Prostaglandine und Zytokine (Delves und Roitt 2000).

Mastzellen (einschließlich Blutbasophile) haben hoch affine aktivierende Rezeptoren (FcεRI) für das bei Allergien gebildete Immunglobulin IgE. Die Allergenbindung an IgE vernetzt die FcεRIs. Dies ist ein Signal für die Mastzelle, Entzündungsmediatoren wie Histamin, Prostaglandine und Leukotriene freizusetzen. Dieser Zelltyp hat daher besondere Bedeutung für die Entwicklung von atopischer Allergie, systemischer Anaphylaxie, Ekzemen, Urticaria, Heuschnupfen und allergischem Asthma (Übersicht s. Pichler und Peter 2001).

Die Aktivierung von IgE-Rezeptoren wird durch benachbarte **inhibitorische Rezeptoren** insbesondere dem IgG-Rezeptor FcγRIIb moduliert. Allergenspezifische IgGs bilden Allergene, die dann jeweils Brücken zwischen FcεRI und FcγRIIb bilden. Derartige Brücken hemmen die Aktivierung von FcεRI (Kinet 2005).

Die Fähigkeit von IgG der IgE-Wirkung gegenzusteuern ist wahrscheinlich der zentrale Mechanismus erfolgreicher Allergendesensibilisierung und wird derzeit klinisch geprüft (Kinet 2005).

Das Immunglobulin G (IgG) steht in Form des Normal-Immunglobulins zur Therapie und Prophylaxe von Viruskrankheiten und zahlreicher weiterer Erkrankungen seit langem zur Verfügung.

Dies wirft ein besonderes Licht auf die biologische Therapieweise der **Isopathie** (Isotherapie). Zur Desensibilisierung werden Allergene in starker Verdünnung bzw. homöopathischer Aufbereitung injiziert. Die häufig erfolgreiche Behandlung dürfte ebenfalls auf die Entwicklung allergenspezifischer IgGs zurückzuführen sein, die oft ausreichen, die IgE-Wirkung zu hemmen.

Natürliche Killerzellen (NK-Zellen) sind in der Lage infizierte und transformierte Zellen zu eliminieren (Biron et al. 1999). Sie erkennen ihre Ziele auf zwei Wegen: Wie viele andere Zellen tragen sie Fc-(Fragment crystalline-)Rezeptoren (FcγR), um an den Fc-Anteil von IgG zu binden (**Abb. 41**). Durch diesen aktivierenden Rezeptor erkennen die NK-Zellen solche Zellen, die IgG an ihre Oberfläche gebunden haben. Sie lagern sich diesen an und bohren durch freigesetztes Perforin Löcher in die betroffene Zellmembran. Über diese leiten sie zytotoxische Granzyme in die Zelle, wodurch diese getötet wird. Die zweite Erkennungsmöglichkeit ist durch inhibitorische Rezeptoren auf NK-Zellen gegeben. Diese erkennen nur MHCI-Moleküle, die sich auf allen Zellen befinden. Falls sie inhibitorische Rezeptoren erkennen, zeigt ihnen dies, dass bei der Zelle die übliche Ausstattung mit MHCI-Molekülen in Ordnung ist, und sie werden inaktiv. Verliert eine Zelloberfläche den Marker MHCI oder ist dieser fehlerhaft bzw. nicht ausreichend entwickelt (z. B. Tumorzellen, Zellen nach Herpesvirusinfektion) können die inhibitorischen Rezeptoren nicht aktiv werden („missing-self"-Hypothese). Jetzt treten die aktivierenden Rezeptoren in Aktion und die Zelle wird zerstört (Lanier 1998, Vivier et al. 2004).

Die Rolle von **Erythrozyten** und **Thrombozyten** („Plättchen") in der Immunantwort wird häufig übersehen. Da sie aber Komplementrezeptoren besitzen, können sie komplementmarkierte Antigen-Antikörper-Komplexe abfangen (Delves und Roitt 2000). Es darf auch nicht übersehen werden, dass in die Blutbahn gelangte Tumorzellen sich mit einem Schirm aus Fibrin und Thrombozyten, dem Neutrophile angelagert sein können, tarnen (vgl. Kap. 2.3).

2.1.3 Aktivierende und hemmende Rezeptoren

Sie finden sich auf vielen Zellen und verfügen über ein zellmembrandurchsetzendes Endteil. Die Bindung einer Substanz an den Rezeptoren kann je nach Rezeptorart aktivierend oder hemmend auf die Auslösung intrazellulärer Signaltransduktionskaskaden wirken. Der intrazelluläre Teil eines aktivierenden Rezeptors wird als **ITAM** (immunoreceptor tyrosinebased activation motif) bezeichnet, der hemmende als **ITIM** (I steht für inhibitory) (Abbas et al. 1997). Beide Rezeptormotive werden jeweils an ihren Tyrosinresten durch bestimmte Protein-Tyrosinkinasen (PTKs), sog. Src-Kinasen, phosphoryliert (an ihrer Struktur ist das in das menschliche Genom eingebaute Src-Gen (Rous-Sarkomvirus-Gen) beteiligt). An die phosphorylierten ITAMs binden Adaptermoleküle, die verschiedene Signalwege aktivieren können. Bei den Adaptern handelt sich um eine weitere Familie von PTKs mit bestimmten Aminosäuremotiven (SH2-Domäne). Für die ITAMs der T-Rezeptoren ist ZAP-70, für B-Rezeptoren ist SYK das geeignete Adaptermolekül.

Werden dagegen die Tyrosinreste in einem ITIM-Motiv phosphoryliert, können nur Tyrosinphosphatasen (z. B. SHP-1 und SHP-2) andocken. Dadurch wird der Rezeptor dephosphoryliert und verliert seine Signaltransduktionseigenschaften (Abbas et al. 1997).

2.1.4 Lösliche Faktoren der unspezifischen Abwehr

An den unspezifischen Reaktionen sind immer Komplement, Akut-Phase-Proteine und Zytokine beteiligt. Die Komplementaktivierung führt zu einer sich selbst verstärkenden Faktorenkaskade, vergleichbar der Blutgerinnung, die mit Markierung eines Antigens oder Zerstörung der abzuwehrenden Zelle endet. Dabei lassen sich drei Aktivierungswege unterscheiden: Der **klassische Weg** startet mit dem Faktor C1q, der **alternative** mit der Aktivierung der Faktoren C3 und C5 durch mikrobielle Zellwände. Der **Lektinweg** wird bei Bindung mikrobieller Karbohydrate an das im Blut zirkulierende mannosebindende Protein (MBP) angeregt und leitet ebenfalls die Komplementaktivierung ein (Delves und Roitt 2000). Bei C5 laufen die Wege dann zusammen. Die Faktoren C5 bis C9 bilden schließlich den **Membrane-Attacking-Complex (MAC)**, der durch Anlagerung an die als fremd oder nichtselbst erkannte Zelle diese durch Anbohren der Zellmembran zerstört.

Die Komplementfragmente C3a, C4a und C5a (a-Aktivierung) setzen Entzündungsmediatoren aus Mastzellen frei. Da Makrophagen/Monozyten, Neutrophile und NK-Zellen über einen C3b-Rezeptor verfügen, können sie über den alternativen Komplementweg aktiviert werden. Der Komplementfaktor C3 bindet an die Oberfläche von Mikroben. Nur auf deren Oberfläche findet sich eine C3-Konvertase, die C3 in C3b umwandelt, das dann C5 aktiviert und die Komplementkaskade bis zu MAC führt. Zellmembranständige Regulatorproteine und zum Selbstschutz auftretende Komplementinaktivatoren (wie der „decay-accelerating factor“ (DAF, CD55) verhindern den Aufbau oder das Andocken der C3-Konvertase an eine Säugetierzelle; Medzhitov und Janeway 2002).

Besondere Bedeutung kommt dem im Blutplasma gelösten C1-Inhibitor (C1-INA) zu. Er hindert die spontane Aktivierung von C1 und damit den klassischen Weg der Komplementaktivierung. C1-INA hemmt auch die Proteasen der Kontaktphase der Blutgerinnung einschließlich Plasmin und die Komplementaktivierung durch nichtimmunogene Aktivatoren (z. B. DNS, Heparin). Angeborenes Fehlen von C1-INA führt zum nichtallergischen angioneurotischen Ödem (Quinke-Ödem) aufgrund unkontrollierbarer Komplementaktivierung (Übersicht s. Pichler und Peter 2001).

Wichtige Aufgaben im angeborenen Immunsystem hat die an den Glykoproteinen und -lipiden der Zellmembran (Glykokalyx) endständig gebundene Sialinsäure. Diese stellt das **Passwort für Selbst** dar und erfüllt u. a. wichtige Aufgaben der interzellulären Kommunikation, außerdem wird sie von einer Vielzahl von Rezeptoren erkannt. Die verwandten **Siglecs** sind transmembranöse, stark sialinisierte Proteine mit einem ITIM-Motiv in ihrem zytoplasmatischen Bereich. Sie gehören damit zu den inhibitorischen Rezeptoren. Sie treten auf allen Zellen auf und prüfen dort den Sialinsäuregehalt auf Zellen und Antigenen: Wird zu wenig Sialinsäure registriert, z. B. auf gealterten oder transformierten Zellen, auf Mikroben und Antigenen, wird dies als Nichtselbst erkannt und der unspezifische Phagozytoseprozess eingeleitet. Das Siglec CD22 ist z. B. nur auf B-Lymphozyten exprimiert und hilft durch Sialinsäuretestung anderer B-Lymphozyten, Antikörperbildung gegen Selbstmoleküle (Autoimmunprozesse) zu verhindern, indem es die B-Zellrezeptorsignalwege hemmt (Medzhitov und Janeway 2002).

Wird die Phagozytose eingeleitet, bilden Makrophagen und Neutrophile u. a. IL-12, IFN-γ und Stickoxid (NO). NO wirkt nicht nur antimikrobiell, sondern aktiviert zusammen mit den Zytokinen IL-12 und IFN-γ die vermehrte Bildung von Th1-Zellen, die rückkoppelnd wiederum die Phagozytose aktivieren. Das bedeutet auch, dass über NO das angeborene und adaptive Immunsystem kooperiert. NO wird aus L-Arginin durch induzierbare NO-Synthase (NOS2 oder iNOS) gebildet. Durch iNOS gebildetes NO fördert zusätzlich Zytokinproduktion, Apoptose und zelluläre Signalwege (Diefenbach et al. 1999).

> Defekte im unspezifischen Immunsystem haben Störungen in Infektabwehr und der Phagozytose zur Folge. Antigen-Antikörper-Komplexe können dann nicht regelhaft eliminiert werden. Dadurch können sich u. a. Autoimmunerkrankungen entwickeln (Übersicht s. Pichler und Peter 2001).

In Ergänzung zu den Komplementfaktoren sind die **Akut-Phase-Proteine** in Infektabwehr und Heilungsprozessen von Bedeutung. Dazu gehören C-reaktives Protein (ein nützlicher Marker für Entzündungen jedweder Art), Serumamyloid-A-Protein, Proteinaseinhibitoren und Gerinnungsproteine (Delves und Roitt 2000).

> Eine weitere Gruppe löslicher Mediatoren des Immunsystems sind die bereits mehrfach genannten Zytokine. Sie sind nicht nur Botenstoffe innerhalb des Immunsystems, sondern sie bilden ein informatives und koordinierendes Netzwerk aller Zellfunktionen der Grundregulation.

Alle Zellen tragen Zytokinrezeptoren. Dabei ist es häufig schwierig, zwischen Zytokin und Zytokinrezeptor zu unterscheiden, weil letztere ebenfalls in löslicher Form im Plasma auftreten können. Einige Zytokine, wie die Interferone, greifen direkt in die Abwehr ein. Sie werden von virusbefallenen Zellen freigesetzt, aktivieren die Abwehr und vermitteln den umliegenden Zellen virale Resistenz. Zytokine und ihre Antagonisten werden zunehmend therapeutisch genutzt. Infliximab, ein chimärer monoklonaler Antikörper gegen Tumornekrosefaktor-α (TNF-α), zeigt z. B. sehr gute therapeutische Erfolge bei rheumatoider Arthritis, allerdings mit z. T. erheblichen Nebenwirkungen (Feldman et al. 1997). Bestimmte Phytotherapeutika (z. B. Auszüge aus der afrikanischen Teufelskralle oder der Brennnessel) wie auch entzündungshemmende Homöopathika können ebenfalls, jedoch nebenwirkungsfrei, den TNF-α herabregulieren (Chrubasik 1997, Heine und Andrä 2002).

2.1.5 Akute entzündliche Reaktion

Das Entzündungsgeschehen stellt eine enge Kooperation zwischen unspezifischem und spezifischem Immungeschehen dar. Wird durch ein Pathogen eine Entzündung ausgelöst, erscheinen Neutrophile als erste auf der Szene, angelockt durch die Komplementfaktoren des alternativen Weges C3b und C5a (**Abb. 43**). C3b bindet an das Pathogen (z. B. Bakterien), C5a ist Attraktor und Aktivator für Neutrophile. Chemokine, den Zytokinen verwandte kleine Heparin-bindende Proteine, bauen dabei chemotaktische Gradienten auf, entlang derer die Entzündungszellen den Entzündungsbereich finden (**Abb. 43**). Chemokine können von allen Zellen gebildet werden. Allerdings haben verschiedene Organe unterschiedliche Mengen an Chemokinen und deren Rezeptoren auf ihren Zellen. Immunreaktionen werden von diesen vorgegebenen Verhältnissen stark beeinflusst (Luster 1998, Andrian und Mackay 2000, Blobe et al. 2000, Charo und Ransohoff 2006). Die proinflammatorischen Komplementfaktoren C3a, C4a und C5a veranlassen Mastzellen zur Freisetzung von Entzündungsmediatoren u. a. von Histamin. Darauf reagiert die glatte Muskulatur der Gefäßwand mit Kontraktion, zusätzlich mit einem schnellen Anstieg der lokalen vaskulären Permeabilität und angeregt durch Antigene zur Hochregulation von Adhäsionsmolekülen mit Verlangsamung der Blutzellwanderung auf dem Endothel des betroffenen Mikrozirkulationsbereiches. Dies ist eine entscheidende Vorraussetzung für die Auswanderung von Leukozyten aus der Blutbahn in einen Entzündungsherd (**Abb. 43**). Dazu müssen Leukozyten mit dem Endothel postkapillärer Venulen und bestimmten Kapillarprovinzen (Leber, Lunge, Milz), aber nicht mit dem von Arteriolen wechselwirken. Dadurch werden Behinderungen des Gasaustausches zwischen Kapillaren und Geweben vermieden (v. Andrian und Mackay 2000).

Erste Stufe zur Verlangsamung der Leukozytenbewegung sind Selektine (Sialomucin-Glykoproteine) auf Leukozyten (L-Selektin) und Endothelzellen (E- und P-Selektin) (**Abb. 43**). Sie bilden schwache Wechselwirkungen untereinander und mit bestimmten Karbohydratstrukturen auf endothelialen Adhäsionsmolekülen (VCAMs) wie dem Sialyl-Lewis^{x}-Molekül (sLe^{x}I/CD15; Delves und Roitt 2000). Eine weitere Verlangsamung („Rollen") wird durch Zunahme von aus unterlagerndem Gewebe eingewanderten und an der Endotheloberfläche haftenden Chemokinen sowie anderen z. T. frei im Gefäßlumen auftretenden chemoattraktiven Substanzen (C5a, plättchenaktivierender Faktor (PAF), Leukotrienen B_4) bewirkt (**Abb. 43**). Sie binden an die 7TMRs (siebenfach membrandurchsetzende Rezeptoren) der Leukozytenmembran, die über G-Proteine intrazelluläre Signalkaskaden starten (v. Andrian und Mackay 2000). Gleichzeitig regen die Chemoattraktoren an der Leukozytenoberfläche die Bildung von α_4-Integrinen an, die wiederum an Zelladhäsionsmoleküle (ICAMs, VCAMs) des Endothels binden (**Abb. 43**). Schließlich wird die Bewegung der Leukozyten gestoppt. Adhäsionsmoleküle richten dann die Leukozyten so aus, dass sie interendothelial in das entzündete Gewebe ein-

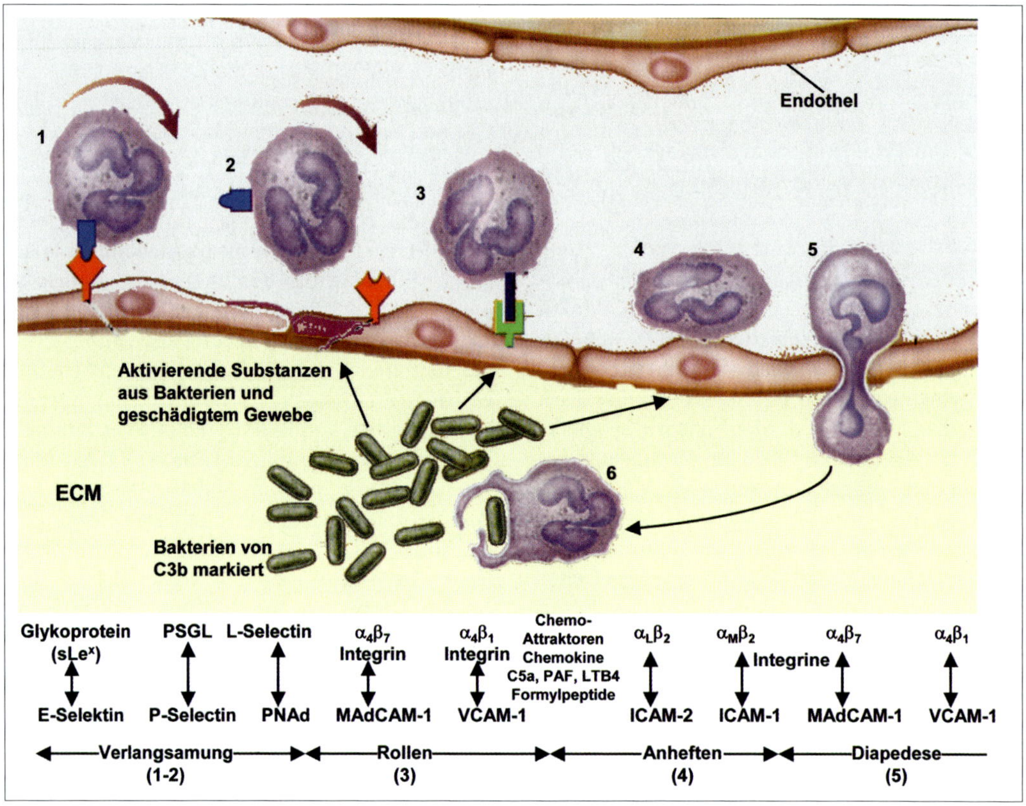

Abb. 43 Entzündung. Mehrstufige Adhäsionskaskade von Leukozyten am Gefäßendothel. Die Adhäsion beginnt mit einer Verlangsamung der Leukozytenbewegung (gekrümmte Pfeile) (1, 2) bis hin zum Rollen (3). Anschließend erfolgt Endothelanheftung (4) und schließlich Durchtritt (Diapedese) der Leukozyten durch Endothelhaften (5). Die Leukozyten gelangen durch Chemoattraktion zum Entzündungsbereich und beginnen dort mit Phagozytose der Antigene (6). Der Ablauf der Kaskade wird durch sequentielle Expression von Rezeptoren und Liganden sowohl auf Leukozyten wie Endothelzellen bestimmt. C5a aktivierter Komplementfaktor C5, ICAM-1 interzelluläres Adhäsionsmolekül, ICAM-2 interzelluläres Adhäsionsmolekül-2, LTB_4 Leukotrien B_4, MadCam-1 Mukosa-Adressin-Zelladhäsionsmolekül Typ1, PAF Plättchenaktivierender Faktor, PSGL P-Selectin-Glykoprotein Ligand 1, PNAd peripheres Node-Adressin (Lewis^x verwandtes Polysaccharid), sLe^x sulfatiertes Sialyl-Lewis^x Polysaccharid, VCAM-1 vaskuläres Zelladhäsionsmolekül.

wandern und dort Pathogene phagozytieren können (Abb. 43) (Blobe et al. 2000). Auf die große Bedeutung des Sphingosin1-Phosphat-(S1P-)Gradienten zwischen intra- und extravasalen Raum in der Regulation der Leukozytendiapedese wurde bereits hingewiesen (s. S. 89). Mutationen in den Genen verschiedener Adhäsionsmoleküle können zu Leukozyten-Adhäsions-Defizienzen und dadurch zu lebensbedrohlichen Infektionen führen (Übersicht s. Pichler und Peter 2001).

Im Entzündungsbereich werden aus Leukozyten und aus gewebeständigen Vorstufen u. a. Proteasen (u. a. Plasmin und Matrixmetalloproteasen) freigesetzt, die jede ECM-Komponente abbauen können. Die Spaltprodukte haben ebenfalls bioaktive Eigenschaften. Bei Spaltung von Fibronektin und Hyaluronsäure entstehen z. B. angiogenetische Bruchstücke, die zusammen mit Gefäßwachstumsfaktoren (VEGFs: vascular endothelial growth factors, Angiopoetinen und Ephrinen) sowie nichtgefäßspezifischen Wachstumsfaktoren (u. a. FGFs, fibroblast growth factors) die Angiogenese innerhalb von Minuten induzieren und steuern können (Übersicht s. Engelmann und Nikol 2001).

2.1.6 Adaptive Immunreaktionen

Die Entwicklung der Lymphozyten und der anderen Mitglieder der myeloischen Reihe erfolgt über Stammzellen in der fetalen Leber und im Knochenmark (vgl. Abb. 38, S. 89). Dirigierend wirken dabei Wechselwirkungen mit Stromazellen (Fibroblasten, Retikulumzellen) und Zytokinen (u. a. Stammzell-Faktor und verschiedene koloniestimulierende Faktoren. Die Anfangsstadien der Lymphozytenentwicklung brauchen zunächst für ihre weitere Entwicklung noch keinen Antigenkontakt. Haben sie aber erst Antigenrezeptoren entwickelt, wird ihre weitere Reifung antigenabhängig (Übersicht s. Delves und Roitt 2000).

Die adaptive Immunität sorgt dafür, dass eine einmal überstandene Infektion bei Wiederholung rascher und leichter, häufig sogar unbemerkt, überwunden wird. Die Erinnerung an den Antigenkontakt, das immunologische Gedächtnis, bleibt bei einer kleinen Zahl von B- und T-Lymphozyten erhalten. Diese Gedächtniszellen (memory cells) werden bei neuerlichem Antigenkontakt unverzüglich reaktiviert, wobei sie sich sehr schnell vermehren. Bei erstmaligem Kontakt mit einem Antigen dauert es jedoch mindest fünf Tage, bis die adaptive Immunität reagiert. Solange muss das angeborene Immunsystem die Abwehr alleine übernehmen (Janeway 2001).

2.1.7 B-Zellrezeptor und lösliche Antikörper

Die von aktivierten B-Zellen (Plasmazellen) gebildeten Antikörper des adaptiven Immunsystems bestehen aus zwei identischen schweren Ketten und zwei identischen leichten Ketten, die durch Disulfidbrücken zusammengehalten werden. Der N-Terminus jeder Kette besitzt eine variable Domäne mit je einem antigenbindenden CDRs-Element (hypervariable komplementaritätbestimmende Region). Die C-terminalen Domänen der schweren und leichten Ketten bilden die konstanten Regionen (vgl. Abb. 41, S. 92). Durch diese werden die Klassen und Subklassen der Antikörper und die Art der leichten Ketten (kappa κ oder lambda λ Typ) bestimmt. Die Aminosäuresequenz der konstanten Region der schweren Ketten ist spezifisch für **fünf Klassen von Immunglobulinen** (IgG, IgA, IgM, IgD und IgE), dazu kommen **vier Subklassen von IgG** und **zwei von IgA**. Klassen und Subklassen haben jeweils verschiedene Funktionen. Jeder Immunglobulintyp (Antikörper) kann als zirkulierendes oder stationäres Molekül auftreten. Letzteres bildet dann einen die B-Zellmembran durchsetzenden B-Zellrezeptor (Delves und Roitt 2000).

Alle Immunglobuline sind Glykoproteine. Sie enthalten je nach Antikörper ca. 3 bis 13 Prozent Karbohydrate, die für den Strukturerhalt wichtig sind. Der einfache Antikörper ist bivalent mit zwei antigenbindenden Armen von identischer Spezifität. In vitro lassen sich diese Arme proteolytisch abspalten. Das an der Oberfläche von Schleimhäuten befindliche sekretorische IgA (sIgA) tritt als „Dimer" auf. Dadurch wird es vor proteolytischer Spaltung im Magen-Darm-Trakt geschützt. Zirkulierendes IgM tritt in „pentamerer" Form auf. Die Polymere von IgA und IgM werden durch ein Polypeptid, die J-(joining-)Kette stabilisiert (Abb. 42).

2.1.8 Der T-Zellrezeptor (TCR)

Im Unterschied zu Antikörpern werden TCRs nur als transmembranöse Moleküle gebildet (Abb. 39). Sie bestehen aus α/β- oder γ/δ-Heterodimeren; jede α-, β-, γ- und δ-Kette hat eine variable und eine konstante Domäne. Die variable Domäne verfügt ebenfalls über ein CDRs-Element. Über dieses nimmt der αβTCR Kontakt zum präsentierten Antigen auf einer APC auf. Die meisten γδT-Zellen erkennen dagegen kein über MHC-Komplexe präsentiertes Antigen. Allerdings können nichtklassische MHC-Moleküle auf APCs wie CD1 den γδT-Zellen bestimmte Antigene, speziell Lipide und Glykolipide, präsentieren. Ansonsten erkennen sie, wie die Antikörper auch, das Antigen direkt (Born et al. 1999).

2.1.9 Vielfalt von Antikörpern und Antigenrezeptoren

Man schätzt, dass B- und T-Lymphozyten ungefähr 10^{15} verschiedene Antigene erkennen können, die erstaunlicherweise von weniger als 400 Genen kodiert werden (Tonegawa 1983).

Diese Tatsache lässt sich durch einzigartige Rekombinationsprozesse von Genen und Abschnitten von Genen erklären, bei denen verschiedene Genregionen enzymatisch zerschnitten und wieder zusammengesetzt werden („Spleißen"). Die Gene für die Bildung von Antikörpern und Antigenrezeptoren liegen zunächst lediglich als Teilstücke („Minigene") vor, die erst im reifenden Lymphozyten zu Genen zusammengesetzt werden. Die Mannigfaltigkeit in den Möglichkeiten der Zusammensetzung wird durch Mutationen noch erhöht. Zusätzlich können Enzyme (Ligasen, Nucleasen), die die Teilstücke zusammenfügen, noch weitere „Minigene" an den Verbindungsstellen einfügen oder anhängen. Da die Enzyme selbst genetisch abgeändert sein können (Isoformen), werden die Verknüpfungen noch weiter variiert. Dazu kommen Ungenauigkeiten beim „Spleißen" (Übersicht s. Delves und Roitt 2000). Man kann hier durchaus von „**Genreifung**" sprechen. Der Begriff wurde von Heine (1983) eingeführt, um ein anscheinend in der frühen Zellentwicklung allgemeines genetisches Phänomen zu beschreiben. Denn in der frühen Ontogenese eines Lebewesens scheinen alle Gene zunächst lediglich als ein Rüstzeug davon aus kleinsten Stücken vorzuliegen. Ihre Zusammenfügung kann dann bei bestimmten Genen (Strukturgenen) sehr schnell erfolgen (z. B. Keimblätter), bei anderen langsamer (z. B. Organentwicklungen) und schließlich bei den Genen für die Antikörperbildung sowie den TCR- und MHC-Molekülen ein lebenslanger Prozess sein.

Die Gene, die für die verschiedenen Immunglobuline kodieren, liegen auf drei Chromosomen, die als **IG-Cluster** bezeichnet werden: Der IGH-Cluster liegt auf Chromosom 14 (bezeichnet nach der schweren (heavy) Kette von Immunglobulin G (IgG)), der IGK-Cluster liegt auf Chromosom 2 (K bezeichnet die Leichtkette kappa κ) und der IGL-Cluster auf Chromosom 22 (L nach der Leichtkette lambda λ benannt). Im IGH-Cluster lassen sich 4 Gensegmente unterscheiden: V (variable), D (diversity), J (joining) und C (constant). Der IGK- und der IGL-Cluster haben kein D-Segment. Alle Segmente enthalten multiple Gene, z. B. enthält der IGH-Cluster ca. 50 funktionelle V-Segmente (Übersicht s. Delves und Roitt 2000).

Die T-Zellrezeptorgene haben eine vergleichbare Organisation mit V-, D-, J- und C-Segmenten auf verschiedenen Chromosomen. Die Gene für die α- und δ-Kette liegen auf Chromosom 14, die β- und γ-Kette auf Chromosom 7 (Übersicht s. Delves und Roitt 2000).

Die auf den verschiedenen Chromosomen gelegenen Gene werden enzymatisch ausgeschnitten, dann linear zusammengefügt (rekombiniert), anschließend in RNS transkribiert und dann in die entsprechenden Proteine übersetzt. Das konstante Segment bestimmt die Klasse der Antikörper. Jedoch kann sich in B-Zellen (Plasmazellen) sogar während der Immunantwort eine VDJ-Einheit mit verschiedenen Genen der konstanten Region verbinden, wodurch sich die Klasse der Antikörper ändert („class switching"; z. B. wird am Anfang einer Immunreaktion zunächst IgM, im weiteren Verlauf IgG gebildet).

Sobald ein Antigen an einen B-Zellrezeptor andockt, werden durch diesen Signaltransduktionskaskaden ausgelöst, die über Transkriptionsfaktoren das genetische Material aktivieren. Dabei können weitere Mutationen in den Genen auftreten, um möglichst passende Antikörper und noch besser angepasste Rezeptoren zu entwickeln. Zusätzlich werden in den Keimzentren der Lymphknoten weitere Kombinationen der V-Segmente durchgeführt (**somatische Hypermutation, receptor editing**). Im Unterschied dazu werden die Segmente der T-Zellrezeptoren bei den T-Zellteilungen nicht verändert (Übersicht s. Delves und Roitt 2000).

Die Wechselmöglichkeiten in der Aminosäureabfolge bei Antikörpern und B-Zellrezeptoren „schärft" die Erkennungsmöglichkeiten der Antigenerkennung. Je stärker die Bindung an ein Antigen ist, umso größer ist die Chance der B-Zellen, hochaffine Antikörper zu bilden. Derartige Zellklone haben eine bessere Chance im Körper zu überleben (klonale Selektion). Jeder dieser Klone besteht nur aus einigen tausend B-Zellen. Bei erneutem Kontakt mit dem „zugehörigen" Antigen vermehren sie sich sehr schnell, die Antikörperproduktion wird erhöht und es kommt zu einer raschen effektiven Abwehrreaktion. Das Gleiche gilt für T-Zellen, die ebenfalls Gedächtniszellklone entwickeln. Dies ist auch das Prinzip der Impfung mit einer harmlosen Version eines Pathogens, das in der Lage ist, Gedächtniszellen zu aktivieren. Die meisten Antigenerkennungsreaktionen verlangen wegen verschiedener Epitope auf einem Antigen die Kooperation verschiedener Klone (**polyklonale Reaktion**).

Es darf nicht übersehen werden, dass für das Überleben und die Entwicklung des Immunsystems eines Fetus, Neugeborenen und Kindes der erworbene Immunstatus der Mutter wichtig ist. Denn das Immunsystem des Fetus ist intrauterin noch völlig unreif. Mütterliche Immunglobuline übernehmen die Abwehrkontrolle, da sie über die Plazenta in den fetalen Kreislauf übertreten können. Nur das schleimhautschützende Immunglobulin A wird mit der Milch übertragen (Bedeutung des Stillens!). Der Immunstatus der Mutter hängt nicht nur von eigenen durchgemachten Infektionen ab, sondern auch von ihrem sozialen Umfeld und ihrer Umwelt. Die Bedeutung des Schutzes eines Fetus durch mütterliche Antigene wird u. a. bei Agammaglobulinämie deutlich. Betroffene Neugeborene sind nicht in der Lage, Immunglobuline zu bilden. Dennoch haben sie für die ersten 3 bis 12 Monate Schutz durch mütterliche Immunglobuline (Zinkernagel 2001). Gegen Ende der Schwangerschaft und postnatal dominieren Th2-Zellen das adaptive Immunsystem. Dadurch können Bakterien und Parasiten angegriffen, aber auch Allergien Vorschub geleistet werden. Die entzündungsfördernde Th1-Zellreaktion wird erst mit der Geburt u. a. durch die Keimbesiedelung während des vaginalen Durchtritts und Einsetzen der Atmung gefördert (Bedeutung der normalen Geburt!). Die Th1-Zellreaktion würde allerdings während der Intrauterinperiode die Plazenta schädigen (Übersicht s. Heine 2002a).

2.1.10 T-Zelle und Thymus

T-Stammzellen wandern aus dem Knochenmark in den Thymus, wo sie sich allerdings nur zum geringsten Teil zu reifen T-Zellen entwickeln. Trotz der partiellen Degeneration des Thymus nach der Pubertät bleibt der Thymus zeitlebens der Ort der T-Zellentwicklung (Jamieson et al. 1999). Nur unreife T-Zellen mit αβ-Rezeptor (αβ-TCR) und positiv für die Rezeptoren CD4 und CD8 werden im Thymusgewebe einem Selektionsprozess unterzogen (vgl. Abb. 38, S. 89). Im Unterschied zum B-Zellrezeptor, der ein Antigen in seinem natürlichen Zustand erkennt, kann der αβ-TCR nur kurze Peptide (ca. 9 Aminosäuren lang) erkennen, die ihm von APCs präsentiert werden müssen. T-Zellen können aber das präsentierte kurze Peptid nur erkennen, wenn es ein Selbst-Passwort trägt, um autoimmune Reaktionen zu vermeiden. Das Passwort ist ein kleiner Teil des MHC-Moleküls, das zusammen mit dem antigenen Peptid vom TCR abgenommen und selbst einverleibt wird. Erst dann kann die Immunaktivität einer T-Zelle gestartet werden (Barton und Rudensky 1999, Huang et al. 1999). Die T-Zellen erlangen diese Fähigkeit während ihrer Reifung im Thymus. Ein Prozess, der sowohl positive wie negative Selektion verlangt (Selzda et al. 1999). Positive Selektion erfolgt, wenn eine T-Zelle in der Lage ist, über ihren Rezeptor zu MHC-Molekülen auf den Epithelzellen in der Thymusrinde Kontakt aufzunehmen. Ist sie dazu nicht fähig, geht die Prä-T-Zelle unter. Danach wandert die T-Zelle in das Mark (Medulla) des Thymus, wo sie auf APCs (Makrophagen und dendritische Zellen) mit präsentierten Antigenpeptiden trifft. Ist die Bindung zu deren MHC-Molekül und den präsentierten Antigenen sehr stark, wird in der T-Zelle das Apoptoseprogramm gestartet und die Zelle geht unter. Das Gleiche geschieht, wenn die Bindung zu schwach ist. Ein Großteil der prämaturen T-Zellen (mehr als 95 Prozent) wird auf diese Weise ausgesondert (Delves und Roitt 2000).

Von besonderer Bedeutung für die T-Zellentwicklung sind die CD4- und CD8-Hilfsrezeptoren. Zusammen mit der Gruppe der CD3-Moleküle bilden sie einen wesentlichen Teil des T-Zellrezeptorkomplexes. Bindet während der Reifung ein CD4-Molekül einer Pro-T-Zelle zuerst an ein MHC-II-Molekül auf einer Thymus-APC, dann entwickelt sie sich zur CD4-T-Helferzelle (Th1- oder Th2-Zelle), die auf präsentierte Fremdantigene spezialisiert ist. Bindet eine reifende T-Zelle zuerst an ein MHCI-Molekül, das im Körper entstandene Antigene präsentiert (z. B. Viruspeptide), wird sie zum zytotischen CD8-T-Lymphozyten (Abb. 37) (Delves und Roitt 2000).

In der CD4-T-Helfer- und CD8-Zelldifferenzierung zu Effektorzellen spielen darüber hinaus Zytokine, die von reifen Lymphozyten gebildet werden, eine wichtige Rolle („fine tuning"). Th1- und CD8-T-Zellen benötigen INF-γ. Über den INF-γ-Rezeptor wird dadurch in beiden Zelllinien der Transkriptionsfaktor T-bet (T-box expressed in T cells) aktiviert. Dies reicht aus, um aus naiven CD8-T-Zellen effektive werden zu lassen. Für Th1-Zellen werden zusätzlich IL-12 und der IL-12-Rezeptor benötigt. In der Th2-Zelllinie fehlt T-bet. Th2-Zellen brauchen, um effektiv werden zu können, zusätzlich zum IL-12 Rezeptor IL-4. Über dessen Rezeptor wird der Transkriptionsfaktor GATA-3 aktiviert. Dadurch bekommen die Th2-Zellen die Eigenschaft zur Produktion von IL-4, IL-5 und IL-13. Damit können sie extrazelluläre Parasiten vernichten helfen (Übersicht s. Hatton und Weaver 2003).

Ein besonderer, mehr auf spezifische Gewebsbedürfnisse zugeschnittener T-Zelltyp (γδT-Zelle) benutzt γ- und δ-Gene für die Expression seines γδ-Rezeptors (Abb. 39). Er steht dem Immunglobulinrezeptor auf B-Zellen sehr nahe (Abbas et al. 1997). Die γδT-Zellen verlassen den Thymus schneller als die αβ-Zellen. Es gibt Hinweise, dass sich γδT-Zellen auch im Epithel der Darmschleimhaut entwickeln können (Goodman und Lefrancois 1988).

Im Blut sind die γδT-Zellen mit ca. 4 % ähnlich quantitativ vertreten wie die Monozyten. In den Geweben sind sie dagegen sehr viel häufiger (Matzinger 2002). Anders als der αβT-Zellrezeptor kann der γδ-Rezeptor Protein- und Nichtproteinantigene u. a. von Mikroben direkt erkennen. Dazu wird keine Zwischenschaltung der MHC-Präsentation durch APCs benötigt (vgl. Abb. 86, S. 205). Die γδT-Zellen reagieren auf Antigenkontakt unmittelbar mit Freisetzung von Zytokinen, die immunmodulatorisch wirken (IL-1, IL-2, IL-6, IFNγ). Sie beeinflussen über diese Zytokine die Antikörperproduktion und modifizieren die T-Zellreaktionen (Born et al. 1999).

γδT-Zellen sind besonders geeignet, auf feinste antigene Stimuli an den epithelialen Grenzen zwischen Wirt und Umwelt zu reagieren (Abb. 36, 86), um dann die spezifische Immunreaktion durch Information an die APCs und die αβT-Zellen zu starten (Abbas et al. 1997). γδT-Zellen können offenbar durch geringste Substanzmengen bzw. Strukturänderungen im umgebenden Milieu aktiviert werden (Heine 2003).

Die B-Vorläuferzellen entwickeln sich aus pluripotenten Stammzellen des Knochenmarks (Hämocytoblasten). Sie werden dort in die Blutbahn abgegeben und reifen dann in den lymphatischen Organen (Abb. 38). Autoreaktive B-Zellen, die durch den Oberflächenmarker CD5 gekennzeichnet sind, werden bereits überwiegend im Knochenmark durch Retikulumzellen (Stromazellen) abgebaut (Deletion). Eine weitere Deletion selbstreaktiver B-Zellen erfolgt in den Keimzentren der Lymphkonten und der Milz (Hayakawa et al. 1999).

Da reife B-Zellen komplette Antigene erkennen können, brauchen sie im Unterschied zu T-Zellen für ihre Reifung keine Beziehungen zu MHC-Molekülen. T-Helfer-2-Zellen (Th2-Zellen) können jedoch B-Zellen durch Freisetzung von IL-4, -5 und -6 in der Antikörperproduktion unterstützen. Reife B-Lymphozyten transformieren nach Antigenkontakt zu immunglobulinproduzierenden Plasmazellen, können aber auch Th1-Zellen Antigene präsentieren. In dieser Eigenschaft sind sie den APCs gleichzusetzen (Delves und Roitt 2000).

Im Serum gesunder Personen können stets „natürliche Autoantikörper" und autoreaktive CD5-B-Zellen nachgewiesen werden, die im Alter noch zunehmen (Hayakawa et al. 1999). Im Unterschied zu den bei allen Krankheiten auftretenden verschiedenen IgG-Antikörpern bestehen diese Autoantikörper überwiegend aus IgM. Natürliche Autoantikörper erkennen Karbohydrate von Glykoproteinen und -lipiden pathogener Bakterien und Tumorzellen. Zusätzlich scheinen sie die Immunüberwachung durch B-Zellen zu fördern (Hayakawa 1999).

2.1.11 Immuntoleranz und Autoimmunität

Immunologische Toleranz ist nur erhaltbar, wenn das Immunsystem eine genaue Anweisung darüber hat, was nicht toleriert werden darf. Voraussetzung dafür ist, dass das Antigen als Gegner klar erkannt werden kann. Dies gelingt mit Sicherheit nur dann, wenn das Antigen mit einem körpereigenen Merkmal versehen wird. Das Antigen muss daher in gewissem Umfang mit einem Selbst versehen werden. Dafür existieren im Organismus bestimmte Proteine wie die genannten antigenpräsentierenden MHC-Moleküle, spezifische Immunglobuline oder unspezifische Opsonine (z. B. Komplementfaktoren). Diese Selbstmoleküle binden an ein Antigen und machen es damit für die Abwehr erkennbar. Verwechslungen zwischen Fremd und Selbst sind zentraler Mechanismus der Störung der immunologischen Toleranz und mit Autoimmunreaktionen verbunden (Tab. 12).

Für die biologische Medizin ist es von erheblicher Bedeutung, dass sich derzeit in der Unterscheidung von Selbst und Nichtselbst ein stiller

Tab. 12 Ausgewählte Labordiagnostik bei Autoimmunerkrankungen.

Autoimmunerkrankung	Autoantikörper (AAK)
Addison-Krankheit	AAK gegen Nebennierenrinden-Antigene (NNR-AK)
Autoimmunhämolytische Anämie	Phagozytose von antikörpersensibilisierten Erythrozyten, Wärme-AAK, Kälte-AAK
Bullöses Pemphigoid	Komplement in Basalmembranen der Haut
Chronisch aggressive Hepatitis	AAK gegen Lebermikrosomen (LKM)
Colitis ulcerosa	AAK gegen Darmepithel?
Diabetes mellitus	Inselzell-AAK (ICA)
Glomerulonephritis	AAK gegen Basalmembranen der Glomerula
Goodpasture-Syndrom	AAK gegen Basalmembranen von Lunge und Niere (GBMA)
Guillain-Barré-Syndrom	AAK gegen Myelin?
Hashimoto-Thyreoiditis	AAK gegen Thyreoglobulin (TGAK) und Thyreoidea-Mikrosomen-Antigene (TMAK)
Idiopathische thrombozytopenische Purpura (ITP), Morbus Werlhof	Phagozytose von antikörpersensibilisierten Thrombozyten, Thrombozyten-AAK
Immunenzephalitis	AAK gegen Hirngewebe
Insulinresistenz	Insulinrezeptor-AAK (IRA)
Mixed Connective Tissue Disease (MCTD)	ANA, Anti UI-RNP-AK
Morbus Crohn	ANA gegen Retikulinfasern (Retikulin)
Multiple Sklerose	AAK gegen Myelin; virale Auslösung?
Myastenia gravis	Acetylcholin-Rezeptor-AAK (AchRA)
Pemphigoid	AAK gegen Basalmembranen der Haut (EBMAK)
Pemphigus	AAK gegen Basalmembranen der Haut
Perniziöse Anämie	AAK gegen Intrinsic Factor und Mukosazellen (PCA)
Primäre Leberzirrhose	AAK gegen Lebermitochondrien-Antigene (AMA)

Tab. 12 (Fortsetzung)

Autoimmunerkrankung	Autoantikörper (AAK)
Polymyositis	ANA, Anti-Jo I, Anti-PMI
Rheumatische Arthritis	AAK gegen Herzmuskel (HMA)
Sjögren-Syndrom	Deposition von Immunkomplexen
Sklerodermie	Antikörper gegen SCL 70
Sympathische Ophthalmie	AAK gegen chorioidale Melanozyten
Systemischer Lupus erythematodes (SLE)	AKK gegen Cardiolipin (ACLA), Zellkernantigene (ANA), native Doppelstrang-DNS (dsDNS), Einzelstrang-DNS (ssDNS)
Thyreotoxikose	TSH-Rezeptor-AAK (TRAK)
Urtikaria, atopische Dermatitis, Asthma	IgE-Antikörper
Uveitis-Sarkoidose, Behcet-Syndrom	AAK gegen die Uvea?
Vaskulitis	AAK gegen Melanozyten
Vitiligo	AKK gegen Melanozyten
Wegener-Granulomatose	Zytoplasmatische Antigen in neutrophilen Granulozyten (c-ANCA), Proteinase-AK

Paradigmawechsel vollzieht. Das Immunsystem wird aus klassischer Sicht als „antigengetrieben“ verstanden. Je nach Antigen werden danach verschiedene Lymphozytenklone unabhängig voneinander aktiviert, die dann die Produktion von spezifischen Antikörpern gegen das jeweilige Antigen anregen. Immunreaktionen werden aus dieser Sicht als „allopoietischer“ Prozess gesehen, der durch ein Nichtselbst ausgelöst wird (Stewart et al. 1989). Alternativ kann das Immunsystem „autopoietisch“ gesehen werden, wenn nämlich Lymphozytenklone durch Immunglobuline eines anderen Lymphozytenklons aktiviert bzw. gehemmt werden, d. h. selbst unter Beteiligung von Antigenen unter Kontrolle gehalten werden (Maturana und Varela 1980).

Der Unterschied zwischen dem „allopoietischen“ und „autopoietischen“ Konzept lässt sich gut am Beispiel der Autoimmunität erläutern:

Aus **allopoietischer Sicht** muss ein Antigen als Nichtselbst eliminiert werden, um das Selbst zu schützen. Dazu dürfen Lymphozyten nur mit Selbst markierte Antigene, aber nicht Selbst für sich erkennen. Die Eliminierung autoreaktiver T-Lymphozyten erfolgt im Thymus. Autoreaktive B-Lymphozyten werden im Knochenmark bzw. den Immunorganen aussortiert. Andernfalls sind postnatal bereits die Voraussetzungen zur Entwicklung von Autoimmunerkrankungen gegeben (Stewart et al. 1989).

Aus **autopoietischer Sicht** reagieren Immunglobuline verschiedener Lymphozytenklone miteinander in einem Netzwerk gegenseitiger Erkennung („**Netzwerktheorie**“; Jerne 1974). Die Immunglobuline überwachen daher das Selbst aller körpereigenen Moleküle. Das bedeutet, dass ein externes Antigen X nur dann mit dem Immunnetzwerk reagieren kann, wenn letzteres Lymphozyten Y enthält, aus denen sich Klone entwickeln können, die das passende Immunglobulin Y mit Affinität zum Antigen X produzieren können. Die Klone Y können aus autopoietischer Sicht aber nur dann entstehen, wenn das Immunnetzwerk bereits Klone enthält, die ein Immunglobulin Z produzieren, das eine Affinität zu Y hat. Dieser „Spiegel im Spiegel“ („antiidiotypische Antikörper“) setzt Z und X gleich. Das Immunsystem regiert daher nur mit Antigenen, die sich im Organismus als „Selbst“ wiederspiegeln können (Jerne 1974). Auch APCs müssen über ihre MHC-Mole-

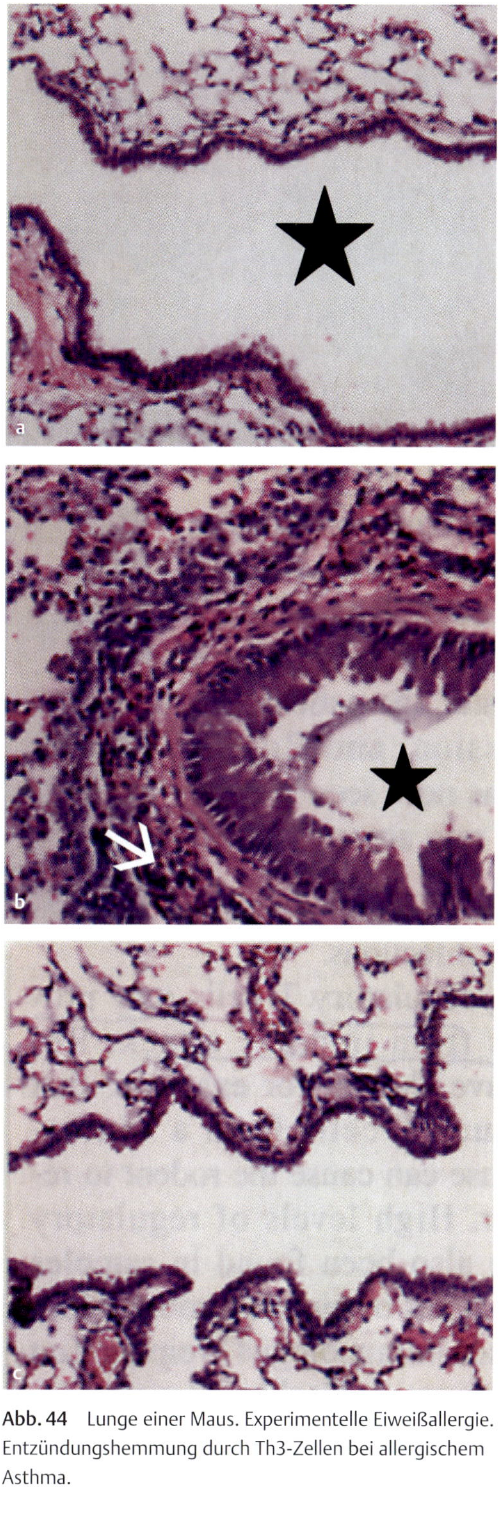

Abb. 44 Lunge einer Maus. Experimentelle Eiweißallergie. Entzündungshemmung durch Th3-Zellen bei allergischem Asthma.

küle ein antigenes Peptid mit einem Selbst versehen, damit es von Th-Zellen erkennt werden kann (wie im täglichen Leben auch haben erbitterte Feinde jeweils Wesenszüge des Kontrahenten).

Antigene, die keinem Selbst verbunden sind, z. B. auch nicht durch Bindung von Komplement, werden völlig ignoriert, können jedoch frische immunologisch „unerfahrene" (naive) Lymphozyten vernichten (Stewart et al. 1989).

Im krassen Unterschied zur allopoietischen Sichtweise verhalten sich in der Netzwerktheorie autoreaktive Klone völlig normal. Autoimmunkrankheiten können daher aus dieser Sicht nicht auf selbstreaktive Lymphozytenklone zurückgeführt werden, sondern auf deren inadäquate Verbindung zum immunologischen Netzwerk bzw. der Grundregulation. Je besser die Anbindung der Lymphozyten an das Netzwerk, umso größer ist die immunologische Toleranz. Auf die Funktion autoreaktiver B-Lymphozyten wurde bereits hingewiesen. Darüber hinaus treten B-Lymphozyten auf, die Immunglobuline mit Bindungsfähigkeit an viele Selbstkomponenten, z. B. Erythrozyten, Organparenchymzellen und Serumproteine, haben (Cunningham 1974, Guilbert et al. 1982, Notkins und Prabhakar 1986, Stewart et al. 1989).

Solange Toleranz gegenüber Autoantigenen herrscht, bleibt der dynamische Status quo im Netzwerk so stabil, dass pathologische Autoimmunität nicht auftreten kann trotz der ständigen Präsenz autoreaktiver T- und B-Lymphozyten.

Zum Erhalt der Toleranz spielen **regulatorische T-Lymphozyten eine bedeutende Rolle (synonym: Th3-Zellen, Treg, $CD4^{+}CD25^{+-}$T-Zellen**; CD25 stellt die α-Kette des Il-2 Rezeptors dar) (Abb. 44, 45). Th3-Zellen spielen in den peripheren regulatorischen Immunmechanismen eine wichtige Rolle. Sie sind „natürliche Suppressorzellen" in der stän-

a Normales Lungengewebe durchzogen von einem quergeschnittenen Bronchiolus (Stern).

b Allergenexposition mit starker entzündlicher Reaktion der bronchiolären Schleimhaut (Stern, quergeschnittener Bronchiolus) und Anschoppung von Entzündungszellen in der Submukosa (Pfeil).

c Infusion von Th3-Zellen vor Allergenexposition. Keine entzündliche Reaktion. Färbung Hämatoxylin – Eosin. (50fache Vergr.; aus Sciene 2004, verändert).

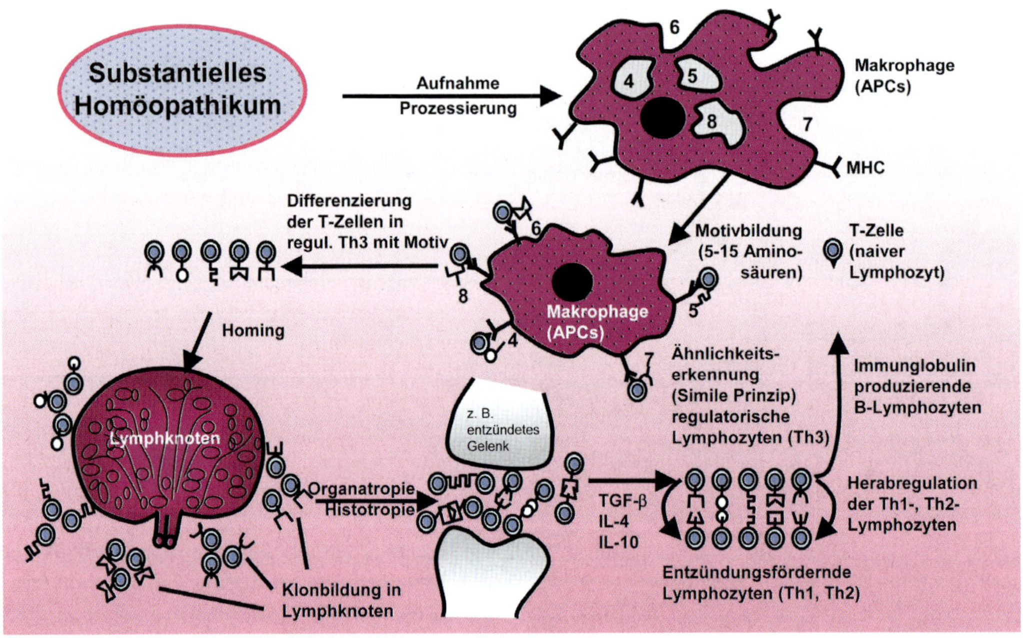

Abb. 45 Immunologische Beistandsreaktion. Niedrig bis mittelhoch potenzierte Homöopathika bzw. Komplexhomöopathika (insbesondere Antihomotoxika) oder Substanzen im Mikrobereich pro kg Körpergewicht generieren über APCs regulatorische Lymphozyten (Th3-Zellen), die nach Kontakt mit entzündungsfördernden T-Lymphozyten (Th1- und Th2-Zellen; h Helfer) die entzündungshemmenden Zytokine TGF-β, IL-4 und IL-10 freisetzen (TGF Transforming Growth Factor; IL Interleukin). Die Zahlen 4–8 stellen diverse Inhaltsstoffe eines Homöopathikums dar (aus Heine 2005c).

dig entzündungsbereiten ECM, wodurch die „Aufmerksamkeit" gegenüber Antigenen in der ECM hochgehalten wird (Übersicht s. Jian und Chess 2006). Th3-Zellen sind funktionell durch den hohen Gehalt an dem Transkriptionsfaktor FOXP3 gekennzeichnet, bei dessen Mutationen schwere periphere immunregulatorische Störungen auftreten. Th3-Zellen spielen daher eine Schlüsselrolle in den peripheren regulatorischen Immunmechanismen. Sie sind „natürliche Suppressorzellen" der ständig entzündungsbereiten ECM, wodurch die „Aufmerksamkeit" gegenüber Antigenen in der ECM hochgehalten wird (Übersicht Jiang und Chess 2006). Th3-Zellen sind in der Lage Autoimmunreaktionen zu unterdrücken (Neumann-Haefelin et al. 2004). Th3-Zellen vermitteln ihre suppressive Funktion durch Zellkontakt oder durch Freisetzung entzündungshemmender Zytokine (IL-10, TGF-β). Dadurch werden Th1- und Th2-Zellen in ihrer Funktion und Teilungsfähigkeit gehemmt. Entsprechend experimenteller Befunde an Th3-Zellkulturen erkennen diese Zellen Antigene auch direkt über ihren einzigen Toll-like-Rezeptor TLR8 (Peng et al. 2005).

Th3-Zellen verschalten nach dem Prinzip von Interneuronen im neuronalen Netzwerk alle Immunreaktionen miteinander. Sie sind daher zur Stabilisierung des Toleranzerhaltes unerlässlich (Übersicht s. Wickelgren 2004). Th3-Zellen koppeln über ihre Zytokine zu den APCs zurück, wodurch deren Antigenpräsentation vermindert wird. Damit ist eine ständige Aktivitätsbegrenzung und Kontrolle immunkompetenter Zellen durch Th3-Zellen gegeben (Abb. 44). Dadurch kann bei Anforderung die bestmögliche Immunantwort entwickelt werden: Handelt es sich z. B. um Bakterien, treten vermehrt IGF-γ sezernierende Th1-Zellen auf; bei viralen Infekten entwickeln sich vermehrt CD8T-Zellen; im Falle von Parasiten stehen Th2-Zellen im Zentrum (Schaberg und Kaufmann 2001). Die Th3-Zellen sind an diesen „Immunentscheidungen" wesentlich beteiligt (Werlen et al. 2003). Th3-Zellen treten stets vermehrt in Gewebebereichen mit erhöhter Antigenlast auf, so auch im Tumorgewebe. mit dem Nachteil, dass sie dort evtl. die Immunabwehr schwächen können. Tierexperimentell konnte gezeigt werden, dass Tumorzellen ein Chemokin bilden (CCL22), das Th3-Zellen anlockt (Übersicht s. Wickelgren 2004). Wie Peng et al. (2005) experimentell nachgewiesen haben, können Th3-Zellen jedoch über ihren TLR8 „umgestimmt" werden, wenn ihnen Poly-Guaninnukleotide angeboten werden. Sie aktivieren dann die Abwehrzellen, statt sie in ihrer Funktion zu unterdrücken. In der klinischen Testung sind außerdem bereits Blocker für Th3-Zellen (Übersicht s. Wickelgren 2004, Neumann-Haefeling et al. 2004).

Andererseits könnten mit Th3-Zellen neue Methoden zur Therapie von Immunkrankheiten wie Diabetes Typ I, multipler Sklerose, Transplantatabstoßung und Allergien entwickelt werden (Übersicht s. Wickelgren 2004).

Die „Th3-Geschichte" wird noch dadurch komplexer, dass es neben den thymusgereiften regulatorischen $CD4^{+}$ $CD25^{+}$-T-Zellen offenbar auch Th3-Zellen ohne Thymusprägung gibt. Diese müssen daher die Blutbahn bereits auf dem Weg vom Knochenmark zum Thymus verlassen haben. Anscheinend bekommen sie erst bei Kontakt mit APCs die Eigenschaften regulatorischer Th3-Zellen. Demnach ist zwischen konstitutiven und induzierten Th3-Zellen zu unterscheiden (Übersicht s. Neumann-Haefelin et al. 2004).

Eine wichtige Voraussetzung zur Aktivierung von Th3-Zellen scheint zu sein, dass von APCs eine sehr hohe Zahl verschiedener Peptide, die zuvor in einem komplexen Peptidgemisch in sehr geringer Konzentration vorgelegen haben, naiven Th3-Vorläufer-Lymphozyten präsentiert werden. Das bedeutet, dass Th3-Zellen am ehesten in Gegenwart sehr geringer, aber vielfältiger Antigengemische aktiviert werden können. Derartig niedrige Substanzkonzentrationen liegen in substantiellen Homöopathika (bis ca. D 14), Phytotherapeutika, aber auch Nahrungsmitteln vor (**Immunologische Beistandsreaktion**) (Abb. 45).

> Dies zeigt, dass bereits geringste Mengen eines Antigens in der Lage sind, das gesamte immunologische Netzwerk zu beeinflussen – ähnlich wie bei durch Federn verbundenen Pendeln, wo sich bereits nach geringster Auslenkung eines Pendels Störungen nichtlinear über das gesamte System ausbreiten.

Da sich das Immunsystem in Gegenwart exo- und endogener Antigene entwickelt, müsste im besten Falle jeder neu entstehende Lymphozytenklon eine adäquate Anbindung an das immunologische Netzwerk finden, was angesichts zunehmender Autoimmunerkrankungen immer weniger zutrifft. Pathologische autoimmune Reaktionen treten u. a. dann auf, wenn autoreaktive Lymphozyten keinen Fas-Rezeptor („Tod"-Rezeptor, Apo-1/CD95) entwickeln, sodass die Fas-Liganden anderer Abwehrzellen nicht an diese Lymphozyten andocken können, um bei diesen Apoptose auszulösen (Duke 1997, Wajant 2002).

Aus klassischer Sicht entstehen Autoimmunerkrankungen durch Störungen der immunologischen Toleranz durch zu hohe immunologische Aktivität (chronische Entzündung). **In der Netzwerktheorie entsteht dagegen pathologische Autoimmunität bei zu geringer Aktivität entsprechender B- und T-Zellklone.** Therapeutisch müsste aus dieser Sicht eine Immunstimulation erfolgen. Es ist bekannt, dass systemische wie organspezifische Autoimmunerkrankungen durch intravenöse Infusion normaler zirkulierender Immunglobuline (IVIG) günstig beeinflusst werden können. IVIG wird aus gepooltem Serum hergestellt, Hauptkomponente ist das IgG. IVIG ist einer Ersatztherapie vergleichbar, ähnlich der Gabe von Gerinnungsfaktoren bei Blutern oder Erythrozyten bei Patienten mit verschiedenen Formen von Anämie. IVIG wird auch bei Immunmangelzuständen, bei septischem Schock und in der Transplantationsmedizin gegeben (Übersicht s. Lin und Kinet 2001). Als IVIG-abhängige Mechanismen werden genannt (Volk und Kiel 2000):

- Regulation der Autoantikörpersynthese durch die in IVIG enthaltenen antiidiotypischen Antikörper,

- Neutralisation immunregulatorischer (proinflammatorischer: Anmerkung des Autors) aktiver Zytokine,
- Eliminierung immunstimulierender mikrobieller Produkte.

Makrophagen weisen bei Autoimmunerkrankungen im Schnitt eine zu geringe Aktivität der inhibitorischen IgG-Rezeptoren (FcγRIIB) gegenüber den aktivierenden (FcγRI) auf. Dadurch werden ihre Phagozytosefähigkeit und die Freisetzung proinflammatorischer Zytokine pathologisch erhöht (Lin und Kinet 2005). Durch IVIG ist es häufig möglich, die gestörte Balance zwischen den aktivierenden und hemmenden Fc-Rezeptoren wieder herzustellen. IVIG ist nämlich in der Lage, die im endoplasmatischen Retikulum der Makrophagen/Monozyten vorrätig gehaltenen inhibierenden Fc-Rezeptoren zu mobilisieren (Lin und Kinet 2001).

Dies zeigt, dass eine generalisierte Stimulation des Immunsystems zu erhöhter Toleranz gegenüber Antigenen führt (Stewart et al.1989). Die Beziehung der Netzwerktheorie zur Grundregulation liegt auf der Hand. Denn die Immundynamik ist integraler Teil der Homöostase und wird u. a. von biochemischen Molekülen, Hormonen und Neurotransmittersubstanzen beeinflusst (Stewart et al. 1989).

2.1.12 Immunkomplexe (Antigen-Antikörper-Komplexe)

Liegt in Immunkomplexen das Verhältnis von Antigenen zu Antikörpern etwa bei 1:1, bleiben sie in Zirkulation und können von den Makrophagen des RES phagozytiert werden (Schleicher 1989). In dieser Form sind Immunkomplexe apatogen und stellen ein wichtiges Glied in der Immunregulation dar. Denn nach ihrer Phagozytose werden Teilstücke den T-Zellen präsentiert und eine entsprechende Abwehrreaktion organisiert.

Haben dagegen die zirkulierenden Immunkomplexe ein Übergewicht an Antikörpern oder Antigenen, können sie aufgrund des erhöhten Molekulargewichtes am Endothel, in Basalmembranen, Gefäßwänden und der ECM haften bleiben.

> Festsetzen von Immunkomplexen führt immer zu einer entzündlichen Reaktion am Fixationsort.

Vermittelnd greifen dabei die Komplementfaktoren (C1–C9) ein, die am Fc-Rezeptor der Immunglobuline anhaften. Bei Fixation von Immunkomplexen werden die Komplementfaktoren aktiviert, wobei sich Entzündungen mit der Gefahr der Chronifizierung entwickeln (Rother und Till 1988).

Beispiele für pathologische Immunkomplexablagerungen sind:

- Anlagerung pathogener Immunkomplexe bei Rheumatikern oder bei degenerativen Erkrankungen an Gelenkflächen,
- Bindung bei multipler Sklerose an die Myelinscheiden der Nerven im ZNS,
- Bindung bei Myasthenia-gravis-Patienten an die neuromuskulären Synapsen,
- Ablagerung bei koronarer Herzkrankheit in den Wänden der Koronararterien,
- Bindung bei Sklerodermie an ECM-Komponenten,
- Bindung bei entzündlichen Glomerulonephritiden zusammen mit Komplement an alle glomerulären Basalmembranen,
- bei Lupus erythematodes führen Immunkomplexe zur Vaskulitis kleiner Arterien und Arteriolen (Venen sind seltener betroffen),
- bei Anlagerung an Erythrozyten werden diese lytisch, z. B. postinfektiöse hämolytische Anämie (Stahl et al. 2001, Schmidt und Burkhardt 2001).

2.1.13 Das Gefahrenmodell der Immunität

Nach Matzinger (2002) ist der Erhalt der immunologischen Toleranz nicht nur durch die Beziehungen der Abwehrzellen untereinander gegeben (Netzwerktheorie der Immunität), sondern stets ist die Rückkopplung zwischen Zellen und umgebendem Gewebe (ECM) zu berücksichtigen.

Im Gefahrenmodell spielen fremde und körpereigene extra- und intrazelluläre Mediatoren mit Alarmcharakter eine entscheidende Rolle. Alarmsignale werden von Toll-Rezeptoren (TLRs) der APCs erkannt, phagozytiert, proteolytisch auf-

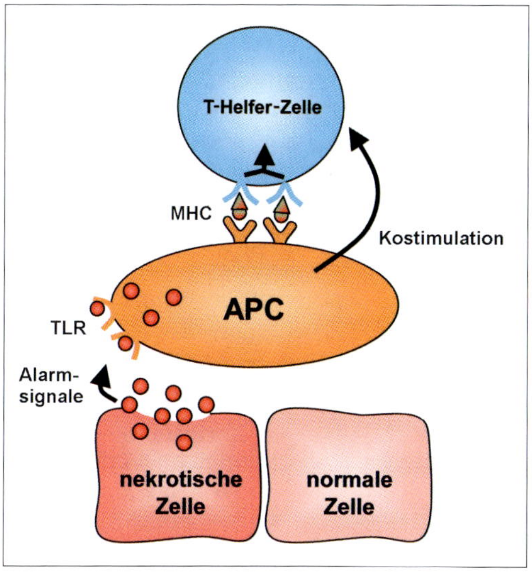

Abb. 46 Gefahren-Modell der Immunologie nach Matzinger (2002). Antigen-präsentierende Zellen (APCs) werden durch Alarmsignale nekrotischer Zellen aktiviert. MHC, Präsentation antigener Peptide über MHC-Moleküle. TLR Toll-like-Rezeptor.

bereitet und als kurze Peptide zusammen mit MHC-Molekülen den T-Lymphozyten präsentiert (Abb. 46). Körpereigene Alarmsignale entstehen bei Zellnekrosen (Entzündungen, Trauma, Ischämie usw.). Dabei setzen untergehende Zellen ihren antigenen Zellinhalt (DNS, RNS, Hitzeschockproteine, Membranbruchstücke u. a. m.) frei, der sonst gegen den Extrazellulärraum durch die Zellmembran abgeschlossen ist. Alarmsignale entstehen auch im Extrazellulärraum, z. B. als Bruchstücke von ECM-Komponenten (u. a. Hyaluronsäure) und durch eingewanderte Mikroben. Auch Akut-Phase-Proteine stellen Alarmsignale dar (Matzinger 2002). Als ein natürliches „Alarmsignaltraining" kann die physiologische Leukozytolyse betrachtet werden (s. S. 70).

Zellnekrose tritt, abgesehen von traumatischer Zellschädigung, immer dann ein, wenn sich bei zu hoher Zellbeanspruchung die ATP-Vorräte in der Zelle schneller erschöpfen als sie nachgebildet werden können. Dadurch kommen letztlich alle Phosphorylierungsvorgänge einschließlich der membranösen Ionenpumpen (z. B. Na^+/K^+ ATPase) zum Erliegen. Die Zelle schwillt an, schließlich reißt die Zellmembran und der antigene Zellinhalt wird freigesetzt (Chiarugi und Moskowitz 2002). Nekrose ist daher im Unterschied zur Apoptose mit pathologischem Gewebestress und dem Phänomen Entzündung verbunden.

Die Gewebe sind dabei die Kontrolleure der Immunantwort (Matzinger 2002). Bei der allergischen Reaktion vom verzögerten Typ (u. a. Tuberkulintest, Impfungen, Kontaktallergien) treten stets lokal Schwellung der Haut mit Einstrom von Leukozyten und Produktion entzündungsfördernder Substanzen (Zytokine, Proteasen, Prostaglandine, Leukotriene) auf. Im Unterschied dazu würden Darm oder Augen durch eine derartige Reaktion zerstört werden. Als Immunreaktion werden in diesen Organen stattdessen IgA und TGF-β, unterstützt durch vasointestinales Peptid (VIP), als entzündungshemmende Immunantwort produziert. Dazu kommt, dass anscheinend alle Organe eine spezielle Population von γδ-T-Lymphozyten mit organzugeordneten Rezeptoreigenschaften haben. Dieser gewebeorientierte Lymphozytentyp reagiert eher auf lokale Alarmsignale und weniger auf Fremdantigene wie die adaptiven Lymphozyten. Dadurch entsteht eine lokale maßgeschneiderte Autoimmunität („autoimmunity by design") in Organen und Geweben (Matzinger 2002). Zirkulierende γδT-Zellen können phylogenetisch uralte Moleküle wie Polyprenyl-Pyrophosphat und phosphorylierte Nukleotide, wie sie vor allem von Mikroben gebildet werden, erkennen (Lardner 2001, Matzinger 2002).

> **Die letzte Antwort im Immungeschehen liegt daher bei den Geweben** (Matzinger 2002). Dies deckt sich mit dem System der Grundregulation. Bei Gesundheit induzieren die Gewebe immunologische Toleranz. Bei Krankheit stimulieren sie das Immunsystem und bestimmen die Art der Immunreaktion.

Durch das Gefahrenmodell können wichtige bisher ungelöste Fragen der Immunologie beantwortet werden, zum Beispiel: Was passiert, wenn sich das Selbst im Laufe des Lebens durch Entwicklung neuer Gewebe wie in der Pubertät oder Schwangerschaft ändert? Warum müssen Impfstoffe mit einem antigenen Adjuvans versehen werden, damit sie wirksam werden? Warum entwickeln nicht alle Menschen Autoimmunerkrankungen, obwohl alle autoreaktive Lymphozyten haben? Warum ist das Immunsystem gegenüber Tumoren blind? Die Antworten haben einen gemeinsamen Nenner, weil bei keinem der Probleme Alarmsignale entwickelt werden. Auch die transplantierten Organe Verstorbener entwickeln weniger Alarmsignale und Abstoßungsreaktionen als die unter den Bedingungen der Ischämie verpflanzten Organe lebender Spender.

Bei Autoimmunerkrankungen verhält sich das Immunsystem ebenfalls nicht falsch. Denn Zellen können z. B. aufgrund von Mutationen, viraler und bakterieller Infektion sowie exogener Noxen (u. a. organische Chemikalien) aberrante Proteine bilden und freisetzen oder auch an ihre Oberfläche binden, die vom Immunsystem als Alarmsignale verstanden werden können.

Um Tumorzellen immunologisch auffällig zu machen, werden derzeit mehrere Strategien verfolgt, die ebenfalls mit dem Gefahrenmodell in Einklang stehen: Tumorzellen können mit Mikroben so infiziert werden, dass ihre Glykokalyx von Abwehrzellen als Antigen erkannt wird. Werden Lysate abgetöteter Bakterien in Tumorgewebe injiziert (z. B. BCG-Impfung), können Abwehrzellen so stark aktiviert werden, dass auch Tumorzellen angegriffen werden. Am vielversprechendsten ist derzeit der Weg, Tumorvakzine herzustellen, am besten aus dem Tumorgewebe der Patienten selbst (Matzinger 2002).

Übersicht

Ein mehrzelliger Organismus kann nur überleben und sich weiter entwickeln, wenn er zwischen Selbst und Nichtselbst unterscheiden kann. In der Phylogenese waren es ursprünglich die mit der äußeren und inneren Umwelt in Beziehung stehenden Epithelien, die sich mit diesem Problem auseinandersetzen mussten. Daraus entstand ein unspezifisches, mit der Geburt bereits funktionsfähiges Abwehrsystem. Aus diesem hat sich bis zu den Säugetieren ein individuelles, lernfähiges (adaptives) Immunsystem entwickelt. Beide Systeme stehen zum Schutz des Selbst in engster Kooperation. Denn das adaptive Immunsystem benötigt für seine Funktionen die Präsentation von Antigenen zusammen mit einem Selbst (MHC-Moleküle) durch antigenpräsentierende Zellen (APCs). Erst über diese Präsentation können T-Lymphozyten aktiviert werden und diese dann B-Lymphozyten informieren, die darauf das jeweils passende Immunglobulin, d. h. Antikörper bilden. Auch das unspezifische Abwehrsystem verfügt über humorale Selbst-Faktoren wie die Komplementproteine. Sie markieren vor allem antigene Mikroben, beteiligen sich aber auch zusätzlich an der Markierung von Antigen-Antikörper-Komplexen (Immunkomplexe). Dadurch wird das Selbst doppelt gesichert. **Das Immunsystem reagiert daher nur mit Antigenen, die im Organismus mit einem Selbst versehen werden können** (Ausnahme evtl. $\gamma\delta$T-Lymphozyten). Das fein differenzierte Netzwerk zwischen unspezifischen und spezifischen Immunwechselwirkungen kann bei Störung des Selbst in Autoaggression umschlagen. Autoimmunität wird nach der Netzwerktheorie bei zu geringer Aktivität antigenbezogener B- und T-Zellklone (zu schwaches Selbst) verursacht. Dabei hat sich gezeigt, dass nicht die Immunzellen allein die Kontrolleure des Immunsystems sind, sondern die letzte Antwort bei den Geweben liegt.

Dies ist von besonderer Bedeutung für die biologische Medizin, deren therapeutische Maßnahmen auf Erhalt bzw. Wiederherstellung immunologischer Toleranz ausgerichtet sind („Hilfe zur Selbsthilfe"). Dies ist ohne Zusammenarbeit zwischen Immunsystem und den Geweben nicht möglich. Gemeinsamer Nenner ist das System der Grundregulation.

2.2 Gerinnung

Das Gefäßendothel ist der entscheidende Katalysator im Gerinnungsgeschehen. Aufgrund seiner heparanasulfathaltigen Glykokalyx ist das Endothel per se gerinnungshemmend. Zusätzlich bilden Endothelzellen gerinnungshemmende und -fördernde Moleküle. **Gerinnungshemmend wirken**: Prostazyklin, Thrombomodulin, Gewebetyp-Plasminogenaktivator (t-PA), Gewebefaktor-Inhibitor und Stickoxid (NO). **Gerinnungsfördernd wirken**: von-Willebrand-Faktor (vWF), Plasminogenaktivator Inhibitor Typ 1(PAI-1), Rezeptoren für den Gewebefaktor, für Thrombin sowie die Bindung von Gerinnungsfaktoren und Chemokinen mit Attraktion von Thrombozyten und Leukozyten (Übersicht s. Rosenberg und Aird 1999).

Das Phänomen Gerinnung ist ein ausgezeichnetes Beispiel dafür, wie die ECM-Komponenten bei Endothelverletzungen und die Gerinnungsfaktoren des Blutes im Sinne einer Schadensbegrenzung zusammenarbeiten.

An der Gerinnungsfähigkeit des Blutes sind daher die Gefäßwand, zelluläre Komponenten, Plasmaproteine des Blutes und in der ECM enthaltene gerinnungsfördernde und -hemmende Stoffe beteiligt (Abb. 47). Wird das hämodynamische Gleichgewicht in Richtung Gerinnung verschoben, greifen mehrere Komponenten ineinander, um die Gerinnungskaskade zu starten durch (Scherbaum 2001):

- gesteigerte plasmatische Koagulabilität,
- verminderte Fibrinolyseaktivität,
- Hyperreaktivität der Thrombozyten,
- gesteigerte Thrombogenität der subendothelialen Matrix.

Die Gerinnungskaskade wird somit über einen subendothelialen extrinsischen Weg aus der ECM und einen intrinsischen Weg über das Plasma gestartet. Die beteiligten Moleküle sind überwiegend Serinproteasen. Nach Endothelverletzung werden Thrombozyten am Ort adhärent. Dabei vermittelt der im Blut zirkulierende von-Willebrand-Faktor (vWF) zwischen den Phospholipiden Ib, dem Heterodimer IIb/IIIa und dem Kollagen der Subendothelialen ECM. Zusammen mit dem aus der ECM stammenden Gewebefaktor (TF, tissue factor) und den adhärenten (Abb. 47) Thrombozyten läuft dann die intrinsische Gerinnungskaskase ab (Übersicht s. Clemens 2001).

Der TF bindet an den bei der Thrombozytenaggregation aktivierten Faktor VII. Dieser Komplex aktiviert die Gerinnungsfaktoren IX und X. Für diese Reaktion wird der Kofaktor VIII benötigt. Faktor Xa (a aktiviert) wandelt Prothrombin (Faktor II) in Thrombin (Faktor IIa) um. Diese Reaktion wird durch den Faktor Va beschleunigt. In der letzten Stufe spaltet Thrombin das Fibrinogen in Fibrinmonomere. Diese polymerisieren miteinander zum stabilen Thrombus. Da Thrombin aktivierend zu den Kofaktoren VIIIa und Va

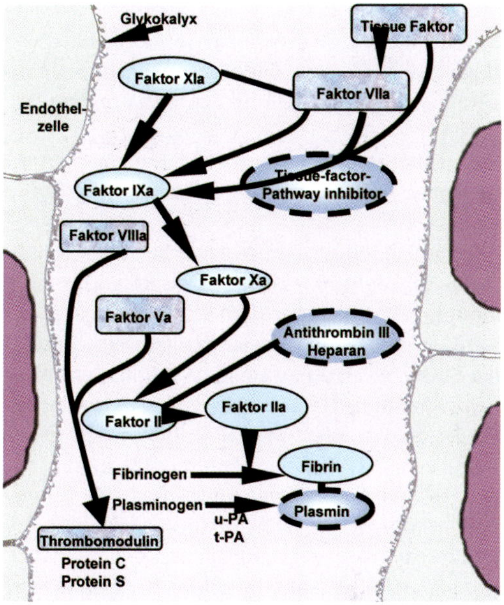

Abb. 47 Gerinnungskaskade. Sie wird durch freigesetzten Gewebefaktor (tissue factor TF) eingeleitet. In Gegenwart von Phospholipiden und Kalziumionen aktiviert TF den Faktor VII zu VIIa, der wiederum die Faktoren IX und X zu IXa und Xa aktiviert. Unterstützt wird dies durch den Faktor XIa. Dieser generiert aus Faktor II (Prothrombin) den Faktor IIa (Thrombin). Thrombin spaltet Fibrinogen unter Bildung von Fibrin.
Die Gerinnungshemmung läuft über 3 Wege:
1. Der TF-Inhibitor wird durch die Faktoren VIIa und Xa gehemmt.
2. Der Thrombomodulin-Protein-S-Protein-C-Komplex hemmt Va und VIIIa.
3. Antithrombin III inaktiviert in Gegenwart von Heparansulfat (und Heparin) die Faktoren XIa, Xa, IXa und IIa. Die Fibrinolyse läuft über die Bildung von Plasmin aus Plasminogen durch den Gewebe-Plasminogen-Aktivator (t-PA) und den Urokinase-Plasminogen-Aktivator (u-PA). Plasmin baut schließlich Fibrin proteolytisch ab.

zurückkoppelt, beschleunigt sich der Gerinnungsprozess selbst (Rosenberg und Aird 1999). Die Gerinnungskaskade kann daher bereits durch eine kleine Initialzündung sehr schnell zur Thrombusbildung führen. Diese Situation muss auf jeder Ebene durch gerinnungshemmende Enzyme balanciert werden können. Antithrombin III ist dabei der führende plasmatische Serinproteaseninhibitor. Der Inhibitor ist in der Lage, alle

2

Serinproteasen des ex- und intrinsischen Gerinnungsweges zu hemmen. In Gegenwart von Heparin bzw. des von Endothelzellen selbst gebildeten und an der Zelloberfläche haftenden wie auch in den Blutstrom abgegebenen Heparansulfats wird die Gerinnungshemmung durch Antithrombin vielfach verstärkt (Rosenberg und Aird 1999).

Thrombomodulin, ein an Endothelzellen gebundenes Glykoprotein, bindet Thrombin. Thrombomodulin wird dadurch so modifiziert, dass es zusammen mit seinen Kofaktoren Protein C und S die Faktoren VIII und V spalten und die Gerinnung hemmen kann. Die Hemmung des extrinsischen Weges erfolgt über den TF-Inhibitor, der einen Komplex mit TF und den Faktoren VIIa und Xa bildet. Bei diesen Vorgängen wird ständig der Gewebe-Plasminogenaktivator (t-PA) aktiviert, wodurch das u. a. gerinnungshemmende Plasmin gebildet wird. Plasmin wird durch Antiplasmine in Schach gehalten, wobei $\alpha 2$-Antiplasmin zur Stabilität eines Fibringerinnsels beiträgt. Alle genannten Faktoren können in ihrer Aktivität individuell vermindert sein mit entsprechenden Koagulopathien (Übersicht s. Clemens 2001).

2.2.1 Lokale Aspekte der Gerinnung

Hyperkoagolabilität darf nicht nur als systemisches Problem verstanden werden. Denn Verlust oder Mangel an einem zirkulierenden Antikoagulans führt nicht automatisch zu einer systemischen Gerinnungsgefährdung (thrombotische Diathese), sondern nach Art der Störung werden bestimmte Gefäßprovinzen bevorzugt (Tab. 13) (Rosenberg und Aird 1999). Zum Beispiel tritt die Gefahr einer tiefen Beinvenenthrombose bei erblichen Störungen von Antithromin III, Protein C und S auf. Die oberen Extremitäten bleiben verschont. Tiefe Beinvenenthrombose ist als Paraneoplasie bei Malignomen zu beobachten, häufig bevor diese diagnosziert werden können (Bloom 2005).

Tab. 13 Beziehungen zwischen Hyperkoagulabilität und regionaler Thrombose (nach Rosenberg und Aird 1999).

Hyperkoagulibität	Topographie der Thrombose
Angeboren	
Mangel an Protein C	Tiefe Beinvenen
Mangel an Protein S	Tiefe Beinvenen
Mangel an Antithrombin III (heterozygot)	Tiefe Beinvenen
Mutation (homozygot) der heparinbindenden Domäne von Antithrombin III	Tiefe Venen und Arterien (besondere Gefährdung junger Raucherinnen)
Auftreten des Faktor-V-Leidens	Tiefe Bein- und Hirnvenen, Koronararterien
Prothrombin G20210A Mutation	Tiefe Beinvenen, Gehirnvenen und -arterien, Koronararterien
Erworben	
Paroxysmale nächtliche Hämoglobinurie	Portalvene und Lebervenen
Myeloproliferative Krankheiten	Portalvene und Lebervenen
Antiphospholipid-Antikörper-Syndrom	Arterien und Venen
Warfarin-induzierte Hautnekrose	Kleine subkutane Gefäße
Thrombotische thrombozytopenische Purpura	Alle kleinen Gefäße
Paraneoplasie	
Tumore in Entwicklung	Tiefe Beinvenen (Bloom 2005)

Andererseits gibt es keinen Zusammenhang zwischen Defekten von Antithrombin III, Protein C und S und Herzinfarkten. Das bedeutet, dass diese Faktoren kaum Einfluss auf die Gerinnungsbalance in Koronargefäßen haben (Übersicht s. Rosenberg und Aird 1999). Für Herz und Lunge spielt Thrombomodulin die Hauptrolle im Erhalt der Gerinnungsbalance. In der Leber wird dagegen das Gleichgewicht durch t-PA (Gewebe-Plasminogenaktivator) und u-PA (Urokinase-Plasminogenaktivator) kontrolliert. Bei der thrombotischen thrombocytopenischen Purpura und dem haemolytisch-urämischen Syndrom treten mit Ausnahme von Leber und Lunge in allen Gefäßprovinzen Mikrothromben auf (Ruggenenti und Remuzzi 1996).

2.2.2 Reaktivität der Endothelzellen

Verschiedene Gefäßprovinzen weisen bedingt durch extraendotheliale Einflüsse unterschiedliche funktionelle Endothelzellen auf. Dies ist im Wesentlichen bedingt durch verschiedene Scherstressbedingungen bei systemischen und diastolischen Druckveränderungen, durch Zytokine, Wachstumsfaktoren, mechanische Kräfte in den Geweben, zirkulierende Lipoproteine, Gerinnungsfaktoren, Signale angrenzender Zellen und Komponenten der Basalmembran mit unterlagernder ECM. Endothelzellen selbst können Wachstumsfaktoren (z. B. vascular endothelial growth factors: VEGF), Zytokine, Prostaglandine, Selektine und Integrine in die lokale Umgebung abgeben, wodurch sie parakrin die Signalwege anderer Zellen beeinflussen (Übersicht s. Rosenberg und Aird 1999). Bei Erhöhung des Blutdrucks bilden Endothelzellen vermehrt Stickoxid, wodurch die Gefäßwandmuskulatur relaxiert und das Gefäß weiter gestellt wird.

Über aktivierte Signalwege in Endothelzellen können ganze Netzwerke von Genen erfasst werden. Endothelzellen, die den Rezeptor PDGFα (platelet derived growth factor α) tragen, können gleichzeitig eine angiogenetische Information (u. a. VEGF-Bildung) wie auch die Bildung von Gerinnungsfaktoren (u. a. vWF) anregen. Dies ist sinnvoll, weil dadurch im Falle einer Gerinnungsstörung kompensatorisch die Angiogenese angeregt werden kann (Rosenfeld und Aird 1999).

Die Entwicklung gefäßbettspezifischer Endothelzelltypen erfolgt auch auf transkriptioneller Ebene. Bei transgenen Mäusen wurde in Endothelzellen bei Veränderung von 733 Basenpaaren im Promotor des vWF-Gens gezeigt, dass diese dann nur noch vWF im Gehirn bilden. Schaltete man dem Promotor einige vor- oder nachgeschaltete DNS-Elemente aus, wurde vWF nur im Endothel von Herz- und Skelettmuskulatur gebildet (Aird et al. 1995). Daraus ergeben sich zukunftsweisende Aspekte einer **„Pharmakogenetik"**.

> Jedes Gefäßbett eines Organs hat ganz eigene Gerinnungsbedingungen. Bei Patienten mit erblichen oder erworbenen Gerinnungsstörungen sind die Signalwege für die Hämodynamik in den verschiedenen Segmenten des Gefäßbaums verschieden. Ein hyperlabiler Gerinnungsstatus ist daher zumeist kein systemisches Phänomen.

2.3 Chronische Krankheiten

2.3.1 Unheilbarkeit chronischer Krankheiten

Chronische Krankheiten sind prinzipiell nicht heilbar, weil sich die Regelkreise im Organismus auf eine krankhafte Norm (Sollwert) eingestellt haben, die eine anders geartete Ordnung verlangt (Adaptationssyndrom). Eine immunologische Komponente sowie Veränderungen der Zusammensetzung der ECM mit Entwicklung einer latenten Gewebsazidose sind immer nachweisbar. Es etabliert sich eine systemische proinflammatorische Situation mit diffusen Schmerzempfindungen entsprechend der ECM. Dabei kann sich das Schmerzgeschehen verselbstständigen und zu neurogenen Entzündungen in der peripheren ECM führen (vgl. **Abb. 63**, s. S. 151).

Durch die Grundregulation sind die Rückkopplungen zwischen Soma und Psyche sowie Psyche und Soma einfach zu beschreiben (vgl. **Abb. 27**,

S. 58). Besonders eindrucksvoll sind diese Beziehungen im rheumatischen Formenkreis erkennbar. Man kennt die

- **Dorsalgie** als Somatisierung von Trauer und Verzweiflung durch kompensatorische, aufrechte Zwangshaltung,
- **Lumbalgie** als Überlastung oder sexuelle Frustration,
- **Brachialgie** als gehemmte Aggression,
- **Beinbeschwerden** als Nicht-Fuß-fassen-Können.

Dies zeigt deutlich, dass man bei chronischen Kranken keine Defizitmodelle durch reine Diagnostik (die Rheumatiker, die Diabetiker usw.) entwickeln darf. Denn die Kranken gehen mit ihrer Krankheit affektiv, kognitiv und handelnd um. Krankheit kann so zu einem Teil der Persönlichkeit werden, zu dem sich der chronische Kranke häufig unter Zurechtbiegen seiner Biografie („wenn ich gekonnt hätte, hätte ich alles anders gemacht") bekennt. Eine Überwindung dieser gestörten Persönlichkeitsstruktur kann nur unter Nutzung und Ausbau der Ressourcen des Kranken als „Salutogenese" erfolgen.

An chronisch Kranken wird sehr deutlich, dass der Mensch bewusst oder unbewusst am Entstehen seiner Krankheit mitwirkt.

Soll der Patient jedoch sein Leben umstrukturieren, dann muss er erfahren können, wie es dazu kam, dass er krank geworden ist. Es ist für ihn wichtig, sein Leben zurückzuverfolgen und die darin aufgetretenen, krankmachenden Aspekte zu analysieren. Stets sind es anhaltende Befindensstörungen, die am Beginn des chronischen Leidens stehen (York 1993).

2.3.2 Genetische Hintergründe

Dabei tritt ein „genetisches Hintergrundrauschen" in Resonanz mit exogenen Einflüssen auf und führt zu den gegebenen phänotypischen Erscheinungen. Es ist z. B. bekannt, dass Personen mit der HLA-(MHC-)Typisierung B27, D4, DR4 und C3 zu rheumatischen Erkrankungen (Kollagenosen sowie Systemerkrankungen wie Lupus erythematodes oder Vaskulitis) neigen, zumal damit Kreuzreaktionen mit Bakterien (z. B. Klebsiellae) verbunden sind (Übersicht s. Schmidt und Burkhardt 2001).

Es konnten bereits mehrere Gene und prädisponierende Suszeptibilitätsregionen auf verschiedenen Chromosomen (Krankheitsbarrieren kreuzende Gene) identifiziert werden, die für entzündliche Darmerkrankungen, Diabetes Typ I und II, Asthma, Alzheimer, Psoriasis, Antiphospholipid-Syndrom u. a. m. eine kooperierende Rolle spielen (Übersicht s. Passarge 2001, Heine 2003, Shore 2004, Schön und Boehncke 2005).

Ein genetisches Hintergrundrauschen aufgrund von Summationseffekten modifizierender Gene („modifier genes") und Polymorphismen sowie Krankheitsbarrieren überspringenden Genen hat dabei besondere Bedeutung (Nadeau 2005). Denn sie beeinflussen u. a. das Immungeschehen.

Schwache Signale modifizierender Gene und geringe Variationen im Genaufbau (Gen-Polymorphismen) können sich unter bestimmten Inwelt- (Psyche, Stress) und Umwelteinflüssen zu einem Schwellenwert mit u. U. starkem Signalcharakter auf bestimmte Gene summieren, wodurch eine chronische Krankheiten fördernde Enzym- und Proteinproduktion in Gang gesetzt wird. Dies bezieht sich vor allem auf entzündungsfördernde Zytokine (TNF-α, IL-1, IL-6, IL-12 u. a.), Wachstumsfaktoren und Immunglobuline. Dadurch entsteht bei chronischen Kranken eine anabole Gesamtsituation mit hohem Synthesestoffwechsel (Fibrose, Zirrhose, Glukoseverwertungsstörungen, Hyperlipidämie u. a. m), aber nur grenzwertigem ATP-gesteuertem Energiestoffwechsel (Schole und Lutz 1988). Das gesamte System ist daher in seiner Regulationsfähigkeit ständig gefährdet.

Wie sich gezeigt hat, haben Rezeptoren nicht nur eine einzige spezifische Bindungsfähigkeit an einen Liganden mit Aktivierung einer bestimmten intrazellulären Signaltransduktionskaskade und anschließender besonderer Zellreaktion, sondern sie sind zumeist an mehreren Signalkaskaden beteiligt. Bei genetisch bedingter Störung ihres Aufbaues oder durch stoffwechselbedingte extra- oder intrazelluläre Einflüsse können stark abgewandelte Zellreaktionen auftreten (Übersicht s. May 2006). Ein sehr gut untersuchtes Beispiel sind die Lipoproteinrezeptoren. Ihre zuerst entdeckte Funktion war die rezeptorvermittelte intrazelluläre Aufnahme von Lipoproteinen (Endozytose). Unterdessen hat sich an experimentell genetisch veränderten Lipoproteinrezeptoren zeigen lassen, dass sie an vielen wichtigen Zellfunktionen beteiligt sind und es bei Schädigung zu Störungen der nervalen synaptischen Informationsübertragung, zu zerebralen Fehlbildungen, zu Alzheimer-Demenz, Arteriosklerose, malignem Zellwachstum und Metastasierung kommen kann (Übersicht s. May 2006). Da die Rezeptorfunktionen stark von den Gegebenheiten in der ECM abhängen, erkennt man auch hier, abgesehen von genetischen Veränderungen, wie wichtig eine geregelte ECM bzw. regulationstherapeutische Maßnahmen sind.

Den barrierekreuzenden Genen kommt besondere Bedeutung zu, weil sie mit dem Immungeschehen gekoppelt sind. Experimentell konnte gezeigt werden, dass sie in die Kontrolle der regulatorischen T-Zellen (Th3-Lymphozyten) und damit der Immuntoleranz eingeschaltet sind und gleichzeitig eine Progression von Typ-I-Diabetes verursachen können. Lupus erythematodes ist an Variationen im Gen IBD5 gekoppelt, das gleichzeitig eine wichtige Rolle bei entzündlichen Darmerkrankungen spielt. Ein weiteres in seiner Funktion grenzüberschreitendes Gen ist PTPN22, das mit der Entwicklung von Typ-I-Diabetes verbunden ist, gleichzeitig aber auch rheumatoide Arthritis und Lupus fördern kann (Übersicht s. Couzin 2004).

Bei chronischen Krankheiten zeigt sich, dass der Organismus als ein hoch vernetztes, energetisch offenes System auf anhaltende exo- und endogene Störungen nur mit einer anders gearteten Ordnung oder völligem Zusammenbruch reagieren kann. Eine andauernde Störung, die als chronische Krankheit auffallen soll, muss eine Norm mit einer bestimmten Toleranzbreite entwickeln, um sich stabilisieren zu können.

> Die falsche Norm einer chronischen Krankheit ohne Möglichkeit zur völligen Gesundung darf nicht mit dem Syndrom einer akuten Erkrankung mit prinzipieller Möglichkeit zur Rückkehr in die gesunde Norm verwechselt werden. Der Weg in eine chronische Krankheit führt über anhaltende Befindensstörungen. Es wird dann häufig der fatale Fehler gemacht, dass der unklare Zustand dem ihm am nächsten kommenden klinischen Syndrom zugeordnet und entsprechend behandelt wird. Dadurch wird jedoch ein chronisches Leiden zur akuten Krankheit ernannt (Bergsmann 1989).

Die Hinweise auf „Hintergrundgene" in der Entwicklung chronischer Krankheiten zeigen, dass sie vor allem eine anabole Belastungsadaptation darstellen. Praktisch ausgelöste katabole Belastungsadaptationen („Stress") können davon weitgehend getrennt sein, aber häufig auch zusammenlaufen. Sie lassen sich unter „Risikofaktoren" subsummieren, wie sie die Gesellschaften der Industrieländer kennzeichnen (vgl. Tab. 22, S. 144).

Andererseits zeigt das „genetische Hintergrundrauschen", dass es das komplexe Netzwerk funktioneller Interaktionen „puffern" kann. Dadurch können Organismen überhaupt erst regelhaft auf die verschiedenen genetischen und Umwelteinflüsse adäquat „homöodynamisch" reagieren. Dieser Sollwert ist bei chronischen Krankheiten auf eine anders geartete Norm eingestellt. Aufgrund der hohen Anabolie sind chronisch Kranke wenig leistungsfähig, da sie über weniger Energiereserven in Form von ATP verfügen.

Übersicht

Chronische Krankheiten haben eigene von der Norm abweichende Sollwerte. Der falschen Norm gehen langfristige, bis zu Jahre andauernde Befindensstörungen voraus, die häufig dem Syndrom einer akuten Krankheit homologisiert und entsprechend falsch behandelt werden. In der Entwicklung chronischer Krankheiten spielt das „genetische Hintergrundrauschen" mit zahlreichen belastenden endo- und exogenen Faktoren zusammen. Dabei spielen die Funktionen Krankheitsbarrieren überspringender Gene eine wichtige Rolle, da sie das Immunsystem an die jeweils falsche Norm anpassen können.

2.4 Tumorgeschehen

Nach Herz-Kreislauf-Erkrankungen sind maligne Tumoren die zweithäufigste Todesursache in der westlichen Welt. Epigenetische und Umweltfaktoren haben in der Krebsentstehung die gleiche Bedeutung wie spontane genetische Zellaberrationen (Pages et al. 2005). Das Risiko, im Verlauf des Lebens an einem Malignom zu erkranken, beträgt derzeit 41,3 %, d. h. fast jeder Zweite erkrankt inzwischen an Krebs und jeder Vierte stirbt an dieser Erkrankung (Kanz 2001).

Krebs ist in erster Linie eine Erkrankung des älteren Menschen. Krebserkrankungen nehmen jenseits der 65 Jahre in beiden Geschlechtern stark zu. Die Inzidenz für Krebs ist bei 65-Jährigen 12–36-mal höher als bei 25–44-Jährigen (DePinho 2000). Bei 90–100 Jahren fällt die Tumorinzidenz wieder ab (Übersicht s. Caruso et al. 2004). Dies liegt vor allem an der meist sehr langen Entwicklungsdauer von Krebs (mehrere Jahrzehnte) und der dadurch verspäteten Diagnosemöglichkeit. Zumeist ist dann bereits das Krebswachstum in Metastasierung übergegangen. Dies verlangt, Methoden zur Diagnose früherer Krebsstadien zu entwickeln (Wagner et al. 2004). Seit der Gründung des nationalen Krebsregisters in den USA (1971) konnte gezeigt werden, dass ganz allgemein Krebserkrankungen signifikant, wenn auch nur geringfügig, reduziert werden konnten. Zum Beispiel ging die Mortalität von 1992–1998 pro Jahr nur um 1,1 % zurück (Wagner et al. 2004).

Für die biologische Medizin ist es wichtig, dass zwischen Tumor und der Möglichkeit der Tumorentstehung unterschieden wird. Zur Prävention und erfolgreichen Tumorbehandlung muss daher die Gesamtsituation eines Individuums gesehen werden.

> Tumorentstehung und -wachstum sind als organismuseigenes Vermögen durch die Disposition und Exposition eines Individuums gegeben. Dies mindert nicht die Bedeutung sozialmedizinischer Aspekte, präventiver Maßnahmen, der Umwelt- und Mitweltgestaltung. Denn diese ermöglichen es einem Individuum erst, seine Leistungen im Gesunden wie im Pathologischen zu vollziehen.

Die Tumorkrankheit stellt ein ganzheitliches Ereignis dar, vergleichbar chronischen Krankheiten und kann daher nicht allein mit schulmedizinisch-naturwissenschaftlichen Strategien „bekämpft" werden. Die Beziehungen zur Grundregulation liegen auf der Hand.

2.4.1 Biografie und Krebskrankheit, Psycho-Onkologie

Zusammenhänge zwischen Biografie und Krebskrankheit waren schon der hippokratischen Schule bekannt. **Galen** (129–199 n. Chr.) hatte bereits auf einen Zusammenhang zwischen Melancholie und Brustkrebs bei Frauen hingewiesen. Aber erst in den 60er-Jahren des vergangenen Jahrhunderts wurde damit begonnen, die psychologischen und emotionalen Bedingungen der Krebskrankheit systematisch zu untersuchen. Dabei setzte sich die Erkenntnis durch, dass am Beginn einer Krebserkrankung häufig ein unbewältigter Verlust steht. Nicht selten fehlt auch die Fähigkeit, Probleme zu bewältigen und mit belastenden Lebensereignissen umzugehen (Mangel an „Coping"-Strategien) (Bahnson 1988, LeShan 1966, Grossarth-Maticek 1994).

Das Ich stellt die Klammer und den Vermittler zwischen den rückkoppelnden psychischen und somatischen Verhältnissen des Leibes dar. Der Ich-Bezug zu psychischen und somatischen Objekten **(„Besetzungen")** ist austauschbar. Die dabei aufgenommenen emotionalen und strukturellen Aspekte des Außenweltausschnittes können bei gestörter Ich-Entwicklung oder Ich-Entfaltung Anlass zur Entstehung der verschiedensten psycho-somatischen Erkrankungen sein. Dabei ist vor allem der Bezug zum rheumatischen Formenkreis und Tumorentwicklung gut belegt (Heine 1995, Rakic et al. 1994). Die Zusammenhänge zwischen Krebsgeschehen und „Psychoneuroimmunologie" sind deutlich. **Allerdings muss das Kunstwort „Psychoneuroimmunologie" in der biologischen Medizin durch den umfassenderen Begriff „Grundregulation" ersetzt werden.**

Während der nachgeburtlichen Entwicklung (ca. das erste Jahrsiebt) sind die Objektbesetzungen fast ausschließlich im eigenen Körper und bei der Mutter verankert (**„primärer Narzissmus"**, Bahnson 1988). Dies ist mit ganz eigenen Krankheitsformen („Kinderkrankheiten") und Tumoren (Neuroblastom, Retinoblastom, Wilms-Tumor) verbunden (Bartels 1997, Stahl 2001, Massimo 2004).

Die meisten Phobien und Ängstlichkeiten sowie die Tragfähigkeit gegenüber Stressfaktoren werden während der Kindheit erworben. Dabei spielt das frühe Vertrauen in die Objektkonstanz der Mutter (oder des Mutter-Substitutes) und der Eltern eine große Rolle. Davon hängt es dann auch ab, wie der Erwachsene später Objektverluste verarbeitet. Die Erfahrung zeigt, dass Personen, die zu Vertrauen und emotionalen Bindungen fähig sind, einen Objektverlust viel leichter ertragen können als solche, die aufgrund früher negativer Erfahrung Misstrauen gegenüber Menschen entwickelt haben.

Bei Objektverlust oder bedrohlichen Lebenssituationen versucht der Mensch wie jeder andere Organismus auch, sich auf eine abwehrfähige Position zurückzuziehen („Regression"). Dabei kann die Ich-Vermittlung zwischen psychischem Erleben und Soma eine Internalisierung der Ereignisse ungleichwertig verteilen mit Auftreten neurotischer und psychotischer Ich-Instabilität. Im Unterschied dazu kann bei somatisierenden Menschen die gleiche Regression zur „Organkontaminierung" führen. Während die zuerst Genannten ihre persönlichen und sozialen Adaptationen nicht intakt halten können, neigen die anderen zur Verdrängung psychologischer und mitmenschlicher Konflikte. In beiden Fällen tritt eine **„überdeckte Hemmung"** auf, wobei Bedürfnisse und Wünsche nicht direkt geäußert, sondern mit unterschiedlichen Verhaltensmustern überspielt werden, wie beruflicher Überaktivität, normenorientiertem Verhalten, Härte gegen sich selbst, aufgesetztem Optimismus u. a. m. (Bahnson 1988, Grossarth-Maticek 1994). Auffällig ist, dass sich in der Regel Personen mit „überdeckter Hemmung" an den Ursachen der Hemmung orientieren bzw. sich ihnen anpassen anstatt sie zu überwinden. Der sich entwickelnde Circulus vitiosus kann zu einer **dekompensierten Form der Hemmung** führen, die nicht mehr überspielt werden kann; z. B. nach dem Tod einer nahestehenden Person, Auflösung einer wichtigen Beziehung oder anderen schockierenden Ereignissen.

> Nach prospektiven Studien ist die überdeckte Hemmung mit ca. 75 % am Krebsgeschehen beteiligt, die dekompensierte Form mit ca. 25 % (Grossarth-Maticek 1994).

Chen (1995) hat bei Frauen mit Mammakarzinom zeigen können, dass sich bereits ca. fünf Jahre vor der Diagnose individuell belastende Ereignisse gehäuft hatten.

An diese Beobachtungen knüpft die Krebshypothese von Bahnson und Bahnson (1964) an: In empirischen Untersuchungen fanden sie Hinweise dafür, dass Kinder, die in Familien mit erheblichen Problemen bei Gefühlskommunikationen heranwuchsen, später stärker zu Krebserkrankungen neigten. Im Unterschied dazu entwickelten sich bei Erwachsenen, die in Familien ohne Struktur und Ordnung aufgewachsen waren, vermehrt Psychosen.

Frauen, die als junge Mädchen während des Zweiten Weltkrieges ernstliche Objektverluste durch Tod oder Verletzung der Eltern oder Haft in Konzentrationslagern erlebten, wiesen 40 Jahre später eine signifikant höhere Rate an Mammakarzinomen auf als Personen ohne derartige Erlebnisse (Riley 1975, Ader 1981).

Frühe Objektverluste, kombiniert mit einer autoritären und aggressionsverdrängenden Lebenshaltung, macht Individuen anfälliger für eine Krebserkrankung, vor allem dann, wenn sich auf wiederholte Verluste eine depressive Einstellung manifestiert (Bahnson 1988).

> Individuell verschieden stark erfahrene psychische Regression wurde zunehmend als einer der wesentlichen Promotoren der Genese chronischer Erkrankungen und Tumoren erkannt (Blohmke und Reimer 1980).

Dazu ist der Hinweis von Bahnson (1988) bemerkenswert, dass daran gedacht werden könne, Tumorbildung als **Neuschöpfungs-Neoplasie** zu diskutieren. Darunter wäre der Versuch zu verstehen, eine verlorene oder schmerzhafte Beziehung durch eine Neubildung im somatischen „Selbst-Bereich" zu ersetzen.

Das individuelle In-Form-Sein, d. h. der Erhalt der Identität, kann bei fortschreitender Krebskrankheit nicht gehalten werden. Die Dynamik des lebensbedingten Strukturwandels bei gleichzeitigem Erhalt der Identität als eigentliche Ordnung und Ziel des Lebens läuft beim Krebskranken auseinander. Identitätserhalt ist stets auf das Wesentliche, die ureigenste Form gerichtet. **Krebs stellt daher eine Katastrophe des individuellen Wesens dar.** Therapeutisch ist es daher sinnvoll, alles anzuregen, was zur Gestaltung des Lebens beiträgt. Denn das, was das Wesen eines Menschen ausmacht, ist das nichtsinnliche Aussehen dessen, das er immer wieder in das sinnlich Sichtbare durch eine eigen gewollte „sinnvolle" Tätigkeit bringt.

Tab. 14 Psycho-soziale Therapieangebote und Interventionen (nach Heußner und Rieder 2005).

Supportive Angebote
Einzelgespräche
Selbsthilfegruppen (geleitet, ungeleitet)
Psychotherapie (überwiegend im Einzelsetting)
Krisenintervention
Tiefenpsychologisch fundierte PT
Gesprächstherapie
Verhaltenstherapie
Analytische PT
Gestalttherapie
Paar- und Familientherapie
Kreative Therapien
Musiktherapie, Kunsttherapie
Entspannungsverfahren (häufiger in Gruppen)
Progressive Muskelentspannung nach Jakobson
Atemtherapie
Qi-Gong
Yoga
Hypnose
Meditation
Geleitete Imagination
Autogenes Training
Bewegungstherapie
Seelsorge
Sozialberatung

Lebensgestaltung bedeutet immer auch Regulation, d. h. eine verbindliche Lebensordnung (Selbstordnung). Sie wird durch frühe Objektbezüge erlernt, wodurch die Flexibilität eines Individuums gesteigert und adäquate Aktivitäten und Entscheidungen erreicht werden können (Redd und Jacobsen 1988). Lebensordnung bedeutet Rhythmus, „In-Takt-Sein". Rhythmus bietet die Möglichkeit der Selbstsynchronisation, wodurch die zeitliche Koordination der Prozesse zum Erhalt der Homöodynamik gesteuert wird. Rhythmus gestattet auch die Vorhersage sich wiederholender Ereignisse. Dadurch ist es einem Organismus überhaupt erst möglich, sich auf Bevorstehendes einzustellen. Der Krebskranke ist jedoch nicht „in Takt", er kann seine, ihn mit der Welt verbindende Rhythmik nicht halten. In der Tumorbehandlung und -prävention muss daher alles versucht werden, die Biorhythmen, vor allem den Tag-Nacht-Rhythmus wieder herzustellen. Entsprechend haben Tumorpatienten bei Verlust des Zirkadianrhythmus eine sehr schlechte Prognose (Perger 2004). Therapeutisch ist es daher notwendig, begleitend zu den chirurgischen und medikamentösen Therapien, die Entartung metabolischer und epigenetischer Rhythmen zu durchbrechen, vor allem durch rhythmische Gestaltungen (Heilgymnastik, Musiktherapie, Malen, Töpfern u. a. m.).

> Es kommt vor allem darauf an, den durch die Diagnose nach innen gerichteten Blick des Patienten für neue Lebensperspektiven und Lebensbezüge freizubekommen. Dazu muss der Patient vor allem von seinen Ängsten befreit werden, genauso wie von unnötigen Routineuntersuchungen (**Tab. 14**).

Wenn auch die Psycho-Onkologie ein junges Fachgebiet ist, das bisher keiner allgemeingültigen Definition, staatlich anerkannten Ausbildungsgängen oder einer geschützten Berufsbezeichnung unterliegt, ist sie dennoch aus der modernen Onkologie nicht mehr wegzudenken. Multiprofessionelle Teams aus den Fachbereichen Onkologie, Psychotherapie, Psychologie, Psychiatrie, Soziologie, Sozialpädagogik, Krankenpflege und Theologie erarbeiten Konzepte, um psycho-soziale Belastungsfaktoren zu identifizieren. Dadurch sollen Patienten, Angehörige und Therapeuten in der

Krankheitsverarbeitung unterstützt werden. Diagnostik und Therapie psychischer Störungen wie Depressionen und Angst kommt in der Krebsprävention große Bedeutung zu (Herschbach et al. 2004, Heußner und Riedner 2005). Dabei ist das Arzt-Patienten-Gespräch ein entscheidender Faktor (Klippel 2004). Von Holland (2004) wurde für die Beschreibung der individuellen psychischen Belastungen der Begriff „psycho-social distress" eingeführt.

Unter „psycho-sozialem Stress" versteht man die individuelle Belastung eines Krebspatienten und seiner Angehörigen durch psychische, soziale, spirituelle und somatische Faktoren, die die Lebensqualität und Krankheitsverarbeitung beeinträchtigen (Heußner und Riedner 2005).

Disstress entwickelt sich als Reaktion auf die Diagnose Krebs, charakterisiert durch Angst, Sorge und Hilflosigkeit. Diese Reaktionen können im weiteren Verlauf somatisieren und zur Verstärkung typischer Krankheitszeichen und Schmerzen beitragen. In ausgeprägten Fällen verselbstständigen sich diese Reaktionen und machen sich als Panikattacken und körperliche Angstreaktionen in Form von Parästhesien, Dyspnoe, thorakalem Druck usw. bemerkbar. Es muss dann differenzialdiagnostisch abgeklärt werden, ob dies auf die primäre Krebskrankheit oder sekundär auf eine Disstress-Reaktion zurückzuführen ist (Heußner und Rieder 2005).

Disstress tritt auch aufgrund spezifischer onkologischer Therapiemaßnahmen auf. Die Angst vor Operation oder Anästhesie wie auch die Furcht vor postoperativen Beeinträchtigungen, Bestrahlung, Schmerzen und Nebenwirkungen von Chemotherapien belasten den Krankheitsverlauf. Sozialer Disstress entsteht zusätzlich durch Sorge um unversorgte Familienangehörige, finanzielle Belastungen und eine nicht gesicherte Arbeitsplatzsituation. Auch hier ist das prä- und postoperative Gespräch von großer Bedeutung. Letztlich kann dann der psycho-soziale Disstress in das tumorbedingte Fatigue- (Müdigkeits-)Syndrom übergehen (differenzialdiagnostisch von der durch Chemotherapie bedingten Anämiesymptomatik zu trennen) (**Abb. 48**). Fatigue tritt ohne adäquate Anstrengung auf, begleitet Einschlaf- und Durchschlafstörungen sowie den Verlust des Zirkadianrhythmus. Daraus ergeben sich für Patienten, Therapeuten und das soziale Umfeld vielfache Probleme, die die Patienten häufig in eine Spirale aus Depression und Isolation treiben. Aus psychoonkologischer Perspektive wäre die konsequente Überprüfung jedes Krebspatienten bezüglich seines individuellen Ausmaßes an aktuellem Disstress zu fordern (Heußner und Rieder 2005).

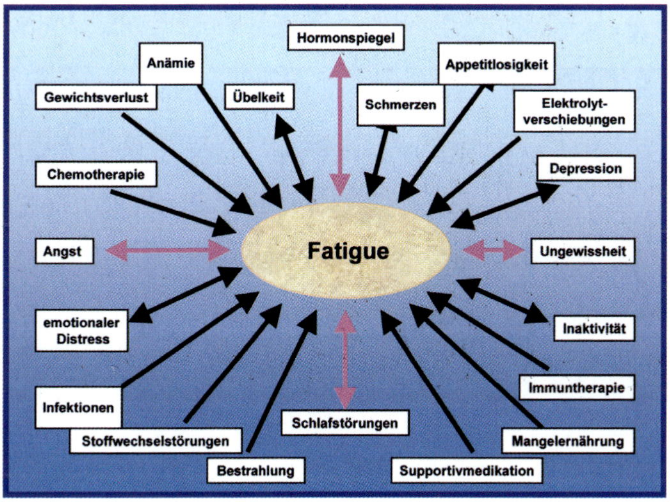

Abb. 48 Fatigue-Syndrom bei Krebskranken. Multiple Faktoren, z. T. mit Wechselwirkungen (Doppelpfeile) (nach Heußner und Riedner 2005).

2

2.4.2 Psycho-Onkologie im „Spiegel der Neurone"

Eine Person kann in anderen Personen spontan und unwillkürlich emotionale Reaktionen („Erwartungskomponente") auslösen. Gefühle, Stimmungen, Geräusche und Körperhaltungen führen zu Miterleben und Mitleiden (Empathie), vorausgesetzt, das Geschehen ist uns nicht fremd (Bauer 2005).

Derartige Resonanzphänomene sind seit langem bekannt. Sie wurden in den motorischen Regionen der Gehirnrinde, der Frontalhirnrinde, der Inselrinde und im vorderen Abschnitt des Cingulums nachgewiesen und werden dort durch **Spiegelneurone** bewirkt (Übersichten s. Holden 2004, Bauer 2005, Nakahara und Miyashita 2005). Diese Nervenzellen führen eine innere Simulation der erlebten oder zu erwartenden Situation durch, die stets willentlich abgebrochen werden kann. Um Spiegelneurone zu aktivieren genügt schon eine Beobachtung, das Sprechen über eine Handlung oder die Schilderung von Leid (Abb. 49). Spiegelneurone sind daher die Basis für das, was wir in kürzester Zeit (in Sekundenbruchteilen) intuitiv erfassen können (Bauer 2005).

Um Mitfühlen und Mitleiden entwickeln zu können, müssen Spiegelneurone früh trainiert werden. Dies beginnt bereits mit der Geburt im Kontakt zur Mutter und postnatal durch liebevolle Zuneigung seitens der Bezugspersonen. Babys lernen bereits im 1. Lebensjahr, spontan zu imitieren. Daraus entwickelt sich die spätere Fähigkeit des sozialen Miterlebens, vorausgesetzt das neuronale Spiegelsystem von Kindern wird ausreichend „eingespiegelt". Dazu brauchen Kinder dauerhaft liebevolle Bezugspersonen.

Die Identität eines Menschen, seine Ich-Stabilität, komponiert sich daher im Verlauf seiner Entwicklung ganz wesentlich über erlebte Einspiegelungen. Unzureichende, fehlende oder fehlerhafte Objektbezüge führen letztlich zu fehlerhaften Einspiegelungen, die sich im Erwachsenenalter zur überdeckten und u. U. zu einer dekompensierten Form der Hemmung weiter entwickeln können.

Die in Tab. 14 angegebenen „mitfühlenden" Therapievorschläge sind durchaus geeignet auf inadäquat eingestellte Spiegelneurone regulierend zu wirken, wodurch der Blick für neue Sichtweisen und Lebensaufgaben freigemacht werden kann. Hier ist das Arzt-Patienten-Gespräch gefordert, um veränderte Möglichkeiten des Miterlebens einzusehen.

Werden die Stressschiene Hypothalamus-Hypophyse-Nebenniere sowie die katecholaminergen Bahnen und Kerngebiete im ZNS längere Zeit überbeansprucht, wird der Stress-Reaktions-Prozess zunehmend unkontrollierbarer (s. S. 154). Praktisch wie experimentell konnte gezeigt werden, dass Adrenalinmangel wesentlich an der Ent-

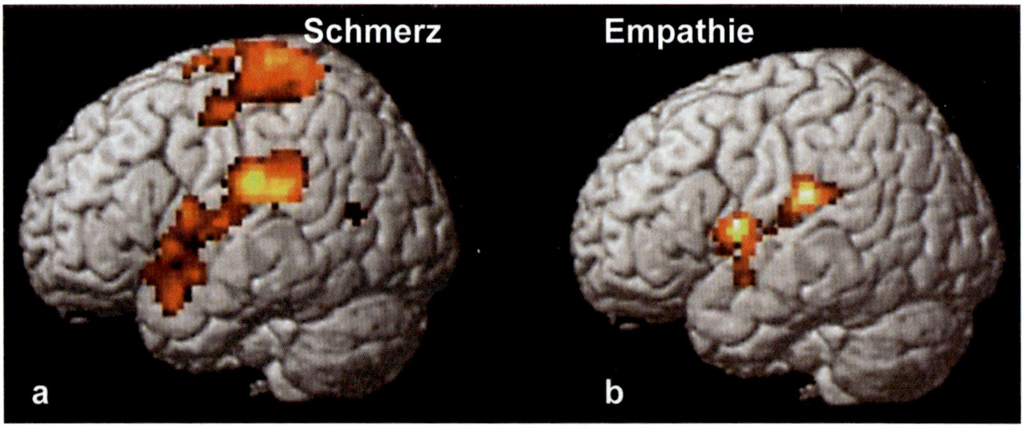

Abb. 49 Spiegelneurone (funktionelle Magnettomographie).
a Normale Projektion von psychischem Schmerz im Gyrus postcentralis der Großhirnrinde.
b Mitgefühlter (empathischer) Schmerz durch Spiegelneurone im oberen Inselbereich der Großhirnrinde (nach Holden 2005).

wicklung von Krebs beteiligt ist (v. Metzler und Nitsch 1982, 1986, Fryda 1987). Stressbedingt kommt es zentral wie peripher zu einem Anstieg von Radikalen und schnellem Abbau von Katecholaminen (Rakic et al. 1994). Ein bisher zu wenig beachtetes Problem ist eine damit verbundene latente Azidose der extrazellulären Matrix, die Tumorzellen ein für ihr Überleben geeignetes Milieu beschert (Heine 1987). (Die hohe Katecholaminproduktion bei Phaeochromozytomen und Leukämien besteht aus sehr schnell abbaubarem Noradrenalin; Rakic et al. 1994).

Wie von v. Metzler und Nitsch (1982, 1986) tierexperimentell bei Ratten mit induzierten und transplantierten Tumoren gezeigt wurde, führt stressbedingter Katecholaminmangel in wichtigen Schaltzentren des ZNS (u. a. Nucleus caudatus) zu einem Anstieg des Neurotransmitters Gamma-Aminobuttersäure (GABA) mit gleichzeitiger Tumorprogression. GABA-Antagonisten (Piracetam, L-Dopa, Dopamin, Katecholamine) reduzieren bzw. verlangsamen dagegen das Tumorwachstum. Bei Krankheiten mit erhöhtem Katecholaminspiegel im ZNS (z. B. Schizophrenie, Hypertonie) lässt sich daher eine geringere Tumorinzidenz nachweisen (Weiss 1985). Eine Verbesserung des Katecholaminmetabolismus (tryptophanreiche Ernährung) führt zentral wie peripher zur Stimulation adrenerger β-Rezeptoren mit Erhöhung des cAMP-Spiegels und erhöhter Leistung der Zellen, auch der katecholaminbildenen Zellen im ZNS mit Hemmung des Wachstums transformierter Zellen (Ryan und Heidrick 1968). Diese Befunde haben erhebliche Bedeutung für die Zunahme von Neoplasien mit steigendem Alter. Denn altersbedingter Insulinmangel hat einen Katecholaminmangel zur Folge mit begleitender depressiver Stimmungslage und verminderter Abwehrleistung. Damit ist die Gefahr eines Circulus vitiosus gegeben, da für den Menschen bei unbehandelter Depression ein Katecholaminmangel im ZNS nachgewiesen ist (Weiss 1985, Rakic et al. 1994).

2.4.3 Bedeutung des Frontalhirns für überdeckte Hemmung

Die im vorderen Stirnhirn (präfrontaler Cortex) lokalisierten Spiegelneurone sind für die Entwicklung einer „überdeckten Hemmung“ von besonderer Bedeutung. Denn in diesem Areal sind drei Fähigkeiten lokalisiert, die die Selbstregulation und damit auch den Stress-Reaktions-Prozess steuern: **zielorientiertes Denken, Entscheidungsfindung** und **Gefühle** („Körperwahrnehmung“). Besonders Gefühle sind mit der Aktivität von Spiegelneuronen verbunden (Übersicht s. Holden 2004). Gefühle sind der Hintergrund aller geistigen Operationen. Sie begleiten unsere Vorstellungsbilder, sind für Entscheidungen relevant, warnen vor einmal gemachten schlechten Erfahrungen und lenken die Aufmerksamkeit auf Wichtiges (Damasio 1995).

Das präfrontale Hirn ist über das basale Vorderhirnbündel (Fasciculus frontooccipitalis inferior) mit sämtlichen Kern- und Rindenstrukturen im ZNS verbunden, u. a. mit dem Hypothalamus, dem limbischen System und dem Thalamus (Abb. 64, S. 152). Der Thalamus als „Tor zum Bewusstsein“ ist vor allem Vermittler im Schmerzgeschehen, wogegen im limbischen System Lern- und Gedächtnisprozesse mit unserer „affektiven Tönung“ zusammenlaufen. Dies hängt vor allem an zwei Strukturen des limbischen Systems: Dem Hippocampus für Lern- und Gedächtnisvorgänge und dem Mandelkern (Corpus amygdaloideum) für „Affektivität“ (Angst, Wut, Sexualität, Aggression) (**Abb. 64**) (Zilles und Rehkämper 1998). Der Mandelkern steht seinerseits über den Hypothalamus mit dem Hinterlappen der Hypophyse in Verbindung. Die beiden dort gebildeten Neuropeptide **Oxytocin** und **Vasopression** sind nicht nur für die Kontraktion glatter Muskulatur (Oxytocin) und Wasserrückresorption aus der Niere (Vasopressin) zuständig, sondern beeinflussen über entsprechende Rezeptoren auf den zentralen Amygdalaneuronen unsere autonomen Angst- und Furchtreaktionen. Unter Stress steigen diese Neuropeptide im Extrazellulärraum der Amygdala an (Huber et al. 2005).

Angst und Furcht bei Eltern können deren Fürsorge für ihre Kinder stark beeinträchtigen. Dadurch werden die Rezeptoren für Oxycotin und Vasopressin im Mandelkern erhöht und bilden

Bahnungen zur Etablierung von Angst- und Furchtverhalten, das über mehrere Generationen weiter gegeben werden kann (Huber et al. 2005). Diese Form der „Kontaminierung" kann einer „überdeckten Hemmung" Vorschub leisten. Es darf auch nicht übersehen werden, dass der Schrittmacher des Zirkadianrhythmus, der Nucleus suprachiasmatis, über das basale Vorderhirnbündel Anschluss sowohl an die Amygdala wie auch an das Oxytocin-Vasopressin-System hat. Dies kann erklären, warum durch Rhythmusstörungen, stressbedingten Katecholaminmangel und dadurch verursachte Depressionen bei selbstbezogener Furcht und Angst ein tumorfördernder Circulus vitiosus entstehen kann.

Biologisch-medizinisch muss (nach notwendiger chirurgischer, radiologischer und wenn nötig chemotherapeutischer Tumortherapie) durch persönliche Zuwendung und psychologische Unterstützung das Wiedererlangen des Zirkadianrhythmus im Vordergrund stehen.

2.4.4 Genetische Hintergründe menschlicher Tumorzellen

In den vergangenen 30 Jahren lag das Hauptinteresse der Krebsforschung auf der Erfassung der genetischen Hintergründe der Krebsentstehung. Derzeit werden vermehrt jene Proteine untersucht, die an diesen genetischen Veränderungen beteiligt sind. Es werden dadurch bessere diagnostische, prognostische und therapeutische Interventionen erwartet. An den vielfältigen Veränderungen im Genom einer Krebszelle sind Proto-Onkogene beteiligt. Dabei handelt es sich um DNS von Retroviren, die im Verlauf der Stammesgeschichte in das menschliche Genom übernommen worden sind. Die beiden wichtigsten sind das zelluläre c-myc, es lässt sich auf das virale (v) Onkogen des Vogelmyelomatosevirus (v-myc) zurückführen, und c-ras, das vom v-ras des Rous-Sarkoma-Virus der Vögel abstammt. Die DNS der Proto-Onkogene, z. B. von c-myc und c-ras, kodieren für Proteine, die als Proteinkinasen in wichtige Zellfunktionen wie Wachstum und intrazellulärer Informationsfluss eingeschaltet sind. Andere Proto-Onkogene beteiligen sich an der Funktion der DNS- und RNS-Polymerasen. Stets arbeiten mehrere Proto-Onkogene zusammen. Derzeit sind etwa 15 Proto-Onkogene bekannt (Bishop 1986). Wird das Zusammenspiel der Proto-Onkogene z. B. durch Punktmutationen gestört, wird daraus ein Onkogen mit der Gefahr unkontrollierbaren Zellwachstums. Allerdings werden Onkogene im Unterschied zu Tumorsuppressorgenen (u. a. p53, Rb Retinoblastomgen) ausschließlich durch somatische Mutationen aktiviert und treten nicht in Keimzellen auf, d. h. sie werden nicht vererbt. Daher sind erbliche Schäden an Genen nur selten Verursacher von Tumoren. Eine erbliche Krebsdisposition konnte bisher nur für weniger als 10 % der Malignome nachgewiesen werden, u. a. für das Brust- und Ovarialkarzinom (BRCA1/2 Gen). Meistens sind es jedoch Mutationen in Transkriptionsfaktoren, die zur erblichen Disposition führen, wie das seltene Li-Fraumeni-Syndrom mit multipler Tumorbildung bei erblicher p53-Veränderung, Rb1 bei familiärem Retinoblastom oder die durch Mutation bedingte Inaktivierung des Tumorsuppressorgens TP53 beim familiären kolorektalen Karzinom (Vogelstein et al. 1988, Übersicht s. Kanz 2001, Hahn und Weinberg 2002).

Proto-Onkogene können direkt durch Retroviren zu tumorfördernden Onkogenen verändert werden, wie dies z. B. beim sexuell übertragenen Papillomavirus und der Entwicklung des Cervix-Karzinoms, der Leberkrebsentwicklung durch Hepatitis-B-Viren (HBV) oder dem Eppstein-Barr-Virus der Fall ist, das das Burkitt-Lymphom verursacht (Bishop 1986, Schiffmann und Castle 2005).

Beim Burkitt-Lymphom liegt eine **Translokation** eines Stückchens vom Chromosom 8 auf das Chromosom 14 vor. Das dort lokalisierte Proto-Onkogen c-myc wird dadurch an Verstärkergene (Enhancer) für Zellsynthesen, hier der Antikörperbildung, angeschlossen, was zur unkontrollierten Synthese von Antikörpern führt. Virale Infektion und Mutationen können sich daher überkreuzen und zur Tumorbildung führen (Croce und Klein 1986).

Translationen ohne Beteiligung von Proto-Onkogenen treten vor allem bei hämatopoietischen Neoplasien auf, z. B. die chronische myeloische Leukämie bei Translokation eines Stückes des langen Arms von Chromosom 22 auf den langen Arm von Chromosom 9 ([9/22]-Translokation, sog.

„Philadelphia-Translokation“). Dabei fusionieren Genabschnitte, die ebenfalls als Onkogene bezeichnet werden. Bei der chronischen myeloischen Leukämie sind es die Chromosomenstücke („Onkogen“) bcr und abl. Sie kodieren für eine zytoplasmatische Bcr-Abl-Tyrosinkinase, die den Tumor auslöst (Kanz 2001).

Beim HER-2-„Proto-Onkogen“ (Human Epidermal Growth Factor Rezeptor-Tyrosin-Kinase-Familie) handelt es sich dagegen um eine transmembranöse Rezeptorfamilie EGF (epidermal growth factor receptor HER-2 bis 4, synonym erbB2 bis 4), die in der Regulation von Zellwachstum und Differenzierung eine große Rolle spielt. Häufig ist beim Mammakarzinom das HER-2-Gen vermehrt („amplifiziert“) (Kanz 2001).

Durch Mutation von Zelloberflächenglykoproteinen, die nach außen mit der ECM und nach innen mit Zytoskelett oder Zelladhäsionsproteinen zusammenhängen, werden intrazelluläre Signalwege tumorfördernd abgeändert. Wichtige Beispiele sind die APC- und DCC-Gene (**a**denomatöse **P**olyposis **c**oli bzw. **d**eleted-in-**C**olon-**C**ancer). Das mutierte APC-Gen ist eine autosomal dominant erbliche Krebsdisposition für die familiäre adenomatöse Polyposis. Verlust von DCC-Protein ist nicht auf kolorektale Tumoren beschränkt, sondern findet sich auch bei anderen Tumortypen sowie bestimmten Hirntumoren (Passarge 2001).

Bei der Krebsentstehung (z. B. Hepatoblastom, Rhabdomyosarkom, Wilms-Tumor, Lungenkrebs, Nierenzellkarzinom) sind auch **Deletionen** (Verlust von Chromosomenteilen), **Inversionen** („Platztausch“ von Genen im gleichen Chromosom) und **Chromosomenverluste** zu beobachten (Passarge 2001).

> Als Konsequenz zeigt sich, dass anscheinend jeder Tumor einzigartig und das Spektrum genetischer Abänderungen praktisch unendlich ist. Es gibt bisher keine erkennbaren Gesetze, die für alle Tumoren gelten könnten. Je mehr mutierte Gene bekannt werden, umso komplexer wird die Tumorbiologie.

2.4.5 Einheitliche phänotypische Merkmale von Tumorzellen

In fast allen Tumoren lassen sich jedoch genetische und biochemische Regelmäßigkeiten erkennen, die Struktur in das oben genannte Dilemma bringen können.

Genetische Instabilität ist Voraussetzung für eine Tumorzelle. Normale Zellen haben demgegenüber eine derart geringe Mutationsrate, dass sie während ihres Lebens keine für eine Tumorzellentwicklung notwendige Zahl an mutierten Allelen erreichen. Die Genome präneoplastischer Zellen scheinen die für Tumorzellen notwendige Instabilität auch erst im Verlauf von Jahrzehnten zu erreichen (Loeb 1991). Eine Zunahme an genetischer Instabilität erfolgt durch zunehmenden Funktionsverlust von Genen und Proteinen, die für die Erkennung und Reparatur geschädigter chromosomaler DNS zuständig sind. Dazu kommt, dass der Apoptosemechanismus, über den sich defekte Zellen selbst vernichten, in Tumorzellen nicht funktioniert. Dabei werden genetisch veränderte (alternative Splice-Varianten) Hemmproteine der Apoptose (IAPs, inhibitors of apoptose proteins), z. B. Survivin, aktiviert (Notabartolo et al. 2004, Earnshow 2005). Dies ist wesentlich für die ständige Vermehrung von Tumorzellen und das Tumorwachstum.

Einsicht in die Entwicklung genetischer Instabilität können besonders solche Proteine vermitteln, die normalerweise den Zellzyklus überwachen. Ein wichtiger **Knotenpunkt ist dabei das Retinoblastom-Protein (pRB)**, das als Tumorsuppressorprotein darüber wacht, ob eine Zelle nach der Teilung die Wachstumsphase 1 (G_1-Phase) passieren kann. Dies ist Voraussetzung dafür, dass eine Zelle voll funktionsfähig wird. Bei Retinoblastom, Osteosarkom und kleinzelligem Lungenkarzinom ist pRB mutiert. Beim Zervixkarzinom wird pRB durch Verbindung mit dem Onkoprotein des humanen Papillomavirus funktionsunfähig. Bei Brustkrebs führt die Überexpression der für Zellteilungen wichtigen Proteine Cyclin 1 oder Cyclin E ebenfalls zum Funktionsverlust von pRB. Letztlich zeigt sich, dass bei der Mehrzahl humaner Tumoren das pRB-Protein geschädigt ist (Übersicht s. Hahn und Weinberg 2002).

p53 ist ein weiteres Tumorsuppressorprotein, das anscheinend bei allen Tumoren mutiert ist

(Levine 1997). Normalerweise wacht p53 über die regulären Zellfunktionen und kann bei molekularem und biochemischem Stress Schädigungen des Zellwachstums beseitigen helfen. Gelingt dies nicht, hilft p53 das Apoptoseprogramm der betroffenen Zelle zu starten (Chipuk et al. 2005, Vousden 2005).

Eine Funktionsstörung von p53 führt zur Instabilität der Zentriolen im Zytoplasma, die für die regelhafte Zellteilung unerlässlich sind. Sie werden vor der Zellteilung unter Mithilfe einer speziellen Kinase (Cyclin-abhängige Kinase CDK2) verdoppelt, anschließend trennt die sog. Aurorakinase die beiden Zentriolen. Zentriolen dienen als Ansatzstelle für Mikrotubuli, die am Zentromer jedes Chromosoms ansetzen („Spindelapparat"). Dadurch werden die bereits zuvor verdoppelten Chromatidenpaare auseinandergezogen und die Zellteilung schließlich vollzogen. p53 aktiviert dabei ein Protein (Waf-1), das CDK2 hemmt. Bei Funktionsverlust von p53 entfällt die Steuerung von CDK2 und die betroffenen Zellen können sich dann ungehemmt teilen (Aneuploidie) (Vousden 2005).

Bei manchen Tumoren ohne Anzeichen einer Mutation von p53 kann auch dessen Antagonist HDM2 (murine double minute 2 protein) überexprimiert sein, wodurch p53 abgebaut wird. Bei anderen Tumoren ist wiederum jenes Gen mutiert, das einen HDM2-Antagonisten bildet. Dessen Verlust ermöglicht dann ein Überschießen von HDM2 und damit wieder Abbau von p53 (Übersicht s. Hahn und Weinberg 2002).

Daraus lässt sich erkennen, dass eine Vielzahl biochemischer und genetischer Veränderungen in wenige Knotenpunkte einmündet, die letztlich über das Schicksal einer Zelle bestimmen.

pRB und p53 sind daher wichtige Kontrollpunkte („checkpoints") für die geregelte Zellteilung. Dabei besteht eine Rückkopplung zum **Tyrosin-Phosphatom [Protein-Tyrosinkinasen (PTKs) und -phosphatasen (PTPs)]** (Wang et al. 2004). Die Phosphorylierung von Tyrosinresten ist **ein zentraler Schritt vieler zellulärer Signalwege** wie Wachstum, Differenzierung, Mitose, Apoptose und Invasion. **Verschiedene PTK-Gene sind an der Tumorgenese beteiligt.** Rezeptor-Tyrosinphosphatasen (RPTPs) sind dagegen auch als Tumorsuppressoren aktiv und in die Apoptose involviert (Wang et al. 2004). Funktionseinbußen von RPTPs durch Mutation führen zu ständiger Phosphorylierung von PTKs. Dadurch wird der ATP-Sensor sowie -Regler in der Zelle mTOR (mammalian target of rapamycin) „überdreht". mTOR ist ein wichtiger Kontrolleur der Ribosomenbildung und des Zellzyklus in Abhängigkeit von ATP. (An den Ribosomen erfolgt die Umsetzung der Information der Gene in Proteine.) mTOR ist ein checkpoint im Energiestatus einer Zelle und ein Glied im Signalweg der Phosphoinositol-3-Kinase (PI3K) (**Abb. 55**, S. 135). Über PI3K entstehen koordinierte Beziehungen zu wichtigen Signalwegen wie den Serin-Threonin-Kinasen, Tyrosin-Kinasen und Regulationsfaktoren („exchange factors") der G-Proteine (Cantley 2002). **PI3K ist vor allem in den Signalweg der Integrine eingeschaltet,** die den aktuellen Stand der Tensegrität („Gewebsspannung und -integrität") der ECM auf das zelluläre Mikrofilamentsystem und den PI3K-Weg übertragen. Dadurch wird das gesamte Zellverhalten, u. a. Adhäsion und Wanderung, in der ECM gesteuert (Martin et al. 2002). Über den intrazellulären Integrin-Signalweg wird das **Tumorsuppressorgen PTEN** (phosphatase and tensin homolog deleted from chromosome), eine Lipidphosphatase „aktiviert" (DiCristofano und Pandolfi 2000, Penninger und Woodgett 2001). Mutation oder Funktionsverlust des Tumorsupressors PTEN ist von allen malignen Tumoren bekannt und besonders bei Brustkrebs eingehend untersucht worden (Pandolfi 2004). Das PTEN-Protein hemmt normalerweise den Tumorsignalweg PI3K-AKT- (Proteinkinase-B-) mTOR durch Dephosphorylierung von Phosphatidylinositol 3, 4, 5-Triphosphat (PIP_3), ein über PI3K gebildetes phosphoryliertes Lipid (**Abb. 55**). Die phosphorylierten Lipide dieses Signalweges werden aus Lipiden der Zellmembran gebildet. PI3K und sein Produkt PIP_3 regulieren viele zelluläre Prozesse einschließlich Proliferation, Regulation, Transkription, Glukosemetabolismus, Zellwanderung, Proteinsynthese und Regulation der Apoptose (Penninger und Woodgett 2001).

Die negative Regulation von PIP_3 ist die kritische Determinante zur Kontrolle des Tumorwachstums.

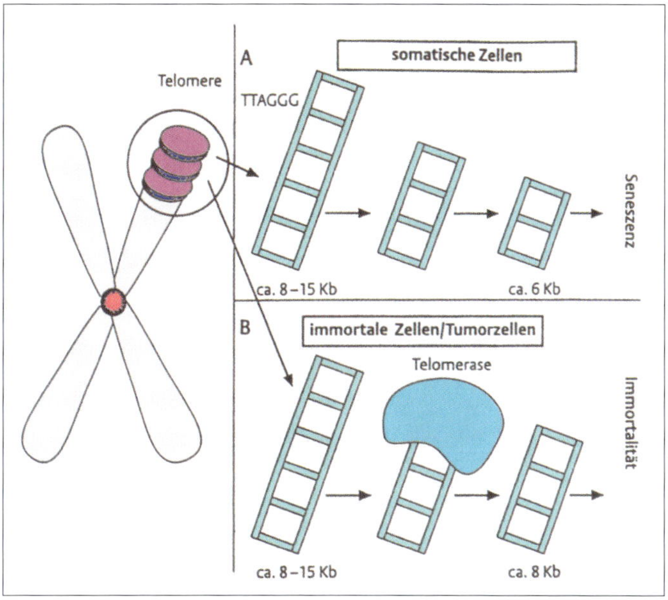

Abb. 50 Schematische Darstellung eines Chromosoms. Im Kreis ist ein Telomer dargestellt, dessen vielfach wiederholte Aminosäuresequenz TTAGGG (ca. 8 – 15 Kilobasen) bei jeder Zellteilung abnimmt (replikative Seneszenz). Ab einer bestimmten Kürze der Telomeren (< 6Kb) wird das Apoptoseprogramm einer somatischen Zelle aktiviert (nach Hoos und Nekarda 1999).

Telomere stellen einen weiteren wichtigen Schutz der Zelle vor neoplastischer Transformation dar. Dabei handelt es sich um DNS-Sequenzen, die das Ende von Chronosomen abdecken (**Abb. 50**). Die Telomeren der somatischen Zellen werden bei jeder Zellteilung verkürzt, wodurch die Zahl der Teilungen pro Zelle auf einem physiologischen Niveau gehalten werden. Ab einer bestimmten Verkürzung der Telomeren geht eine Zelle in Apoptose über („**replikative Seneszenz**"). Die Kontrolle der Zahl der Zellteilungen durch Telomerenverkürzung gilt nicht für Keimzellen, Stammzellen, für T-memory-Lymphozyten und Krebszellen. Alle diese Zellformen besitzen das Enzym Telomerase, das die Telomeren nach jeder Zellteilung wieder verlängert und dadurch diesen Zellen potentielle Unsterblichkeit verleiht (Hoos und Nekarda 1999). **Reaktivation der Telomerase bei Tumorzellen** scheint bei ca. 90 % aller menschlichen Krebsformen aufzutreten. Bei den restlichen 10 % bleiben die Telomeren durch einen alternativen Weg der Telomerenverlängerung erhalten (Bryan et al. 1997).

Normale und neoplastische Zellen unterscheiden sich stark in ihrer Reaktion auf mitogene Reize. Während die Proliferation normaler Zellen von Wachstumsfaktoren im umgebenden Milieu abhängt, gilt dies für Tumorzellen nicht. Sie sind von externen Signalen weitgehend unabhängig (McCormick 1999). Diese Unabhängigkeit wird über mutierte Onkogene vermittelt wie das c-ras-Onkogen, das in seiner mutierten Form für ein Protein kodiert, das ständig mitogene Signale in die Zelle abgibt (McCormick 1999). Ein ähnlicher Strom wachstumsstimulierender Signale kann von mutierten oder überexprimierten Rezeptoren der Zelloberfläche stammen, die sich funktionell praktisch selbständig gemacht haben. Zum Beispiel sind der Wachstumsfaktor TGF-β (Transforming Growth Factor-beta) und sein intrazellulärer Signalweg an der Regulation der Zellteilung durch hemmende Einflüsse wesentlich beteiligt: TGF-β hält normalerweise vorübergehend den Zellzyklus in der G_1-Phase an durch Anregung der Produktion des cyclinabhängigen Proteinkinase-Inhibitors p15. Dadurch wird u. a. auch pRB weniger phosphoryliert, wodurch das Protein an die Transkriptionsfaktoren der E2F-Familie binden kann. Die Folge ist, dass E2F nicht mehr jene Gene stimulieren kann, die den Ablauf des Zellzyklus weiter fortführen. In Krebszellen ist diese Hemmung aufgehoben. 100 % der Bauchspeicheldrüsentumoren und 83 % der Kolonkarzinome haben Mutationen, die mindestens eine Komponente im TGF-β-Signalweg betreffen. Von besonderer Bedeutung sind Mutationen des Typ-II-Rezeptors für TGF-β.

Dadurch wird die Malignität bestimmter Krebsformen erhöht (z. B. Magenkrebs und einige T-Zell-Lymphome). Das Gen für den Typ-II-Rezeptor ist daher ein Tumorsuppressorgen (Übersicht s. Blobe et al. 2000). Fällt es aus, kommt es zu erhöhter Bildung von TGF-β durch Tumorzellen und zu vermehrter Zellproliferation (Übersicht s. Elliott und Blobe 2005). Da TGF-β wesentliche Bedeutung für die Suppression von Entzündungszellen hat, werden Abwehrreaktionen in den Wirtsgeweben unterdrückt. Dieser immunosuppressive Effekt von TGF-β fördert vor allem das Tumorwachstum von Spätstadien (Blobe et al. 2000). Andererseits hemmt TGF-β die Frühstadien des Tumorwachstums (Downing 2004). Darüber hinaus ist bekannt, dass Fibroblasten, die nicht ausreichend auf TGF-β ansprechen, keine normale Grundsubstanz bilden können und dadurch Epithelzellen zur Tumorbildung anregen. (Downing 2004, Radisky und Bissell 2004).

In vielen Studien wurde bei postmenopausalen Frauen ein Zusammenhang zwischen ständig erhöhten Östrogen-Blutspiegeln und Brustkrebs beschrieben (Übersicht s. Yager und Davidson 2006). Ein wichtiger Risikofaktor für Brustkrebs ist Übergewicht. Denn dadurch wird im Fettgewebe der Brust durch erhöhte Aromataseaktivität vermehrt Östrogen gebildet. Ein höheres Risiko ist auch bei vermehrtem Androgen-Blutspiegel gegeben, da Androgen durch Aromatase in Östrogen umgewandelt werden kann. Erhöhte Spiegel von Östrogen und Androgen im Urin deuten ebenfalls auf ein erhöhtes Brustkrebsrisiko (Adami und Trichopoulos 2003, Yager und Davidson 2006).

Bei sehr aggressiven Brustkrebsformen ist die Rezeptortyrosinkinase ErbB2 (besser bekannt als HER2/neu) amplifiziert. Dies führt zur Autophosphorylierung des Rezeptors und damit seiner ständigen Eigenaktivierung. Dabei ist zumeist gleichzeitig das Tumorsuppressorgen PTEN mutiert oder mindestens ein Allel seines Gens verschwunden. PTEN ist wie pRB und p53 ein Knotenpunkt der Tumorsuppression. Diese Konstellation gilt auch für andere hochmaligne Tumoren (DiCristofano und Pandolfi 2000, Cantley 2000, Pandolfi 2004).

Allen Tumoren ist die Fähigkeit zur Blutgefäßbildung (**Angiogenese**) eigen. In vivo wachsen Tumore als Sphäriode, die ab einem Durchmesser von ca. 2 mm den Anschluss an Gefäße finden müssen, um weiterwachsen zu können (Hanahan und Folkman 1996). Tumorzellen setzen angiogenetische Signale frei z. B. die vaskulären endothelialen Wachstumsfaktoren (VEGF1 und 2). Gleichzeitig wird die Bildung antiangiogener Proteine, wie Thrombospondin-1 vermindert (Übersicht s. Jain 2005). Die dadurch gebildeten Kapillaren finden schließlich Anschluss an das Gefäßsystem des Wirtes. Die im Tumorgewebe gebildeten Gefäße sind strukturell und funktionell abnormal. Sie weisen Aussackungen auf, sind stark gewunden, die Kapillaren haben streckenweise keine oder eine stark veränderte Basalmembran, die Endothelzellen sind verbreitert mit geringer Ausbildung der transzytotischen Vesikel und häufig defekter interendothelialer Zellhaftung (**Abb. 21**, S. 47). Dadurch entwickelt sich im Tumorgewebe ein interstitieller Hochdruck mit raum-zeitlich inadäquater Blutversorgung. Dies ist einer der Gründe, warum Tumoren häufig auf Chemotherapie schlecht ansprechen (Baumgartner et al. 2000, Jain 2005). Ein geregeltes Entrainment, d. h. eine Anpassung des Gefäßrhythmus an die Rhythmen der ECM und Zellen, ist daher im Tumor nicht mehr möglich (s. S. 48). Den Tumorzellen bleibt dadurch ihr hypoxisches saures Milieu erhalten. Die geringe Stoffzufuhr über die Tumorgefäße reicht allerdings aus, um ihren glykolytischen Stoffwechsel aufrecht zu erhalten.

Zusammenfassend kann gesagt werden, dass fünf Veränderungen ausreichen, um normale Zellen in Tumorzellen zu transformieren:

- Veränderungen im Retinoblastomprotein (pRB),
- Veränderungen im p53-Protein,
- Reaktivierung der Telomerase,
- mitogene Stimulation,
- Angiogenese (Hahn und Weinberg 2002).

Aus biologisch-medizinischer Sicht muss das saure Mikromilieu um die Tumorzelle als wichtigster Schritt der Tumorinitiierung betrachtet werden.

2.4.6 Grundregulation, extrazelluläre Matrix und Onkologie

Übergeordneter Steuerungsparameter für die Homöodynamik zwischen ECM und Zelle ist der pH-Wert (Abb. 51). Normale Zellen erreichen bei neutralem pH-Wert einen stabilen Zustand und volle Funktionsfähigkeit. Hier haben sie ein Maximum an Funktionsfähigkeit bei minimalem Energieaufwand (Wike-Hooley et al. 1984, Wolf und Kraus 1995). **Änderungen des Energiepotenzials bzw. des pH-Wertes in der ECM führen zu Veränderungen der zellulären Informationsverarbeitung.** pH-Werte des Mikromilieus, die chronisch im Sauren liegen (pH < 7,0) sind für normale Zellen toxisch. Dies führt zur Aktivierung der zellulären Apoptose, d. h. zum programmierten Zelltod. Dabei können jedoch immer einige Zellen mit defektem Apoptoseprogramm übrig bleiben, die aufgrund genetischer Abänderungen erst im sauren Milieu ihr funktionelles Maximum bei ständiger Teilungsfähigkeit erhalten (Abb. 52). Sie entgehen dadurch der sonst im Genom somatischer Zellen verankerten replikativen Seneszenz (Abb. 50).

Das saure Milieu der Tumor-ECM ist durch latenten Sauerstoffmangel bedingt. Denn die Kapillaren sind inadäquat gestaltet: Die Endothelzellen sind häufig stark verbreitert ohne ausreichende transzytotische Aktivität, der interendotheliale

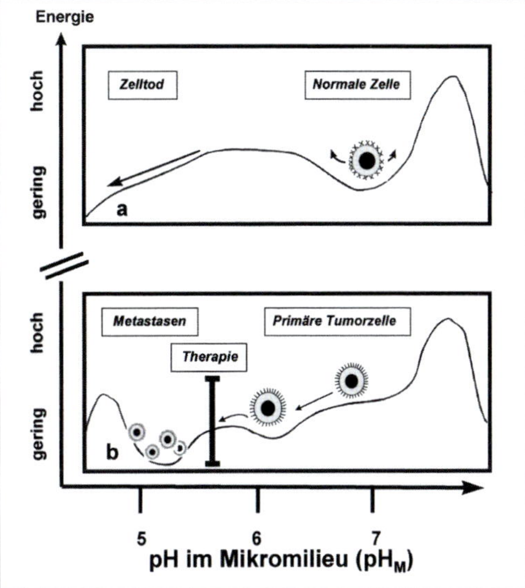

Abb. 51 Einfluss des pH-Wertes der Grundsubstanz auf malignes Wachstum.

a Eine normale Zelle kann ihre regelhaften Funktionen nur in einem umgebenden Milieu mit neutralen pH entfalten. Anderenfalls wird das Apoptoseprogramm ausgelöst (Pfeil).

b Tumorzellen sind dagegen in ihrer Entwicklung auf ein saures umgebendes Milieu angewiesen. Dies muss bei therapeutischem Vorgehen berücksichtigt werden (nach Wolf und Kraus 1995).

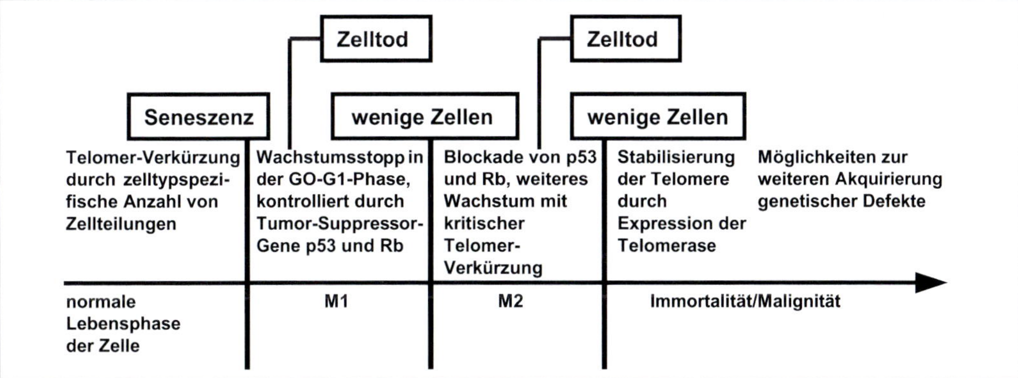

Abb. 52 Schema der malignen Transformation einer somatischen Zelle. Normale Mortalität (M1) tritt nach einer bestimmten Zahl von Mitosen aufgrund des von Tumor-Suppressor-Genen (u. a. p53- und Retinoblastom (Rb)-Gen) eingeleiteten Apoptoseprogramms ein. Bei einigen Zellen können jedoch, z. B. durch virale Onkogene, p53 und Rb so blockiert sein, dass die Zellen trotz kritischer Telomer-Verkürzung diese zweite Mortalitätsphase (M2) überdauern. Werden die verkürzten Telomere durch Expression von Telomerase wieder verlängert, tritt Immortilität ein, wobei weitere genetische Defekte akquiriert werden können (aus Hoos und Nekarda 1999).

2

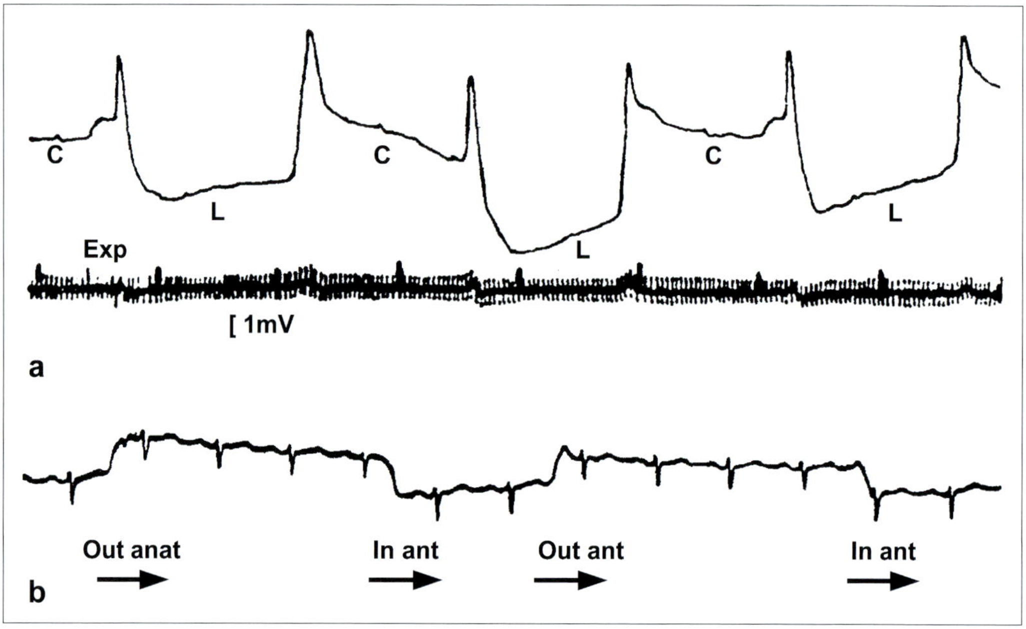

Abb. 53 Biologisch geschlossene elektrische Kreisläufe am Beispiel menschlicher Tumoren. **a** Elektropositive Gewebskomplexe C eines squamösen Lungenkarzinoms im Vergleich zum umgebenden Lungengewebe (L) bei einem 74 Jahre alten Mann. Exp Expositionsmarkierung bei Kineradiographie zum Vergleich der Elektrodenspitze und Messung des elektrischen Potentials **b** Elektronegative Komplexe bei metastasierendem Melanosarkom im rechten oberen Lungenlappen einer 57 Jahre alten Frau. **In ant** die Elektrode erreicht die Tumoroberfläche; **Out ant** die Elektrode verlässt die Tumoroberfläche (aus Nordenström 1985).

Kontakt ist gestört, die Basalmembran zu dick, zu dünn, sie kann auch ganz fehlen. Peri- und intrakapillär treten Gerinnungsphänomene sowie begleitende Ödembildung in der ECM auf (vgl. Abb. 21, S. 47). Der onkotische und hydrostatische Druck im Tumorgewebe wird dadurch erhöht und die Azidose manifest. Das „Entrainment" zwischen Endstrombahn-ECM-Zelle, d. h. das rhythmische Zusammenwirken im Sinne eines regelhaften Stoffwechsels kommt nicht zustande und damit auch nicht der regelhafte Anschluss des Tumorgewebes an das ZNS und Endokrinium. Das Tumorgewebe beginnt ein archaisch geregeltes anaboles Eigenleben mit katabolischer Gegenregulation des normalen Gewebes (Abb. 53).

Gewebeübergänge von normal zu pathologisch wie sie auch Tumorränder oder die Grenze nekrotischer Bezirke zeigen, weisen fluktuierende Potenzialdifferenzen auf. Dabei schwankt das elektrische Potenzial von positiv über Null bis negativ gegenüber normalem Gewebe. Innerhalb dieses Verlaufes treten zusätzlich unregelmäßige Oszillationen auf (Abb. 53). Die elektromotorische Kraft zu diesem „Vascular-Interstitial Closed Electric Circuit" (VICC-System) wird von den Redoxpotenzialunterschieden zwischen dem jeweiligen hypoxischen Bezirk und dem oxygenierten umgebenden normalen Gewebe gebildet (Nordenström 1985). Heilung tritt erst bei Erlöschen dieser fluktierenden Potenziale ein. VICC wurde von Nordenström (1985) durch Einbringen von Elektroden in Tumorgewebe und Zurückziehen in normales Gewebe kineradiographisch direkt gemessen (Abb. 53).

VICC kann Einblicke in eine Vielzahl weiterer Phänomene geben, z. B. das der Leukotaxis als Phänomen einer endogenen Elekotrophorese, wobei sich die oberflächlich negativ geladenen weißen Blutzellen um ein elektropositives Gewebe (Nekrose) ansammeln. Tumorzellen tragen gegenüber normalen Zellen eine elektronegativere Glykokalyx. Die negative Überschussladung führt zu anodischer Wanderungsgeschwindigkeit, wodurch die Metastasierung von Tumorzellen erheblich begünstigt wird (Übersicht s. Schlitter 1989). Durch Behandlung mit Neuraminidase (Sialidase) verlieren Tumorzellen in vitro 90 % ihrer negativen Überschussladung und werden dadurch „entmalignisiert".

Das saure Milieu des Tumorgewebes bedingt einen latenten Sauerstoffmangel. Dadurch wird ein als HIF-1 (Hypoxieinduzierbarer Faktor-1) bezeichnetes Protein mit Sensoreigenschaften für Sauerstoff im Zellplasma induziert, das erst unter Hypoxie stabil wird. HIF-1 wandert dann in den Zellkern und bindet dort an hypoxiereaktive Gene, die ihrerseits Gene aktivieren, die die für den Zellstoffwechsel unter hypoxischen Bedingungen wichtigen Proteine und Enzyme transkribieren, z. B. Wachstumsfaktoren, transmembranöse Glukose-Transportproteine und Enzyme der anaeroben Glykolyse (George und Kaelin 2003). Außerdem wird durch Hypoxie die Bildung intrazellulärer Caspasen gehemmt. Dabei handelt es sich um Proteasen, die bei Schädigung der Mitochondrien aktiviert werden und für die Auslösung des programmierten Zelltods (Apoptose) verantwortlich sind (Übersicht s. Blum 2002).

Die bei Sauerstoffmangel vermehrt aufgenommene Glukose wird durch anaerobe Glykolyse unter Bildung von Milchsäure und ATP gespalten. Überschüssiges Laktat muss zur Aufrechterhaltung der Zellfunktionen aus der Zelle gebracht werden, wodurch das Mikromilieu weiter angesäuert wird (Wolf und Kraus 1995). Das Schrittmacherenzym der Glykolyse ist die Hexokinase, die aerob wie anaerob Glukose in Glukose-6-Phosphat überführt, das dann weiter abgebaut werden kann. Das für Hexokinase kodierende Gen enthält einen Bereich, an den das Tumorsuppressorprotein p53 binden kann. Das bzw. die dafür kodierenden Gene sind, wie erwähnt, anscheinend bei allen menschlichen Tumoren mutiert (Vogelstein und Kinzler 1992). Das veränderte p53-Protein verliert dadurch seine Fähigkeit zur Fehlerkennung und Hilfe bei der Reparatur schadhafter DNS, wie auch seine Beteiligung an der Apoptose (Chipuk et al. 2005, Vousden 2005). Es stimuliert jedoch jetzt die Bildung der Hexokinase und damit die ATP-Synthese im anaeroben Stoffwechsel der Tumorzelle.

2.4.7 Bedeutung der ECM für die Krebsentwicklung

Am Beispiel der Integrine wurde gezeigt, wie bedeutsam der extra-intrazelluläre Informationsfluss für die Tumorentwicklung und Metastasierung ist. Eine anhaltende latente Gewebsazidose stellt aufgrund ihrer proinflammatorischen Eigenschaften einen ständigen Reiz auf die neuro-vaskulär angeschlossenen Zellen und die ECM dar **(„Reizkarzinogenese")**. Dementsprechend synthetisieren die Fibroblasten eine „situationsgerechte", aber von der normalen Homöodynamik abweichende Matrix. Dies führt zu einem unspezifischen Voraltern der Matrix mit vermehrtem Kollagen und Hyaluronsäure (Schlitter 1992). Dadurch wird die Molekularsiebfunktion der Matrix zunehmend in Mitleidenschaft gezogen. Alle Kanzerogene stellen derartige Reize dar und haben nachweislich diese unspezifische Wirkung (Übersicht s. Schlitter 1992).

> Eine einzelne Zelle kann niemals zur Krebszelle „entarten". Pathologen haben wiederholt darauf verwiesen, dass das „Krebsproblem" kein „Zellproblem", sondern ein Gewebsproblem sei (Schlitter 1992).

Die Beteiligung des vegetativen Nervensystems an der Tumorbildung ist belegt. Ein Tumor entsteht offenbar immer auf der Körperseite mit der stärksten Belastung, z. B. durch ein Herdgeschehen (Perger 2004). Daher sind auch segmental regulatorische Prozesse in der Tumorausbreitung zu beachten, d. h. dass das allgemein bei Malignomen behauptete grenzlose Wachstum zunächst nicht zutrifft. Es gibt gesicherte Hinweise auf die Entwicklung symmetrisch angelegter Primär- und Sekundärtumoren (Schlitter 1992). Mit 50 % ist die bilateral-symmetrische Entwicklung primärer und sekundärer Ovarialkarzinome besonders häufig (Platt et al. 1962). Bereits Burkhardt (1954) stellte fest, dass die Absiedelung einer Krebszelle in irgendeine Richtung und ihre Ansiedlung nicht stimmen könne, sondern dass für die Metastasierung die Übereinstimmung von Krebszelle und aufnehmendem Gewebe mit veränderter neuro-vaskulärer Erregbarkeit korrelieren müsse.

2

Eine Verwischung der Segmentgrenzen (Head'sche Zonen) findet sich erst bei fortgeschrittenem Tumorwachstum und eingetretener Metastasierung mit Übergreifen auf entfernter liegende Nervensegmente. Dies entspricht völlig entzündlichen Erkrankungen, die ebenfalls zunächst segmental, dann auf Quadranten, anschließend halbseitig und schließlich ganzkörperlich ausgreifen.

Chronische Dysregulation der Matrix ist daher ein wesentlicher Faktor bei der Entstehung von Krebs.

Dabei lässt sich zeigen, dass die Katabolie („Verluststoffwechsel") Krebskranker mit Sympathikusmangel verbunden ist, wobei im Tumorgewebe gleichzeitig eine anabole bzw. chronische Parasympathikotonie besteht. Dies zeigt auch die intrazelluläre „Parasympathikusstarre" einer Tumorzelle. Denn ihr Kalium-Kalzium-Quotient ist von normal 1,4 auf bis zu 2,3 in Tumorzellen erhöht. K^+ wirkt parasympathikomimetisch, Ca^{2+} sympathikomimetisch (Schlitter 1992). Die trophotrope-parasympathische Dominanz im Tumorgewebe ist mit den Zellteilungsgipfeln um 3 Uhr morgens und 12 Uhr mittags korreliert (Voutilainen 1955). Tumore entwickeln sich in einer sauren ECM, die als latente systemische Gewebsazidose vorliegt, wobei lokale Minderdurchblutungen auftreten können. Dem gehen chronische rezidivierende unspezifische Reize verschiedenster Genese voraus.

Die Reizkarzinogenese kann deshalb als einziges Modell für die Tumorgenese gelten (Schlitter 1992).

Nach Schober (1951/52) können dabei drei Stadien unterschieden werden. Im **ersten Stadium** lassen sich tierexperimentell nach Bepinseln der Haut mit Benzpyren epitheliale Proliferationen des Epithels und Bindegewebes nachweisen. Nach Reizunterbrechung erfolgt vollständige Rückbildung der Reizfolgen. Reizfortsetzung zeigt im **zweiten Stadium** eine Hyperregeneration von Epithelzellen und Invasion des Bindegewebes unter Bildung von Fibroepitheliomen. Auch dieses Stadium ist nach Reizunterbrechung regenerationsfähig, solange die Basalmembran intakt bleibt. Selbst eine spontane Rückbildung reizbedingter somatischer Chromosomenaberrationen wurde in diesem Stadium beschrieben (Schlitter 1992, dort Lit.). Erst in einem **dritten Stadium** versagt durch chronisch anhaltenden Reiz der letzte organismische Regenerationsversuch mit Einschmelzung der Basalmembran. Jetzt ist die epitheliale Proliferation irreversibel chronisch.

Diese Stressakkumulation ist mit chronischer Freisetzung von Katecholaminen aus terminalen vegetativen Axonen in die ECM verbunden, wodurch es zur Immunsuppression und zur Hyaluronidasehemmung kommt (Schlitter 1992). Entsprechend findet sich im Tumorgewebe eine starke Vermehrung der Hyaluronsäure mit Begünstigung des Tumorwachstums (Heine 1987, 1991). Im dritten Stadium ist aufgrund der Reizadditionsphänomene auch die Nebenniere chronisch bis zur Nekrose überlastet mit entsprechendem Adrenalinmangel im Körper, was auch klinisch bestätigt wurde (Schlitter 1992). Die beiden ersten Stadien mit prinzipieller Möglichkeit der Regeneration sind als **Präkanzerosen** zu verstehen.

Wie u. a. an Kulturen von Mammakarzinomzellen gezeigt wurde, ist der Primärtumor bis zu einigen tausend Zellen gegen die ECM durch eine feine Tapete aus amyloidähnlichen Fasern abgeschirmt (Abb. 58) (Hakim 1978, Heine 1987). Aus dem Primärtumor wandern auch nicht einzelne Zellen in die ECM aus, sondern Zellcluster („Tumorzellsphäroide"). Dabei besteht eine auffällige Analogie zum Verhalten von Zellclustern während der Embryonalentwicklung (Abercrombie 1979). Die embryonale Grundsubstanz ist ebenfalls reich an Hyaluronsäure mit mitogener und differenzierungshemmender bzw. bei Tumoren mit entdifferenzierender Wirkung. Tumor- wie Embryonalzellen sind in der Lage, Hyaluronsäure zu bilden und auch an ihre Oberfläche zu binden. Die hohe Wasserbindungsfähigkeit der Hyaluronsäure und die Kollagenzubildung im Tumorgewebe führen zu hohem Gewebedruck im Tumor. Dies ist mit einer bestimmten Form der Chemoresistenz verbunden, die durch Zusatz von Hyaluronidase bei Chemotherapie durchbrochen werden kann (Übersicht s. Baumgartner et al. 2000). In den in vivo Tumorzellsphäroiden sind gegenüber den Monolayern in Zellkulturen auch längere Transportwege und erhebliche Unterschiede im Gewebedruck gegeben, die einer Chemotherapie entgegenstehen können (Baumgartner et al. 2000, Jain 2005).

Für die Resistenzunterschiede bis hin zu Vielfach-Resistenzen („multidrug resistance") von Tumorzellen sowohl gegen Zytostatika, die an der DNS angreifen (z. B. Adriamycin) als auch an den für die Zellteilung wichtigen Mikrotubuli (z. B. Vinblastin) ist das **P-Glykoprotein** verantwortlich (Übersicht s. Mattern und Volm 1989). Es ist ein stammesgeschichtlich uraltes Protein der Zellmembran, das bereits bei Bakterien auftritt. Es dient als Permeabilitätsbarriere für toxische Substanzen, indem es diese nach außen pumpt. Erhöhte Expression des Proteins tritt daher in den Geweben auf, die am Transport von Nährstoffen und Salzen, aber auch an der Sekretion von Proteinen und Hormonen stark beteiligt sind (Nieren, Nebennieren, Leber, Magen-Darm-Trakt). Das ist ein wichtiger Hinweis darauf, dass das P-Glykoprotein in diesen Geweben auch eine normale Funktion hat. Bei erhöhter Amplifikation des für P-Glykoprotein kodierenden Genabschnitts der Tumor-DNS wird das Protein vermehrt in die Zellmembran eingebaut, wodurch schließlich Vielfach-Resistenz gegen Zytostatika resultieren kann (Mattern und Volm 1989).

Eine weitere Möglichkeit der Zytostatika-Resistenz ist die Fähigkeit von Tumorzellen, vermehrt schwefelhaltige Proteine (u. a. Metallothioneine) zu bilden, die Schwermetalle, z. B. Platin, im Cisplatin und alkylierende Zytostatika (z. B. Chloramphenicol und Melphalan) binden können. Gegen Chemotherapeutika resistente Tumorzellen können bei Explantation und In-vitro-Bildung von Monolayern in Zellkulturen ihre Resistenz verlieren. Bei Einbringen in ECM-vergleichbare Substrate, in denen sie dreidimensional wachsen können, werden sie wieder resistent. Die Chemoresistenz ist daher auch von der Art des Zellkontakts abhängig (Baumgartner et al. 2000). Zwischen der Höhe der P-Glykoprotein-Expression und den interzellulären Zellhaftungsmolekülen (Cadherine) besteht anscheinend eine inverse Beziehung: Je lockerer die Adhäsion wird, umso mehr P-Glykoprotein wird gebildet, bei gleichzeitig fortschreitender Dedifferenzierung und Invasivität. Dabei kommt es zu Veränderungen der cadherinassoziierten Moleküle (Catenine, Plakoglobulin), die die Cadherine an das Zytoskelett koppeln (Übersicht s. Ellenrieder et al. 1999, Knust und Bossinger 2002).

Im Tumorgewebe werden die ECM-Komponenten von Tumorzellen und Fibroblasten gebildet. Die begleitend freigesetzten proteolytischen Enzyme und Wachstumsfaktoren passen die ECM-Textur an die jeweiligen Verhältnisse an. Diese Substanzen wirken auto- und parakrin zwischen Tumorzellen, Fibroblasten und Immunzellen im Tumorgewebe selbst wie auch am Tumorrand und fördern dadurch die „Versklavung" von normalem Gewebe zu Tumorgewebe (Heine 1987). Die Tumor-ECM weist keine Balance zwischen Auf- und Abbau auf. Vielmehr lassen sich irreguläre Rhythmen von Auf- und Abbau der ECM erkennen. Dies ist vergleichbar mit den unregelmäßigen Schüben schmerzhafter exsudativer Entzündung und schmerzfreier mit Pannusbildung bei rheumatoider Arthritis. Die irreguläre Phasenhaftigkeit in der Bildung der Tumor-ECM lässt generell drei Abläufe erkennen, die ineinander übergehen können und sich wiederholen (Noël 1995):

1. Vermehrte ECM-Synthese durch Tumorzellen und Fibroblasten
2. Abbau der ECM-Komponenten durch Proteolyse
3. Vermehrte Steifheit der ECM aufgrund starker Kollagenzubildung (z. B. Adenokarzinom der Brust).

Dabei gilt: Faktoren, die die Kollagenproduktion durch Fibroblasten hemmen (u. a. TNF-α, IL-2), steigern gleichzeitig die Synthese an proteolytischen Enzymen.

Tumorwachstum und Tumorinvasion sind daher an die Mitwirkung „versklavter" Fibroblasten und Immunzellen gebunden. Unter dem Einfluss von Matrixmetalloproteinasen (insbesondere Stromelysin-3 MMP-3) können Tumorzellen zu Fibroblasten-ähnlichen Zellen dedifferenzieren und ebenfalls proteolytische Enzyme bilden (Übersicht s. Comoglio und Trusolino 2005) (Abb. 55).

Die molekulare Komposition der Tumor-ECM hat auch Einfluss auf ihr mechanisches Zug- Spannungsverhältnis („Tensegrität"). Tumorgewebe ist allgemein steifer als das umgebende Gewebe (Tumorpalpation). Bereits geringfügiges Anwachsen der ECM-Rigidität erhöht das epiteliale Zellwachstum. Von Integrinen der Zellmembranen wird die Tensegrität der ECM registriert und auf das Zytoskelett übertragen. In der Tumor-ECM ist auch ihr Reservoirverhalten für Signalmoleküle bezüglich

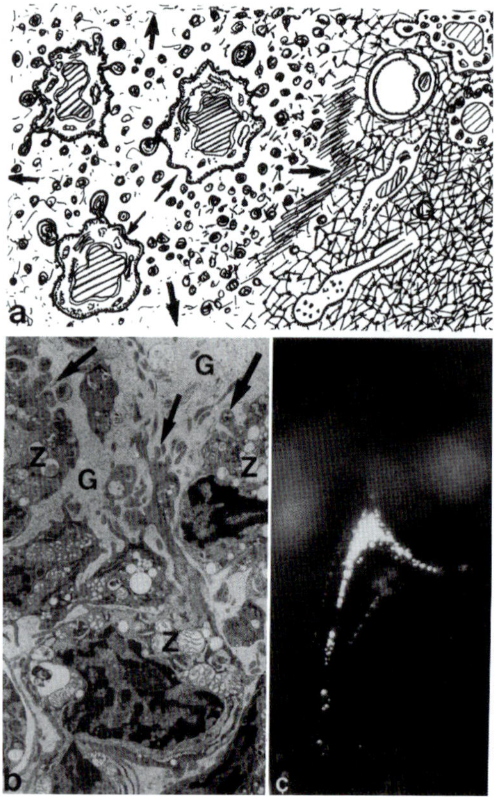

Abb. 54 „Tumormatrixvesikel" als Regulationsprinzip der Tumorgrundsubstanz.

a Schema der Grenze zwischen malignem Tumorgewebe mit Tumorzellen und Tumormatrixvesikeln (linke Bildhälfte, Pfeile) und normalem Gewebe mit PG/GAG-Netz in der Grundsubstanz (G). An der Grenze Fibrinniederschläge (schraffiertes Band).

b Szirrhöses Mammakarzinom. Die Pfeile weisen auf Abschnürung und abgeschnürte Tumormatrixvesikel. x 3000.

c Fluoreszenzoptischer Nachweis von Plasminogenaktivatoren in Tumormatrixvesikeln mittels eines monoklonalen Antikörpers. (1000fache Vergr.)

wichtiger Zellfunktionen wie Wachstum, Differenzierung, Bewegung und Überleben verändert. Dieses Zusammenspiel ist im Tumorgeschehen in para- und autokriner Weise auf engstem Raum rückgekoppelt.

Die Tumorgenese ist kein zellautonomer Prozess, bei dem progressive genetische Veränderungen einer Tumorzelle unabhängig vom externen Kontext stehen. Vielmehr unterstützt die Tumor-ECM Entwicklung, Wachstum und Metastasierung der Tumorzellen (Comoglio und Trusolino 2005).

In vitro lässt sich zeigen, dass rigide künstliche ECM-Substrate normale Cadherin-vermittelte Zell-Zell-Kontakte auflösen und vermehrt fokale Substratadhäsionsmoleküle (u. a. Integrine) gebildet werden. Dadurch können die Zellen verstärkt auf die ECM reagieren. Dabei spielen, wie bei Tumorzellen auch, Signalproteine aus dem ECM-Reservoir eine wichtige Rolle, die über entsprechende Rezeptoren ihre Signale auf den intrazellulären ERKinase-Weg (extrazelluläre Stimuli registrierende Kinase ERK 1 und 2) schalten. Dieser ist mit der zentralen Signaltransduktionskaskade der „Mitogen-Aktivierten Protein Kinasen" (MAPKs) gekoppelt, die ihrerseits nukleäre Transkriptionsfaktoren aktivieren. Dadurch wird Einfluss auf die Zellteilung, Differenzierung und Transformation von Zellen genommen (**Abb. 54**) (Johnson und Lapadat 2002).

Tumorzellen verfügen über eine ganz eigene Art, die ECM tumorgemäß umzugestalten – durch sog. **Tumormatrixvesikel** (**Abb. 54**) (Nicolson 1986, Heine 1987, 1992). Diese Fähigkeit erlangen Tumorzellen durch Aktivierung des Onkogens src. Dessen Protein p60src phosphoryliert an der Zellmembraninnenseite das die Membran aussteifende Vinculin an dessen Tyrosinresten. Dadurch kann das Zytoskelett nicht mehr ausreichend am Vinculin ansetzen, worauf die Tumorzelle mit Vesikelbildung ihrer Zellmembran reagiert (Hunter 1986): ein Zellverhalten, das analog bei Zellen dann in vitro auftritt, wenn sie in einem Kulturmedium gehalten werden mit nicht völlig adäquater pH-Einstellung. Durch Abschnürung der Vesikel und deren Zerfall mit Freisetzung biologisch aktiver Substanzen wird das Medium entsprechend einreguliert (Kellner 1973, Perger 2004). Dies trifft offenbar auch für Tumorzellen in vivo zu, wobei die Vesikulation bis zur Auflösung der Zelle fortschreiten kann. Ziel ist es, eine jeweils tumorgerechte ECM aufrechtzuerhalten. Beim Zerfall der Vesikel werden in die ECM ein großes Spektrum an Substanzen (u. a. Metalloproteinasen, Plasminogenaktivatoren, Wachstumsfaktorrezeptoren, Wachstumsfaktoren) und zusätzlich aus dem Membranabbau Prostaglandine, Leukotriene und Sauerstoffradikale freigesetzt. Diese Substanzen können jedes biologische Material angreifen und das invasive Tumorwachstum fördern.

In diesem Zusammenhang sei an das Phänomen der physiologischen Leukozytolyse erinnert (s. S. 70). Bei Störungen der Grundregulation durch Bestrahlung und vor allem Chemotherapie opfern sich die weißen Blutzellen, um durch Freisetzung großer Mengen biologisch aktiver Substanzen die Homöodynamik wieder einzuregulieren. Der starke Abfall der Immunzellen unter diesen Therapien ist daher weniger eine Nebenwirkung als eine Hilfe, die sich der Körper selber angedeihen lässt (Heine et al. 1992).

2.4.8 Proteasen und ihre Inhibitoren im Tumorgeschehen

> Von besonderer Bedeutung für Tumorinvasion und Metastasierung sind das System der Metalloproteinasen (MMPs)/Metalloproteinaseninhibitoren (TIMPs) und das Plasmin/Plasminogenaktivator und Inhibitorsystem (Übersicht s. Ellenrieder et al. 1999).

Die MMPs bilden eine von Tumorzellen und Tumorbindegewebszellen freigesetzte oder transmembranös in die Zellmembran (MT-MMPs) gebundene Proteinfamilie mit derzeit 24 bekannten Mitgliedern. Sie lassen sich in 5 Gruppen einteilen: Kollagenasen, Gelatinasen, Stromelysine, Metalloelastase und Membran-Typ-MMPs (MT-MMPs) (Tab. 15) (Ellenrieder et al. 1999, Coussens et al. 2002). Der intrazelluläre Signalweg der MMPs läuft über die kleine Guanin-Triphosphatase (GTPase) Rac1, die die Organisation des Zytoskeletts steuern hilft. In Tumorzellen ist Rac1 erhöht, was zur Bildung reaktiver Sauerstoffspezies (ROS) führt und Umbauten im Zytoskelett zur Folge hat. Epitheliale Tumorzellen reagieren darauf mit einer Dedifferenzierung zu fibroblastenähnlichen Zellen (epithelio-mesenchymale Transformation EMT), die dann ebenfalls eine tumorfördernde hyaluronsäurereiche ECM und MMPs bilden (Abb. 54, 56) (Comoglio und Trusolino 2005).

Unter normalen Verhältnissen werden nur sehr wenige MMPs von Fibroblasten, Makrophagen und Leukozyten gebildet. Die Produktion steigt aber bei unphysiologischen Gewebeveränderungen (Entzündung, Wundheilung, Krebs) sehr schnell an (Coussens et al. 2002). MMPs können nicht nur alle ECM-Komponenten einschließlich Basalmembranen angreifen, sondern auch andere Enzyme (u. a. Kollagenasen, Kathepsine), Proteaseninhibitoren, Gerinnungsfaktoren, chemotaktische Moleküle (z. B. Chemokine), Zellrezeptoren, interzelluläre Adhäsionsmoleküle (z. B. Cadherine), Zell-Matrixadhäsionsproteine (z. B. Fibronektin), Wachstumsfaktoren (z. B. TGF-β) und wachstumsfaktorenbindende Proteine („latente" Wachstumsfaktoren). Darüber hinaus können MMPs zu Zelltod, Zellproliferation, Differenzierung, zu tumorassoziierter Angiogenese und malignen Zelltransformation beitragen (Coussens et al. 2002, dort Lit.). MMPs können sich gegenseitig wie auch Plasminogen aktivieren, wobei sie durch die saure Tumor-ECM unterstützt werden.

> MMPs regen das Tumorwachstum an und „öffnen" die ECM für die Tumormetastasierung. MMPs helfen, jeweils eine ECM zu generieren, die es Zellklone mit jeweils kritischen Mutationen erlaubt, zu überleben und sich zu Tumorzellen zu entwickeln. MMPs sind auch selbst auto- und parakrine Induktoren genetischer Schäden, d. h. MMPs wirken selbst als Mutagene (Übersicht s. Comoglio und Trusolino 2005).

Werden MMPs aktiviert, muss ein Überschießen durch TIMPs verhindert werden, da sonst das Gewebe völlig zerstört würde. Auffällig ist, dass in der so „geregelten" Tumor-ECM „versklavte" Fibroblasten zu hoher MMP-und TIMP-Synthese angeregt werden. Bei fortschreitender Tumorerkrankung kann die TIMP-Produktion allerdings nicht mehr Schritt halten und müsste therapeutisch unterstützt werden. Trotz aller z. T. vielversprechenden Versuche konnten jedoch bisher noch keine klinisch verwertbaren MMP-Inhibitoren (MPIs) entwickelt werden (Coussens et al. 2002). Allerdings wird ein guter therapeutischer Effekt mit MPIs nur bei frühen Tumorstadien zu erwarten sein, wo sie adjuvant zu den tumorreduktiven aggressiven Therapien (Stahl, Strahl, Chemotherapie)

Tab. 15 Matrix-Metalloproteinasen (nach Ellenrieder et al. 1999).

Gruppe	Enzym	Nummer	Molekulargewicht (kDA)	Substrat
I	Intestinal Kollagenase	MMP-1	57	Kollagen I, II, III
			42	
	Neutrophile Kollagenase	MMP-8	75	Kollagen I, II, III
			57	
	Kollagenase 3	MMP-13	66	Kollagen I
			55	
II	Gelatinase A	MMP-2	72	Kollagen IV, V, VII, X
	72 kDA Typ IV Kollagenase		66	Gelatine, Elastin, Fibronektin
	Gelatinase B	MMP-9	92	Kollagen VI, V, VII, X
	92 kDA Typ IV Kollagenase		84	Gelatine, Elastin, Fibronektin
III	Stromelysin-1	MMP-3	60	Kollagen IV, V, IX, Laminin, Proteoglykane
			28	Fibronektin
	Stromelysin-2	MMP-10	53	Kollagen III, IV, V, Laminin, Fibronektin
			47	
	Stromelysin-3	MMP-11	–	α1-Antitrypsin
	Matrilysin	MMP-7	28	Gelatine, Fibronektin
			19	
IV	Metalloelastase	MMP-12	54	Elastin
			22	
IV	MT1-MMP	MMP-14	63	pro-MMP-2, Proteoglykane
	MT2-MMP	MMP-15	72	pro-MMP-2, Proteoglykane
	MT3-MMP	MMP-16	64	?
	MT4-MMP	MMP-17	–	?

eingesetzt werden könnten (Abb. 57, 58) (Coussens et al. 2002).

> Ein derzeit viel versprechender biologisch-medizinischer MPI auf homöopathischer Basis ist ein Extrakt aus Rhus toxicodendron L. (Toxicodendron quercifolium, giftiger Sumach, „poison ivy“) in der Potenzierung D6 (ein Patent dafür wurde erteilt; Heine 2006 Patent Nr. 198 54 628.9–41).

Ein antigenotoxischer Effekt durch Rhus toxicodendron in dieser Potenzierung wurde nachgewiesen (Mersch-Sundermann et al. 2004).

Die Plasmin/Plasminogen/Plasmininhibitor-Familie arbeitet mit den MMPs zusammen (Abb. 56, 57, 58). Plasmin spielt eine führende Rolle im Abbau der Proteoglykane sowie im Gerinnungssystem. Plasmin wird aus Plasminogen durch die zwei Plasminogenaktivatoren uPA (Urokinase Plasminaktivator) und tPA (Gewebe-Plasminogen-

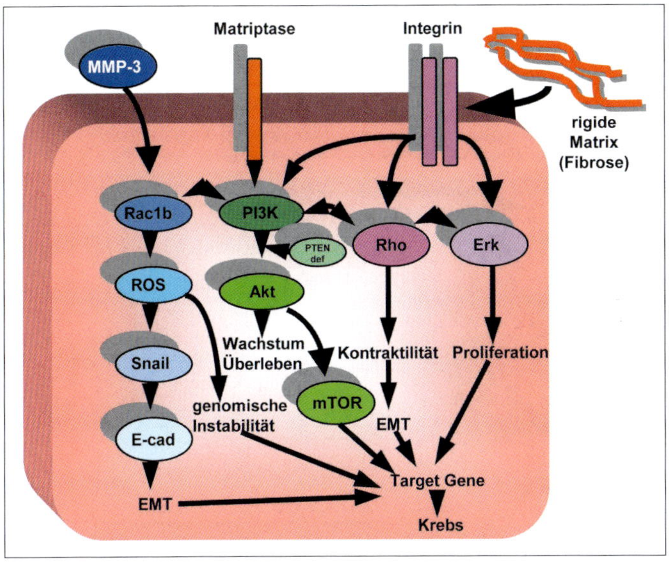

Abb. 55 Tumorzellentwicklung durch extrazelluläre Einflüsse. Die MMP-3 (Matrixmetalloproteinase-3; Stromelysin-1) gesteuerte Signalkaskade führt zu epithelio-mesenchymaler Transformation (EMT). Dabei wird Rac 1b (eine kleine GTPase) überexprimiert, mit gesteigerter Bildung von ROS (reaktive Sauerstoffspezies). Rac 1b verändert das Aktin des Zytoskelett. Zusammen mit ROS führt dies zu genetischer Instabilität und erhöhter Aktivität des Transkriptionsfaktors Snail. Dadurch wird eine epitheliale Zelle mesenchymal transformiert (EMT). Die epidermale Matriptase ist an der Bildung squamöser Karzinome durch Überaktivierung des Phosphatidylinosit-3-Kinaseweges (PI3K) beteiligt. Bei normaler Expression des Tumorsuppressors PTEN (Lipidphosphatase- und Tensin-Homology) wird über AKT (Proteinkinase B) das Zellwachstum reguliert. Bei defektem PTEN (z. B. durch ROS) wird der Tumorgeneseweg PI3K-AKT-TOR (mammalian target of rapymycin) aktiviert. Der gleiche Weg kann über Integrine bei fibröser Matrix ausgelöst werden. Eine rigide Matrix führt zur Clusterbildung von Integrinen mit Aktivierung von Rho (kleine GTPase) mit erhöhter Zellkontraktilität durch Membrandepolarisation. Dadurch und über die Integrincluster werden die extrazellulär regulierten Kinasen (ERK) überaktiviert. Dazu tragen gleichzeitig Wachstumsfaktoren bei, wodurch die Zelle bei hoher Zellteilungsrate (Proliferation) gleichzeitig mesenchymal dedifferenziert (EMT).

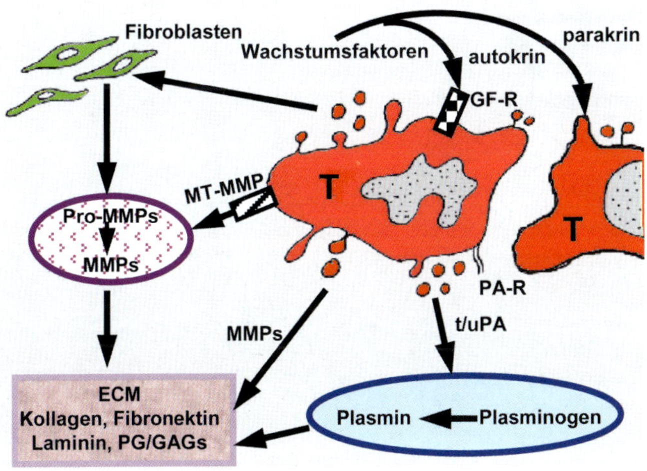

Abb. 56 Zusammenarbeit von Matrix-Metalloproteinasen (MMPs) und Plasminogenaktivatoren im Umbau der ECM zur Tumor-ECM. GF-R Wachstumsfaktor-Rezeptor, MT-MMP membrangebundene MMP, T Tumorzelle mit Bildung von Matrixvesikeln, t/uPA Gewebe- und Urokinase-Plasminogenaktivator.

aktivator) freigesetzt. Beide Aktivatoren werden von spezifischen Inhibitoren kontrolliert (PAI-1 und PAI-2). Während der plasmatische „allround"-Proteinaseninhibitor-α2-Makroglobulin im Tumorgeschehen stark vermindert ist, sind Plasmin und PAI-1 deutlich über die Normalwerte er-

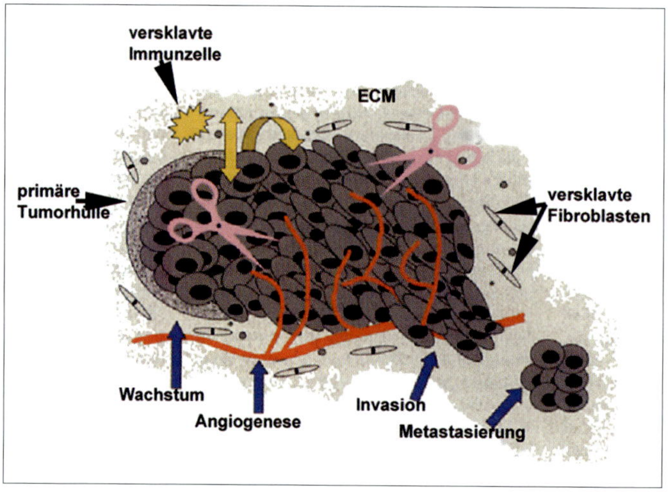

Abb. 57 Matrix-Metalloproteinasen (MMPs, durch Scheren dargestellt) im Krebsgeschehen. MMPs tragen zum Tumorwachstum, zur Angiogenese, Invasion und Metastasierung bei. Die gelben Pfeile weisen auf autokrine und parakrine Stimulation durch ECM-Spaltprodukte und Zellmediatoren (unter Verwendung einer Abbildung von Coussens et al. 2005).

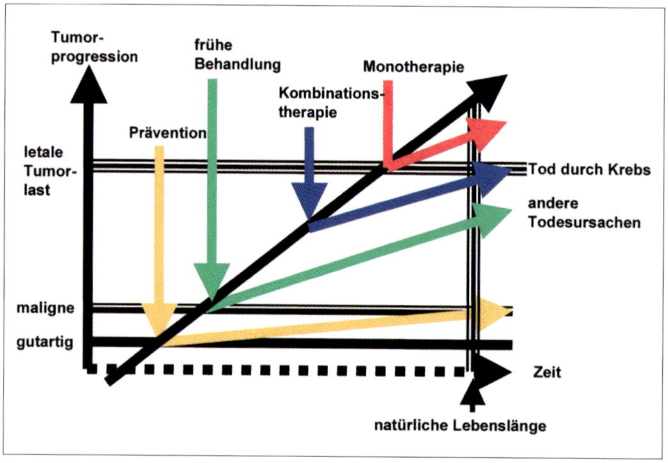

Abb. 58 Kontrolle der Tumorprogression durch Hemmung der Matrix-Metalloproteinasen-Inhibition. Die Tumorprogression ist durch einen durchgehenden schwarzen Pfeil links unten nach rechts oben dargestellt (nach Coussens et al. 2002).

höht (Übersicht s. Reich 1978, Martinez und Santibanez 1994). Die proteolytische Aktivität von uPA spielt eine dominierende Rolle bei Zellwanderung, Angiogenese und Metastasierung (Übersicht s. Ellenrieder et al. 1999).

Von besonderer Bedeutung ist die plasmininduzierte Proteolyse für die weiblichen Geschlechtsorgane und die Mammae. Unter hormoneller Stimulation des weiblichen Zyklus sezernieren Brust-, Uterus-, Tuba-uterina- und die Follikelepithelzellen des Ovars vermehrt Plasminogenaktivatoren. Bei metastasierendem Tumorgeschehen kommt es jedoch zur unkontrollierten Freisetzung von Plasminogenaktivatoren aus Tumormatrixvesikeln (Abb. 55). Dabei ist die Konzentration von Plasminogenaktivatoren stets dort am höchsten, wo der Tumor in das Gewebe vordringt (Übersicht s. Reich 1978).

> Aufgrund der geschilderten Rolle der plasmininduzierten Proteolyse in weiblichen Geschlechtsorganen und Brust ist es nicht überraschend, dass diese am häufigsten von einer Entgleisung dieses Mechanismus betroffen sind.

Plasminogen und Plasmin können an Zelloberflächen binden, wodurch Plasminogenaktivierung und „tumorgerechter" ECM-Umbau direkt im zellumgebenden Mikromilieu erfolgen können. Plasminogen bindet auch an ECM-Komponenten, vor allem an Kollagen Typ I (Martinez und Santibanez 1994). Dadurch entsteht ein Reservoir an latentem Plasminogen, das, wenn es aktiviert wird, Plasmin und MMPs generiert. Dadurch werden dann auch latente Wachstumsfaktoren aktiviert insbesondere der TGF-β, der das Tumorwachstum und Kollagenbildung weiter anregt (Übersicht s. Blobe et al. 2000). Die Plasminaktivität der Tumorzelloberfläche fördert auch die Kontaktinhibition zwischen den Tumorzellen und damit deren regelloses Wachstum (Martinez und Santibanez 1994). Tumorzellen, die in die Blut- und Lymphbahnen eindringen, tragen aufgrund der plasminbedingten Gerinnungsphänomene einen feinen Fibrinmantel an ihrer Oberfläche, an den Thrombozyten binden (Abb. 59). Auf diese Weise maskiert sich die Tumorzelle vor Abwehr durch Monozyten, Komplementerkennung sowie T-und B-Lymphozyten (Heine 1992). Gleichzeitig werden die haftenden Thrombozyten aktiviert, die dann endothelschädigende und gerinnungsfördernde Substanzen freisetzen.

Eine von Karzinomzellen überexprimierte transmembranöse Serinprotease ist **Matriptase** (vgl. Abb. 55). Ihre Höhe ist mit der Malignität eines Karzinoms korreliert. Matriptase ist ein effizienter Aktivator des Hepatozyten-Wachstumsfaktors (HGF), ein Zytokin, das Proliferation, Migration und Zellüberleben regeln hilft und bei Überexprimierung eine wichtige Rolle in der Tumorentstehung und Progression spielt. Inhibitor von Matriptase ist der HGF-Inhibitor-1 (HAI-1). Auch dies ist ein Hinweis, dass tumorassoziierte Proteinasen kausal in die Tumorentstehung eingebunden sind (Comoglio und Trusolino 2005). **Aus biologisch-medizinischer Sicht muss der sekretorische Leukozyten-Proteasen-Inhibitor (SLPI) erwähnt werden.** Er gehört zur Familie der sauren Molkeproteine und findet sich vor allem subepithelial in der Haut und den weiblichen Geschlechtsorganen (Devoogt et al. 2004). SLPI kommt eine ganze Reihe gewebsprotektiver Eigenschaften zu: Entzündungshemmung, Lyse von eingedrungenen Bakterien, Hemmung wichtiger Serinproteasen wie Elastase, Kathepsin G, Chymotrypsin und Mastzell-Chymase. Weiter hat SLPI hemmende Wirkung auf die HIV-Infektion, moduliert Makrophagen und beschleunigt die Wundheilung. Hier liegt der große Wert von Molke-Fasten- und Trinkkuren zusätzlich zu den sonst günstigen Wirkungen der Molke auf den Stoffwechsel (Schmiedel 1998).

Aber auch hier kann ein Übermaß das Gegenteil bewirken. Überexpression (Amplifikation) des Gens von SLPI oder erhöhte Induktion durch entzündungsfördernde Zytokine können gynäkologische Krebsformen begünstigen (Devoot et al. 2004).

Letztlich können Proteasen und Proteaseninhibitoren, freigesetzt aus Tumormatrixvesikeln und aus „versklavten" Fibroblasten, eine Tumormatrix bilden, in der Immunzellen ihre funktionelle Orientierung verlieren und sogar noch das Tumorwachstum begünstigen können (Abb. 57, 58). Dabei darf nicht übersehen werden, dass die fehlende Immunantwort gegen Tumorantigene bei Krebspatienten auch rein zelluläre Ursachen haben kann (Übersicht s. Kanz 2001):

- Defekte in der Antigenpräsentation
  - reduzierte Expression von kostimulierenden Molekülen
  - reduzierte Expression von MHC-Molekülen
  - TAP-Defizienzen („transporters associated with antigen presentation")
- Defekte der T-Zell-Funktion
  - reduzierte Expression der Zeta-Kette des T-Zell-Rezeptors
  - Sekretion inhibitorischer Zytokine (z. B. IL-10) durch Tumorzellen

Diese Defekte scheinen jedoch erst im Zusammenhang mit einer Tumor-ECM aufzutreten.

2.4.9 Tumorgeschehen und Entzündung

An der Grenze zwischen Tumor- und normalem Gewebe sind frustrane Entzündungsreaktionen mit Plaquebildung aus amorphen Fibrinmassen zu beobachten (Abb. 54) (Heine 1987). Sie sind aber aufgrund des Mangels am Gerinnungsfaktor XIII (fibrinstabilisierender Faktor), der durch MMPs und Plasmin abgebaut wird, nicht ausreichend vernetzt. Sie können daher nicht als Ausgangspunkt eines Granulationsgewebes dienen. Faktor XIII bindet auch Fibronektin, wodurch erst die in das Fibrin eingewanderten Makrophagen und Fibroblasten zur Zellteilung und ECM-Synthese, d. h. zur Bildung eines Granulationsgewebes, an-

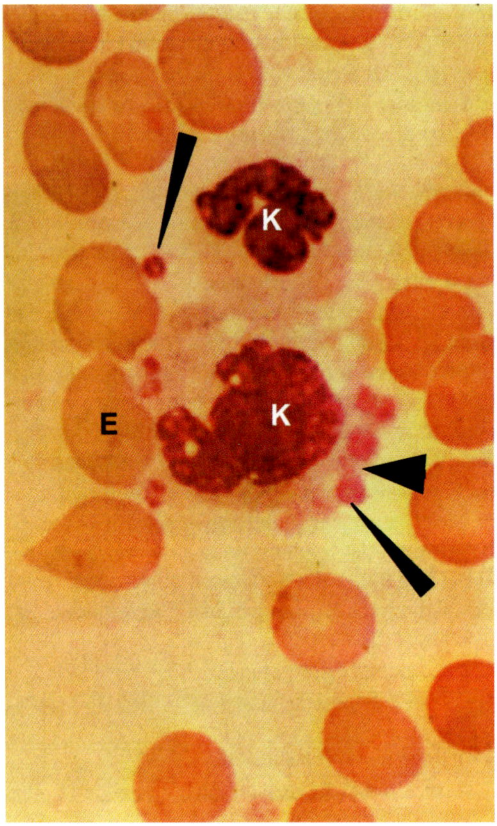

Abb. 59 Metastasierendes Mammakarzinom (Mikrometastase, „vaskulärer Embolus“). Blutausstrich. Zwei zusammenhängende Karzinomzellen (K) mit anhaftenden Thrombozyten (Pfeilköpfe). Der kurze Pfeilkopf weist auf Fibrin zwischen den Thrombozyten. H-E Färbung. (800fache Vergr.)

geregt werden (Kisseler 1995). Fibronektin steht aber im Tumorgewebe aufgrund seines hohen proteolytischen Spiegels und geringer Synthese durch Tumorzellen nicht ausreichend zur Verfügung (Heine 1987). Granulationsgewebe könnte, falls ausreichend Faktor XIII zur Verfügung stünde, ein Malignom bindegewebig so abgrenzen und einmauern, dass es im weiteren Lebensverlauf keinen Schaden mehr anrichten könnte (Crawford und Matrisian 1996). Spekulativ wäre hier eine Möglichkeit zur Erklärung von Spontanremissionen bei Malignomen gegeben, falls ein Organismus in der Lage ist, ausreichend Faktor XIII zu bilden.

> Ist das feinabgestimmte Gleichgewicht zwischen Granulation und Fibrinolyse am Tumorrand nicht herstellbar, schreitet das infiltrierende Tumorwachstum fort (Kisseler 1995).

Das an der Grenze eines Tumors zum gesunden Gewebe ablaufende inadäquate Entzündungsgeschehen zeigt, dass Störungen in der Verknüpfung von Immun- und Gerinnungssystem förderlich für Tumorentwicklung und Wachstum sind (Abb. 57) (Heine 1987, Caruso et al. 2004, Übersicht s. Marx 2004).

Entzündungsabhängige Mechanismen scheinen in Tumorwachstum und -ausbreitung eine viel größere Rolle zu spielen als bisher angenommen (Liotta und Kohn 2001, Coussens und Werb 2002, Pages et al. 2005). Dabei ist das Auftreten von Leukozyten im Tumorgewebe zweideutig: Die Infiltration kann Schutz sein für den Betroffenen oder auch die Tumorausbreitung begünstigen (Pages et al. 2005). Ein Zusammenhang zwischen vermehrten Entzündungszellen in Tumoren und Tumorprogression hat sich zeigen lassen (Voronov et al. 2003). Wenn Tumoren die Immunüberwachung in ihrem Gewebe überwinden, werden jene Tumorzellen ausgelesen, die resistent gegen Abwehrmaßnahmen sind („Immunoediting“) (Übersicht s. Dunn et al. 2004).

Die Metastasierung läuft über verschiedene Wege, von denen vaskuläre Emboli (Mikrometastasen), Eindringen in Lymphgefäße und Invasion des perineuronalen Gewebes (zusammengefasst als **VELIPI**) die größte Bedeutung haben (Abb. 59) (Pages et al. 2005). Die Bedeutung von VELIPI geht u. a. daraus hervor, dass Kolonkarzinome in denen memory-CD8$^+$T-Zellen auftreten, VELIPI-negativ sind und einen besseren klinischen Verlauf haben. Dies scheint allgemein für Tumoren zu gelten (Pages et al. 2005).

Der Zusammenhang zwischen Entzündung und Tumorgeschehen wird auch an der Promotion des Kolonkarzinoms durch Cyclooxygenase-2 (COX-2) und seinem proinflammatorischen Metaboliten Prostaglandin E2 (PGE2) deutlich (Castellone et al. 2005). Weitere Beispiele sind die Hepatitis-B-Virusinfektion, die zur chronischen Leberentzündung und schließlich zur Entwicklung von Leberkrebs führt oder die durch das Bakterium Helicobacter pylori ausgelösten Magenschleimhautentzündungen mit möglicher Ulkusbildung und möglicher Magenkrebsentwicklung oder die autoimmune ulcerative Colitis mit der Gefahr der Entwicklung eines Kolonkarzinoms. Man schätzt, dass an 15 % aller Malignome Entzündungen beteiligt sind.

> Das bedeutet, dass das entzündungsfördernde, die Gewebsintegrität erhaltende Immunsystem auch das Tumorwachstum fördern kann statt es zu verhindern (Coussens und Werb 2002, Übersicht s. Marx 2004).
> Epidemiologische Studien haben gezeigt, dass Personen, die regelmäßig nichtsteroidale Entzündungshemmer (NSAID) nehmen (z. B. Aspirin oder COX2-Hemmer), ein geringeres Risiko haben, an Krebs zu erkranken (Übersicht s. Marx 2004).

Tumorgewebe weist stets Infiltrationen durch Immunzellen auf. Es ist daher nicht ganz richtig, dass das körpereigene Immunsystem gegenüber Tumorzellen blind wäre. Eine reaktive Antwort ist möglich, ab einer gewissen Tumorgröße aber ineffektiv („Immunoediting"!). Seit längerem ist bekannt, dass sich zytotoxische und Gedächtnis-T-Zellen sowie Makrophagen in Tumoren geringfügig in ihrem Oberflächenmarkerbesatz von normalen Abwehrzellen unterscheiden (Parmiani 2005). Es gibt überzeugende Befunde, dass $CD8^{+}$T-Zellen, die ein Melanom, Ovarialkarzinom oder ein Nicht-Hodgkin-Lymphom infiltrieren, für den Patienten eine bessere Prognose bringen. An Patienten mit Kolonkarzinom hat sich zeigen lassen, dass Tumore mit Nestern von $CD8^{+}$T-Zellen zwischen den Tumor-, aber nicht Stromazellen eine bessere Prognose haben (Parmiani 2005). Die Existenz von Antikörpern gegen p53, RAS oder Survivin, wie sie bei manchen Patienten gefunden werden, können derzeit lediglich als Tumormarker und nicht als protektive Antitumorreaktion verstanden werden. Zur effektiven Immuntherapie von Tumoren fehlen bisher für klinische Studien ausreichend definierte Antigene. Wird diese Barriere überwunden, können Tumorantigene als **Vakzine** eingesetzt werden. Eine weitere Möglichkeit kann sich aus der Gewinnung von Tumor-T-Zellen und deren In-vitro-Züchtung zu Anti-Tumor-T-Zellen mit Rückgabe in die Patienten ergeben (**adoptive Immuntherapie**). Auch die Gabe von Lysaten derartiger Zellen wäre möglich. Adoptive Immuntherapie wurde klinisch bisher nur in fortgeschrittenen Tumortherapien – mit wenig Erfolg – eingesetzt. Immuntherapien müssen möglichst früh angewandt werden, da damit am ehesten die frühen Mikrometastasen abgefangen werden könnten.

Es zeigte sich jedoch tierexperimentell, dass tumorbeimpfte Mäuse, die genetisch-manipuliert keine tumorinvasiven T-Lymphozyten bilden können, ein verringertes statt ein vermehrtes Tumorwachstum haben. Daraus wurde geschlossen, dass durch Minderung einer tumoreigenen Entzündung auch die Tumorentwicklung verringert würde (Übersicht s. Marx 2004).

> Es wurde bereits darauf hingewiesen, dass im Alter vermehrt Tumoren auftreten können und dass das Alter per se ein proinflammatorischer Prozess sei u. a. aufgrund latenter Gewebsazidose (Caruso et al. 2004, Heine 2005a). Aus den tierexperimentellen Befunden ließe sich daher folgern, dass eine lang anhaltende Gewebsazidose (aufgrund von psychischem Stress, Umwelteinflüssen, Fehlernährung etc.) einer Tumorentwicklung förderlich sein kann.

Für tumorinfiltrierende Makrophagen wurde tierexperimentell gezeigt, dass sie ebenfalls das Krebswachstum fördern können und anscheinend für die Metastasierung zur Körpergegenseite mit verantwortlich sind. Dabei soll der koloniestimulierende Faktor-1 (CSF-1) als Chemoattraktor wirksam werden. Weiter ist zu bedenken, dass Makrophagen bei der Phagozytose reaktive Sauerstoffspezies (ROS) freisetzen und dies um so mehr, wenn es sich um frustrane Phagozytosevorgänge handelt. ROS können ihrerseits am Zellgenom karzinogene Mutationen verursachen (Übersicht s. Marx 2004).

Drehscheibe im Entzündungsprozess ist der nukleäre Faktor kappa B (NFκB). Abnormale Aktivität des Faktors ist mit einer schlechten Tumorprognose verbunden. Bei knock-out-Mäusen für den Aktivator des NFκB konnte ein Funktionsverlust der Makrophagen und Abnahme der Tumore um 50 % beobachtet werden, die erhalten gebliebenen Tumoren waren erheblich kleiner als die der Kontrollen. Darmepithel von tumortragenden Mäusen, das gentechnisch keinen NFκB aktivieren kann, hatte eine 80 %ige geringere Tumorinzidenz als die Kontrollen. Dies war nicht nur auf Entzündungsabnahme, sondern auf Erhalt der Apoptosefähigkeit der Tumorzellen zurückzuführen. Mäuse, die gentechnisch bedingt Leberentzündung und Leberkrebs entwickeln, zeigen bei funktionslosem NFκB zwar die Entstehung kleiner Adenome, von denen sich gegenüber den Kontrollen aber nur 10 % zu echten Tumoren weiter entwickeln. NFκB ist offenbar auch an der Metastasierung beteiligt, da das Protein für die epitheliomesenchymale Transformation (s. o.) wichtig ist. Zu den NFκB aktivierten Genen gehört auch das Gen, das für COX-2 (Cyclooxygenase-2) kodiert. Dieses proinflammatorische Enzym stimuliert u. a. die Bildung des stark entzündungs- und schmerzfördernden PGE2. Dadurch werden Immunzellen angeregt, vermehrt Entzündungsmediatoren abzugeben. Dies kann erklären, warum COX-2-Inhibitoren antikanzerogene Effekte haben (Coussens und Werb 2002, Übersicht s. Marx 2004).

Dies wirft ein besonderes Licht auf entzündungshemmende Homöopathika wie das Antihomotoxikum Traumeel S, das aufgrund seines Sesquiterpengehalts in der Lage ist, NFκB herabzuregeln und gleichzeitig COX-2 hemmt (Heine 1999a).

Differentialdiagnostisch ist zu bedenken, dass bei Tumorpatienten mit erhöhten Entzündungsparametern (u. a. C-reaktives Protein CRP) auch eine Tumornekrose mit Übergang in ein Tumorlysesyndrom (Hyperphosphatämie, Hypokalzämie, Hyperkaliämie und Hyperurikämie) vorliegen kann (Caruso et al. 2004, Krych et al. 2004). Andererseits scheint es so zu sein, dass es in der Bevölkerung **proinflammatorische Gentypen** gibt, z. B. Hochproduzenten für IL-10 und IL-6. Beide Produzententypen sind offenbar anfälliger für Tumorentwicklung (Übersicht s. Caruso et al. 2004). Hohe Serumspiegel von IL-6 (>12pg/ml) gehen mit erhöhtem CRP einher und mit schnellerem Tumorwachstum und Metastasierung. Erhöhtes IL-10 ist an der Hemmung von Immunreaktionen beteiligt, wodurch ein Tumor immunologischen Angriffen besser entkommen kann (Caruso et al. 2004).

Eine besondere Situation liegt bei sog. **Virokinen** vor, wobei Viren in betroffenen Zellen u. a. die Bildung von viralem IL-6 (vIL-6) und vIL-10 anregen. Damit gehen Veränderungen der Genexpression von Rezeptoren und Signaltransduktion einher mit maligner Transformation der betroffenen Zellen (Klouche et al. 2004). Ein Beispiel ist der onkogene Herpesvirus HHV8, der wesentlich an der Entwicklung des Kaposi-Sarkoms beteiligt ist. Es findet sich häufig bei HIV-Infizierten. HHV8-Infektion einer Zelle regt deren Genom zur Bildung von vIL-6 an. Auch bei der Bildung des hoch malignen pleuralen Effusion-Lymphoms (PEL) und Körperhöhlen-Lymphoms (Castleman Disease) sind HHV8 und vIL-6 beteiligt (Klouche et al. 2004).

2.4.10 Paraneoplasien

Ungefähr jeder sechste bis zehnte Patient mit einer erstmals auftretenden tiefen Venenthrombose entwickelt in den folgenden Jahren eine bösartige Erkrankung. Dabei ist das Risiko für idiopathische Thrombosen höher als für Thrombosen, bei denen eine auslösende Ursache wie Operation, Trauma oder Immobilisation vorhanden ist. Ebenso ist das Tumorrisiko bei Rezidivthrombosen erhöht (Stockschläder et al. 2005). Die Ursachen der tumorbedingten Hyperkoagulabilität liegen einerseits an direkten Effekten z. B. prokoagulatorische Eigenschaften von Tumorzellen auf Blutzusammensetzung, Blutfluss und Gefäßwand, andererseits zusätzlichen indirekten Effekten (wie reduzierte Mobilität, Vitaminmangel oder Tumorbehandlung) (Tab. 16).

Dem von Tumorzellen und Monozyten/Makrophagen gebildeten Gewebefaktor („tissue factor" TF) kommt als zentralem Gerinnungsfaktor auch in diesem Geschehen eine zentrale Rolle zu (s. S. 111).

TF vermag das Tumorwachstum zu stimulieren, der Apoptose entgegenzuwirken und die Invasions- und Metastasierungsfähigkeit der Tumorzellen zu fördern. Durch Bindung von Thrombin an seinen Rezeptor kommt es in Tumorzellen zu Hochregulierung von TF, erhöhter Expression des uPA und durch TF-Bindung an Endothelzellen zu vermehrter Bildung des VEGF-Rezeptors (Stockschläder et al., dort Lit. 2005).

Tab. 16 Direkte und indirekte thromboplastische Aktivität der Tumorerkrankung.

Thromboplastische Aktivität der Tumorerkrankung
Direkte prokoagulatorische Aktivität der Tumorzellen
Faktor-X-aktivierendes „cancer procoagulant“
Neuraminsäurereste von Mucinen
Prothrombinase-Aktivität
Gewebefaktor („tissue factor“)
Thrombin
Indirekte prokoagulatorische Aktivität der Erkrankung
Gewebefaktor („tissue factor“) aus Monozyten/Makrophagen
Aktivierung von Thrombozyten, Faktor X und Faktor XII durch Monozyten/Makrophagen
Lokale Tumor-induzierte Fibringerinnsel
IL-1, IL-6, TNF-α aus Monozyten/Makrophagen, Akutphasen-Reaktion, lokale Entzündung, Nekrosen, Dysproteinämie

Tab. 17 Obligate kutane Paraneoplasien (aus Voigtländer und Maaßen 1994).

- Acanthosis nigricans maligna
  - Erythema gyratum repens (Gammel)
  - Glukagonom- Syndrom
  - Hypertrichosis lanuginosa acquista
  - Paraneoplastische Akrokeratose (Bazex)

Mediatoren der plasmatischen Hämostase können daher Tumorwachstum, Angiogenese und Metastasierung fördern.

Die Interaktion von Tumorzellen mit Monozyten/Makrophagen führt über die Aktivierung von Thrombozyten, Faktor XII und Faktor X zur Bildung von Thrombin und induziert inflammatorische Zytokine wie IL-1, IL-6 und TNF-α, die durch Schädigung der Endothelzellen die Gefäßinnenwand schließlich in eine thrombogene Oberfläche verwandeln.

Bei den **kutanen Paraneoplasien** werden obligate kutane von fakultativen unterschieden (Tab. 17, 18) (Voigtländer und Maaßen 1994). Kutane Paraneoplasien stellen nichtmetastatische Hautveränderungen dar, die häufig auf viszerale Malignome verweisen. Die Hautsymptome erscheinen selten vor dem assoziierten Tumor, haben aber dann diagnostische Signalwirkung. Als Beispiel sei das paraneoplastische bullöse Pemphigoid (PNP) genannt, das bei Karzinomen aller Art auftreten kann. Der jeweilige Tumor produziert die entsprechenden Antikörper. Es stellt ein heterogenes Autoimmunsyndrom dar, das mit polymorphen Hautläsionen und Ulzera der Schleimhäute einhergeht. PNP tritt vor allem bei hämatologischen Malignomen auf. Die Antikörper sind vor allem gegen Proteine (Desmoglein, Plakin) der interepi-

Tab. 18 Fakultative kutane Paraneoplasien mit hohem Malignitätsrisiko (aus Voigtländer und Maaßen 1994).

Dermatose	Assoziierte Neoplasie
Bullöses Pemphigoid	Karzinome aller Art
Cutis laxa acquista	Plasmozytom
Dermatomyositis	Karzinome, bes. Mamma- und Bronchialkarzinom
Herpes zoster generalisatus	alle Malignome, bes. Morbus Hodgkin, Non-Hodgkin-Lymphome, CLL
Ichthyosis acquista	maligne Lymphome
Pyoderma gangraenosum	Plasmozytom, Morbus Waldenström
Scleroderma adultorum (Pseudosklerodermie)	Morbus Hogkin, Non-Hodgkin-Lymphome, Plasmozytom, Bronchialkarzinom
Skleromyxödem (Arndt-Gottron)	Plasmozytom
Subkorneale Pustulose (Sneddon-Wilkinson)	Plasmozytom
Thrombophlebitis saltans et migrans	Pankreaskarzinom

Tab. 19 Klassische paraneoplastische neurologische Syndrome.

Syndrome des ZNS
- Limbische Enzephalitis
- Subakute Kleinhirndegeneration
- Obsoklonus-Myoklonus
- Tumorassoziierte Retinopathie
- Stiff-Person-Syndrom

Syndrome des PNS
- Subakute sensorische Neuronopathie
- Chronische gastrointestinale Pseudoobstruktion

Syndrome der neuromuskulären Synapse und des Muskels
- Lambert-Eaton-Myastheniesyndrom
- Dermatomyositis

thelialen Zellhaften (Desmosomen) und Halbdesmosomen gerichtet, die die Haftung von Epithelzellen an der Basalmembran vermitteln (Laimer et al. 2004).

Paraneoplastische neurologische Erkrankungen zeigen sich typischerweise mit subakutem Zeitverlauf und deutlich vor der Tumordiagnose (bis zu 5 Jahre). Sie können jedes neurologische System betreffen. Stets ist eine begleitende Autoimmunreaktion diagnostizierbar (Tab. 19, 20) (Übersicht s. Voltz 2004). Die Immunreaktionen werden durch verschiedene neuronale Antigene ausgelöst, die vom Tumor gebildet werden. Sie stellen im Grunde Kreuzreaktionen bzw. ein molekulares Mimikry dar (Albert und Inman 1999). Die Antigene können die Blut-Gehirn-Schranke passieren und an Subpopulationen von Astrozyten binden. Dadurch werden Mikrogliazellen als ZNS-typische Makrophagen aktiviert, die dann die Astrozyten angreifen. Dabei kann die Blut-Gehirn-Schranke geschädigt und proinflammatorische T-Helfer-Zellen können angelockt werden. Häufig führt dann die neurologische Symptomatik und nicht der Tumor zum Tod. Für die Diagnostik stehen bereits hochspezifische antineuronale Antikörper zur Verfügung (Übersicht s. Voltz 2004).

Insbesondere sollte auch bei folgenden Syndromen an eine paraneoplastische Ätiolgie gedacht werden:
- Depression
- Gedächtnisstörung bei limbischer Enzephalitis (PLE)
- Fieber unklarer Ätiologie bei PLE
- Paralytischer Ileus bei autonomer Polyneuropathie
- Schwäche, Mundtrockenheit, erektile Dysfunktion bei Lambert-Eaton-Myastheniesyndrom

Tab. 20 Gut charakterisierte anti-neuronale Antikörper.

Antikörper	Patienten (n)	Neurologische Syndrome	Typischerweise damit assoziierte Tumore
Anti-Hu (ANNA1)	>600	Sensorische Neuronopathie Chronische gastrointestinale Pseudoobstruktion Kleinhirndegeneration Limbische Enzephalitis	Kleinzelliges Bronchialkarzinom
Anti-Yo (PCA1)	>200	Kleinhirndegeneration	Ovarial-, Mammakarzinom
Anti-CV2 (CRMP5)	>100	Chorea Sensorische Neuronopathie Chronische gastrointestinale Pseudoobstruktion Kleinhirndegeneration Limbische Enzephalitis	Kleinzelliges Bronchialkarzinom Thymom
Anti-Ri (ANNA2)	61	Hirnstamm-Enzephalitis	Mamma-, kleinzelliges Bronchialkarzinom

Das gleichzeitige Auftreten mehrerer paraneoplastischer Erkrankungen ist möglich und findet sich vor allem beim kleinzelligen Lungenkarzinom (Voltz 2004). Zerebellare Ataxie kann gynäkologischen Krebsformen, Lungenkrebs und Morbus Hodgkin häufig Monate bis Jahre (!) vorausgehen oder auch erst bei Remission auftreten. Bei 30% der Fälle lassen sich Antikörper gegen die Purkinje-Zellen im Kleinhirn nachweisen (Albert und Inman 1999).

Neben den Paraneoplasien im engeren Sinne gibt es zahlreiche komplexe erbliche Missbildungssyndrome mit Hautbeteiligung und erhöhter Tumorbereitschaft (Übersicht s. Voigtländer und Maaßen 1995).

2.4.11 Biologisch-medizinische Therapie in der Onkologie

Eine Krebserkrankung und deren Therapie beeinträchtigen massiv die Lebensqualität der Betroffenen. Chirurgie, Strahlentherapie und Chemotherapie werden zwar auch künftig die Eckpfeiler der Behandlung sein, aber derzeit schreitet die Entwicklung vor allem innovativer und auf die individuelle Krebsform gerichteter Immuntherapeutika voran und führt zu zielgerichteten Alternativen und Ergänzungen zu den angewandten Therapien. Sie können hier nur tabellarisch dargestellt werden, da sonst der Rahmen des Buches gesprengt würde (Tab. 21). Sie sind in einschlägigen Werken und Publikationen ausreichend dargestellt (z. B. Pezzuto 1998, Jäger et al. 2001, Bradlow et al. 2004, Hiddemann und Heinemann 2005).

Tab. 21 Krebszellspezifische Therapien.

- Therapeutische Tumorvakzine (z. B. Theratope-Vakzin bei Mamma- und Kolonkarzinom), die das Immunsystem zum gezielten Angriff auf Tumore aktivieren (abhängig von der Molekularstruktur spezifischer Antigene auf der Tumorzelle, die vom Immunsystem erkannt werden).
- Angiogenesehemmer, die den Tumor von der Blutgefäßversorgung abschneiden (Hemmung der Integrine $\alpha V\beta 3$ und $\alpha V\beta 5$ auf Tumorendothelzellen. Dadurch Ablösen des Endothels von der unterlagernden ECM und Übergang in Apoptose).
- Immunozytokine, die gezielt Tumore angehen und eine lokale Stimulation des Immunsystems bewirken (rekombinante Fusionsproteine, die im Mikromilieu des Tumors eine zytokingesteuerte Immunantwort auslösen, ohne dass systemisch zu hohe Zytokinspiegel ausgelöst werden. In vorklinischer Prüfung).

Aus internationalen Statistiken ist bekannt, dass 60–80% aller Krebspatienten biologisch-medizinische Therapiemaßnahmen komplementär zum schulmedizinischen Vorgehen wünschen (Hawliczek und Ritt-Wollmersdorfer 2000). Grund dafür ist, dass die Schulmedizin häufig nicht in der Lage ist, mit dem Patienten mit seinen vielen Randproblemen, seiner Psyche und seinen individuellen Bedürfnissen umzugehen. Die tägliche Erfahrung von „komplementär" tätigen Therapeuten spricht für begleitende biologisch-medizinische Maßnahmen. Allerdings brauchen Patienten, die biologisch-medizinische Maßnahmen wünschen, Beratung kompetenter Therapeuten. Auf Wunsch sollten auch immer Angehörige in die Beratung einbezogen werden. Ziel ist es, körpereigene Selbstheilungskräfte zu mobilisieren durch (Hawiliczek und Ritt-Wollmersdorfer 2000):

- Steigerung der Lebensqualität
- Führung zu positiver Lebenseinstellung
- Linderung von Beschwerden durch die Tumorerkrankung selbst und/oder die Krebstherapie
- Besserung von Schmerzen
- Angstmilderung durch Spannungslösung und Stressabbau
- Persönliche Zuwendung
- Verkürzung der Rekonvaleszenz
- Angehörigenberatung und Betreuung

In der Onkologie, wie auch bei progredienten chronischen Krankheiten, zeigt sich, dass die reduktionistische naturwissenschaftliche Medizin nicht haltbar ist. „Für jede wissenschaftliche und statistisch haltbare Aussage ist im Rahmen dieses Ansatzes implizit, dass die Krankheit von einem beliebigen und austauschbaren Patienten innegehabt wird, ebenso wie die Medizin von einem beliebigen und austauschbaren Arzt innegehabt wird" (Lindemayer 2000). In der biologischen Medizin steht jedoch ein ganz konkreter, unverwechselbarer Patient mit seiner persönlichen Geschichte und seinem sozialen Umfeld im Mittelpunkt (Lindemayer 2000). Ihm steht ein ebenso einmaliger unverwechselbarer Arzt gegenüber. **Dieser psychosomatische Ansatz ist daher im Unterschied zum objektivistischen schulmedizinischen subjektiv ausgerichtet.** Dies fordert Individualdiagnose und -therapie und keine Psycho-Ätiologie von Krankheit.

Zur Anwendung gelangen daher in der komplementären Onkologie (um nur die häufigsten Therapien zu nennen):

- Psychotherapie
- Homoöpathie
- Hyperthermie
- Phytotherapie
- Ernährungstherapie
- Ethnomedizin (z. B. TCM, Ayurveda)
- Bewegungs- und Kunsttherapie
- Anthroposophische Medizin

Schmerztherapie ist bei Tumorpatienten vor allem in fortgeschrittenen Stadien ein zentrales Problem. Die Ursachen von Tumorschmerzen sind vielfältig. Den größten Einfluss hat die Tumorgröße und Lokalisation. Im Frühstadium leiden etwa 30 % der Erkrankten an Schmerzen, in der Terminalphase 70–90 % (Übersicht s. Schwarzer et al. 2005).

Zur Therapie starker Tumorschmerzen wird nach wie vor die Behandlung mit Morphinderivaten durchgeführt, wobei der Begleitmedikation durch nichtopoide Analgetika eine wichtige Bedeutung zukommt. Schmerzlindernd wirkt auch die Behandlung von Übelkeit, Erbrechen, Obstipation u. a. m. (Schwarzer et al. 2005). Die unter Chemotherapie auftretende schmerzhafte Stomatitis kann durch das Komplexhomöopathikum (Antihomotoxikum) Traumeel S gut beherrscht werden (Oberbaum et al. 2001). Wesentlichen Einfluss auf die erzielte Schmerzreduktion hat die Berücksichtigung der psychogenen Situation der Patienten (Sutton et al. 2002).

Derzeit gewinnt die **klassische Homöopathie** in der adjuvanten Krebsbehandlung zunehmend an Bedeutung, vor allem in der Kinderonkologie (Pichler 2006). Denn es hat sich zeigen lasen, dass dadurch die Nebenwirkungen von Chemo- und Strahlentherapie (u. a. Schwindel, Erbrechen, Mucositis, Diarrhöe) vermindert werden können (Kruse 2005, Pichler 2005). Bei der Homöopathie handelt es sich um eine streng am Individuum ausgerichtete, phänomenologisch und umfassend ärztlich orientierte Behandlungsweise (Hadulla und Richter 2005). Für alle Krebstypen wird Phosphorus angewandt, daneben haben Silicea, Sulfur, Arsenicum album und Conium maculatum Bedeutung. Die Frage der Verdünnung (Potenzierung) ist umstritten. Es liegen Studien vor (95 Kasuistiken von Krebsfällen) bei denen Hochpotenzen (C30 und darüber) besser abschnitten als Tiefpotenzen (unter C30) (Übersicht s. Spinedi 2005).

Die hervorragende Bedeutung von Phosphorus ergibt sich aus seiner Beteiligung an allen Zellfunktionen und Strukturen. Vor allem im Energiehaushalt muss ATP als wichtigster Energieträger täglich etwa im Gegenwert des Körpergewichtes neu gebildet werden. Krebserkrankungen, Strahlen- und Chemotherapie sind aber außerordentlich stark energieverbrauchende Prozesse.

Zur adjuvanten Krebstherapie eignen sich auch sog. **sekundäre Pflanzenstoffe** (Abb. 60, Tab. 22). Im Unterschied zu den Hauptnährstoffen üben sie keine nährende, sondern eine schützende Funktion aus. In der Natur bewahren sie die Pflanzen vor UV-Strahlen, Schädlingen und Umwelteinflüssen. Sie sind für Aroma und Farbgebung der Pflanzen verantwortlich. Überwiegend bestehen die Substanzen aus Polyphenolen. Sekundäre Pflanzenstoffe haben folgende Wirkungen (Watzl und Leitzmann 2005, Hollen 2004, Heine 2005):

- Hemmung von Phase-I-Enzymen (Cytochrom-P450-abhängige Monoxygenasen und Hydroxylasen u. a.). Die meisten dieser Enzyme aktivieren Prokanzerogene zu biologisch wirksamen

Tab. 22 Sekundäre Pflanzenstoffe (nach Watzl und Leitzmann 1995).

Hemmung von Phase-I-Enzymen	
Carotinoide	Phytoöstrogene
Isothiozyanate	Thiozyanate
Indole	Phenolsäuren
Flavonoide	Terpene
Silfide	
Induktion von Phase-II-Enzymen	
Isothiozyanate	Thiozyanate
Indole	Phenolsäuren
Flavonoide	Terpene
Sulfide	

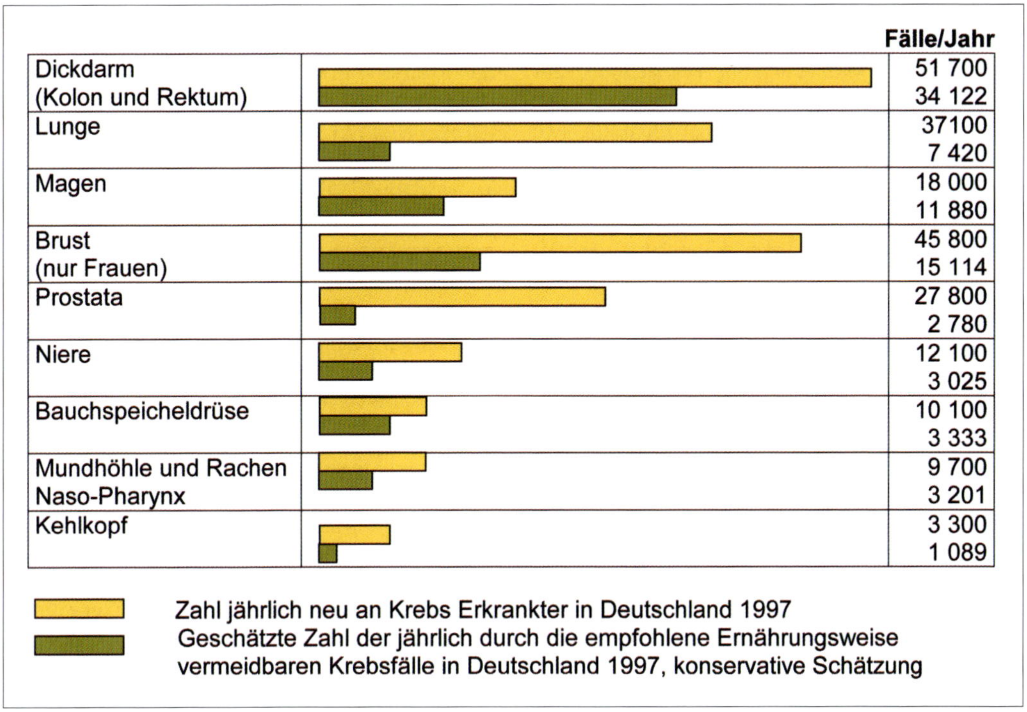

Abb. 60 Vermeidbare Krebserkrankungen durch Zufuhr von ausreichend Obst und Gemüse (sekundäre Pflanzenstoffe, Faserstoffe) sowie Mikronährstoffen.

Kanzerogenen (z. B. Nitrosamine, Aflatoxin B1) bzw. kanzerogenen Zwischenstufen.

- Aktivierung von Phase-II-Enzymen (u. a. Sulfotransferase, Glucuronyltransferase, Epoxidhydrolase). Sie sind an der Entgiftung von aktivierten Karzinogenen (z. B. Nitrosaminen) beteiligt, indem sie diese Substanzen in unschädliche Glucuronide oder Sulfate überführen, die über Urin und Galle ausgeschieden werden.
- antioxidative Wirkungen
- Induktion der Apoptose
- entzündungshemmende Wirkung (Hemmung des Arachidonsäurestoffwechsel, z. B. COX-2-Hemmung)
- Cholesterinsenkung
- antikarzinogene Wirkung
- Modulation des Immunsystems
- antithrombotische Wirkungen
- Blutglukoseregulation
- antidiabetische Wirkung (Zimtsäure)
- blutdruckregulierende Wirkungen
- bakterizide, viruszide und fungizide Wirkungen

Zu den sekundären Pflanzenstoffen zählen auch Phythoöstrogene und Indole. Sie können den Östrogenstoffwechsel so beeinflussen, dass vermehrt Östrogene mit schwacher Wirkung entstehen. Dadurch wird kompetitiv die Bindung von in der Postmenopause karzinogen wirkenden Östrogenen vermindert. Außerdem sind Phytoöstrogene in der Lage, die Synthese von SHBG (Sex-Hormone-Binding Protein) zu erhöhen, wodurch mehr Östrogene im Blut gebunden und inaktiviert werden (Watzl und Leitzmann 2005).

Ein besonderes Polyphenol mit Phytoöstrogenbaustein ist das in Weintraubenschalen, insbesondere von blauen Trauben, konzentrierte **Resveratrol**. Das Molekül wirkt antikarzinogen durch Erhöhung der zellulären Apoptosebereitschaft und aktiviert über Gene-Silencing (Gen-Ruhigstellung) die Reparaturmechanismen der DNS. Resveratrol hat außerdem einen hemmenden Einfluss auf die Entwicklung von Arteriosklerose, Arthritis und Autoimmunerkrankungen. Durch Modulation des Langlebigkeitsgens Sirtuin greift Resveratrol positiv in lebensverlängernde Mechanismen ein. Zusätzlich ist Resveratrol ein ausgezeichneter Radikalenfänger (Böhm et al. 2002, Metka 2005, Szekeres 2005). Antikanzerogene Wirkung haben auch **Chinone** als sekundäre Pflanzenstoffe, wie sie vor allem in Weizenkeimen als methoxysubstituierte Benzochinone auftreten (Boros et al. 2005, Szekeres 2005).

Phythotherapeutisch stellen derzeit in Mitteleuropa Mistelextrakte die wichtigste komplementäre Maßnahme zur Behandlung von Tumorpatienten dar (Übersicht s. Kienle und Kiene 2003). Die Misteltherapie scheint nicht auf eine bestimmte Tumorentität begrenzt zu sein. Die Wirkung der Mistel wird gegenwärtig auf Mistellektine (ML-I, ML-II, ML-III), Viscotoxine (Polypeptide) und Pektine (Polysaccharide) zurückgeführt. Jedoch weist der Gesamtextrakt der Mistel die größte Effektivität auf (Übersicht s. Kienle und Kiene 2004).

Rudolf Steiner (1861–1925; Begründer der Anthroposophie) hat bei Einführung der Mistel in die Krebstherapie darauf hingewiesen, dass die volle therapeutische Wirkung der Mistel nur durch Mischung des Presssaftes aus der Sommer- und Winterernte der Pflanze erreicht werden könne. Von Heine (1996) wurde dieses Prinzip analytisch bestätigt: Der Sommerpresssaft hat einen hohen Gehalt an **Arginin**, der Winterpresssaft an **Lysin**. Während Lysin ein wichtiger Plasmininhibitor ist, sind Arginin und sein Stoffwechselprodukt Stickoxid (NO) ein wichtiger Mediator im Immungeschehen und Aktivator von Makrophagen (Hibbs et al. 1987). Argininmangel hat offenbar eine Verminderung der Gesamtaminosäurekonzentration im Plasma zur Folge. Im Tumorgewebe findet sich ein erhöhter Arginase-Spiegel, der sich auch in einer verminderten Arginin-Plasmakonzentration wiederspiegelt. Der gestörte Arginin-Metabolismus scheint daher wesentlich zur Tumorkachexie beizutragen (Vissers et al. 2005). Arginin- und Lysinzufuhr sind daher bei Tumorpatienten durchaus anzuraten.

Die Misteltherapie kann auch bis auf Chemotherapie mit Taxanen und der oben erwähnten Therapie mit monoklonalen Antikörpern mit allen anderen Tumortherapien kombiniert werden (Konsensus Statement der Österreichischen Gesellschaft für Allgemein- und Familienmedizin 2005).

Aus Sicht der **Ernährung** gibt es keine spezielle Krebsdiät (Watzl und Leitzmann 2005). Allerdings kann eine bewusste Ernährung zur Linderung vieler Beschwerden beitragen und auch das Risiko einer Krebserkrankung vermindern. Auch Vegetarier sind nicht vor Krebs geschützt, haben allerdings ein geringeres Risiko. Krebskranke haben einen erhöhten Vitaminbedarf, vor allem an antioxidativen Vitaminen A, B und C und dem Antioxidans Coenzym Q10. Bis auf Vitamin C ist nicht nachgewiesen, dass hohe Dosen von Vitaminen auch viel helfen (Watzl und Leitzmann 2005). Vitamin C kann oral wie auch parenteral gegeben werden. Optimal ist die Bioverfügbarkeit bei einer Einmalgabe von 200 mg, sie liegt hier bei 100 %. Wird Vitamin C in Form von Infusionen angewendet, lassen sich wesentlich höhere Plasmaspiegel erreichen. Werden einmalig 15 g Vitamin C infundiert, lassen sich maximale Plasmaspiegel von 80 mg/dl erreichen (Noschinski 2005).

Zytostatika reduzieren auch die Serum- und Plasmaspiegel verschiedener essenzieller Mikronährstoffe z. T. erheblich, z. B. senkt 5-Fluorouracil Thiamin, Metothrexat, Folsäure und Cisplatin verringert L-Carnitin, Magnesium und Kalium (Noschinski 2005, dort Lit.).

Wichtig ist, dass der tägliche Speiseplan auf „Radikalenfang“ eingestellt wird:

- Rohes Obst, insbesondere Beeren, Zitrusfrüchte und Paprika (Vitamin C)
- Gemüse mit gelbem Fruchtfleisch wie Möhren und grünes Blattgemüse (Beta-Carotin)
- Weizenkeim-, Sonnenblumen- und Olivenöl (Chinone, Vitamin E, Omega-3-Fettsäuren)

Eine Unterversorgung mit **Mineralstoffen** lässt sich leicht durch Substitution beheben. Bei Krebs haben **Selen und Zink** einen besonderen Stellenwert. Selen ist im Körper essenzieller Bestandteil von ca. 25 Proteinen bzw. Enzymen. Selen neutralisiert reaktive Sauerstoffspezies, reguliert den Redox-Status der Zellen, dient Schutz und Reparatur der DNS und ist beteiligt an Zelldifferenzierung, Apoptose sowie Zellproliferation. Ein Mangel an Selen wirkt sich auf alle Stoffwechselprozesse aus. Auch das Immunsystem arbeitet bei Selenmangel nicht optimal. Die untere Grenze des Normbereiches von Selen liegt im Serum bei 74 – 139 µg/l, die obere bei 140 µ/l. Zahlreiche Studien belegen, dass die Selenspiegel von Personen, die an Krebs erkranken, schon vor Ausbruch der Erkrankung niedrig sind.

Bei Krebspatienten finden sich meist Störungen im Zinkhaushalt (Übersicht s. Becher 2005). Vor allem ist bei Zinkmangel Interleukin-2 vermindert und damit auch die Teilung und Reifung von Lymphozyten, die lytische Aktivität von Natural-Killerzellen (NK-Zellen) ist ebenso vermindert. Durch Zinksubstitution können Geschmacksstörungen, wie sie im Verlauf einer Strahlentherapie auftreten, behoben werden. Die in Studien angegebenen Dosierungen von Zink variieren stark zwischen 20 bis 150 mg Zink pro Tag. Da höhere Zink-Dosen evtl. ungünstige Wirkungen induzieren können, sollten sich bei Tumorpatienten die Zinkgaben zwischen 25 bis 50 mg pro Tag bewegen.

Übersicht

Im Körper entstehen ständig genetisch aberrante Zellen, die unter physiologischen Verhältnissen nicht überleben können. In einer chronisch sauren ECM („latente Gewebsazidose") ist dies dagegen für bestimmte Zellen möglich. Diese Prä-Tumorzellen haben eine veränderte genetische Struktur, davon abhängig veränderte Rezeptorproteine, eine stark saure Glykokalyx, Funktionsverlust der Tumorsuppressorgene und der Apoptose. Sie unterliegen nicht der mitogenen Seneszenz, d. h. einem natürlichen Zelltod. Dies ist im Wesentlichen dadurch bedingt, dass sie ihre Chromosomen durch ständigen Wiederaufbau ihrer Telomeren durch Erhalt der Telomerase vor der Seneszenz schützen können.
Die Tumorangiogenese und Metastasierung wird ebenfalls durch die saure Tumor-ECM angeregt. Voraus geht eine äußerst individuelle Reizkarzinogenese. Die damit verbundenen somato-psychischen und psycho-somatischen Rückkopplungsschleifen hängen wesentlich von der geistig-seelischen Entwicklung eines Individuums, seiner Sozialisierung und Umwelt ab. Eine Krebspersönlichkeit gibt es nicht. Durch Stress jedweder Art, Fehlernährung und mit steigendem Alter steigt auch das Krebsrisiko. Therapeuten müssen diese Zusammenhänge berücksichtigen, wenn sie adjuvant biologisch-medizinische Verfahren anwenden wollen.

2.5 Schmerz und Stress

„Der Schmerz ist der Stachel der Tätigkeit und in dieser fühlen wir alle erst unser Leben" (Kant 1724–1804). „Tätigkeit" bezieht sich dabei auf die Leiblichkeit des Menschen als Einheit von Körper, Geist und Seele. Darin sind vier Formen des Schmerzes enthalten (Heine 1995):

- Körperlicher Schmerz
- Seelischer Schmerz (Leid, Mitleid)
- Schmerz durch Sinnverlust, Nicht-erreichen-Können, Nicht-verhindern-Können
- Sozialer Schmerz (Vereinsamung, Isolation)

2.5.1 Physiologie und Pathophysiologie des Schmerzgeschehens

Die fortschreitende Entwurzelung des Einzelnen in unserer Gesellschaft durch Werte- und Sinnverluste im täglichen Leben steigern emotional Unlust, Angst und Aggression. Es handelt sich um Empfindungen, denen man durchaus den Charakter von Schmerzen beimessen kann. Diese Situation wird zunehmend zum therapeutischen Problem, da sie ca. 80 % der Klientel einer Allgemeinpraxis betrifft (Schipperges 1991). Bei diesen unklaren, schmerzhaften Befindensstörungen dürfen die genannten vier Formen des Schmerzes nicht voneinander getrennt werden, selbst wenn eine Form dominiert (Heine 1995). Diese Sicht des Schmerzes ist die wichtigste Quelle, um in individueller Reifung zu selbst kontrollierbarer Einbindung in die Gesellschaft zu gelangen („kontrollierbarer Stress"). Schmerz trägt daher zur Identitätsfindung bei und wird zur Grundlage des „In-Form-Seins". Dies ist gleichzeitig mit einer höheren Effizienz neuronaler Strukturen verbunden, denn wie sagt schon der Volksmund: „Denken tut weh" (Huether et al. 1997). (Beziehungen zu Spiegelneuronen und damit Schmerz nach- und mitempfinden zu können wurden auf S. 120 besprochen.)

Dass unsere Existenz auf moduliertem Schmerz beruht, zeigt das Schicksal Drogenabhängiger: die körpereigene Schmerzdämpfung erfolgt nämlich im Wesentlichen über die körpereigene Morphinproduktion der Neurone im Mandelkern (Amygdala) des Hippocampus (**Abb. 61, 64**). Werden

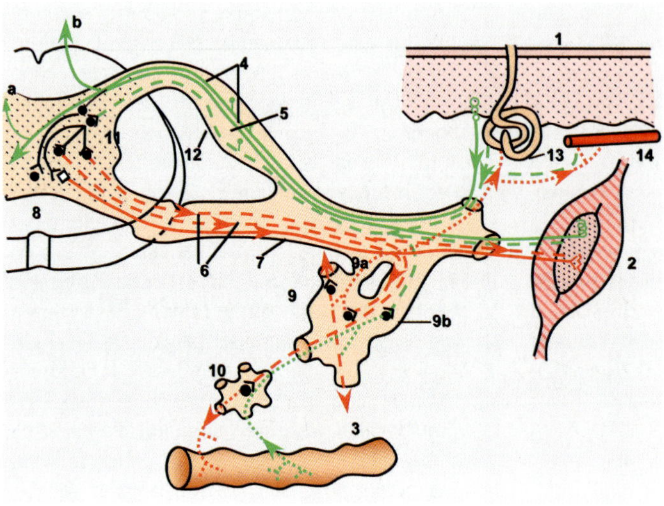

Abb. 61 Der segmental-regulatorische Komplex. Reflektorische Verschattung von Haut (1), Muskulatur (2) und inneren Organen (3) über somatosensible (4), viszerosensible (5), viszeromotorische (6) und somatomotorische (7) Nervenfasern auf Höhe eines Rückenmarksegmentes (8). Grenzstrang des Sympathikus (9) mit Ramus communicans albus (9a) und Ramus communicans griseus (9b). 10 Prävertebrales Ganglion, 11 Interneuron, 12 Spinalganglion, 13 Schweißdrüse, 14 Blutgefäß. **a** Tractus spinothalamicus („Schmerzbahn"), **b** mechanorezeptiver Hinterstrang (Fasciculus gracilis und cuneatus).

diese Neurone auf lange Zeit mit exogen zugeführten Morphinderivaten konfrontiert, stellen sie ihre Morphinproduktion allmählich (Zeitdauer individuell unterschiedlich) für immer ein. Wird den Süchtigen das Rauschgift entzogen, geraten sie in ein lebensbedrohendes globales Schmerzsyndrom („cold turkey"), falls sie nicht mit Morphinen therapiert werden (Methadon-Programm der Bundesländer).

Derzeit ist der Erkenntnisweg im Schmerzgeschehen von einem einfachen kausalen Schema geprägt: Reizrezeptor – Signalleitung – zentrale Dekodierung – Antwort. Die Reaktion auf ein Schmerzereignis wird dabei neurophysiologisch als Ablauf von Aktionspotenzialen entlang neuronaler Schmerzbahnen mit Verarbeitung in bestimmten Rindenfeldern des Gehirns gesehen. Zunehmend setzt sich jedoch die Einsicht durch, dass im Schmerzgeschehen ein Kontinuum aus pro- und antinozizeptiven Informationsströmen entlang der gesamten Neuraxis besteht. Nach Abklingen der Situation wird auf den individuellen Ausgangswert zurückgeregelt. Bleibt die Schmerzschwelle erhöht, chronifiziert der Schmerz mit all seinen Folgen für Befindlichkeit und Verhalten. Berücksichtigt man die besondere Abhängigkeit von Anfangs- und Randbedingungen bei Entwicklung von Schmerzzuständen, dann ist damit bereits ein nichtlineares Geschehen in einem energetisch offenen System gekennzeichnet. Denn bei der Schmerzentwicklung handelt es sich um eine aufwärts verursachende Verstärkung mit negativ und positiv rückkoppelnden zyklischen Wechselbeziehungen mit unterschiedlicher Intensität und Dauer sowie der Fähigkeit zur spontanen Selbstorganisation (Grabow 1991).

Die Nozizeption führt schon nach kurzer Dauer im Hinterhornbereich des Rückenmarks zur Ausweitung auf nichtnozizeptive Felder in der Umgebung mit Änderung der Schmerzschwelle. Dieses Phänomen muss auch für höhere Relais im Gehirn angenommen werden, wodurch Verstärkungseffekte mit vielen Wechselwirkungen zustande kommen. Der resultierende Schmerz ist somit nur zu Beginn eine Entität mit spezifischer Ursache und Behandlungsmöglichkeit. Je länger der Schmerz dauert, desto mehr erweitert sich das Geschehen über nichtdeterminierte Rückkopplungs- und Wechselbeziehungen. Nur so ist auch der „sinnlose" Schmerz (neuropathischer Schmerz, Phantomschmerz) verstehbar. Die Nervenzelle fungiert hier selbst, obwohl keine äußere Ursache mehr einwirkt, als Schmerzgenerator mit erhöhter Impulsaktivität und Neurotransmitter-Freisetzung. Rückkoppelnd kommt es dadurch in der Peripherie zu einer vermehrten Sensibilisierung peripherer Nozizeptoren. Neben den klassischen sensiblen Nozizeptoren werden dabei auch „schlafende" Nozizeptoren aktiviert (in der menschlichen Haut werden sie auf 17 % aller Schmerzrezeptoren geschätzt). Damit tritt in den Geweben der Peripherie eine analoge Situation wie im ZNS auf, nämlich Erregungsausbreitung der Schmerzschwelle in die Umgebung. Selbstverständlich können „schlafende“ Nozizeptoren auch durch schädigende äußere Einflüsse geweckt werden (Prihoda und Jellinger 1993).

Eine nozizeptive Erregung gelangt über die Spinalnerven auf die Neurone in den sensiblen Schichten (Lamina I, II und V) im Hinterhorn des Rückenmarks und wird dort umgeschaltet (Abb. 61, 62). Zwei Typen von Hinterhornneuronen können unterschieden werden (Zenz und Jurna 1993):

1. Spezifische nozizeptive Neurone, die nur durch noxische Reize erregbar sind.
2. Multizeptive Neurone, die durch noxische und nichtnoxische Reize erregt werden können („wide dynamic range“-Neurone, Konvergenzneurone, „Diffuse Noxious Inhibitory Controls“, DNIC). Diese sind wesentlich häufiger als die spezifisch nozizeptiven Neurone (s. S. 199).

Die Mehrzahl der Hinterhornneurone verarbeitet sowohl Informationen von Afferenzen aus der Haut als auch Afferenzen aus tiefen somatischen und viszeralen Strukturen. Die nozizeptiven Axone (Aδ- und C-Fasern) werden in ihren sensorischen Endstrecken nur noch aus dem Axon gebildet, das partiell von Schwann-Zellen umhüllt ist; Markscheiden und Perineurium fehlen. Das Axon teilt sich terminal mehrfach zu einem sensorischen Endbäumchen auf. Diese terminalen Fasern zeigen unregelmäßig spindelförmige Auftreibungen, die durch schwache Einschnürungen voneinander getrennt sind. In den Auftreibungen, die nicht von Schwann-Zellen bedeckt sind, finden sich zahlreiche Vesikel, Mitochondrien und Glykogenpartikel. Damit zeigen sie das typische Erscheinungsbild rezeptiver Strukturen (Zilles und Rehkämper 1998).

Da ein Spinalnerv jeweils ein bestimmtes Dermatom versorgt, dem entwicklungsgeschichtlich

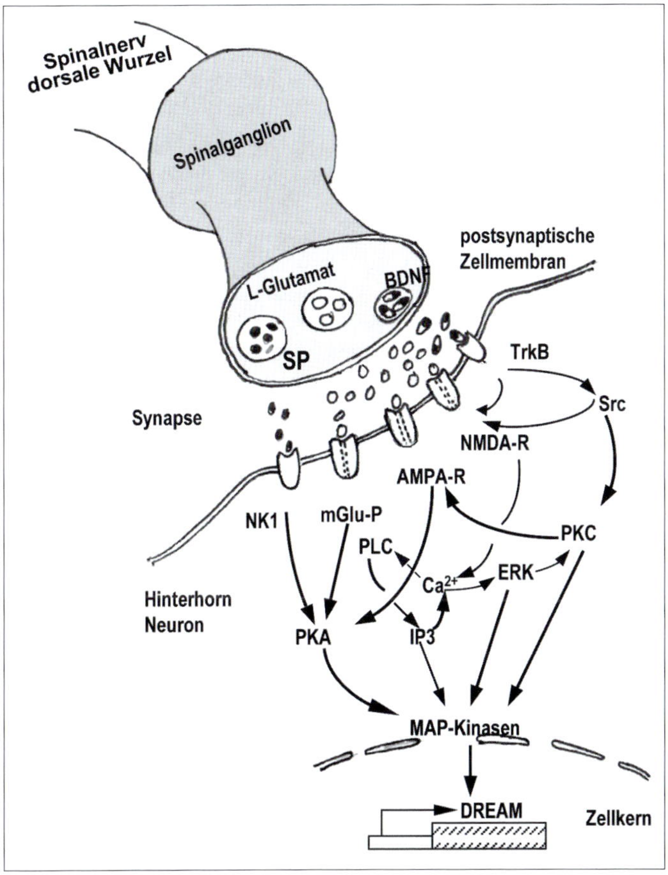

Abb. 62 Synapse zwischen nozizeptivem Axon und sensiblem Hinterhorn-Neuron. Wichtigster exzitatorischer Transmitter ist Glutamat mit seinen Rezeptoren (mGlut-R metabolischer Glutamatrezeptor (ohne Ionenkanal) und den ionalen Rezeptoren AMPA und NMDA). Über diese sowie die von Substanz P (SP) und seinem Rezeptor NK1 sowie dem Brain Derived Neurotrophic Factor (BDNF) mit seinem Rezeptor TrkB vermittelte Depolarisation der postsynaptischen Membran erfolgt ein Einstrom von Ca^{2+}- und Na^{+}-Ionen, wodurch Proteinkinasen aktiviert werden. Dadurch wird eine Signalkaskade verschiedener Proteinkinasen angestoßen, die in eine situationsgerecht raum-zeitlich qualitativ und quantitativ („Telefonwahl“) abgestimmte Signalkaskade von Proteinkinasen übergeht, die u. a. den Transkriptionsfaktor DREAM aktivieren, Voraussetzungen, um die Schmerzleitung nach zentral weiterzugeben (PKA Proteinkinase A, ERK Extrazelluläre Signal-regulierende Kinase, PKC Proteinkinase C, IP3 Inositol 1, 4, 5- Triphosphat, Src Kinase benannt nach dem Rous-Sarkom-Virus).

ein Myotom und ein Organ bzw. Organbereich angeschlossen sind, entsteht dadurch die Möglichkeit des übertragenen Schmerzes. Dessen Projektion in die Haut konstituiert die segmentalen Head'schen Zonen. Diese idealisierte Darstellung geht in der Projektionssymptomatik des segmental-regulatorischen Komplexes auf, denn die Dermatomgrenzen überlappen sich postnatal teilweise (vgl. Abb. 30, S. 63).

Von den Hinterhornneuronen wird die nozizeptive Information zum einen auf die somatischen und viszeralen Reflexbögen umgeschaltet, zum anderen weiter aufwärts geleitet. Bei der synaptischen Informationsübertragung auf ein sensibles Hinterhornneuron werden **exzitatorische Aminosäuren** (Glutamat, Asparat), Substanz P, Calcitonin-Gene-Related Peptid (CGRP), BDNF (brain-derived neurotrophic factor), Zytokine (IL-1, IL-6, TGF-α) und Prostaglandine (z. B. PGE2) in den synaptischen Spalt freigesetzt. Dadurch werden in den nachgeschalteten Neuronen Proteinkinasen (PKA, PKC, ERK und Src) aktiviert, die die Glutamatrezeptoren sowie die der anderen freigesetzten Mediatoren phosphorylieren. Dadurch werden Signaltransduktionskaskaden aktiviert, die letztlich Transkriptionsfaktoren aktivieren, die wie DREAM die Synthese des körpereigenen Opioids **Dynorphin** unterdrücken (Abb. 62). Durch die veränderte Genexpression werden die Hinterhornneurone schmerzempfindlicher und die Schmerzinformation wird verstärkt weitergeleitet (Übersicht s. Marx 2004).

Nach Nervenverletzungen können besonders Hinterhornneurone, die den hemmenden Neurotransmitter gamma-Aminobuttersäure (GABA) produzieren, je nach Ausmaß der Verletzung untergehen, wodurch ihr hemmender Effekt entfällt und dadurch die Ausbreitung eines neuropathischen Bezirks erleichtert wird (Übersicht s. Nagel 1995, Marx 2004). Dies legt die Spekulation nahe, dass neuropathischer Schmerz (einschließlich Phantomschmerz) eine progressive neurodegenerative Komponente haben könnte. Auch PGE2 hat eine wichtige Funktion in der Schmerzinformation. Nach dessen Bindung an seinen Rezeptor wird eine Kinase aktiviert, die den Rezeptor für die hemmende Transmittersubstanz, die Aminosäure Glyzin, hemmt, wodurch die Weiterleitung von Schmerzsignalen erleichtert wird (Übersicht s. Marx 2004).

Die Weiterleitung der Schmerzinformation führt von den Hinterhornneuronen vor allem über den kontralateralen Vorderseitenstrang (Tractus spinothalamicus) zum Hirnstamm und zum Thalamus (Abb. 61, 64). Von den lateralen Thalamusgebieten aus erreicht die Schmerzinformation den sensorischen Kortex (vgl. Abb. 49, S. 120). Dieser Rindenbereich ist vor allem für die kognitiven Leistungen der Schmerzwahrnehmung, des Erkennens, der Lokalisation, Einbindung in die Gesamtsituation und Empathie (durch Spiegelneurone) verantwortlich. Von den medialen Thalamusgebieten ziehen Fasern zum Hypothalamus, zur Hypophyse und insbesondere zum limbischen System. Dort werden die affektiven und emotionalen Komponenten des Schmerzes mit dem Gesamterleben verschaltet (Abb. 64). Im Hirnstamm hat das nozizeptive System Verbindung zu vegetativen Zentren, wie den cholinergen, dopaminergen, noradrenergen und serotoninergen Kerngebieten. Diese sind für Aufmerksamkeit, Wachheit und Atmung nach einem schmerzhaften Reiz verantwortlich. Weitere Kerngebiete im Hirnstamm (zentrales Höhlengrau, Nucleus raphe magnus u. a.) kontrollieren über absteigende hemmende Bahnen die Impulsübertragung im Hinterhorn und den kaudalen Trigeminuskernen. Transmitter dieser hemmenden Einflüsse sind Serotonin (5-HT), endogene Opioide und Noradrenalin (Übersicht s. Nagel 1995).

Verzögert zu den **exzitatorischen Aminosäuren** (Glutamat, Aspartat) und den genannten weiteren Molekülen werden im Hinterhorn **inhibitorische Aminosäuren** (Glyzin, GABA, Taurin) ausgeschüttet. Dadurch kommt es zu einem inhibitorischen Feedback-Mechanismus, mit dem überschießende Schmerzinformationen der exzitatorischen Aminosäuren durchbrochen werden können.

Die geschilderten Verhältnisse müssen aus biologisch-medizinischer Sicht stets vor dem Hintergrund gestörter Rhythmen gesehen werden. Denn schmerzfreie Ordnung wird in einem biologischen System über Rhythmen erreicht (s. Kap. 1.4.16). Dies verlangt eine Lebensordnung der „angemessenen" Zeit für Arbeit, Ruhe, Essen und Entspannen (**Chronohygiene**). Auch die Schmerzempfindlichkeit zeigt tagesrhythmische Schwankungen entsprechend der rhythmischen Synthese körpereigener Opiate (vgl. Abb. 31, S. 65). So ist die affektiv-protopathische Schmerzempfindung beim

Menschen zwischen 12 Uhr und 15 Uhr am geringsten, am höchsten dagegen in den Nacht- und Morgenstunden. Die rhythmischen Beziehungen im Schmerzerlebnis weisen auf eine Beteiligung der Grundregulation und damit einer strukturellen Engrammierung des Schmerzes in die ECM. Bereits Harkness (1970) wies darauf hin, dass Gefügestörungen im Kollagen schmerzauslösend sein könnten. Dabei ist zu bedenken, dass **Kollagen als „Biosensor“** über seine PG/GAG-Hülle sowohl Beziehungen zu terminalen vegetativen Axonen hat als auch zu Integrinen der Membran benachbarter Zellen (Abb. 63).

Bei Patienten mit **Fibromyalgie** (myofasziales Schmerzsyndrom) konnte ultrastrukturell gezeigt werden, dass in den schmerzhaften Bezirken um terminale Axone eine hohe Ordnung an parallel und auf Lücke dichtest gepackten Manschetten aus Kollagenfibrillen auftritt (Abb. 63). Diese hohe Ordnung von Kollagenfasern ist auch von Narbengewebe bekannt. Da die piezoelektrischen Eigenschaften von Kollagen die negative Ladung der PG/GAG-Hüllen der Fasern kapazitiv festhält, entsteht um die „eingemauerten“ Axone ein saures Mikro-pH-Milieu, das über membranständige Na^+-Ionenkanäle der Axone als Information aufgenommen und zentral als Schmerz dekodiert wird (Reglin und Rückmann 1989, Heine 1995a). Auf diese Weise könnten auch „schlafende“ Nozizeptoren geweckt werden. Wird diese Fehlfunktion auf molekularer Ebene lange genug unterhalten, können sich mental dauerhafte Schmerzprogramme aufbauen. Wir sehen hier die Eigentümlichkeit, dass ein Zuviel an morphologischer Ordnung in der ECM genauso als Schmerz bewusst wird wie eine entzündlich destruierte.

Die „schmerzhafte“ Kollagenordnung ist Ausdruck einer im terminalen Axonbereich abgelaufenen ultrafeinen Entzündung. Denn wie Abb. 64 zeigt, findet sich um die Kollagenmanschette ein Mikroödem mit eingestreuten Mastzellgranula. Eine Degranulation von Mastzellen kann durch die verschiedenartigsten Moleküle provoziert werden, u. a. durch Katecholamine und Acetyl-

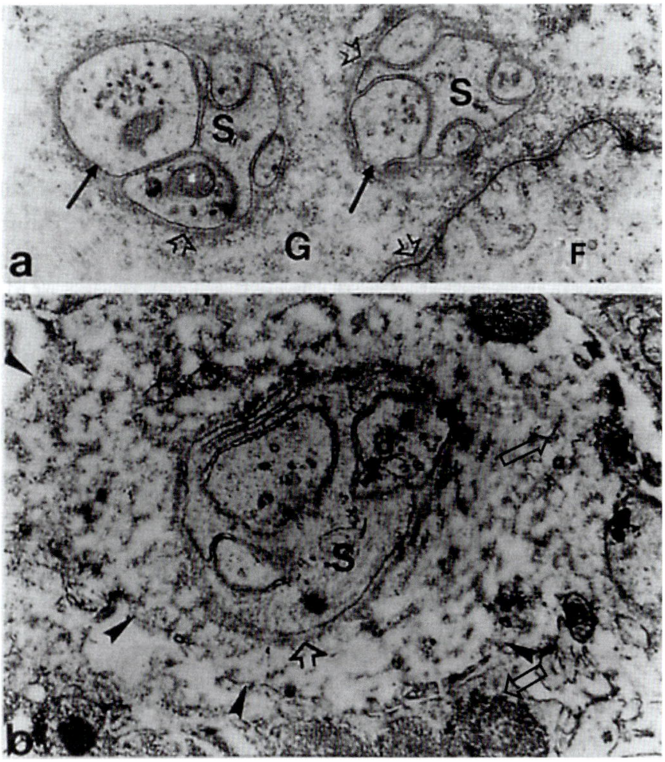

Abb. 63 Subepidermales Bindegewebe einer gesunden Person und eines Patienten mit Fibromyalgie.

a Kontrolle. Querschnitt zweier präterminaler Nervenfasern. Die Pfeile weisen auf teilweise aus der Schwann'schen Zellhülle (S) ausgefaltete Axone. Eine Basallamina (offener Pfeil) umgibt die Nervenfasern. ECM extrazelluläre Matrix bzw. Grundsubstanz, F Fibroblast

b Subepidermales Bindegewebe aus einem schmerzhaften Triggerpunkt der Schulter bei einem Patienten mit Fibromyalgie. Eine hochgeordnete Kollagenmanschette (Pfeilköpfe) umgibt den normal gestalteten Nerv mit drei Axonschnitten. Basallamina (offener Pfeil), Mastzellgranula (geschlossene, helle Pfeile). (23 000fache Verg.)

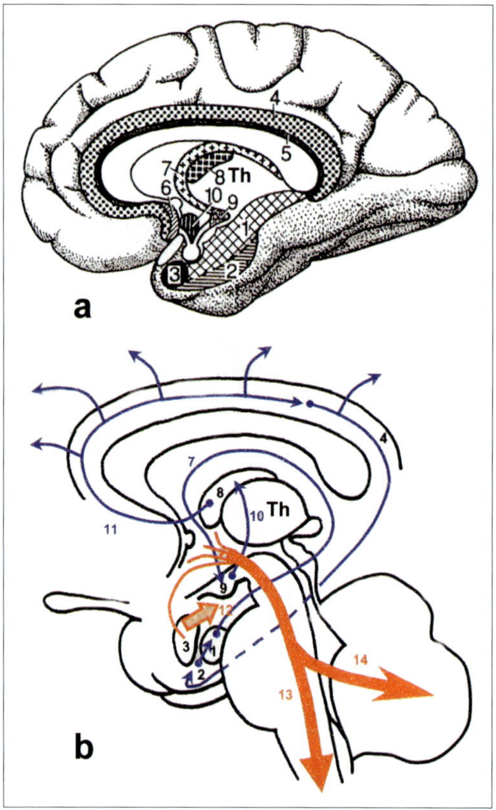

Abb. 64 Lage einzelner Regionen des Limbischen Systems im Gehirn (a). Blaue Bahnen und Pfeile stellen die Faserbahnen des limbischen Systems dar (b). Die roten Bahnen markieren die Verbindungen des Mandelkerns (3) zum limbischen System, Gehirnstamm (13) und Kleinhirn (14); Th Thalamaus. 1 Hippocampus, 2 Area entorhinalis, 3 Corpus amygdaloideum (Mandelkern), 4 Gyrus cinguli, 5 Indusium griseum, 6 Area septalis, 7 Fornix, 8 Nucleus anterior thalami, 9 Corpus mammilare, 10 Tractus mammilothamicus, 11 Cingulum, 12 mediales Vorderhirnbündel, 13 Fasciculus longitudinalis dorsalis und 14 Fasern an das Kleinhirn (nach Heine 2001d).

cholin aus terminalen vegetativen Axonen; aber auch durch mit diesen Transmittern vergesellschaftete Neuropeptide wie Substanz P (SP), Prostaglandin E2 und vasointestinales Peptid (VIP), genauso auch durch Moleküle aus Mastzellen selbst, die auto- und parakrin auf die Nozizeptoren zurückwirken bei gleichzeitiger Schmerzinformation (u. a. 5-Lipoxygenase, PGE2, Histamin).

Dabei ist wichtig, dass die peripheren Endigungen sensibler vegetativer Axone zur Neurosekretion befähigt sind (z. B. Freisetzung von SP und Interleukinen). Außerdem können vegetative Axonendigungen auch Zytokine, Antigene und Antikörper aufnehmen und nach zentral transportieren. Werden sie dort in die synaptischen Übertragungsbereiche der viszero-sensiblen Neurone im Rückenmark freigesetzt, können sie die Aktivität der Erregungsübertragung steigern und damit die Informationsübertragung auf zunächst unbeteiligte Neurone ausweiten (Abb. 62) (Übersicht s. Zimmermann 1995). Durch die enge Zusammenarbeit zwischen ECM, Immunsystem und ZNS wird verständlich, dass allein durch psychische Alteration in der Peripherie Mikroentzündungen initiiert werden können. Umgekehrt besteht durch anhaltende Reizung peripherer Nozizeptoren die Gefahr der Bildung eines selbstständigen neuropathischen Areals. Diesem Bereich liegt keine periphere Sensibilisierung mehr zugrunde, sondern eine zentralnervöse. Bei neuropathischen Feldern im Gehirn könnte man auch von zentralen „psychogenen Narben“ sprechen, die in der Peripherie zu Fibromyalgie oder auch anderen Erkrankungen des rheumatischen Formenkreises sowie chronischen Entzündungen des Magen-Darm-Traktes, Asthma und Herz-Kreislauf-Leiden beitragen können (Heine 1995a). Bei experimentell erzeugten neuropathischen Feldern reagieren Hinterhornneurone mit erhöhter Impulsfrequenz („Feuern“), verlängerter Entladungsdauer und Ausbreitung der rezeptiven Felder in die Hinterhornumgebung. Ein neuropathisches Feld führt dann zu einer verstärkten Schmerzreaktion auf noxische Reize (**Hyperalgesie**) und zu einer schmerzhaften Reaktion auf nichtnoxische Reize (**Allodynie**) (Tab. 23) (Zenz und Jurna 1993, Wall und Melzack 1994, Nagel 1995).

In der Genese von chronischen muskuloskelettalen Schmerzen dürfen **somatomotorische Reflexbögen** nicht übersehen werden. Sie können Ausgangspunkt sein bzw. zu den beschriebenen Störungen im nozizeptiven System beitragen. Denn anhaltende Erregung von nozizeptiven Afferenzen im Skelettmuskel führt zu einer verstärkten Aktivierung von α- und γ-Motoneuronen im Vorderhorn des Rückenmarks. Diese fördern im Sinne eines positiven Feedbacks über verstärkte Muskelverspannungen wiederum die Erregung

Tab. 23 Definitionen von Empfindungsstörungen (Nagel 1995).

Allodynie	Schmerzen, die durch nichtnoxische mechanische oder thermische Reizung normaler Haut ausgelöst werden
Anästhesie	Ausfall aller Sinnesmodalitäten der Haut
Analgesie	Fehlen von Schmerzen bei noxischer Reizung
Dysästhesie	Unangenehme abnorme Empfindungen, die spontan auftreten oder durch nichtnoxische Reize ausgelöst werden.
Hypästhesie	Verminderte Empfindlichkeit auf nichtnoxische Reize. Es sollte angegeben werden, für welche Reizform die Hypästhesie besteht.
Hyperästhesie	Erhöhte Empfindlichkeit auf nichtnoxische Reize. Man beachte, dass eine Schmerzantwort auf nichtnoxische Reize nicht als Hyperästhesie, sondern als Allodynie bezeichnet wird.
Hypalgesie	Verminderte Empfindlichkeit auf noxische Reize.
Hyperalgesie	Erhöhte Empfindlichkeit auf noxische Reize. Die Reizschwelle ist erniedrigt.
Hyperpathie	Mit Verzögerung einsetzende, verstärkte und verlängerte Schmerzantwort auf einen noxischen Reiz. Die Reizschwelle ist erhöht. Eine Hyperpathie kann zusammen mit Hyp-, Hyper-, und Dysästhesie auftreten und wird besonders bei repetitiver Reizung deutlich.
Parästhesie	Abnorme, jedoch nicht unangenehme spontane oder reizinduzierte Empfindung.

der muskulären nozizeptiven Afferenzen mit Rückkopplung zu den vegetativen Reflexbögen. Schließlich resultiert ein schmerzfördernder Circulus vitiosus.

2.5.2 Sympathische Reflexdystrophie (SRD)

Die SRD ist von besonderer klinischer Bedeutung. Dazu gehören:

- Posttraumatische oder postoperative Algodystrophie
- Morbus Sudeck
- Kausalgie
- Posttraumatisches Ödem

Allen gemeinsam ist die klinische Kombination von sympathischen, sensiblen, trophischen und motorischen Störungen. Als Ursachen werden diskutiert (Nagel 1995): Insbesondere distal gelegene Traumen einer Extremität können mit oder ohne begleitende Nervenverletzung zu einer peripheren und zentralen Sensibilisierung des nozizeptiven Systems führen. Unbekannt ist, wie dadurch eine sympathische Innervationsstörung ausgelöst werden kann. Diese Störung induziert dann eine weitere periphere nozizeptive Erregung, die nach dem Prinzip einer sich selbst unterhaltenden positiven Rückkopplung die gestörte sympathische Aktivität unterhält.

Denkbar wäre eine ultrafreie neurogene Entzündung im sympathischen Vasomotorenplexus der Gefäßadventitia mit Mastzelldegranulation und Unterhalt der Entzündung durch Axonreflexe. Die dabei freigesetzten Katecholaminen bedingen eine weitere Degranulation von Mastzellen usw.

Dabei werden zwei Mechanismen der peripheren Kopplung von sympathischer Erregung und nozizeptiver Aktivität diskutiert: Zum einen soll die sympathisch ausgelöste Vasokonstriktion über Stase, Ödem und damit erhöhtem interstitiellem Druck zu einer Reizung nozizeptiver Nervenendigungen führen, zum anderen soll nach Nervenverletzungen Noradrenalin, das aus postganglionären Sympathikusaxonen freigesetzt wird, direkt eine Erregung nozizeptiver Afferenzen bewirken. Die veränderte sympathische Aktivität äußert sich auch in Störungen der Trophik, der Schweißsekretion, der Temperaturregulation und des Blutflusses. Die periphere und zentrale Sensibilisierung manifestiert sich in der betroffenen Extremität als Hyperästhesie, Hyperalgesie oder Allodynie (Tab. 23).

> Pathognomisch für diese Krankheitsbilder ist die Besserung des Schmerzes und der Funktionsstörungen nach Blockade der sympathischen Efferenzen. Dabei können **Lokalanästhesie** und **Neuraltherapie** auf verschiedenen Ebenen des nozizeptiven Systems angreifen. Grundsätzlich lassen sich dabei die peripheren Mechanismen besser beeinflussen als die zentralen.

Zur Schmerzlinderung werden neben den üblichen Medikamenten (Entzündungshemmer) **physikalisch therapeutische Maßnahmen** empfohlen, z. B. verschiedene transkutane elektrische Nervenstimulationsverfahren (TENS), Elektrostimulation des Rückenmarks, elektrische Mittel- und Hochfrequenzen, bestimmte Formen des Ultraschalls, Wärme- wie auch Kälteanwendungen und Hydrotherapie (Übersicht s. Conradi et al. 1995).

2.5.3 Stress

Herausforderung, Kontrolle und positive Motivation stellen die Weichen unserer psychischen und leiblichen Widerstandskraft dar, um ein Leben positiv gestalten zu können. Dabei werden Feedback-Schleifen zwischen Nerven-, Hormon-, Immun- und Grundsystem durchlaufen (Heine 2001b, c).

Hans Selye (1907–1982), der Vater der Stressforschung (der Begriff „Stress" wurde jedoch von Cannon (1914) geprägt), definierte Stress als eine **„unspezifische Reaktion des Körpers auf jegliche Beanspruchung".** Zusätzlich führte er die Begriffe **„Eustress"** und **„Disstress"** ein. Selye beschrieb als erster das pathomorphologische Korrelat des Stressgeschehens, das eine stereotype Trias zeigt:

- Hypertrophie der Nebennierenrinde
- Atrophie und Blutungen in lymphatischen Organen
- Erosionen der Magen-Darm-Schleimhaut

Stessoren haben somit stets eine psychologische und (patho)physiologische Komponente.

Der Stress-Reaktions-Prozess (SRP)

Bei Konfrontation mit einem Stressor erfolgt zunächst eine subjektive **Erstbewertung,** in der das Ereignis in der Auswirkung auf die eigene Person hin eingeschätzt wird, darauf folgt eine Zweitbewertung als Einschätzung der individuellen Bewertungsmöglichkeiten mit einer abschließenden Neubewertung der Situation. Darauf folgt der Bewältigungsprozess (Coping) (Huether et al. 1997). Dieser läuft folgendermaßen ab: Zunächst ist der SRP durch die ständige Wechselwirkung und Rückkopplung zwischen der stresshaften Belastung und ihrer emotionalen sowie mehrphasigen kognitiven Bewertung gekennzeichnet. Dies ist für die Stabilität und Integrität des Individuums von entscheidender Bedeutung (Neuroplastizität). Gelingt es dabei einem Individuum den SRP aus eigener Kraft zu beenden, liegt ein **kontrollierbarer SRP (kSRP)** vor, andernfalls ein **unkontrollierbarer SRP (uSRP)** (Huether et al. 1997).

Während es beim kSRP durch Adaptation an das Geschehen zur Selbstverfügbarkeit der Situation durch Effizienz der Spiegelneurone und der eigenen Reaktivität kommt, kann beim uSRP das betroffene Individuum den Vorgang nicht aus eigener Kraft bewältigen. Beiden Vorgängen liegt ein neuroanatomisches Substrat zugrunde: Bei jungen Versuchstieren konnten bei kSRP vermehrt neuronale Verschaltungen mit erhöhter Synapsendichte aufgrund sich vergrößernder Dendritenbäume neokortikaler Pyramidenzellen sowie eine Zunahme von Gliazellen beobachtet werden. Im Erwachsenenalter zeichnen sich diese Tiere durch geringe Ängstlichkeit in fremder Umgebung und verminderte Glukokortikoidsekretion aus. Auf den Menschen übertragen ist dies für eine fortschreitende Adaptation eines Individuums an veränderte Lebensbedingungen von wesentlicher Bedeutung. Bei uSRP zeigen tierexperimentelle neuroanatomische Befunde, dass aufgrund des anhaltenden hohen Glukokortikoidspiegels degenerative neuronale Verschaltungen auftreten (Muck et al. 1984, Huether et al. 1997). Dadurch tritt angesichts neuartiger Herausforderungen eine Labilisierung, z. T. auch eine Auflösung, unbrauchbarer Verhaltensmuster ein (Huether et al. 1997). Ein derartiger Destabilisierungsprozess schließt die Gefahr der Dekompensation des betroffenen Individuums ein, wie dies durch stressinduzierte Erkrankungen (u. a. Psychosen, Herzinfarkt, koronare Herzkrankheit, Magen-Darm-Geschwüre) hinlänglich bekannt ist. Auffällig ist dabei der Zusammenhang mit dem Immunsystem, das nur bei uSRP supprimiert ist. Das Verlöschen unbrauchbarer Verhaltensmuster bei uSRP hat aber auch einen Vorteil, da sich dann an deren Stelle neue und effektivere Neuronenmuster entwickeln können (Huether et al. 1997). Eine derartige Flexibilität im Umgang mit neuen, herausfordernden Situationen ist für die Sozialisierung und für Umbruchphasen (z. B. Pubertät, midlife crisis) eines Individuums von großer Bedeutung (Heine 2001d).

Ein Mensch, dem es im Laufe seines Lebens gelingt kSRP und uSRP in ein flexibles Verhaltensmuster zu bringen, wird belastende Lebenssituationen leichter bewältigen können. Er besitzt dadurch einen „protektiven Faktor“, der ihn vor einer dauerhaften Aktivierung einer neuroendokrinen Stressreaktion schützt (Huether et al. 1997).

Das neurobiologische Stresskorrelat

Exogen wie endogen ausgelöste Stresssituationen werden durch neuronale Bahnen verarbeitet, die vom sensorischen präfrontalen Kortex in das limbische System („Tor zur Psyche“) projizieren (Abb. 64). Als limbisches System werden im Gehirn alle jene Regionen bezeichnet, die das vegetative Nervensystem kontrollieren und viszerale Reaktionen mit Emotionen und Motivation koordinieren (Heine 2001c, Weinberger 2001). Sinnesorgane haben lediglich indirekten Zugriff auf das limbische System. Die Faserbahnen, die die Bestandteile des limbischen Systems untereinander verbinden (Papez-Kreis), werden von cholinergen, noradrenergen, dopaminergen und serotonergen Projektionsbahnen gebildet. Zusätzlich bestehen Faserbahnen zu Thalamus („Tor zum Bewusstsein“) und Großhirnrinde (Abb. 64). Auch das neuroendokrine System des Hypothalamus hat enge Beziehungen zum limbischen System. Über den Nucleus paraventricularis des Hypothalamus werden Hypophyse und Nebenniere angeschlossen. **Hypothalamus-Hypophyse-Nebenniere (HHN) bilden die sog. Stressschiene** (Selye 1971). Neuronale-, endokrine und Zytokinsignale laufen im Hypothalamus zusammen (Abb. 68). Dort bilden die Neurone des Nucl. paraventricularis den Kortikotropin-Releasing-Faktor (CRF), der die Freisetzung von Glukokortikoiden aus der Nebennierenrinde und von Adrenalin aus deren Mark veranlasst. CRF stellt somit das entscheidende Stressneuropeptid dar (Abb. 65). Weitere Neurotransmitter im limbischen System sind in Tab. 24 aufgelistet.

Alle Zellen führen Glukokortikoidrezeptoren (GRs). Dabei spielen 3 Rezeptortypen zusammen: Im Zytoplasma treten die beiden Formen GRα und GRβ auf. Sie werden per Diffusion durch die Zellmembran erreicht und verstärken sich gegenseitig in ihrer entzündungshemmenden Wirkung. Dazu kommt ein „normaler“ zellmembrangebundener Rezeptor, mit klassischer Signaltransduktion (Rhen und Cidlowski 2005). Glukokortikoide und ihre GRs bilden die Spitze des entzündungshemmenden regulatorischen Netzwerks im Körper. Dabei stehen drei Mechanismen im Vordergrund:

1. Induktion und Aktivierung der stark entzündungshemmenden intrazellulären **Lipocortine (Annexine)**. Diese Proteine hemmen die zyto-

Tab. 24 Neurotransmitter im limbischen System.

Glutamat	exzitatorisch
Aminobuttersäure (GABA)	inhibitorisch
Serotonin	Körpertemperatur Blutdruck endokrine Aktivitäten Essverhalten Sexualverhalten Erbrechen Nozizeption Motorik
Dopamin	Zentrale Wirkung natürlicher, als belohnend empfundener Reize Wirkung von Drogen wie Opiaten, Kokain und Alkohol
Katecholamine	systemisches Nervensystem extrapyramidale Motorik
Azetylcholin	Motorik vegetative Regulation Lernen Gedächtnis

2

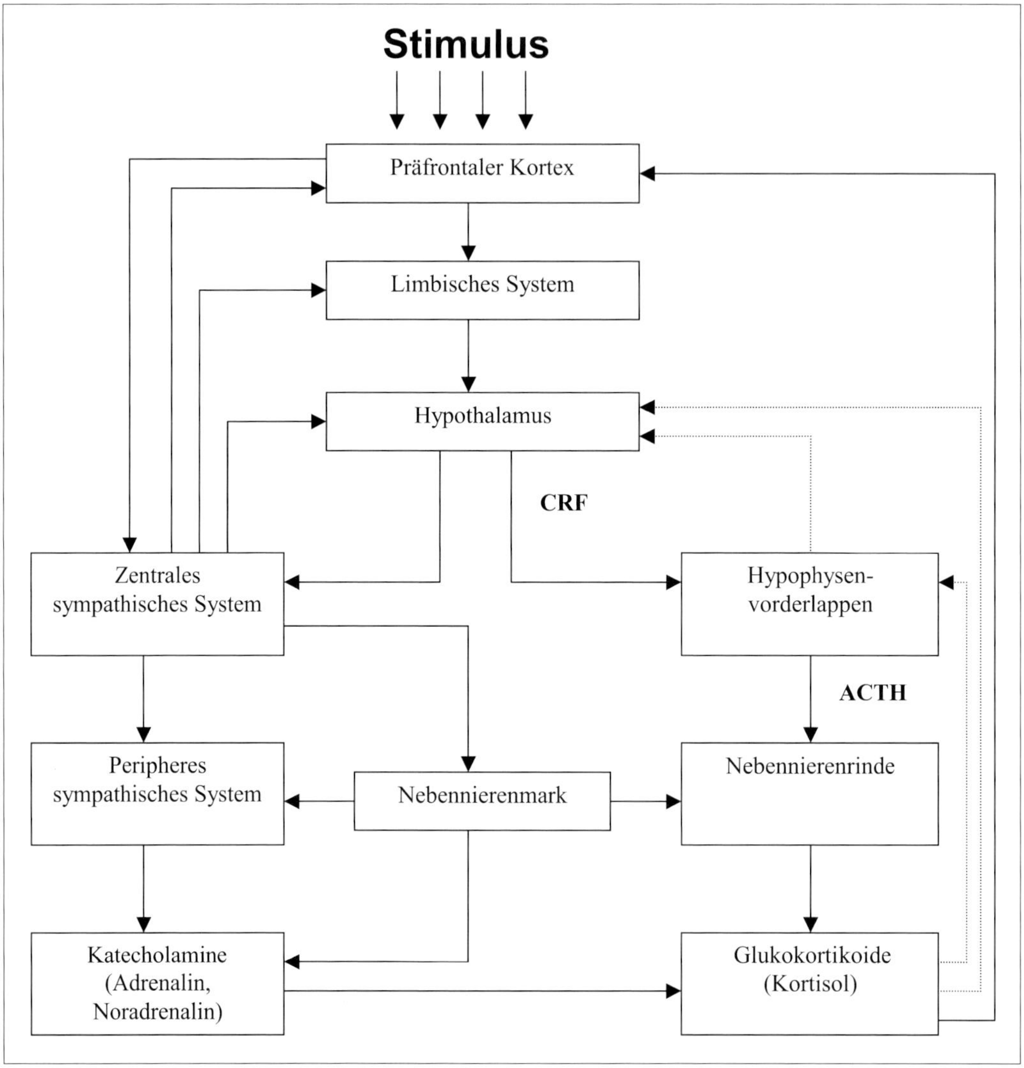

Abb. 65 Übersicht der wichtigsten am Stress-Reaktionsprozess beteiligten zentralen und peripheren Systeme. Aktivierung (durchgehende Pfeile), Hemmung (gepunktete Pfeile), CRF Corticotropin Releasing Factor, ACTH Adrenokortikotropes Hormon.

plasmatische **Phospholipase $A_2\alpha$ ($PLA_2\alpha$)**, die aktivierend in den Arachidonsäurestoffwechsel der Zellmembran eingreift und damit deren Umwandlung in entzündungsfördernde Eicosanoide (u. a. Prostaglandine, Thromboxan, Prostacyclin und Leukotriene) steuert.

2. Glukokortikoide induzieren die **MAPK-(mitogenaktivierte-Proteinkinase-)Phosphatase 1**. Da bei jeder Entzündung die MAP-Kinasen aktiviert werden, ist ihre Regulation durch Dephosphorylierung von besonderer Bedeutung. Dies ist für die Regulation von Signalen aus der ECM in das Zellplasma über die die extrazelluläre Signale leitenden Kinasen (ERK1 und 2, die ebenfalls zur Familie der MAPKs gehören) von besonderer Bedeutung. MAPK-Phosphatase 1

hemmt auch die Phosphorylierung der $PLA_2\alpha$ und damit deren Aktivierung.

3. Der GR-Komplex hemmt auch den Transkriptionsfaktor NFκB, der die Gene für die Bildung entzündungsfördernder Zytokine aktiviert (Hatz 1998, Rhen und Cidlowski 2005). Allerdings dürfen die z. T. erheblichen Nebenwirkungen nach längerer oder hochdosierter Glukokortikoidtherapie (u. a. Cushing-Syndrom, gastrointestinale Ulcera, Immunsuppression, Muskelatrophie, Knochennekrose, Osteoporose, Thrombose, Hypogonadismus) nicht übersehen werden (Rhen und Cidlowski 2005).

Für Stressverarbeitung sowie Lern- und Gedächtnisfunktionen ist im limbischen System vor allem der Hippocampus zuständig. In dessen fronto-basalem Bereich findet sich der die affektive Stimmung dominierende Mandelkern (Abb. 64). Dieser wird durch die Hypophysenhinterlappenhormone Oxytocin und Vasopressin sympathisch und parasympathisch beeinflusst. Menschen mit gestörtem Mandelkern können z. B. keine Gefahrensignale identifizieren, sind affektiv enthemmt und damit unfähig zu einer geregelten Stressverarbeitung (Damasio 1995).

Im vorderen Stirnhirn (präfrontaler Kortex) sind die drei Fähigkeiten lokalisiert, die den SRP steuern: zielorientiertes Denken, Entscheidungsfindung, Körperwahrnehmung und die über **Spiegelneurone** geförderte Empathie. Dadurch werden situationsgerechte Abwägungen und Vorentscheidungen veranlasst.

Vereinfacht lässt sich der Ablauf des Stressphänomens dann folgendermaßen darstellen: Am Beginn des Prozesses steht die Gefühlswahrnehmung neuartiger und/oder als bedrohlich eingestufter Ereignisse. Dabei entwickelt sich eine hohe Aktivität von Neuronen und Spiegelneuronen im präfrontalen Kortex. Sie projizieren in das limbische System, wo charakteristische Aktivitätsmuster entstehen, die die endokrinen und vegetativen Kerne im Hypothalamus und Gehirnstamm aktivieren und andererseits das periphere sympathische und adrenomedulläre System stimulieren. Die unterste Ebene des SRP stellt daher zunächst die Erhöhung des Katecholaminspiegels im Blut dar sowie das schnelle Durchspielen der gegebenen Situation über Spiegelneurone. Bei anhaltendem Stress kommt es zu Veränderung der Hirndurchblutung, Insulinresistenz, Schädigung des Gefäßendothels bis zu Einschränkung von Substraten für Gehirnstoffwechsel und Hormonsynthese. So entstehen die oben genannten Krankheitsbilder (Huether et al. 1997, Heine 2001c, d). Damit es durch die positiven Rückkopplungsprozesse nicht durch Aufschaukeln zum Zusammenbruch des Systems kommt, werden vermehrt gegenregulierende Glukokortikoide freigesetzt. Allerdings steigt dadurch die Gefahr von Immunsuppression und vermehrter Kollagenbildung in der ECM. Durch die gleichzeitig im Stressgeschehen vermehrt auftretenden Radikalionen wird eine **latente Gewebsazidose** provoziert. Da diese Glukokortikoid-Symptomatik auch im Alter auftritt, **ist Alter einem proinflammatorischen Stressprozess zu vergleichen** (Heine 2002b).

Die Blut-Hirn-Schranke ist für Glukokortikoide durchgängig, dadurch können diese direkt die Funktion von Hirnnervenzellen beeinflussen. Auf diese Weise werden Verhaltensreaktionen gefördert, die sich für eine erfolgreiche Beendigung des Stress-Reaktions-Prozesses eignen (Huether et al. 1997). Allerdings lässt sich dadurch aber nur ein kurzzeitiger Stress kompensieren.

Langfristig führt ein Überangebot an Glukokortikoiden zu Schädigungen und Degeneration noradrenerger Axone im ZNS und zum Untergang der Pyramidenzellen im Hippocampus, wodurch u. a. das Kurzzeitgedächtnis geschädigt wird (Muck et al. 1984).

Eine besondere Bedeutung kommt dabei dem Östrogen zu. Die meisten Neurone im basalen Vorderhirn sind cholinerg und tragen Östrogenrezeptoren. Allgemein sichert Östrogen das neuronale Überleben in den Gehirnregionen, die für kognitive Funktionen zuständig sind (basales Vorderhirn, Hippocampus) (Mayeux 2001). Im Hippocampus reguliert Östrogen die Synapsenbildung und induziert die Aktivität zweier u. a. für die normale Erinnerungsfunktion wichtiger Schlüsselenzyme, nämlich Acetylcholintransferase und Acetylcholinesterase (Mayeux 2001). Eine ausgeprägte Degeneration des cholinergen Systems vom basalen Vorderhirn bis zum Kortex wird regelmäßig beim Morbus Alzheimer gefunden. Daraus könnte geschlossen werden, dass hohe Stressanflutung bei Frauen nach der Menopause die Gefahr der Entwicklung einer Alzheimer-Demenz erhöht, weil für die Funktion der cholinergen Axone in kognitiven Arealen zu wenig Acetylcholin zur Verfügung steht (Mayeux 2001).

Bedeutung von Zytokinen im Stressgeschehen

Zytokine vermitteln über die ECM Informationen zwischen allen Zellen („Zytokinnetzwerk"). Für das Stressgeschehen ist es von Bedeutung, dass Zytokine im ZNS an sehr verschiedenen Regulationsmechanismen beteiligt sind (Übersicht s. Müller 1997):

- Initiierung von Immunprozessen bei entzündlichen Erkrankungen
- Regulation der Blut-Hirn-Schranke
- Regulierung der Hormone der HHN-Achse
- Differenzielle stimulatorische und hemmende Effekte auf die dopaminerge, serotoninerge, noradrenerge und cholinerge Neurotransmission.

Im Stressgeschehen stimuliert Noradrenalin dosisabhängig die IL-6 Produktion in Astrozyten (Müller 1998). IL-6 selbst stimuliert die Synthese der proinflammatorischen Zytokine Il-1, Il-2 und TNF-α. (In der Peripherie werden diese Zytokine u. a. von den entzündungsfördernden Th1-Lymphozyten sezerniert.) Dies zeigt, dass Zytokine kaskadenförmig allein durch Neurotransmitter bereitgestellt werden können. Dadurch ist eine wichtige psychoneuroimmunologische Schleife zwischen Stressverarbeitung, psychiatrischen Erkrankungen, Autoimmunerkrankungen und Infektanfälligkeit gegeben (Maes 1995, Müller 1997, Heine 2001b, c). (Beziehungen zum Tumorgeschehen s. S. 140)

Therapeutische Möglichkeiten

Bei Dauerbelastungen mit erhöhter Kortisolausschüttung und erhöhtem Katecholaminspiegel können sich Schädigungen des Herz-Kreislauf-Systems, des Muskel- und Skelettsystems mit seinem Sehnen- und Bandapparat entwickeln und zur Schwächung des Immunsystems und zum Anstieg von Radikalionen führen. Allgemein resultiert eine katabole Stoffwechsellage mit erhöhtem Insulinspiegel (Selye 1971).

Der katabolen Stoffwechsellage bei Stress muss anabol gegengesteuert werden (Schole und Lutz 1988). Dabei können Ernährung (Kohlenhydratrestriktion!), psychische Übungen (u. a. autogenes Training zur Erhöhung der individuellen Kontrollmöglichkeiten, Traditionelle Chinesische Medizin, Aryurveda), körperliches Training mit medikamentöser Therapie, je nach Überwiegen der psychischen oder körperlichen Symptome kombiniert werden (Tewes 1996). Aus biologisch-medizinischer Sicht sind auch Phytotherapie, Homöopathie und antihomotoxische Homöopathika (z. B. Cerebrum compositum) zur Stressbewältigung geeignet (Heine 2001c). Wie bereits beschrieben, können mit Antihomotoxika wie Traumeel erhöhte proinflammatorische Zytokine durch Anregung einer immunologischen Beistandsreaktion herabreguliert werden (Heine 2001b, c, Heine und Andrä 2002).

Übersicht

Schmerz ist nur zu Beginn eine Entität mit spezifischer Ursache. Je länger er dauert, umso mehr besteht die Gefahr der Verselbständigung durch Ausweitung auf primär nichtnozizeptive Felder.
Viszeromotorische und sensible Nerven haben die Fähigkeit im terminalen Bereich Schmerz- und Entzündungsmediatoren freizusetzen, wodurch neurogene Entzündungen ausgelöst werden können (Fibromyalgie!). Die auf diese Weise veränderte ECM ist wiederum „Schmerzinformant" für afferente Nerven.
In Hypothalamus, Hippocampus und limbischem System laufen Schmerz- und Stressgeschehen zusammen. Das Stressgeschehen lässt sich in einen kontrollierbaren und einen nichtkontrollierbaren Stress-Reaktions-Prozess differenzieren. Für beide Reaktionsformen stellt das limbische System den Bezugspunkt dar. Dieses ist mit der neuroendokrinen Stressachse Hypothalamus-Hypophyse-Nebenniere verbunden. Der gesamte psychoneuroimmune Stressprozess wird durch Zytokine aufeinander abgestimmt. Bei unkontrollierbarem Stress-Reaktions-Prozess können durch Störungen der Interaktionen von Neurotransmittern, Hormonen und Zytokinen psychische Erkrankungen auftreten.
Aus therapeutischer Sicht muss neben den bekannten Therapiemaßnahmen der katabolen

Stoffwechsellage bei Schmerz wie auch Stress anabol gegengesteuert werden, z. B. durch Kohlenhydratrestriktion, psychische Übungen und körperliches Training bei gleichzeitiger medikamentöser Therapie.

2.6 Altern und Ernährung

Eine der größten Herausforderungen für das Gesundheitswesen ist ein besseres Verständnis für den **„sozioökonomischen Gradienten"** (SG) (Sapolsky 2005). Der SG bezieht sich auf die Tatsache, dass in den westlichen Ländern bei unteren Gesellschaftsschichten das Risiko zur Entwicklung von Herz-Kreislauf-, Atemwegs-Lungenerkrankungen, Rheuma und psychischen Krankheiten zunimmt (Sapolsky 2005). Der Einfluss des SG verstärkt sich mit zunehmendem Alter, aufgrund zunehmender Krankheits- und Pflegekosten. Der SG lässt sich im Kontext mit Stress sehen, d. h. Altern wird in verschiedenen Gesellschaftsschichten als eigene Form von Stress erlebt. Psychosoziale Stressoren verursachen Gefühle des Kontroll- und Orientierungsverlustes. Dazu kommen Umweltfaktoren (physikalische Stressoren) wie Wohnung, Lärm, schlechte Luft, erzwungene Immobilität durch inadäquate Bewegungshilfen, schlechte medizinische Versorgung u. a. m. Die daraus entstehenden Frustrationen führen zu einer Vielzahl endokriner und neuronaler Adaptationen, wobei besonders mit zunehmendem Alter (ca. ab 60 Jahren) das Risiko von Bluthochdruck, Arteriosklerose, insulinresistentem Diabetes (Diabetes Typ II), Immunsuppression, gestörter Sexualität und depressiven Verstimmungen zunimmt (Füsgen et al. 2000).

2.6.1 Geriatrie und Gerontologie

Literatur über Besonderheiten des Alters liegt schon in der griechisch-römischen Antike vor. Sie formierte sich in wohlhabenden, gebildeten Kreisen als eine Rhetorik der **Altersverteidigung**. In Ciceros Schrift „Cato maior de senectute" (Cato der Ältere über das Alter; 44 v. Chr.) findet sich das Bonmot der kynischen Philosophie, dass jeder alt werden, jedoch keiner alt sein will. Diese Schriften verweisen auch bereits auf die Eigenverantwortlichkeit für ein Gelingen des Alterns: „Man soll jedoch nicht nur den Körper stärken, sondern noch viel mehr die Denkkraft, den Geist" (Übersicht s. Schäfer und Moog 2005).

Damit sind bereits die wesentlichen Positionen umrissen, die sich etwa 200 Jahre später bei Galen zu einer eigenen Lehre vom gesunden Altern verdichten, dargestellt in der Schrift *Über die Gesundheit*. Darin stellt er dar, dass das Alter ein Mittelding zwischen Krankheit und Gesundheit sei, mit einem Zustand einer „labilen Gesundheit" (Galen, zit. n. Schäfer und Moog 2005). An dieser Einschätzung hat sich bis zum Beginn des 20. Jahrhunderts nichts geändert. Im Zentrum stand eine präventive und therapeutische Lebensgestaltung („Diätetik"), die den physiologischen Gegebenheiten entsprechen sollte. Sie beschränkte sich nicht nur auf Ernährungsregeln, sondern zielte auf eine weitreichende Beeinflussung von Verhalten und Umwelt alternder Menschen, wie die Wahl von Wohnort, Heizung, Kleidung, Gymnastik, Massagen und Bäder. Empfohlen wurden auch ein geregelter Wechsel von Schlaf- und Wachzeiten, regelmäßige Ausscheidungen sowie geschlechtsspezifische Empfehlungen. Die Problematik war nicht primär, da in der frühen Neuzeit nur etwa 5 % eines Jahrganges das 60. Lebensjahr erreichten (Schäfer und Moog 2005).

Der im Jahr 1909 nach Amerika ausgewanderte österreichische Arzt Ignaz Nascher (1863–1944) prägte den Begriff „geriatrics" (Altersheilkunde). Naschers Konzept einer **Geriatrie**, die in alten Menschen primär nicht Patienten, sondern eine besonders zu betreuende Altersgruppe sieht, entstand als Gegenbewegung zur klinisch-pathologischen Medizin des 19. Jahrhunderts, die den alten Menschen aus dem Blickwinkel des Krankhaften und Verfallenden sah. Nascher hingegen betonte die natürliche Involution bis hin zum Alterstod. Dies verlangt interdisziplinäre Vernetzung und Optimierung der Therapien für Hochbetagte. Die Institutionalisierung der Geriatrie erfolgte erst nach dem Zweiten Weltkrieg aufgrund der jetzt deutlich erkennbaren demographischen Entwicklung hin zu verlängerter Lebenszeit. Dies ist Folge verbesserter sozialer, ökonomischer und hygienischer Verhältnisse sowie altersunabhängiger, neu entwickelter Behandlungsmöglichkeiten (Schäfer und Moog 2005).

Die Geriatrie, als interdisziplinäre Wissenschaft, hat in der **Gerontologie** eine über die Medizin hinausgehende Bedeutung. Es handelt sich um die Einbeziehung sozialer, rechtlicher, kultureller, theologischer und philosophischer Fragen.

Der Begriff „Gerontologie" wurde bereits von dem Advokaten Theodosius Schöpffer (1631–1711) vor über 300 Jahren geprägt. Er wollte Aussagen vor allem zur Forensik im Alter (Altersfeststellung, Testier- und Zeugungsfähigkeit etc.) gewinnen.

Wenn auch die Wurzel der Gerontologie außerhalb der Medizin liegt, wurde dieser Begriff von dem Internisten Max Bürger in den 30er-Jahren des vergangenen Jahrhunderts mit dem Begriff „Altersforschung" verschmolzen. Dies wird auch heute noch häufig so gesehen, wodurch Gerontologie zunehmend teils als Oberbegriff, teils auch als Bezeichnung für eine eigene Wissenschaft neben der Geriatrie verstanden wird (Schäfer und Moog 2005). Die sich daraus ergebenden vielfältigen Fragen werden zu ganz neuen medizinischen und sozialen Dienstleistungsformen für Betagte führen.

Der historisch gewachsene Ansatz, das Alter vorurteilsfrei als eigenständige Lebensphase zu betrachten und entsprechende Hilfsangebote zu ihrer Gestaltung zu machen, wird zum vordringlichsten Problem einer überalternden Bevölkerung werden. Davon sind die einseitigen Angebote einer **Anti-Aging-Medizin**, dem Wortsinn nach als „altersfeindlich" zu übersetzen, zu trennen (Schäfer und Moog 2005).

2.6.2 Altern aus der Sicht der Grundregulation

Es wurde bereits verschiedentlich erwähnt, dass die Alternsvorgänge in der ECM und der Grundregulation proinflammatorischen Charakter haben und dem Stressgeschehen zuzuordnen sind. Ein typischer Hinweis ist die Insulinresistenz und eine zunehmende sich über alle Gefäßprovinzen ausbreitende Arteriosklerose („Physiosklerose", Bürger 1957). Die dadurch bedingte Ischämie aller Gefäßprovinzen hat entsprechende alterskonforme **„physiopathologische"** Funktionsminderungen und strukturelle Involutionen der Organe zur Folge. Es darf auch nicht übersehen werden, dass die proinflammatorische Kollagenzunahme im Alter Organfibrosen Vorschub leistet und dabei klinisch gar nicht aufzufallen braucht. Man vermutet, dass gegenwärtig bereits jeder zweite Todesfall durch Organfibrosen verursacht wird (Übersicht s. Kaulen 2006).

Von Ernährungswissenschaftlern (Kollath 1981, Anemueller 1993) wurde stets darauf hingewiesen, dass Altern keine Krankheit sei, es deshalb auch keine Diätvorschriften im Sinne einer Krankenkost geben könne. Für die „Physiopathologie" der funktionellen Minderleistungen der Organe lassen sich folgende übergeordnete Gesichtspunkte herausstellen:

- Verringerte Enzymaktivitäten führen u.a. zu moderater Hyperammonämie im Gehirn, zu schlechterem Nahrungsaufschluss im Darm und zu erhöhtem Ammoniakanfall.
- Nachlassende Leistungskapazität des Leberparenchyms führt u.a. zu einer schlechteren Regulation der Blutlipide und gesteigerter Gerinnungsaktivität sowie verringerter Leistungsfähigkeit der Ammoniakentgiftung.
- Einschränkung der Funktion der Inselzellen im Pankreas führt u.a. zu verzögertem Glukoseumsatz.
- Verringerte glomeruläre Filtration führt u.a. zur Einschränkung der tubulären Resorption und Sekretion, speziell der Ausscheidung von Endprodukten des Eiweiß- und Purinstoffwechsels.
- Verminderte Gehirndurchblutung führt u.a. zu Altersdemenzen.

Auffällig ist die zunehmende Ammoniakbelastung im Alter, die u.a. erheblich zur Entwicklung von Altersdemenzen beiträgt (Heine 2004c, Häberle und Koch 2004). Dieses Geschehen wird in unseren Breiten durch eine unangemessen hochkalorische Ernährung alter Menschen unterstützt. Vor allem ist der Verbrauch an Weißzucker, Weißmehl und Fleisch im Vergleich zu naturbelassenen Lebensmitteln zu hoch, wodurch der oxidative Stress und die latente Gewebsazidose gefördert werden (Füsgen et al. 2000). Milch und Milchprodukte und pflanzliche Lebensmittel als Reduktionsmittel werden dagegen weniger aufgenommen. Die Versorgung an Mikronährstoffen wie Vitaminen (Vitamin C!), Mineralien und Spurenelementen, die ohnehin in unserer Bevölkerung marginal ist, ist bei alten Menschen unzureichend (Übersicht s. Becker 1995) (Abb. 66). Dies ist vor allem in Hinblick auf Osteoporose (Kalziummangel), Schilddrüsenerkrankungen (Jodmangel) und Herz-Kreislauf-Beschwerden (Magnesium- und Basenmangel) problematisch. Eine ausreichende Nährstoffversorgung kann auch durch körperliche Behinderungen, eingeschränkte Mobilität, Erkrankung der Verdauungsorgane, schlechte Lebensmittelhygiene, Medikamentenabusus und geistige Beeinträchtigungen behindert werden. Aber auch psychosoziale Probleme (einschneidende Lebensereignisse, Depressionen, Einsamkeit, soziale Isolation, materielle Not) bewirken, dass der Nährstoffbedarf nicht ausreichend gedeckt ist (Übersicht s. Becker 1995).

Während der **Nährstoffbedarf** der Zellen im Alter gleich bleibt, nimmt der Energiebedarf mit steigendem Alter ab (u. a. Nachlassen der körperlichen Aktivität). Menschen, die 65 Jahre und älter sind, benötigen höchstens noch ca. 1800 kcal pro Tag und damit mehrere hundert Kalorien weniger als jüngere Menschen. Da der Nährstoffbedarf im Alter gleich bleibt, der Energiebedarf aber sinkt, muss die **Nährstoffdichte** breiter gefächert angeboten werden (Abb. 66).

> Die Senioren-Kost muss an Energie reduziert werden, dafür reich an Mikronährstoffen, reduzierenden Elementen, z. B. weitgehend naturbelassenen Lebensmitteln (Vegetabilien nur garen, nicht kochen!), und säureneutralisierend, d. h. basisch (Gemüse, ausreichende Mengen an Flüssigkeit, Bikarbonatzufuhr) sein.

Besonderes Augenmerk ist auf die in der Gesamtbevölkerung stark zunehmenden klinisch nicht abklärbaren Darmbeschwerden zu richten (McDonald und Monteleone 2005). Die dabei auftretenden Symptome sind mit Antriebslosigkeit und chronischen Müdigkeitsgefühlen, Leistungsminderung sowie Anfälligkeit für psychosoziale Probleme (Arbeitslosigkeit, Alkoholismus, Störung partnerschaftlicher Bindungen u. a. m.) verbunden. Derartige Beschwerden stellen eine Crux in der täglichen ärztlichen Praxis dar. Die Bedeutung der Schleimhäute, insbesondere der Darmschleimhaut, für die Aufrechterhaltung und Regelung des lebensnotwendigen **Immun-Keimflora-Systems** ist hier von besonderer Bedeutung und wurde im Abschnitt Immunologie geschildert. Bei chronischer Störung des Immun-Keimflora-Systems besteht die Gefahr der Entwicklung eines Circulus vitiosus, der zum Ausgangspunkt chronischer Krankheiten und Tumoren werden kann. Abgesehen von der Empfehlung zur Stressreduktion hat die Schul-

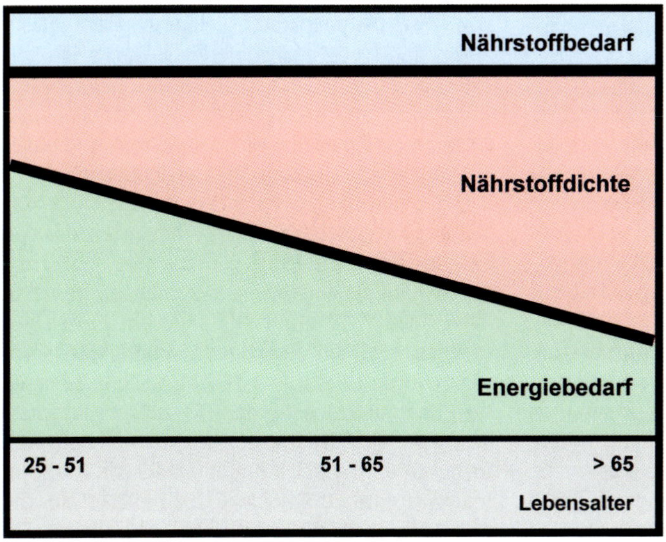

Abb. 66 Abhängigkeit der Nährstoffdichte vom Alter (nach Becker 1995).

medizin hier kaum etwas zu bieten. Aus Sicht der biologischen Medizin ist jedoch durch Ernährungsumstellung, Entspannungsübungen, durch Zufuhr von Mikronährstoffen und Immunstimulantien (**Präbiotika**) und insbesondere durch **Probiotika** bzw. **probiotisch wirkende Präparate** zur Regelung, Unterstützung und Regeneration der Darmflora, speziell der führenden Darmkeime Lactobacillus und Bifidus (sie machen zusammen 95 % der intestinalen Keimflora aus), viel zu erreichen (Heine 2002a, 2005d).

Ein Naturheilmittel (Matricell®), das derartige prä- wie probiotische Eigenschaften in sich vereint und gleichzeitig die latente Gewebsazidose zurückdrängt, stammt von der Biene (Apis melifera): Der **Weiselsaft (Geleé Royale)** enthält neben vielen Nährstoffen einen bedeutenden Anteil an Niacin (Sammelbegriff für Nikotinsäure und Nikotinsäureamid), das als Koenzym an den meisten Redox-Reaktionen in den Zellen beteiligt ist. In **Kittharz (Propolis)** finden sich neben einem hohen Gehalt an reduktiven Polyphenolen antimikrobielle Peptide und **Pollen**. Pollenbestandteile sind als Immunstimulanzien seit altersher bekannt (Übersichten s. Rimpler und Bräuer 2004, Heine 2005 a, b). Matricell® wird daher zu Recht als „Multi-Target"-Präparat bezeichnet (Heine 2005 d) (s. S. 39).

2.6.3 Die Bedeutung von Sauerstoffradikalen und Insulin bzw. insulinähnlichen Molekülen für den Alterungsprozess

Wenn auch Altern zweifellos ein multifaktorieller Prozess ist, so ist doch seit Jahrzehnten bekannt, dass **Kalorienrestriktion** (KR) die Lebenszeit durch Verlangsamung des Metabolismus und Reduktion von Sauerstoffradikalen (reaktive Sauerstoffspezies ROS) verlängert. Dies wird als **Radikalentheorie des Alterns** bezeichnet (Übersicht s. Hekemi und Guarente 2003).

Allein das Zusammenwirken im Körper von Wachstum, Reproduktion und somatischer Stabilität durch den Stoffwechsel stellt ein, wenn auch physiologisches, Stressereignis dar mit ständiger ROS-Produktion. Der Preis dafür ist ein fortschreitender Alterungsprozess. Die Hauptquelle für ROS sind die Mitochondrien, sie entstehen bei ATP-Bildung entlang der Atmungskette und über die oxidativen Membranenzyme des endoplasmatischen Retikulums (z. B. Cytochrom P450 (CYP) Enzyme). Die alterungsbedingt in den Zellen vermehrt entstehenden ROS tragen durch Mitochondrienschädigung zu erhöhter Insulinresistenz im Alter bei (Altersdiabetes). Dabei wird in allen Zellen das Zelluntergangsprogramm (Apoptose) vermehrt aktiviert (Lazar 2005). Durch ROS werden nicht nur Mitochondrien geschädigt, sondern auch deren mitochondriale DNA (mtDNA), die alterungsbedingte Mutationen aufweist. Daraus ergeben sich Störungen der Atmungskette, des Zitronensäurezyklus und der Lipidverstoffwechselung (beta-Oxidation). Besonders betroffen sind davon die speziell glukoseabhängigen Organe Muskulatur und Leber. Die damit einhergehende Anhäufung von Lipiden im Zellplasma ist wesentliche Ursache der alterungsbedingten Insulinresistenz. In Zellen, die sich nach der Geburt nicht mehr teilen, wie den Nervenzellen, aber auch in Muskelfasern und vielen anderen Zellformen entsteht aus diesen nicht verstoffwechselten Lipiden das an Proteine gebundene, den Zellstoffwechsel störende Alterspigment (**Lipofuszin**). Zusätzlich nimmt die Zahl der Mitochondrien im Alter ab (Petersen et al. 2003). Der proinflammatorische Status der alternden Grundregulation mit erhöhtem TNF-α erhöht zusätzlich die Insulinresistenz (Übersicht s. Heine 2002a).

ROS haben aber auch gute Eigenschaften. Sie sind u. a. in die Regulation der Signaltransduktion von Wachstumsfaktoren eingeschaltet (Hasty 2003). ROS werden normalerweise durch detoxifizierende Enzyme (u. a. Dismutasen, Peroxidasen, Glutathion) in Schach gehalten. Hohe ROS-Detoxifizierung und niedrige ROS-Produktion sind daher ein wesentliches Faktum für Langlebigkeit.

Um gegen oxidativen Stress gesichert zu sein, muss es ein genetisches Programm geben, das den exogen und endogen verursachten Zellstress durch Bildung entsprechender Signalproteine so aufeinander abstimmt, dass Altern überhaupt möglich wird. **Ein derartiges „Langlebigkeitsprotein" wurde in Sirtuin 1 (SIRT1, „Silent Information Regulator") gefunden.** Es ist ein stammesgeschichtlich stark konserviertes Protein, das sich im gesamten Tierreich findet (Übersicht s. Hekimi und Guarente 2003). Das Gen für SIRT1 ist eine Deazetylase, die die Expression von Genen ermög-

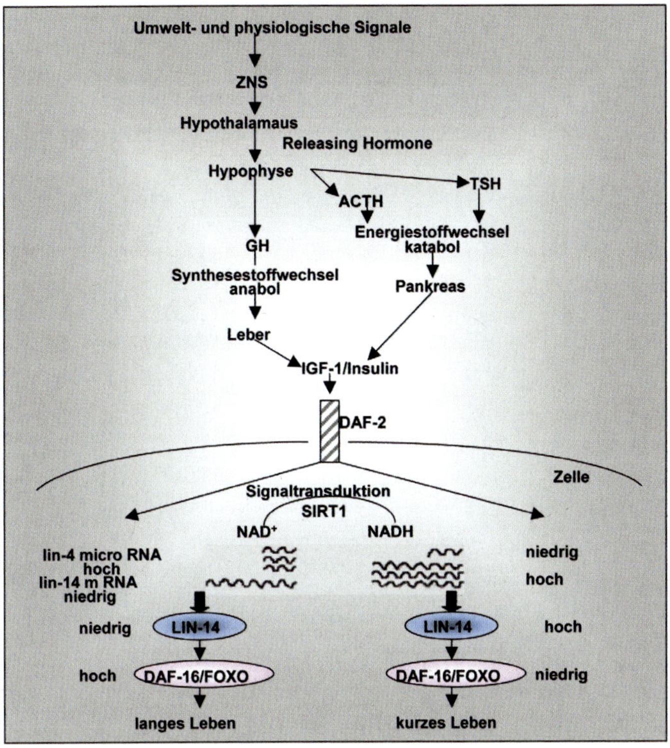

Abb. 67 Hypothese der Regulation der Lebenszeit durch lin-4micro RNA und SIRT (Sirtuin)1. Die GH/IGF-1/Insulin-Achse führt über den Insulinrezeptor DAF-2 zur Signaltransduktion von Wachstums- und Insulinsignalen unter energetischer Steuerung von SIRT1-NAD$^+$: NADH (oxidiertes: reduziertem Nikotinsäureamid-Dinukleotid). Bei geringem Energieaufwand ist SIRT1 stets aktiviert, der lin-4-micro-RNA-Spiegel hoch, der lin-14 m (messenger) RNA-Spiegel niedrig. Dadurch wird der insulinabhängige Transkriptionsfaktor DAF-16/FOXO aktiviert und die Lebenszeit verlängert; das Umgekehrte läuft bei höherem Energieaufwand ab (heterochroner Kreis). ACTH Adrenocorticotropes Hormon, GH (growth hormon, Wachstumshormon). IGF-1 Insulinähnlicher Wachstumsfaktor (teilweise nach Antebi 2005).

licht, die sämtlich in Beziehung zum Alterungsprozess stehen (Abb. 67) (Hekimi und Guarente 2003). In Säugetierzellen bindet SIRT1 u. a. an das Tumorsuppressorgen p53 und deazetyliert es. Dadurch werden Gene herabreguliert, die die Apoptose anregen. Die durch schädigende Agentien (Mikroben, organische Umweltgifte, Stress) auslösbare chronische Apoptose wird dadurch vermindert, wodurch eine Verlängerung der Organfunktionen möglich ist. Allerdings besteht dadurch auch eine erhöhte Gefahr der Krebsentwicklung (Hekimi und Guarente 2003).

> Die SIRT1-bedingte Verminderung der Apoptose im Alter dürfte einer der Gründe sein, warum mit zunehmendem Alter die Gefahr der Tumorentwicklung steigt.

SIRT1 benötigt den Cofaktor NAD (Nikotinamid-Ademin-Dinukleotid). Dadurch wird SIRT1 an den gesamten Zellmetabolismus angeschlossen. Denn das Redoxpaar NAD$^+$:NADH ist praktisch an allen Enzymreaktionen in der Zelle beteiligt. Das Paar ist gleichzeitig ein Registrator extrazellulärer Einflüsse, wodurch ein direkter Zusammenhang zwischen Kalorienrestriktion und verlängerter Lebenszeit erkennbar wird.

> Unter Kalorienrestriktion (KR) führt SIRT1 u. a. zu einer verbesserten physikalischen Leistungsfähigkeit, vor allem der Muskelkraft (Hill et al. 2003). KR sollte daher besonders bei älteren Menschen mit Bewegung verbunden sein. Nach Hill et al. (2003) reicht dazu bereits ein täglicher Spaziergang von 15 bis 20 Minuten aus.

Experimentell hat sich bei allen tierischen Zellen zeigen lassen, dass bei Mutationen im SIRT1-Gen oder bei Verminderung von NAD der KR-Effekt erlischt (Hekimi und Guarente 2003).

SIRT1-NAD:NADH als Sensor extra-intrazellulärer Stoffwechselereignisse ist an übergeordnete sog. **heterochrone Genorte** angeschlossen, die einen regulatorischen Zirkel („**heterochroner Kreis**") bilden. Sie bringen die Organe in zeitliche Abstimmung zueinander (Antebi 2005, Boehm und Slack 2005). Diese Gene sind in die Programme für Zellteilung, Migration und Differenzierung eingeschaltet.

Der für den Alterungsprozess und lange Lebenszeit wichtigste heterochrone Kreis ist die lin-4-mikro-RNA (miRNA) zusammen mit der lin-14-messenger-RNA (mRNA) bzw. dessen Protein (Antebi 2005) (**Abb. 67**).

> miRNAs sind Regulatoren (Bioregulatoren) der von dem jeweiligen Gen transkribierten mRNA. miRNAs modulieren posttranskriptional mRNAs, um die von ihnen eingeleitete Proteinsynthese zu präzisieren (Zamore und Haley 2005, Farh et al. 2005).

Die Beziehungen zwischen lin-4-miRNA und lin-14-Protein beeinflussen die Lebensspanne durch Regulation des GH- (Wachstumshormon-)/IGF-1 (Insulinähnlicher Wachstumsfaktor-1-)/Insulin-Signalwegs. Dieser steht in Rückkopplung zu SIRT1 (Hill et al. 2003, Antebi 2005). Bereits die geringste Abnahme von GH/IGF-1/Insulin-Signalen verlängert die Lebensspanne (Antebi 2005). Die damit verbundene Abnahme der Aktivität des heterochronen Kreises führt zur Aktivierung eines Stress-Resistenz-Transkriptionsfaktors (DAF-16/FOXO) für Gene des Stresswiderstandes, der DNA-Reparatur, der unspezifischen Immunität und von den Chaperonen, den Hitzeschockproteinen, die für die richtige Proteinfaltung verantwortlich sind (Antebi 2005) (**Abb. 67**). Bei dem Wurm Caenorhabditis elegans (Nematode) verlängert sich dadurch die Lebenszeit um das Doppelte (Hill et al. 2003, Tatar et al. 2003).

Es gibt weitere Gene wie daf-2, isp-1, clk-1 und ctb und ihre Proteine, die eine bedeutsame Rolle für eine verlängerte Lebenszeit spielen: daf-2 und isp-1 schützen vor ROS durch Erhöhung der Synthese detoxifizierender Enzyme. Die Proteine clk-1 und ctb verzögern den Elektronentransport entlang der mitochondrialen Atmungskette. Damit wird die ATP- und ROS-Bildung vermindert (Hekemi und Guarente 2003).

An der verbesserten Funktion von Mitochondrien unter KR ist auch Stickoxid (NO) beteiligt, da NO die Vermehrung von Mitochondrien und damit die ATP-Bildung sichern hilft. Der zelluläre Energiehaushalt benötigt daher NO. Darüber hinaus ist NO ein Neurotransmitter. Es ist weiter zuständig für die Regulation der Gefäßkontraktion und hemmt Entzündungen (Nisoli et al. 2005). NO entsteht aus L-Arginin durch das Enzym Stickstoffsynthetase. Das Enzym kann konstitutiv, d. h. permanent in einer Zelle, gebildet werden (eNOS oder NOSI) oder induziert sein, d. h. je nach Bedarf gebildet werden (iNOS). Hauptquelle von NO sind das Gefäßendothel und Makrophagen, vorausgesetzt es ist genügend L-Arginin in der Zelle vorhanden (Vollmar 1996).

> Da Altern einen proinflammatorischen Prozess darstellt, kann aus biologisch-medizinischer Sicht die L-Argininzufuhr zur Verlängerung der Lebenszeit beitragen. Geeignet sind Hülsenfrüchte, orthomolekulare Präparate und Mistelinjektionen.

In jüngster Zeit konnte ein Gen (**Klotho**) gefunden werden, das für ein zellmembrandurchsetzendes Protein kodiert. Es wurde bei der Maus im distalen Tubulus der Niere und den Zellen der stark durchbluteten Plexus chorioidei im Gehirn nachgewiesen. Der extrazelluläre Anteil von Klotho kann proteolytisch abgespalten und in die Blutbahn wie auch in die Zerebrospinalflüssigkeit abgegeben werden. Durch Bindung an seinen Rezeptor vermindert Klotho die intrazellulären IGF-1/Insulin-Signalwege. Klotho stellt somit bei Säugern ein **Anti-Aging-Hormon** dar (Kurosu et al. 2005).

Die zunehmende Glukoseverwertungsstörung und der erhöhte Anfall von ROS im Alterungsprozess verstärken die nichtenzymatische Glykosilierung, d. h. die Glukosebindung an alle ECM-Komponenten und die Zellglykokalyx, mit Bildung von **Advanced Glycation Endproducts** (AGEs, s. S. 79). AGE-Bildung entlang der Schwann'schen Zellhülle peripherer Nerven und auf der Membran „nackter" Axone führt zu diffusen schmerzhaften Neuropathien wie sie vor allem bei Diabetikern bekannt sind (Heine 2002b). Gleichzeitig wird stressbedingt durch Überlastung der Nebennieren vermehrt Kortisol ausgeschüttet, wodurch es u. a. zur Kollagenzubildung und Abnahme der spezifischen Abwehrfunktionen,

d. h. Zunahme von Autoimmunerkrankungen, kommt (Heine 2002b).

Der durch unsere westliche Zivilisation bedingte lebenslange Stress verstärkt den alterungsbedingten Stress, der für sich schon durch zunehmende Verschlackung der ECM und damit Belastung des nachgeschalteten Zellstoffstoffwechsels zunimmt. Der alterungsbedingte Stress wird durch Abnahme der Serumspiegel von Wachstumshormon (GH), TSH (Thyroidea-stimulierendes Hormon), Prolactin, IGF-1 und Insulin über die Zeit abnehmend balanciert. Durch Zunahme des sexualbindenden Hormons im Alter wird auch vermehrt Testosteron gebunden und inaktiviert (Longo und Finch 2003). Zum Erhalt des Organismus wird daher die stark energieverbrauchende Reproduktionszeit verkürzt bzw. bei der Frau völlig eingestellt. Schließlich ist, gemessen am physischen und psychischen Erhalt, auf Reproduktion am ehesten zu verzichten, wie dies bei längerem Hungern und nichtkompensierbaren Stress seit langem bekannt ist.

Alterungsbedingt nimmt daher die GH/IGF-1/Insulin-Achse ab, um als Alterspromotor das Individuum zu erhalten. Dies wird mit alternsbedingten Krankheiten (Diabetes Typ II, Arteriosklerose, Demenz u. a. m.) bezahlt (Übersicht s. Longo und Finch 2003). **Altern enthält also trotz aller exogenen und endogenen Einflüsse ein genetisches Programm.**

Für die Evolution des Menschen liegt der Sinn des Alterns offenbar darin, über eine bestimmte Zeit nach der Reproduktionsphase Erfahrungen weitergeben zu können. Bei allen anderen Lebewesen sind die Langlebigkeitsgene für eine möglichst lange Reproduktionszeit aktiv. Allerdings lassen sich in der aufsteigenden Primatenlinie zunehmend reproduktionsfreie Altersphasen beobachten.

Wird die Abnahme der GH/IGF-1/Insulin-Achse künstlich hoch gehalten, z. B. durch Zufuhr von GH, Medikamenten und operative Eingriffe, erhöhen sich Morbidität und Mortalität (Longo und Finch 2003). Die Physiopathologie des Alterns schlägt dann kurzfristig in pathologische Prozesse um, wie es u. a. die Zunahme von Diabetes Typ II, Herz-Kreislauf-Erkrankungen und Krebsbildungen von Prostata, Brust und Kolorektum sowie Altersdemenzen (vor allem Alzheimer-Demenz) deutlich zeigen (Longo und Finch 2003).

Bei jungen Menschen und Erwachsenen führt ein **GH-Mangel** zu verringerter Lebenserwartung und ist gekoppelt mit Zunahme des Körperfetts, verminderter Muskel- und Knochenmasse, Verhaltensproblemen, erhöhtem Risiko für Hochdruck, Insulinresistenz und vorzeitiger Bildung von Arteriosklerose (Faßbender et al. 2005).

Der häufige Einsatz von GH als „Anti-Aging“-Hormon ist daher sehr zweischneidig, da das Hormon in der Peripherie mit IGF-1 und Insulin gekoppelt ist. Anti-Aging-Effekte einer GH-Supplementierung konnten nur bei kurzfristiger Anwendung bei 60- bis 80-Jährigen mit sehr niedrigem GH-Plasmaspiegeln beobachtet werden. Chronische GH-Zufuhr fördert dagegen Altersleiden und Tumorentwicklung (Übersicht s. Longo und Finch 2003).

> Aus biologisch-medizinischer Sicht ist Stressabbau, Kalorienrestriktion und Erhalt der Nährstoffdichte der beste Weg, die GH/IGF-1/Insulin-Achse in altersgerechter Funktion zu halten.

2.6.4 Pathophysiologie des Übergewichts (Adipositas)

Die ständige weltweite Zunahme übergewichtiger Personen, besonders von Kindern, ist eine große medizinische und gesellschaftliche Herausforderung (Tab. 25). Die Folgen der Fettsucht sind in Tab. 26 dargestellt. In den USA sind ca. 40 % der Bevölkerung übergewichtig (Friedmann 2003). Dieser Wert ist wegen des vergleichbaren Lebensstils auch auf die deutsche Bevölkerung übertragbar.

Übergewicht wird nach dem **Body Mass Index (BMI)** definiert: Gewicht in Kilogramm dividiert durch das Quadrat der Körpergröße in Metern. Allerdings ist der BMI ein Maß, das keinerlei Individualität, Konstitutionstypen wie Leptosome oder Pykniker bzw. genetisch gesteuerte Einflüsse wiedergibt. Dadurch sind wie bei bestimmten Referenzwerten der Labordiagnostik, z. B. für die Cholesterinwerte, künstliche, für die Pharmalobby allerdings günstige therapiebedürftige Werte bzw. Gewichte erzeugbar. Die dabei auftretenden Nebenwirkungen werden in Kauf genommen. 1982 waren z. B. als normale Cholesterinwerte 150–240 mg/dl anerkannt (Psychrembel 1982), 14 Jahre später wird bereits ein Bereich von 200–

Tab. 25 Weltweite Zunahme des Anteils fettsüchtiger Kinder (Die Zeit, 29. August 2002).

Land	Jahre	Faktor (-fache Gewichtszunahme)	Alter
USA	1973–1999	3,3	6–11
Brasilien	1974–1997	3,6	6–9
Gahna	1988–1994	3,8	0–3
Ägypten	1978–1996	3,9	0–5
Australien	1985–1995	4,0	7–15
Costa Rica	1982–1996	2,7	0–7
Marokko	1987–1992	2,5	0–5
Japan	1970–1996	2,4	10
England	1984–1994	2,4	4–11
Deutschland	1982–1997	1,6	5–6
China	1991–1997	1,1	6–9

Tab. 26 Folgen von Übergewicht.

- Bluthochdruck
- Arteriosklerose
- Schlaganfall
- nächtlicher Atemstillstand
- Fettstoffwechselstörungen
- Diabetes mellitus
- degenerative Gelenkerkrankungen
- Nierenschäden
- Fettleber
- Gallensteine
- Asthma
- Essstörungen
- Arthrose, Plattfüße
- Depressionen
- Tumore (Brust und Dickdarm)

240 mg/dl als therapiebedürftig angesehen (Kratz et al. 2004).

Die schnelle Zunahme Adipöser in den letzten 30 Jahren ist prinzipiell auf die Zufuhr höherer Energiemengen bei geringerer Abgabe zurückzuführen (Hill et al. 2003). Hauptursache sind hoch kalorische Lebensmittel, die billig, stets verfügbar und schnell zuzubereiten sind und viel Weißmehl, Weißzucker und Fleisch enthalten und zu wenig Bewegung (Hill et al. 2003). Um ein normales Körpergewicht halten zu können, muss aber die Energiezufuhr der Energieabgabe entsprechen. Jeder kennt die Situation, wie schwierig es ist, einmal dazu „gewonnene" Pfunde wieder abzunehmen. Dies gilt besonders für Frauen, die normalerweise mehr Fettgewebe (Fettanteil 20–25 % des Körpergewichtes) als Männer (nur 15–20 %) haben (Rautenstrauch 2001). Eine ganze Industrie lebt von Diätvorschlägen und Diätmahlzeiten, die praktisch meist ohne Wirkung sind. Wird unter ärztlicher Aufsicht gefastet, sind die Pfunde nach der Kur schneller wieder da, als sie abgenommen wurden. Andererseits fördert eine unverantwortliche Film- und Presseindustrie einen Schlankheitswahn mit bedrohlicher Zunahme von Magersucht und Bulimie vor allem bei Mädchen und jungen Frauen.

Bei Untergewicht kommt es bei Jugendlichen zu verzögerter Geschlechtsreife. Auch die Wachstumsfugen der Knochen schließen verspätet, wodurch sich z. B. bei intensivem athletischem Training die Extremitäten verlängern (Übersicht s. Frisch 2002). Therapeutische Zuwendung bei Gewichtsproblemen ist kaum möglich, da Ärzte in Hinsicht Ernährung praktisch nicht ausgebildet werden. Dazu kommt, dass es auch in Schulen keine Gesundheitserziehung gibt. Da eine Behandlung Übergewichtiger sehr schwierig ist, kommt alles auf Prävention, d. h. Aufklärung über die Folgen der Adipositas an (Tab. 25).

Bereits die tägliche Reduktion von 100 kcal kann bei 90 % der Bevölkerung das Gewicht verringern. Diese Energieverringerung wird bereits durch 15–20 Minuten Gehen (ca. 1,5 km) am Tag (oder über den Tag verteilt) erreicht oder durch Reduktion von 100 kcal/Tag (ca. 3 Bissen). Der normale Erwachsene nimmt täglich 2000–2500 kcal auf. 100 kcal/Tag stellen davon lediglich 4 bis 5 % Reduktion und haben trotzdem bereits eine deutlich gewichtsreduzierende Wirkung (Hill et al. 2003).

Ein Schlüsselelement des gewichts- und appetitregulierenden Systems ist das zytokinverwandte **Hormon Leptin**. Es wird von Fettgewebe gebildet und beeinflusst über den Hypothalamus Appetit, Gewichtsregulation, Schlaf, Körpertemperatur, Fertilität und Sexualität.

> Bei vermehrtem Körperfett wird auch der Leptinspiegel erhöht, wodurch die Nahrungsaufnahme vermindert wird. Umgekehrt sinkt der Leptinspiegel bei Abnahme des Körperfetts (Friedmann 2003).

Um bei diätetischer Gewichtsabnahme das Gewicht halten zu können, muss sich eine überproportional geringe Kalorienaufnahme anschließen. Gerade das macht aber den Erfolg diätetischer Gewichtsabnahme so schwierig (Friedmann 2003).

Hier hat sich eine Diskussion des evolutiven, d. h. genetischen Hintergrundes als hilfreich erwiesen. Aus genetischer Sicht sind Adipositas-Gene an der Synthese jener Proteine und Enzyme beteiligt, die die Energiebalance regulieren. Diese Gene stehen unter starkem Selektionsdruck durch die Umwelt. Die Menschen, die in ihrer Evolution Hunderttausende von Jahren als Jäger und Sammler lebten, waren ständig von Hunger bedroht. Unter diesen Bedingungen werden die Menschen besser überleben, die vermehrt Energie in Form von Fettgewebe speichern können. Die dabei ausgelesenen Gene stellen Adipositas-Gene dar (**„thrifty gene hypothesis“**). Derartige Gene führen zu vermehrter Leptinresistenz und damit Übergewicht. Dafür spricht, dass z. B. die Pima-Indianer Nordamerikas, die nach westlichem Stil leben stark übergewichtig sind trotz hohen Leptinspiegels, d. h. sie sind weitgehend leptinresistent. Ihre Stammesbrüder, die den traditionellen kargen Lebensstil beibehalten haben, sind dagegen erheblich schlanker bei ebenfalls hohem Leptinspiegel (Übersicht s. Friedmann 2003).

In Gesellschaften, wie den „westlichen“, die seit Jahrzehnten das Risiko „Hunger“ bewältigt haben, haben Träger der Adipositas-Gene einen gesundheitlichen Nachteil gegenüber jenen, bei denen diese Gene wenig aktiv sind. Diese haben nun einen Selektionsvorteil. In allen Populationen gibt es immer präexistente Varianten („genetisches Hintergrundrauschen“, s. S. 114), die bei geänderten Umweltbedingungen sehr schnell ausgelesen werden können (Friedmann 2003). Daraus kann geschlossen werden, dass fettleibige Personen, bei denen bereits die Ahnen übergewichtig waren, die „Jäger-und-Sammler“-(Adipositas-)Gene haben, und die Schlanken die adipositasresistenten (Schlankheits-)Gene. Es ist allgemein bekannt, dass es Personen gibt, die soviel essen können wie sie wollen und trotzdem schlank bleiben, während andere bei zurückhaltender Nahrungsaufnahme ständig Gefahr laufen zuzunehmen (Richter und Schwandt 2001).

> Während die „Schlankheitsgene“ in Zukunft durch gesellschaftlichen Druck bessere Selektionsmöglichkeiten haben, unterliegen die Träger der Adipositasgene einem Atavismus aus einer Zeit des Mangels, in der sie aber seit langem nicht mehr leben (Friedmann 2003).

Dies alles sind Hinweise darauf, dass die Wurzel des Problems in den Wechselbeziehungen zwischen Genen und Umwelt liegt. Die Umwelt wird in der Grundregulation abgebildet, die ihrerseits die Gene informiert.

Genetisch bedingt sind auch **Konstitutionstypen**, von denen die beiden Primärvarianten **pyknomorph** (dick, stämmiger Bau) und **leptomorph** (mager, groß) dem alten „Jäger-Sammler“-Gentyp bzw. den Trägern „westlicher“ Gene entsprechen.

Organmedizinisch prädisponiert Pyknomorphie zu Arteriosklerose, Hypertonie, Diabetes Typ II und Gallensteinen, d. h. zu all den mit Übergewicht verbundenen Leiden (Tab. 26). Leptomorphe neigen dagegen mehr zu Magen-Dünndarm-Ulcus. Aus psychiatrischer Sicht finden sich manisch-depressive Erkrankungen eher bei Pyknomorphen, Schizophrenie bei Leptomorphen. Auch eine Zuordnung zur Aktivität der rechten und linken Hirnhälfte ist möglich. Bei den Pyknikern dominiert die Funktion der rechten Hirnhälfte (u. a. emotional, konkret, synthetisch), bei den Leptomorphen die linke (u. a. logisch, analytisch, abstrakt) (Übersicht s. Ulrich 1981).

Fettgewebe ist aus neuro-hormoneller Sicht, wie es das Leptin zeigt, Zentrum eines komplizierten Netzwerkes. Der Leptinspiegel entscheidet darüber, ob der Körper über genügend Ressourcen verfügt, um sich den Luxus von Adoleszenz und

Fortpflanzung leisten zu können. Der energiezehrende Prozess von Schwangerschaft und Stillzeit ist auch der Grund dafür, warum Frauen gewöhnlich mehr Fettgewebe haben. Magersüchtige menstruieren nicht, weil es bei ihnen um das nackte Überleben geht. Mädchen mit Leptinmangel sind nicht nur unfruchtbar, sondern durchlaufen auch nicht die Pubertät, Leptin muss dann substituiert werden. Auch Jungen brauchen Leptin für den pubertären Wachstumsspurt. Ohne ausreichend Leptin erreichen sie keine sexuelle Reife (Rautenstrauch 2001). Jeder hat auch schon die Erfahrung gemacht, dass bei Hunger innere Unruhe und Bewegungsdrang entstehen. Dies hängt offenbar mit dem zu weit abgesunkenen Leptinspiegel zusammen und repräsentiert das alte genetische Programm der „Sammler und Jäger". Jedenfalls ist es überraschend (wovon sich jeder bei Spaziergängen überzeugen kann), dass sich unter den jungen Joggern auffallend viele Frauen befinden, die offensichtlich untergewichtig sind.

Auch am Ende des reproduktiven Lebens ist Leptin wichtig: Es wandelt die Sexualhormonvorstufen in deren aktive Form um und schützt so Frauen nach der Menopause vor **Osteoporose**. Kehrseite ist, dass zu viel Körperfett Frauen für hormonsensitive Tumoren empfindlich macht. Ältere Männer mit zu viel Fettgewebe entwickeln Zeichen der Feminisierung und haben ebenfalls ein erhöhtes Krebsrisiko (Rautenstrauch 2001).

Unterdessen hat sich herausgestellt, dass das Fettgewebe das größte endokrine Organ im Körper ist (Tab. 27) und nicht nur ein Vorratsbehälter für Energie in Form von Neutralfetten („Triglyzeride") und freien Fettsäuren (Lazar 2005). Darüber hinaus beeinflusst Fettgewebe das Immunsystem. Leptin und sein Rezeptor sind als Mitglieder der Zytokin-Familie bzw. Zytokin-Rezeptoren immunologisch aktiv. Leptin als Hormon und Zytokin verknüpfen daher das Endokrinium mit dem Immunsystem. Leptin gehört zur gleichen Zytokinklasse wie IL-6, IL-12 und IL-15. Der Leptin-Rezeptor (OB-R) tritt in mehreren Spleiß-Varianten auf, die sich in der Länge ihrer zytoplasmatischen Domäne unterscheiden. Die Bindung von Leptin an den OB-R führt zur Phosphorylierung seines zytoplasmatischen Teils, durch die mit ihm assoziierte Kinase **JAK2** (Janus-Familie Tyrosin-Kinase 2). Dieser OB-R-Teil kann dann das Signal an **STAT-Proteine** (signal transducers and activators of transcription) weitergeben. Diese wandern dann in den Zellkern und induzieren dort die Transkription verschiedener Zielgene, u. a. das Obesitas-(ob-)Gen (Übersicht s. Batra et al. 2005).

In Hungerzeiten kappt das subkutane wie das viszerale Fettgewebe die Ausgaben für die Verteidigung und hält die T-Zellen in einem verminderten Funktionszustand (Rautenstrauch 2001). Bekanntlich treten Epidemien und Infektionen in Hungerperioden häufiger auf (Batra et al. 2005). Dabei spielt das **viszerale Fettgewebe**, das innere Organe und Blutgefäße umgibt sowie stark in den Mesenterien entwickelt ist, eine wichtige Rolle. Fettgewebe hat viele Gene mit Immunzellen gemeinsam, daher ist Fettgewebe auch am Immungeschehen beteiligt. Makrophagen und Adipozyten haben große funktionelle Ähnlichkeiten. Beide sind Abkömmlinge der unspezifischen embryonalen Mesenchymzelle (Heine 2002b). Beide arbeiten u. a. auch mit dem **PPAR**γ (Peroxisom-Proliferator-aktivierter Rezeptor γ) zusammen, dessen Gen als „ultimatives Wirtschaftlichkeitsgen" (ultimate thrifty gene) bezeichnet wird (Übersicht s. Lazar 2005). Fettzellen bilden neben Leptin eine Anzahl von Proteinen (Adipokine bzw. Adipozytokine), die teils adipozytenspezifisch, teils auch unspezifisch sind (Tab. 27). Dazu gehören u. a. proinflammatorische Zytokine wie TNF-α und IL-6,

Tab. 27 Synthese von Hormonen und Proteinen durch die Fettzelle.

Leptin
Tissue factor (Gewebefaktor; Blutgerinnung)
Zytokine: Tumornekrosefaktor-α (TNF-α), Transforming Growth Factor-β (TGF-β), Interleukine (IL-1β, IL-6)
Plasminogen-Aktivator-Inhibitor-1 (Blutgerinnung)
Angiotensinogen (Hochdruck)
Apolipoproteine E (Fettstoffwechsel)
Lipoproteinlipase (Fettstoffwechsel)
Cholesterinestertransferprotein (für niedriges HDL-Cholesterin bei Adipositas mit verantwortlich)
Komplementfaktoren: Faktor D (Adipsin), Faktor C3, Faktor B
Östrogene
Adipozytokine (Adipokine): Resistin (Stabilisierung des Blutglukosespiegels); Adiponektin (erhöht die Insulinwirkung, bei Adipositas vermindert), Visfatin (Insulinmimetikum)

die auch von Makrophagen gebildet werden. Letztere wandern bei viszeraler Adipositas vermehrt in das Fettgewebe ein, wodurch proinflammatorische Prozesse wie Arteriosklerose, Insulinresistenz, Hyperkoagulopathie und Hyperlipidämie (zusammengefasst als „metabolisches Syndrom“) beschleunigt werden (Luster 1998; Schwartz und Porte 2005). Die unmittelbare Beziehung des Fettgewebes zu Entzündungszellen trägt bei Übergewicht zu einer systemisch proinflammatorischen Situation bei durch Erhöhung der Synthese der Akut-Phase-Proteine in der Leber (Lazar 2005). Übergewicht beschleunigt daher auch den Alterungsprozess.

Bei Adipositas, insbesondere der viszeralen, wird das Adipokin **Resistin** aus Fettzellen und aus Makrophagen freigesetzt, das den Blutglukosespiegel bei Hungern (Fasten) zu stabilisieren hilft (Banerjee et al. 2004). Das ebenfalls aus Adipozyten freigesetzte **Adiponectin**, das die Insulinwirkung erhöht, ist bei Fettleibigkeit vermindert (Hug und Lodish 2005). Das Gleiche gilt für das Adipokin **Visfatin** (Tab. 27), ein Molekül, das überwiegend von viszeralem Fettgewebe gebildet wird und ein Insulinmimetikum darstellt. Es wird bei Fettzelllyse freigesetzt, bindet an den Insulinrezeptor (ohne jedoch mit Insulin zu konkurrieren), stimuliert die Glukoseaufnahme und phosphoryliert wie Insulin die Proteinkinasen stromabwärts vom Insulinrezeptor (Fukuhara et al. 2005, Hug und Lodish 2005).

Es hat sich weiter zeigen lassen, dass zwischen Kurzzeit- und Langzeit-Gewichtsregulation unterschieden werden muss (Übersichten s. Korner und Leibel 2003, Schwartz und Porte 2005).

In der **Kurzzeit-Gewichtsregulation** (Stunden) spielen zwei Hormone eine entscheidende Rolle, das **Ghrelin** und das **Peptid** $\mathbf{YY_{3-36}}$ (**PYY**; Y steht für Tyrosin) (Abb. 68). **Leptin** und **Insulin** sind die Schlüsselenzyme für die **Langzeit-Gewichtsregulation** (Gewichtserhalt über Monate und Jahre) (Korner und Leibel 2003) (Abb. 68). Die Kurzzeitsignale für die täglichen Hunger- und Sättigungsperioden stammen vom appetitfördernden Ghrelin, das in der Magenschleimhaut gebildet wird und dem appetithemmenden PYY aus den „L-Zellen“ der Schleimhaut des Ileum- und des aufsteigenden Dickdarmschenkels (Colon ascendens) und dem Nervus vagus (er innerviert den Intestinaltrakt bis zum Winkel zwischen Querkolon und absteigendem Dickdarm; „Cannon-Boehm“-Punkt). Die Vagusfasern reagieren auf mechanische Deformationen, große Nahrungsstücke, pH, Tonus der Magen-Darm-Wand und Hormone. Die neuronalen und humoralen Signale werden dann in Hypothalamus und Gehirnstamm integral verarbeitet. „Meister-Zentrum“ der gewichtsregulierenden Systeme ist der **Nucleus arcuatus** im Hypothalamus (Abb. 68). Das Kerngebiet steht mit dem Nucleus suprachiasmatis, dem Zentrum der Zirkadianrhythmik und damit allen Körperfunktionen in Verbindung (vgl. Abb. 32, S. 68). Vom Ncl. arcuatus aus werden Signale an den Ncl. paraventricularis und die seitliche Hypothalamusregion abgegeben, wodurch letztlich Nahrungsaufnahme und Körperfettmasse reguliert werden. Aus Sicht der Evolution dient dieses System dem Schutz vor Gewichtsverlust (Korner und Leibel 2003).

Der Ncl. arcuatus enthält zwei Nervenzelltypen mit gegensätzlicher Wirkung: Der eine produziert die den Appetit- und Stoffwechsel anregenden (orexigenen) Neuropeptide **NPY** und **Agouti-related Peptid (AgRP).** Der andere bildet das **Proopiomelanocortin (POMC),** die Vorstufe des appetithemmenden (anorexigenen) und die Energieabgabe fördernden **α-Melanozyten-stimulierenden Hormons (α-MSH).** Das Neuropeptid entfaltet seine Wirkung über den **Melanocortin-Rezeptor 4 (MC4R)** im Ncl. paraventriculatis des Hypothalamus (Abb. 68). Mutationen des MC4R werden bei 1 bis 7 % der Menschen gefunden, deren BMI mehr als 40 beträgt und die schon vor Erreichen des 10. Lebensjahres Fettleibigkeit entwickeln (Korner und Leibel 2003).

Die NPY/AgRP- und POMC-Neurone haben Faserverbindungen zum Vorderhirn (regelt u. a. unser Verhalten), zur Hypophyse (u. a. Anschluss an die Stressschiene zur Nebenniere) und zum **Nucleus solitarius** im Boden der Rautengrube des Gehirnstammes (Abb. 68). Das Kerngebiet ist die Sammelstelle für die Geschmacksfasern der Gehirnnerven 7 (N. facialis), 9 (N. glossopharyngeus) und 10 (N. vagus). Dort werden die Axone auf weitere Neurone umgeschaltet. Der Ncl. solitarius ist eng mit dem Ncl. dorsalis nervi vagi verbunden, von dem die sensiblen Vagusfasern ausgehen. Die

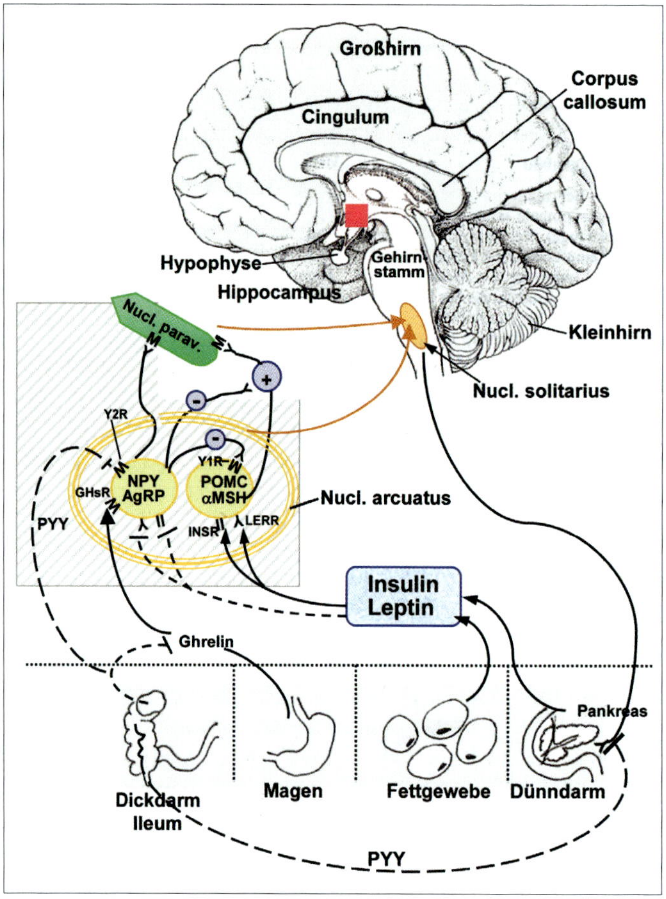

Abb. 68 Wechselwirkungen zwischen hormonellen und neuronalen Signalwegen zur Regulation der Nahrungsaufnahme. Gestrichelte Linien repräsentieren hemmende hormonelle Einflüsse, durchgehende Linien stimulatorische Effekte. Nucleus arcuatus und Nucl. paraventricularis enthalten Neurone, die in der Lage sind appetitsteigernd oder -hemmend zu wirken. AgRP Agouti-verwandtes Protein, GHsR Wachstumshormon-stimulierender Rezeptor, INSR Insulinrezeptor, LEPR Leptinrezeptor, α-MSH Melanozyten-stimulierendes Protein, POMC Proopiomelanocortin, PYY Peptid YY_{3-36}, Y1R und Y2R Rezeptoren des Neuropeptids NPY. Das kleine rote Quadrat im Hypothalamus (über der Hypophyse) repräsentiert die Lage von Nucl. paraventricularis und arcuatus. Deren Beziehungen untereinander sind darunter auf der linken Bildseite in einem schraffierten Feld vergrößert dargestellt (teilweise nach Korner und Leibel 2003).

beiden Kerngebiete haben Anschluss zur sensiblen Hirnrinde (Gyrus postcentralis), der Insula (Schmerzen aus den Organen), zum Thalamus und von dort zum limbischen System (Gefühle). Viszeromotorische Fasern des N. vagus ziehen zu Speicheldrüsen, Schlund, Speiseröhre, Magen, Dünndarm, Colon ascendens und Colon transversum. Am Übergang zum Colon descendens (Flexura coli sinistra) endet der N. vagus. Distal dieses Punkts wird die Innervation vom sakralen Parasympathikus übernommen (Zilles und Rehkämper 1998).

Vagal gesteuert erfolgt kurz nach Nahrungsaufnahme aus der Schleimhaut des terminalen Ileums und Colon ascendens, noch bevor dort Nahrung ankommt, die Freisetzung des die Darmmobilität hemmenden Neuropeptids PYY (sog. „Ileumbremse"). Über die Blutbahn gelangt PYY zu seinen Rezeptoren im Ncl. Arcuatus, wo über den **PYY-Rezeptor (Y2R)** die orexigenen Neurone NPY/AgRP gehemmt werden. Dadurch werden auch die Rezeptoren der POMC- (α-MSH-) Neurone (Y1R) gehemmt, nicht jedoch deren Insulin- und Leptinrezeptoren. Über diesen Mechanismus wird schließlich die Nahrungsaufnahme gehemmt (Abb. 68). PYY senkt auch den Spiegel von Ghrelin, das von den salzsäurebildenden Zellen im Fundus des Magens gebildet wird und an die Wachstumshormonrezeptoren auf den orexigenen NPY/AgRP-Neuronen bindet (Korner und Leibel 2003). Bereits bei Erwartung einer der drei täglichen Mahlzeiten ist die ECM azidotisch und der Ghrelinspiegel im Plasma steigt an, postprandial sinkt er wieder ab. Dies ist an das Säure-Basen-Fluten im Organismus gekoppelt, das seinerseits mit dem Zirkadianrhythmus zusammenhängt. Das gegenwärtige Nicht-mehr-Einhalten von Mahlzeiten und die Aufnahme inadäquater hochkalorischer Nahrungsmittel („fast food") stört die beschriebenen Rückkopplungen mit Steigerung des Problems der Fettleibigkeit bzw. der Magersucht. Mehr als die Hälfte unserer Bevölkerung (dies dürfte für alle „westlichen" Zivilisationen zutreffen) haben eine latente Gewebsazidose (Heine 2005a, Übersicht s. Martin 2005). Geht man davon aus, dass eine latente Gewebsazidose die Magenschleimhaut zu ständiger Ghrelinbildung anregt und dadurch ein ständiges Hungergefühl ausgelöst wird, werden die (Über-)Gewichtsprobleme und Essstörungen leicht verständlich.

Da Ghrelin Hunger und PYY Sättigung hervorruft, werden Versuche unternommen, dies therapeutisch zu nutzen. Studien an knock-out-Mäusen für die orexigenen NPY/AgRP-Gene haben jedoch keine Erfolge hinsichtlich einer Vermeidung von Übergewicht gebracht. Umgekehrte Versuche mit Ausschaltung anorexigener Gene führten zu fettsüchtigen Mäusen. Dies zeigt, dass die orexigene Regelung für das Überleben von größerer Bedeutung ist als die anorexigene, sodass selbst der Ausfall von NPY/AgRP, allerdings auf noch unbekannte Weise, kompensiert werden kann (Korner und Leibel 2003).

Wie ganz allgemein verfügen auch Nervenzellen über einen Sensor für ATP, wodurch ihr Energiespiegel gemessen wird. Dieser Sensor, das Enzym Adenosin-Monophosphat-(AMP-)aktivierte Proteinkinase (**AMPK**), misst nicht nur den Energieumsatz, sondern beeinflusst auch Impulsfeuerrate, Genexpression und zahlreiche weitere zelluläre Funktionen. AMPK wird bei Energieabnahme, d. h. ab einer bestimmten unteren ATP-Konzentration, aktiviert. Im Ncl. arcuatus wird die AMPK-Aktivität durch Insulin und Leptin gehemmt (Schwartz und Porte 2005). AMPK in den Neuronen des Nucleus arcuatus steht zu dem in den gleichen Neuronen vorkommenden Energiesensor mTOR (mammalian target of rapamycin) in einem reziproken Verhältnis. Die steuernde Funktion von mTOR auf die Energiebilanz und den Appetit hängt von der extra- und intrazellulären Verfügbarkeit der essenziellen Aminosäure Leucin ab. mTOR ist ein stammesgeschichtlich uraltes Protein, das sich bereits bei Hefezellen nachweisen lässt (Flier 2006).

> Durch die Beziehungen zwischen AMPK und mTOR werden die gewichtsregulierenden Hormone in den „heterochronen Kreis" (s. S. 164) und über diesen in den Zirkadianrhythmus eingepasst.

AMPK wird im Nucleus arcuatus durch den intrazellulären Energiesensor mTOR fein eingestellt. Bei Aktivierung von mTOR, vor allem durch die Aminosäure Leucin, aus der Nahrung werden Nahrungsaufnahme und damit das Körpergewicht vermindert (Cota et al. 2006). Über AMPK und mTOR werden daher die gewichtsregulierenden Hormone in den „heterochronen Kreis" (s. o.) und über diesen in den Zirkadianrhythmus eingepasst.

Zunahme an Nahrungsstoffen wird intrazellulär vor allem durch Veresterung von freien Fettsäuren zu langen Fettsäure-Acyl-CoA-Molekülen und vermehrter Glukose registriert. Dadurch entstehen in den Neuronen der Appetitzentren Sättigungssignale, die gleichzeitig eine erhöhte Insulinsensitivität in den Leberzellen auslösen (Schwartz und Porte 2005).

Bei morbider Adipositas können auch operative Techniken, trotz erheblicher Nebenwirkungen, hilfreich sein (Thompson und Baddeley 1997). Angewandt werden Jejunum-Ileum-Bypass, Magenbypass, Gastroplastik, Magenverkleinerung und intragastrale Ballon-Bezoar-Technik. Der Jejunum-Ileum-Bypass und der Magen-Bypass scheinen die günstigsten Ergebnisse zu haben. Bei 226 Patienten (davon 26 Männer) konnte nach Jejunum-Ileum-Bypass postoperativ nach 2 Jahren Beobachtungszeit eine durchschnittliche Gewichtsreduktion um 36,7 % (± 9,4 %) festgestellt werden (Thompson und Baddeley 1997). Dabei ergaben sich zusätzliche positive Effekte:

- Reduktion des Blutdrucks
- Verbesserte Atmungsfunktion
- Psychologische Rehabilitation
- Remission von Diabetes bei 12 von 13 Patienten
- Reduktion der Serumlipide

Allerdings waren nach 5 Jahren noch bei 20 % der Patienten gegenüber dem Ausgangswert leichte, nicht behandlungsbedürftige Fettansammlungen in den Leberzellen (Steatose) zu beobachten. Eine akute, lebensbedrohende Fettleber trat praktisch nicht auf. Ein follow-up von Leberbiopsien bei 175 Patienten zeigte in 8,6 % der Fälle die Entwicklung einer mikronodulären Leberzirrhose. Es gibt eine Reihe weiterer ernster Komplikationen, von denen, neben einer vorübergehenden Diarrhöe, eine bei 42,4 % der Fälle durch Antibiotika innerhalb von 48–72 Stunden beherrschbare Polyarthralgie und Polymyalgie (vergleichbar einer rheumatoiden Arthritis) auftrat. Außerdem traten häufiger Blähungen und Nierensteine auf. Die Störungen sind auf Absorption bakterieller Antigene aus dem stillgelegten Ileumabschnitt und Störungen im Kalziumstoffwechsel zurückzuführen (Übersicht s. Thompson und Baddeley 1997).

Nach Magen-Bypass-Operation nimmt die Plasmakonzentration an Ghrelin und damit der Hunger ab, gleichzeitig steigt das Sättigungshormon PYY an. Damit wird eine dauerhafte Gewichtsreduktion erreicht (Korner und Leibel 2003).

> Aus biologisch-medizinischer Sicht ist die Therapie einer latenten Gewebsazidose durch Ernährungsumstellung der wichtigste Ausgangspunkt einer Gewichtsreduktion.

2.6.5 Metabolisches Syndrom und Diabetes Typ II

Insulin ist der zentrale Regulator sowohl des Energiehaushaltes als auch des Glukosemetabolismus (Lazar 2005). Die enge Korrelation zwischen Übergewicht (vermehrtes viszerales Fettgewebe gegenüber subkutanem), Insulinresistenz, Diabetes Typ II, Hyperlipidämie, Arteriosklerose, Herz-Kreislauf-Erkrankungen und Gerinnungsstörungen wurden 1988 von Reaven und Mitarbeitern als **Syndrom X** zusammengefasst. 1998 wurde von der WHO die Bezeichnung **„Metabolisches Syndrom"** (**MetS**) anstelle von Syndrom X oder Insulinresistenz-Syndrom eingeführt (Ravussin und Smith 2002).

Da sich Fettzellen, außer bei genetisch verursachten Syndromen, z. B. den autosomal rezessiven Erbgängen des Prader-Willi-Syndroms, des Bardet-Biedel-Syndroms und des Alström-Syndroms (Übersicht s. Richter und Schwandt 2001 postnatal nicht mehr teilen (Bargmann 1977), bleibt nur die Möglichkeit der Zellvergrößerung bei Fetteinlagerung. Dabei ändert sich der Funktionszustand der Adipozyten in Richtung der Freisetzung proinflammatorischer Zytokine (Ravussin und Smith 2002) (Tab. 27).

Während der Diabetiker auch schlank sein kann, ist dies beim MetS nie der Fall (Berg und Bönner 2005).

Treten drei der oben genannten Kriterien auf, wird entsprechend der Vorgaben des **Adult Treatment Panel III of the National Education Program** in den USA von einem MetS gesprochen. Dabei gelten als unterste Werte: Hüftumfang beim Mann 102 cm, bei der Frau 88 cm; ein Triglyzeridspiegel von 150 mg/dl, ein High-Density-Lipoproteinspiegel (HDL) von weniger als 40 mg/dl beim Mann und weniger als 50 mg/dl bei der Frau; ein Blutdruck von 130/85 mmHg und ein nüchterner Glukosespiegel von 110 mg/dl (Shulman und Mangelsdorf 2005).

Es hat sich gezeigt, dass genauso wie bei Diabetes Typ II auch bei MetS eine proinflammatorische („low-grade inflammation") Situation besteht mit erhöhtem C-reaktivem Protein (CRP) und Adipokinen (TNF-α, IL-β1, IL-6, Resistin). Bei MetS ist auch stets eine Leptinresistenz zu beobachten, wodurch es zur Abnahme antidiabetischer und antiinflammatorischer Adiponektine kommt mit vermehrter Aktivierung von T-Lymphozyten und Makrophagen (Weiss et al. 2004, Lazar 2005, Schwarz und Porte 2005). Allerdings ist das „metabolische Syndrom" nicht eindeutig definiert, da unklar ist, welche Risikofaktoren welchen Stellenwert haben (Tschöpe 2005).

Tatsache ist, dass die Kriterien des MetS mit charakteristischen Veränderungen der ECM einhergehen (vgl. Abb. 35, S. 80). Ein MetS kann bereits in utero angelegt werden (Gillman 2005). Studien zur Ernährung von Schwangeren zeigen, dass Rauchen zu geringerem Wachstum des Fetus führt und postnatal das Risiko für Übergewicht erhöht; bei zu hoher Glukokortikoidaufnahme während der Schwangerschaft kommt es zur Reduktion des plazentalen Enzyms 11β-Hydroxysteroid-Dehydrogenase Typ II mit erhöhtem Risiko zur postnatalen Entwicklung von Hochdruck und Hyperglykämie. Schwangerschaftsdiabetes ist mit höherem Geburtsgewicht und später beim Heranwachsenden häufig mit Übergewicht und Glukosetoleranzstörungen verbunden (Übersicht s. Gillman 2005).

Übergewicht ist beim MetS ganz offensichtlich der führende Faktor, wobei die damit verbundene Leptinresistenz die Glukoseverwertungsstörungen nach sich zieht (Lazar 2005). Wichtig dabei ist die erhöhte Freisetzung von freien Fettsäuren aus vergrößerten Fettzellen nicht nur durch die stressbedingt erhöhte Triglyzeridlipase, sondern auch durch die vermehrt gebildete **„adipose Triglyzeridlipase"** (Zimmermann et al. 2004). Die erhöhten Triglyzerid-Plasmaspiegel fördern die Insulinresistenz vor allem in den für die Glukosehomöodynamik wichtigsten Organen, Muskulatur und Leber (Lazar 2005). Zuckerkranke haben z. B. mehr Typ-2-Muskelfasern mit erhöhter glykolytischer Potenz als die mehr kontraktilen Typ-1-Fasern (Rhodes 2005).

Die vermehrt bei MetS gebildeten zirkulierenden inflammatorischen Zytokine induzieren in den Körperzellen, mit besonderen Folgen für die insulinbildenden Beta-Zellen des Pankreas, den Faktor SOCS-3 (**suppressor of cytokine signaling-3**), der die Signaltransduktion von Leptin und Insulin vermindert. Dadurch schreitet die Gewichtszunahme und Insulinresistenz fort, wobei folgender Substrat-Wettlauf (**„Randle Mechanismus"**) zu beobachten ist (Rhodes 2005): Vermehrte Oxidation von Fettsäuren in den Mitochondrien führt in der Zelle zu erhöhtem Spiegel von aktivierten Fettsäuren (**Fettsäure-Acetyl-Coenzym A**), Diacylglycerin und Zitrat. Dadurch werden die für die Glukoseverarbeitung entscheidenden Enzyme der Glykolyse (Pyruvatdehydrogenase, Glukose-6-Phosphatdehydrogenase) gehemmt und die insulinstimulierte Glukoseaufnahme sinkt (Lowell und Shulman 2005).

> Defekte in der mitochondrialen Fettsäureoxidation führen zur Destruktion der intrazellulären Insulinsignalwege und im Pankreas zur Verminderung der Insulinbildung mit Untergang von Beta-Zellen. Die anfängliche Insulinresistenz entwickelt sich jetzt weiter zum Diabetes Typ II. Dadurch wird auch die mitochondriale DNS in Mitleidenschaft gezogen, was ohnehin vermehrt im **Alterungsprozess** auftritt. Alleiniger Untergang der mitochondrialen DNS (Stress, Viren) bedingt Diabetes Typ I (Lowell und Shulman 2005).

Dass ein Zusammenhang zwischen Entzündung und Insulinresistenz besteht, zeigt sich z. B. daran, dass Aspirin die Insulinresistenz bessern kann, u. a. durch Verminderung der antagonistischen Effekte zwischen Fettsäuren und Zytokinen (Übersicht s. Lazar 2005).

Es darf andererseits nicht übersehen werden, dass die mit MetS verbundene Insulinresistenz offenbar einen gewissen schützenden Effekt auf die Glukoseversorgung des Gehirns hat. Das Gehirn ist kein insulinunabhängiges Organ. Wenn auch Insulin in der Glukoseregulation des Gehirns keine Hauptrolle spielt, ist die Insulinsensitivität der Neurone u. a. im Ncl. arcuatus des Hypothalamus für eine intakte Glukosehomöodynamik (Schutz vor Hyperglykämie) im Körper wichtig (Lazar 2005).

> Neuronale Insulinsignale sind sowohl notwendig für eine intakte Kontrolle der Körperfettmasse als auch der Glukosehomöodynamik.

Da MetS einen chronischen Stress darstellt, wird mit ständig hohem Kortisolspiegel die Insulinresistenz und damit die Gewichtszunahme gefördert.

Tierexperimentell ließ sich zeigen, dass eine chronische Blockade des hypothalamischen Insulinrezeptor-Signalweges zu hepatischer Insulinresistenz mit vermehrter hepatischer Glukoseaufnahme führt. Dazu kommt die Beobachtung an Mäusen, dass bei Ausschaltung des neuronspezifischen Insulinrezeptors sich schnell Übergewicht, Insulinresistenz und Glukoseintoleranz entwickelten (Übersicht s. Lazar 2005).

In peripheren Geweben wie auch im ZNS läuft der **Signaltransduktionsweg vom Insulin- und dem IGF-1-Rezeptor** zum Molekül **Insulin-Rezeptor-Substrat-2 (IRS-2)**. Dieses wird dadurch am Tyrosin phosphoryliert und überträgt das Signal dann auf die **Phosphatididyl-Inositol-3-OH Kinase (PI3K)**. Der **IRS-2-PI3K-Signalweg** aktiviert anschließend den Transkriptionsfaktor PPARα **(Peroxisome Proliferator-Activated Receptor)**. Dabei gibt es einen cross-talk zum Signalweg der Lipide und deren Transkriptionsfaktoren, den SREBPs (**Sterol Regulatory Element-Binding Proteins**). Beide Transkriptionsfaktoren binden an „Insulin Response Genelemente" (Müller-Wieland und Kotzka 2002, Clara 1958). Störungen im IRS-

2-PI3K-Signalweg führen zu Adipositas und Insulinresistenz. IRS-2 kann daher als intrazellulärer Sensor für die Glukose- und indirekt auch die Lipidsignalmoleküle betrachtet werden. IRS-2 arbeitet mit dem **mTOR-Protein** (mammalian Target of Rapamycin) zusammen, das ebenfalls ein Knotenpunkt intrazellulärer Signalwege ist (s. S. 171). Bei Störungen des Insulinsignalwegs mit chronischer Hyperglykämie der Zellen („Glukotoxizität") wird mTOR chronisch aktiviert und triggert die Phosphorylierung von IRS-2 aber jetzt nicht mehr am Tyrosin, sondern am Serin und Threonin, wodurch IRS-2 sofort lysosomal abgebaut wird (Rhodes 2005). Gerät eine Zelle unter Stress, z. B. bei zu hoher Kortikoid- und Katecholaminanflutung, wird u. a. die **Stresskinase** C-Jun-N-terminale Kinase/P38 (**Jun, Januskinase**) aktiviert, die ebenfalls IRS-2 am Serin/Threonin phosphoryliert und damit ausschaltet (Rhodes 2005). Fettsäureüberschuss in der Zelle kann Isoformen der **Proteinkinase C** (nPKC) aktivieren, die ebenfalls zur Serin/Threonin-Phosphorylierung von IRS-2 führen. **IRS-2 verbindet daher Glyko- und Lipotoxizität.** Dabei werden immer auch ROS gebildet (Rhodes 2005).

Außerdem gibt es Rezeptoren im Zellkern (**nukleäre Rezeptoren**), die selbst Transkriptionsfaktoren darstellen und eine wichtige Rolle in der Entwicklung von MetS spielen. Im Unterschied zu den Rezeptoren der Zellmembran binden nukleäre Rezeptoren direkt an lipophile Liganden vor allem von Steroidabkömmlingen, z. B. Cholesterin, und helfen die aktuelle Genexpression zu regeln. Diese Rezeptoren stehen im „cross-talk" mit den Zellmembranrezeptoren und ihren Signalwegen. Dabei spielt das Protein **PPARγ-Koaktivator-1 (PGC-1)** eine wichtige Rolle als Kofaktor von PPARγ (Taylor 2004, Rhodes 2005, Shulman und Mangelsdorf 2005). PGC-1 ist darüber hinaus ein entscheidend wichtiger Faktor für die Synthese der mitochondrialen Enzyme der beta-Oxidation der Fettsäuren, die fast nur in den Mitochondrien abläuft. Übergewichtige mit Diabetes Typ II und einer Familiengeschichte mit Diabetes haben selbst bei normaler Glukosetoleranz eine erniedrigte Expression von PGC-1, d. h. der Kofaktor zeigt genetische Variationen (Polymorphismus).

Eine zentrale Bedeutung für MetS (aber auch zahlreiche andere Erkrankungen) haben die nukleären Retinoid-X-Rezeptoren (RXR-α, -β, -γ). Eine ganze Reihe anderer nukleärer Rezeptoren, wie die Leber-X-Rezeptoren (LXRX-β) für die Cholesterin- und Fettsäuresynthese, der Farnesoid-X-Rezeptor (FXR) für die Gallensäure-Homöodynamik, die PPAR-α, -β, -γ-Transkriptionsfaktoren für Fettsäureoxidation, Lipidspeicherung und Thermogenese wie auch die Thyroidhormon-Rezeptoren (TRα, -β) für den gesamten Metabolismus, insbesondere den Choleserinmetabolismus, müssen zunächst an RXR binden (Heterodimerisierung), um dann an geeigneten Gen-Response-Elementen gezielt die Gentranskription aktivieren zu können (Shulman und Mangelsdorf 2005).

Die nukleären Rezeptoren PPAR-α, -γ, -δ sind intrazelluläre Fettsäuresensoren vor allem für einfach und mehrfach ungesättigte Fettsäuren (Omega-6- und Omega-3-Fettsäuren) und Eicosanoide (Abkömmlinge der Ölsäure), vor allem in Leber, Herz, Muskulatur und Nieren (Übersicht s. Shulman und Mangelsdorf 2005). **PPARγ spielt beim MetS eine zentrale Rolle.** PPARγ wird von Adipozyten, Makrophagen und Muskelfasern gebildet. Der Faktor reguliert die Lipidhomöodynamik, den Glukosemetabolismus, die periphere Insulinsensitivität und greift regulierend in die Embryonalentwicklung ein. PPARγ ist für die Entwicklung der Fettzellen und Fettzelldepots wichtig, wodurch sich auch die Glukose- und Insulinreaktionen normal entfalten können. PPARγ verhindert u. a. eine vorzeitige Entwicklung der Arteriosklerose. Medikamentöse Agonisten von PPARγ, wie die **Thiazolidinedione,** sind zwar hervorragend geeignet, die Insulinsensitivität zu erhöhen, haben aber bei zu hoher Zufuhr schwere Nebenwirkungen wie Gewichtszunahme und Leberschädigung. Bei Labornagetieren können diese Präparate Krebs auslösen. **PPARα** aktiviert überwiegend Gene für die Fettsäureaufnahme in die Zellen, für die beta-Oxidation von Fettsäuren, den Fettsäuretransport in die Peroxisomen (neben den Mitochondrien spezielle Organellen für die beta-Oxidation von Lipiden) und die Omega-Oxidation (6- und 3-Omega-Fettsäuren) durch Cytochromoxidase P4504A1 und 4A3. PPARα erhöht den Fettsäure-Katabolismus bei hoher Fettaufnahme. Dadurch kann bis zu einer gewissen Grenze eine Hypertriglyzeridämie verhindert werden. Bei Hunger bzw. Fasten wird PPARα von Fettsäuren des Fettgewebes aktiviert, wobei Ketonkörper entstehen. **Fibrate** als medikamentöse Agonisten von PPARα schützen vor atherogener Dyslipidämie. Als ernste Nebenwirkung bei zu hoher Medikation tritt eine diabetische Kardiomyopathie auf.

PPARδ wird in allen Zellen gebildet, erhöht den Fettsäuremetabolismus und scheint eine hemmende Rolle in der Entwicklung der Adipositas, Dyslipidämie und Arteriosklerose zu spielen. Einen therapeutisch einsetzbaren Agonisten gibt es bisher nicht.

Das metabolische Syndrom ist wegen seiner Defekte im Energiemetabolismus auch mit **Altersdemenzen** wie der Alzheimer-Demenz verknüpft (Hug und Lodish 2005).

Eine besondere Rolle in der Verbindung der Insulinsekretion der Beta-Zellen des Pankreas mit Adipositas und Diabetes Typ II sowie der Thermoregulation spielt das Entkopplungsprotein **Uncoupling Protein 2 (UCP2).** (Daneben gibt es in allen Körperzellen UCP3; UCP1 kommt nur in braunem Fettgewebe vor, das postnatal besonders der Thermoregulation dient und im Kleinkindalter bereits wieder verschwindet.) Die UCPs sind ein wichtiger Regulationsfaktor des Körpergewichts. Bei zellulärer Lipotoxizität wird die Synthese von UCP2 und UCP3 angeregt. Die bei Lipid- und Glukosetoxizität vermehrt gebildeten ROS sind vor allem für die Insulinbildung in den Beta-Zellen des Pankreas sehr schädlich. UCPs können ROS senken, indem sie die ATP-Bildung in der mitochondrialen Atmungskette abkoppeln und die Synthese detoxifizierender Enzyme anregen bei gleichzeitiger Wärmeentwicklung (ständige Schweißbildung bei adipösen Menschen) (Langin 2001). Bei MetS bremst allerdings der erhöhte zytoplasmatische UCP2-Spiegel die glukosestimulierte Insulinsekretion der Beta-Zellen. Der UCP-Mechanismus schützt zwar die Beta-Zellen vor oxidativen Schäden und Apoptose, vermindert andererseits aber die Insulinbildung (Langin 2001).

Lipo- und Glukotoxizität sind die treibende Kraft des Mitochondrien- und Beta-Zelluntergangs bei MetS wie auch bei Diabetes Typ II. Weitere damit verbundene Apoptosemechanismen sind hohe ROS-Belastungen der Zellen sowie die Bildung von Ceramid aus Membranbestandteilen von Mitochondrien und die Aktivierung des proentzündlichen nukleären Faktors NFκB mit Bildung apoptosefördernder Zytokine, u. a. TNF-α (Übersicht s. Rhodes 2005).

2.6.6 Ergänzende therapeutische Ansätze aus biologisch-medizinischer Sicht

Ergänzend zu den genannten therapeutischen Möglichkeiten können Patienten mit metabolischem Syndrom folgende phytotherapeutische Maßnahmen empfohlen werden (Kraft 2006):

- Knoblauchzehen (Allii sativi bulbus) gegen nichtenzymatische Glykosilierungsvorgänge und zur Senkung des Gesamtcholesterins im Blut.
- Artischockenblätter (Cynarae folium) steigern Galleproduktion und -fluss. Senkung der Serumtriglyzeride.
- Flohsamen (Plantaginis ovatae semen) und Wurzelstock der Gelbwurzel (Curcuma longa) zur Senkung des Gesamtcholesterins.
- Weißdornblätter und -blüten (Crataegi folium cum flora) sowie Hibiskus-Blütenkelche (Hibiscus sabdariffa) zur Blutdrucksenkung.
- Zimtrinde (Cinnamoni cassiae) als Adjuvans zur Therapie von Diabetes mellitus Typ II.

Übersicht

Altern stellt aus Sicht der Grundregulation eine „physiopathologische“ Funktionsminderung aller Organe, aller Zellleistungen mit Verschlackung der ECM dar.

Während der Nährstoffbedarf (Mikronährstoffe) der Zellen im Alter gleich bleibt, nimmt der Energiebedarf ab. Dies muss diätetisch berücksichtigt werden. Altern stellt einen proinflammatorischen Prozess dar mit erhöhter Bildung von ROS (Radikalentheorie des Alterns). Dem kann durch Kalorienrestriktion begegnet werden, die nachweislich lebensverlängernd wirkt. Dabei werden sog. Langlebigkeitsgene aktiviert. Ein Schlüsselelement der Gewichts- und Appetitregulation ist das Hormon Leptin, das von Fettzellen gebildet wird. Fettgewebe ist das größte endokrine Organ des Körpers. Es arbeitet eng mit dem Immunsystem zusammen. Bei Übergewicht werden proinflammatorische Prozesse aktiviert. Das bedeutet, dass Übergewicht im Alter den Alterungsprozess beschleunigt.

Adipositas fördert auch die Entwicklung von Diabetes Typ II. Das übergeordnete Zentrum für Gewichtsregulation ist der Nucleus arcuatus im

Hypothalamus. Der Kern enthält orexigene (appetitanregende) und anorexigene (appetithemmende) Nervenzellen. Werden die Rückkopplungen zwischen diesen Neuronen und den orexigenen und anorexigenen Zellen im Magen-Darm-Trakt dauerhaft gestört, entwickelt sich ein metabolisches Syndrom mit Übergewicht, Diabetes Typ II, Hyperlipidämie, Herz-Kreislauf-Erkrankungen und Gerinnungsstörungen.

Therapeutisch stehen Lebensstiländerung, Kalorienrestriktion und körperliche Bewegung zu den üblichen Behandlungsweisen im Vordergrund. Dazu kommen wirkungsvolle phytotherapeutische Möglichkeiten.

2.7 Altersdemenzen

In Deutschland leben zur Zeit etwa eine Million Demenzkranke. Zwei Drittel davon sind von der Alzheimer-Demenz betroffen. Bis 2035 wird sich die Zahl der Altersdemenzen verdoppeln (Fröhlich et al. 2005). Demenzen werden in der jetzigen Versorgungsmedizin nicht ausreichend diagnostiziert. Dies ist z. T. dadurch bedingt, dass die Betroffenen aus sozioökonomischen, auch krankheitsimmanenten Gründen keine gezielte Hilfe suchen (Fröhlich et al. 2005). Wenngleich noch Entwicklungsbedarf für klinisch sinnvolle Wirksamkeitsparameter bei Demenz und ihren Vorstadien besteht, so gibt es doch einen Grundkonsens über diagnostische Kriteriensysteme (Fröhlich et al. 2005):

- Globaler klinischer Gesamteindruck
- Neuropsychologische Testergebnisse
- Alltagskompetenz des Patienten

Ab etwa 60 Jahren ist eine allmähliche Rückbildung von Gehirngefäßen bei gleichzeitig vermehrten Arteriosklerosen im vertebro-basilären Arterienbereich zu beobachten, vor allem am Abgang der Arteria cerebri media. Sie versorgt allein mit ihren Ästen beiderseits jeweils die seitliche Gehirnoberfläche vom Frontalpol bis zum Lobus occipitalis (**Abb. 69**) (Clara 1958).

Bei Demenzentwicklung finden sich degenerative Veränderungen mit unterschiedlicher Betonung in glutaminergen, acetylcholinergen, katecholaminergen und serotoninergen Neuronen und Nervenbahnen im ZNS (Zilles und Rehkämper 1998). In den Neuronen lassen sich postmortal häufig eosinophile Lewy-Körperchen nachweisen. Dies ist mit Funktionsverlusten des Gedächtnisses, des Lernens, der Orientierung und der Motorik verbunden (Ransmayr und McKeith 2003). Die chronische, individuell stark ausgeprägte Ischämie des alternden Gehirns verstärkt den Stress des Alterungsprozesses. Damit ist der Weg offen zur Entwicklung von Altersdemenzen. Denn wie bereits im Kapitel Stress beschrieben sind u. a. das alterungsbedingt erhöhte Stresshormon Kortisol und die vermehrt gebildeten Sauerstoffradikale (ROS) für den Verlust kognitiver Fähigkeiten verantwortlich. Dieses Problem sowie Verhaltensänderungen, Depressionen und Psychosen können zusätzlich bei Therapie mit Kortisol verstärkt werden (Hatz 1998). Eine besondere Rolle in der kognitiven Stress- und Schmerzbewältigung spielt das körpereigene Endocannabinoid-System mit

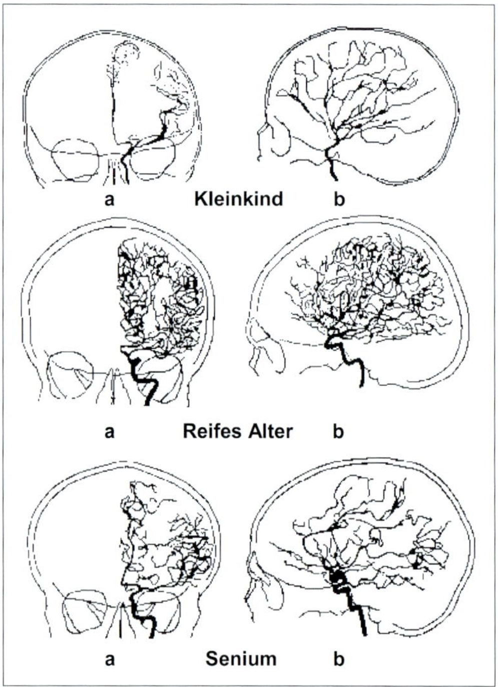

Abb. 69 Normales Arteriogramm der Arteria cerebri media in den verschiedenen Lebensaltern (nach Clara 1953).

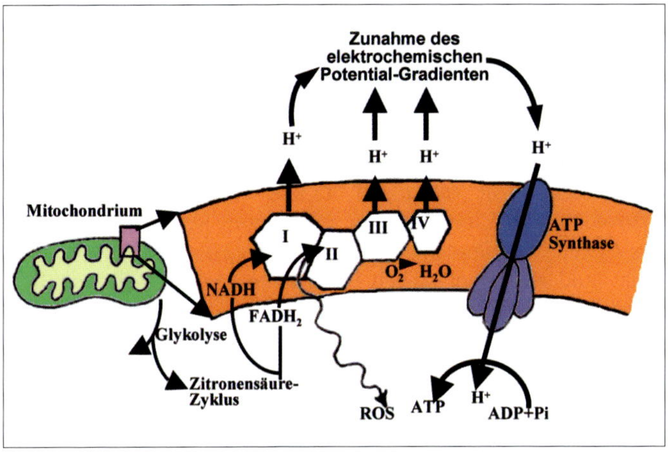

Abb. 70 Schematische Darstellung der mitochondrialen Elektronentransportkette („Atmungskette"). Protonen (H^+) werden von den Komplexen I, III und IV in das umgebende Zytoplasma gepumpt. Dabei entsteht ein für die ATP-Bildung unerlässlicher elektrochemischer Gradient. Von Komplex I werden reaktive Sauerstoffspezies (ROS) gebildet. $FADH_2$ reduziertes Nikotinsäureamid-Dinukleotid, NADH reduziertes Niktonsäureamid-Dinukleotid.

seinen ubiquitär auf allen Zellen vorhandenen Rezeptoren. In Gehirn bzw. ZNS ist es der CB1-, in der Peripherie der CB2-Rezeptor (Übersicht s. Heine 2003a). Das Endocannabinoid-System wirkt im Gehirn gleichsam als Bremse für überschießende neuronale Aktivitäten (Übersicht s. Marx 2006). In der Peripherie wirken die Endocannabinoide als Schmerzbremse bezüglich der Wirkung von Substanz P bei Stress (Übersicht s. Heine 2003a). Genaueres siehe Kap. 3.2: Neuraltherapie, S. 201.

> Stress ist daher der größte Risikofaktor für Vergesslichkeit. Dieser wird durch Lebens- und Arbeitsgewohnheiten, Alkohol, Drogen und Arzneimittel gefördert.

Große Bedeutung kommt dabei dem Hippocampus zu (**Abb. 70, 71**), dieser stellt das kognitive Zentrum im limbischen System dar. Im normalen Alterungsprozess nimmt die Dichte der Glucocorticoid-Rezeptoren der Zellen im Hippocampus ab, was u. a. zu Glukoseverwertungsstörungen und zu Zelluntergängen führt (Deleon 1997, McEwen 1999). Die stressbedingte Abnahme der Glucocorticoid-Rezeptoren im Hippocampus erreicht dann einen kritischen Punkt, wenn die negative Rückkopplung zwischen Kortisol und Hypothalamus-Hypophyse durch Dauerstress versagt mit Übersekretion von Glutocorticoiden und damit permanenter Zerstörung von Hippocampuszellen (Hatz 1998, Bielenberg 2005).

2.7.1 Milde Gedächtnisstörungen

Von milden Gedächtnisstörungen wird gesprochen, wenn nach subjektiver Angabe kognitive Verluste bemerkt werden, aber die Alltagskompetenz nicht betroffen ist. Obere und untere Grenzen lassen sich bei der Heterogenität der Symptomatik kaum angeben. Allerdings lässt sich ein **amnestischer Subtyp** definieren, der mit beginnender Alzheimer-Demenz (AD) verknüpft ist und sich von nichtprogressiven kognitiven Defiziten

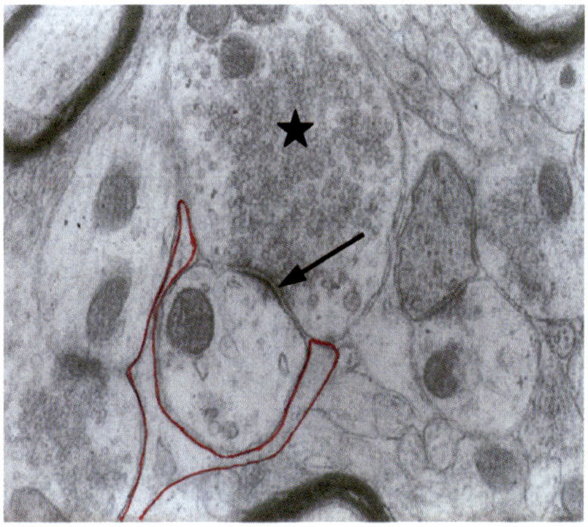

Abb. 71 Gehirn einer Maus. Abschirmung einer Synapse durch Fortsätze eines Astrozyten (durchgehende Linie). Der Pfeil weist auf die Synapse. Der Stern kennzeichnet den präsynaptischen Bereich eines Neuriten gefüllt mit Neurotransmittervesikeln. (7500fache Vergr.)

oder Prodromalstadien anderer neurodegenerativer Störungen unterscheiden lässt (Petersen 2004, Blacker 2005). Häufig wird differentialdiagnostisch nicht daran gedacht, dass auch Autoimmunerkrankungen bei alten Menschen zu einem progressiven Demenzsyndrom beitragen können, wie dies von der Hashimoto-Thyreoditis (Autoantikörper gegen Thyreoglobulin und Thyreoidea-Mikrosomen-Aantigene) bekannt ist (Wilhelm-Gößling 1998). Lediglich Patienten mit milden Gedächtnisstörungen können von Phytotherapeutika der Blätter des Gingko-Baums und des Johanniskrauts aufgrund einer Durchblutungsförderung des ZNS profitieren (Übersicht s. Bühring 2005). In Prodromalstadien der AD können Betroffene noch von AD-spezifischen Interventionen profitieren, wenn auch nur in geringem Umfang von den Cholesterinesterasehemmern Donezipil und Galantamin (Blacker 2005).

Aus biologisch-medizinischer Sicht ist die günstige Wirkung der Reduktion von Risikofaktoren und eine sinnvolle Beschäftigung hervorzuheben (Füsgen 2001). Therapeutisch kann durch Vitamin C und natürliches Vitamin E (Tocopherol) die ROS-Belastung gesenkt werden. Vitamin E enthält eine Mischung der vier Tocopherolformen α-, β-, γ-, δ- Tocopherol, die sich gegenseitig in ihrer Wirkung ergänzen. Das synthetische Vitamin E enthält nur Tocopherol-α, das sich nicht eignet (Blacker 2005, Brown und Crowley 2005). Als sehr günstig für die Verbesserung kognitiver Leistungen scheint Carbenoxolon zu sein, das durch Veresterung von Bernsteinsäure mit Glycyrrhetinsäure, einem Bestandteil des **Süßholzes (Glycyrrhiza glabra),** entsteht. Carbenoxolon hemmt die 11-beta-Hydroxysteroid-Dehydrogenase, die Kortisol in Kortison umwandelt. Deshalb dient es auch gleichzeitig der Verbesserung der Glukoseverwertung bei Insulinresistenz der Typ-II-Diabetiker (Sandeep et al. 2004, Übersicht s. Bielenberg 2005).

2.7.2 Depression

Depression ist eine „Volkskrankheit“ wie Diabetes mellitus oder Hypertonie (Spießl et al. 2006). Depressionen sind überwiegend episodisch, mit über mehrere Monate verlaufenden Schüben. Eine Depression vermittelt dem Betroffenen Gefühle der Leere, der Sinnlosigkeit seines Lebens, begleitet von Niedergeschlagenheit, Antriebslosigkeit, Müdigkeit, Schuld- und Insuffizienzgefühlen sowie Aufmerksamkeits- und Konzentrationsstörungen, nicht zuletzt auch Selbstmordgedanken (Spießl et al. 2006). Nur bei einem Drittel der Betroffenen kann mit einer anhaltenden Remission gerechnet werden. Die Rezidivrate ist hoch: Nach einer zweimaligen Erkrankung liegt sie bei etwa 70 %, nach der dritten Erkrankungsepisode bei 90 % (Spießl et al. 2006).

Die Bedeutung einer Erkrankung ergibt sich nicht nur aus ihrer Häufigkeit, sondern auch aus ihrem Ausmaß eine normale Lebensführung zu beeinträchtigen.

Die Weltgesundheitsorganisation (WHO) entwickelte zur vergleichenden Einschätzung von Erkrankungen das Konzept „Global Burden of Disease“ mit den Messgrößen **DALY, YLL** und **YLD** (Übersicht s. Spießl et al. 2006). Die wichtigste Messgröße ist DALY (Disability Adjusted Life Years). Ein DALY entspricht einem verlorenen gesunden Lebensjahr und ergibt sich aus der Summe von YLL und YLD. YLL (**Y**ears of **L**ife **L**ost due to premature mortality) meint, wie viele Lebensjahre durch einen vorzeitigen Tod verloren gehen. YLD (**Y**ears of Life lived with **D**isability) erfasst, wie viele Lebensjahre mit Behinderung gelebt worden sind.

Depressionen sind weltweit in allen Altersgruppen die häufigste Ursache für mit Behinderung gelebte Lebensjahre. Durch keine andere Erkrankung gehen in den Industrieländern mehr gesunde Lebensjahre verloren (Spießl et al. 2006).

Trotz der großen Bedeutung von Depressionen werden nur 10 % der depressiven Patienten adäquat behandelt (Spießl et al. 2006). Einer der Hauptgründe ist die schwierige diagnostische Situation in der Hausarztpraxis, da überwiegend somatische und keine psychischen Symptome geklagt werden (Lecrubier 1998). Die körperlichen Beschwerden können jedes Organ betreffen, die Depression kann dahinter völlig verborgen bleiben („larvierte“ Depression) mit dem Ergebnis einer „Drehtürmedizin“. Häufig werden Rückenschmerzen, Atembeschwerden, Herzbeschwerden,

Magen-Darm-Beschwerden oder Unterleibsbeschwerden angegeben.

Um hinter diese körperlichen Beschwerden zu sehen, helfen zwei einfache Fragen (Whooley und Simon 2000):

1. Haben Sie sich in den vergangenen Monaten niedergeschlagen, deprimiert oder hoffnungslos gefühlt?
2. Haben Sie in den vergangenen Monaten bemerkt, dass Sie wenig Interesse aufbringen konnten oder keine Freude an dem empfinden konnten, was sie taten?

Die Sensitivität dieser zwei einfachen Fragen beträgt 96 %, die Spezifität 57 % (Whooley und Simon 2000).

Aus biologisch-medizinischer Sicht darf nicht übersehen werden, dass ein nicht zu bewältigender Stress-Reaktions-Prozess mit hohen Kortisol- und ROS-Spiegeln, eine latente Gewebsazidose und ein metabolisches Syndrom mit seinen proinflammatorischen Aspekten ursächlich für die Entwicklung einer Depression sein können.

2.7.3 Altersbedingte epileptische Anfälle

Wenn auch Epilepsien nicht zu den Demenzen zählen, können sie jedoch mit diesen zusammen auftreten. Denn bei einem Drittel tritt die Erkrankung erst nach dem 60. Lebensjahr auf (Kraus 2004). Häufigste Ursachen sind Schlaganfälle, Schädelverletzungen und Neoplasien. Ein nichtkonvulsiver Status epilepticus (epileptische Anfälle ohne Grand mal, generalisierter epileptischer Anfall) wird im Alter bei **metabolischen Enzephalopathien** durch Stoffwechselentgleisungen als Grund- oder auch Begleiterkrankung beobachtet. Im Vordergrund stehen Elektrolytentgleisungen, Leber- und Nierenfunktionsstörungen, Hypo- und Hyperglykämien, Sauerstoffmangel des Gehirns und medikamentös-toxische Enzephalopathien (Kraus 2004). Bei älteren Patienten wird oft ein Zusammenhang mit zerebralen fokalen Ischämien vermutet (Übersicht s. Kraus 2004).

Elektrolytstörungen (Hypo- und Hypernatriämie, Hypokalziämie, Hypomagnesiämie), die zu epileptischen Anfällen führen, sind bei älteren Menschen in der Regel mit weiteren neurologischen Symptomen verbunden (Übelkeit, Kopfschmerzen, Verwirrheit, Vigilanzstörungen, Muskelzuckungen) und korrelieren häufig mit dem Auftreten eines Hirnödems (Kraus 2004).

Die multiplen Grund- und Begleiterkrankungen älterer Patienten sind nicht nur Auslösefaktoren epileptischer Anfälle, sondern schränken auch die therapeutischen Möglichkeiten ein. Da die meisten Antikonvulsiva über die Nieren ausgeschieden werden, muss die Dosierung die verminderte Nierenleistung (Clerarance) Älterer berücksichtigen. Oft wird vergessen, dass schon bei leicht erhöhtem Kreatinin, die Clearence bereits auf 20 % zurückgegangen sein kann. Nach wie vor ist auch bei älteren Menschen **Phenytoin** das Medikament der Wahl bei (konvulsivem) Status epilepticus. Allerdings ist der Einsatz bei kardiologisch vorerkrankten Patienten auf Grund der Gefahr von Herzrhythmusstörungen und Hypotonie sehr risikoreich (Übersicht s. Kraus 2004).

2.7.4 Parkinson-Krankheit

Die Parkinson-Krankheit (idiopathisches Parkinson-Syndrom: **PK**) ist die weitverbreitetste neurodegenerative Erkrankung mit Bewegungsstörungen. Sie betrifft weltweit etwa 0,1 % einer Bevölkerung im Alter über 40 Jahre (Dawson und Dawson 2003). Die Mehrzahl der Kranken sind Männer. Der Anteil der Kranken steigt mit zunehmendem Lebensalter (Drach 2005).

Neuropathologische Studien legen nahe, dass das Risiko eines Parkinsonkranken gleichzeitig an einer Alzheimer-Demenz zu erkranken auf das Sechsfache erhöht ist und umgekehrt (Pollanen und Bergeron 1989). Das Risiko, eine Demenz zu entwickeln, ist beim PK um das 2- bis 4fache höher als in der Allgemeinbevölkerung (Drach 2005). Der Anteil demenzkranker Parkinsonpatienten erreicht mit dem 85. Lebensjahr bis zu 65 % (Mayeux 1992, Drach 2005). Klinisch ist PK durch die motorischen **Kardinalsymptome** Akinese, Rigor (wächserne Tonuserhöhung der Muskulatur) und Ruhetremor (Frequenz von 4–7 Hz bei völliger Entspannung) sowie gestörte Stellreflexe charakterisiert (Oertel und Hohlfeld 2001).

PK-Patienten haben Schwierigkeiten, von einem motorischen Programm zu einem anderen zu wechseln (z. B. Kniebeugen und Aufrichten; sog. Starthemmung). Weiterhin fällt es ihnen schwer, gleichzeitig zwei motorische Programme durchzuführen oder ein komplexes motorisches Konzept festzulegen. Dies führt zu einer Verarmung an spontanen Bewegungen (Hypokinese). Ferner wird das erforderliche Maß an Muskelaktivität für eine bestimmte Aufgabe nicht mehr bereitgestellt. Dies führt zu einer Verlangsamung der Bewegung (Bradykinese) bei in der Regel erhaltener maximaler Endkraft. Hypokinese und Bradykinese sind zentrale neurologische Defizite, die nicht durch eine Parese bedingt sind (Oertel und Hohlfeld 2001). Dazu kommen Hypomimie (Maskengesicht), Salbengesicht und leise Sprache (Drach 2005). Differentialdiagnostisch zur PK sind eine Anzahl weiterer Erkrankungen abzuklären, die in Tab. 28 aufgeführt sind.

Neuropathologisch liegt bei PK eine ausgeprägte Degeneration katecholaminerger Neurone im Hirnstamm (Mittelhirn, Pons, Medulla oblongata) vor. Insbesondere findet sich ein Verlust der dopaminergen Neurone der Substantia nigra („schwarzer Kern") und deren Entfärbung (Schwarzfärbung der Neurone durch Melanin, einem Endprodukt der Katecholamin- bzw. Dopaminoxidation). Neuronenverlust tritt auch in den anderen Kernen der Basalganglien auf. Sie sind für die motorische Kontrolle des Groß- und Kleinhirns verantwortlich. Bei PK fällt diese motorische Schleife zunehmend aus (Oertel und Hohlfeld 2001).

Das Medikament der Wahl ist daher bei PK das L-Dopa. Es wird über Dopaminrezeptoren (D1/D2) in das Neuron aufgenommen und durch Dopa-Decarboxylase zu Dopamin dekarboxyliert.

Tab. 28 Differenzialdiagnostik der Parkinson-Krankheit.

Demenz mit Lewy-Körperchen
Zerebrale Mikroangiopathie
Normaldruckhydrozephalus
Multisystematrophie
Kortikobasale Degeneration
Progressive supranukleäre Parese
Westphal-Variante der Chorea Huntington
Schwermetalle (Blei, Quecksilber)

Bisher zuwenig berücksichtigt für die Früherkennung einer PK sind Riechstörungen. Ursache sind die engen neuronalen Verbindungen zwischen den Basalganglien und dem limbischen System. In beide werden Riecheindrücke eingespeist. Etwa 90 % der Patienten haben zum Zeitpunkt der Diagnose eine An- oder Hyposmie. **Die Riechstörung kann der PK-Symptomatik 4–6 Jahre vorausgehen.** Die Routine-Diagnostik bedient sich sog. Riechstäbchen aus Filz („Sniffin' Sticks"), die einen charakteristischen Duft verströmen. Differentialdiagnostisch sind sinusale Riechstörungen (z. B. Polypen) möglich, die auch nach endokrinen Störungen (u. a. Hypothyreose, Morbus Addison und Diabetes mellitus) vorübergehend auftreten können. Bei PK oder traumatischen Störungen sind sie in der Regel permanent (Übersicht s. Meyer 2006).

Depressionen treten bei Parkinson-Patienten signifikant häufiger auf als in der Allgemeinbevölkerung. Sie beginnen häufig schon vor dem Auftreten der motorischen Symptome und gehen oft mit schweren Ängsten einher. Ursächlich werden die Depressionen bei PK auf einen zentralen Serotoninmangel mit Befall der Raphekern-Neurone mit Lewy-Körperchen zurückgeführt. Meistens klingen die Depressionen im Verlauf der PK ab. Zur Behandlung werden Serotonin-Wiederaufnahme-Hemmer empfohlen. Wegen der mit Depressionen und Angst einhergehenden kognitiven Einschränkung ist die Verwechslung mit einer Demenz möglich (Differentialdiagnose Tab. 28) (Drach 2005).

> Parkinson-Krankheit und Alzheimer-Demenz ist ein Mangel an Acetylcholin in der Großhirnrinde gemeinsam. Die Demenz bei PK scheint besonders gut auf Cholinesterasehemmer anzusprechen (Drach 2005).

Neuropathologisch kommt es bei PK zu einem selektiven Zelltod der melaninhaltigen Neurone in der Substantia nigra („schwarzer Kern") des Mittelhirns und als Folge zu nigrostriatalen Deafferenzen mit den oben beschriebenen Folgen. Von der PK muss das Krankheitsbild „Diffuse Lewy-Body-Disease" abgegrenzt werden, bei dem Lewy-Körperchen in Hirnstamm, Diencephalon und Neocortex nachzuweisen sind (Oertel und Hohlfeld 2001, Drach 2005). Die **Lewy-Körperchen (LK)** sind eosinophil, feinstrukturell aus 10 nm dünnen amyloidähnlichen Fibrillen (α-Synuclein) aufgebaut und haben einen Durchmesser bis zu 4 Mikron und mehr (Cummings 2004). Die LK (bis zu 3 in einem Neuron) können das betroffene Neuron völlig ausfüllen. α-Synuclein ist ein nichtgefaltetes Protein, das nur aggregrieren kann, wenn es an saure Phospholipidköpfe von Membranlipiden binden kann, die in Membrankompartimenten einer Zelle, vor allem aber reichlich in der Mitochondrienmembran auftreten (Dawson und Dawson 2003, Stryer 1988), d. h. α-Synuclein akkumuliert vor allem an Mitochondrien. Dabei wird ein Circulus vitiosus ausgelöst, letztlich mit Zelluntergang: Geschädigt wird zunächst der Komplex I der mitochondrialen Atmungskette mit erhöhter ROS-Bildung (**Abb. 70**). ROS wiederum triggert die Bildung von **LK**. Dazu kommt, dass bei Überaktivierung (Exzitotoxizität) von Glutamat-Rezeptoren der postsynaptischen neuronalen Membran die Bildung von Stickoxid (NO) und Peroxinitrit ($ONOO^-$) stark erhöht wird, was wiederum die Bildung von LK fördert (Dawson und Dawson 2003).

Die Fibrillenbildung von α-Synuclein regt die überschießende Bildung eines weiteren Fibrillentyps, dem des **tau-Proteins,** an. Es entwickelt sich aus den Proteinen der Mikrotubuli des Zytoskeletts. Tau-Proteine bilden mikroskopisch feine, schlingenartige Fäden („tangles"), wie sie bei allen neurodegenerativen Krankheiten auftreten.

Ein „reifes" LK besteht daher aus einem Konglomerat von α-Synuclein-, tau-Filamenten und Phospholipidresten. Unter ROS-Belastung, d. h. zellulärem Stress bei erhöhter Katecholaminbelastung, beschleunigt sich die Bildung von LKs. Die erhöhte ROS-Bildung ist auf stressbedingte Schädigung des Komplex I der mitochondrialen Atmungskette zurückzuführen (**Abb. 70**) (Dawson und Dawson 2003). Seit längerem ist bekannt, dass die PK mit Störungen im Komplex I verbunden ist, wodurch motorische Neurone stark glutamatempfindlich werden. Dabei ist zu bedenken, dass die Kommunikation zwischen motorischen Nervenzellen über den exzitatorischen Neurotransmitter Glutamat erfolgt. Glutamat wird aus den präsynaptischen Endigungen der Neuriten eines motorischen Neurons freigesetzt und gelangt durch den synaptischen Spalt auf die Glutamatrezeptoren der postsynaptischen Membran des nachgeschalteten Neurons. Überschüssiges Glutamat muss aber sofort entfernt werden, da sonst die beteiligten Neurone beschädigt werden (Miller und Cleveland 2005). Dies besorgen die den synaptischen Spalt abdeckenden Astrozytenfortsätze (**Abb. 71**). Sie tragen Rezeptoren (Glutamat-Transporter-Protein EAAT2), die Glutamat in die Astrozyten zurückbringen, von wo es dann bei Bedarf wieder an das präsynaptische Neuron bzw. seine Neuriten zurückgeben werden kann. Denn Neurone können selbst kein Glutamat bilden (s. S. 187) (Miller und Cleveland 2005).

Werden in der Zelle die detoxifizierenden Enzyme (Glutathion, Superoxiddismutase, Katalase u. a. m.) wie auch die detoxifizierenden Uncoupling-Proteine der Mitochondrien überfordert, wird durch erhöhte Bildung von ROS nicht nur die LK-Bildung in den Neuronen gefördert, sondern auch die Glutamat-Wiederaufnahme in die Astrozyten durch EAAT2 gestört. Im synaptischen Spalt kommt es dadurch zur Exzitotoxizität der Glutamatrezeptoren, zur Verarmung des präsynaptischen Neurons an Glutamat und zu weiterer Bildung von LK usw. bis zur Aktivierung von Apoptose oder Nekrose in den betroffenen Neuronen (Miller und Cleveland 2005).

2

> Erstaunlicherweise können Antibiotika vom β-Lactam-Typ (z. B. Ceftriaxon) Astrozyten zur vermehrten Bildung von EAAT2 anregen und dadurch helfen, den synaptischen Spalt von überschüssigem Glutamat freizuhalten. Derzeit wird dies bei neurodegenerativen Erkrankungen mit exzitatorischer Komponente (u. a. amyotropher Lateralsklerose und Schlaganfall) klinisch geprüft (Miller und Cleveland 2005).

In der Komplex-I-induzierten Neuronenschädigung spielt auch das das Zytoplasma von überalterten oder missgestalteten Proteinen säubernde proteolytische **Ubiquitin-Proteasom-System (UPS)** eine wichtige Rolle. Dopaminerge Neurone sind besonders empfindlich gegenüber Störungen des UPS. Aggregiertes α-Synuclein ist besonders toxisch für UPS, wodurch sich im Neuron „Zellmüll" anhäuft. Dadurch werden auch Enzyme wie die Hitzeschockproteine (**Chaperone**) geschädigt, die die regelhafte Faltung (Konformation) und damit

Funktion von Proteinen überwachen (Miller und Cleveland 2005).

Die seltene **erbliche PK**, nur autosomal rezessive Formen sind bekannt, beruht fast ausschließlich auf genetischen Störungen von UPS und **Parkin**. Dieses Molekül ist ein Mehrzweck-Neuroprotektor, der sowohl detoxifizierend wirkt als auch UPS schützt. Parkin bindet aggregierte α-Synucleinfilamente und bietet sie, vermittelt durch das α-Synuclein-bindende Protein **Synphilin-1**, dem UPS zum Abbau an. Störungen im Parkin-Gen führen bereits in jugendlichem Alter (etwa in den 20-ern) zu PK mit langsamer Progredienz, dem autosomal rezessiven juvenilen Parkinson-Syndrom (AR-JP) (Oertel und Hohlfeld 2001).

2.7.5 Alzheimer-Demenz

„Wenn jeder Mensch 100 Jahre alt würde, müssten 75 bis 95 % aller Menschen damit rechnen, im Altersverlauf eine Demenzerkrankung zu entwickeln." (Bickel 2003)

Nahezu jede Krankheit entsteht aus dem Zusammenwirken von genetischen und Umweltfaktoren. Die genetische Prädisposition vieler Volkskrankheiten wie Asthma, Herz-Kreislauf-Erkrankungen, Krebs, Diabetes und Altersdemenz ist unterdessen aufgrund der Aufdeckung zahlreicher genetischer Polymorphismen bekannt. Allerdings bedingt deren Auftreten nur eine relativ geringe Wahrscheinlichkeit, die betreffende Krankheit auch tatsächlich zu bekommen. Ein strikter Determinismus wird nur selten beobachtet, wie z. B. beim Chorea-Huntington-Gen (Metspalu et al. 2004).

2.7.6 Alter und Alzheimer-Demenz

In der Erforschung der Alzheimer-Demenz (AD) steht die erbliche Komponente völlig im Vordergrund. Sie macht jedoch nur etwa 5 % der AD-Fälle aus (Fröhlich und Hoyer 2002, Golde 2002, Füsgen 2003). Die dabei gewonnenen Ergebnisse werden einfach auf die nichterbliche AD, die abwertend „sporadische" genannt wird, angewandt. Trotz aller Bemühungen gibt es bisher nur symptomatische Therapieansätze (McGeer und McGeer 1995, Bachurin 2003). Das bedeutet, dass die bei erblicher AD gewonnenen Erkenntnisse nicht einfach auf die sporadische AD übertragen werden dürfen (Heine 2004c).

AD ist die verbreitetste neurodegenerative Erkrankung im Alter. In Deutschland gibt es zur Zeit etwa 1 Million Personen mit AD (Füsgen 2003). Nach Hesch (1997) ist in Deutschland mit einer Inzidenz von jährlich 50 000 Neuerkrankungen zu rechnen. In den USA waren im Jahr 2000 etwa 4,5 Millionen erkrankt (Füsgen 2003). Die Behandlungskosten wurden für 1996 auf 83,9 Milliarden Dollar geschätzt (Cummings 2004). (Für Deutschland müssen dann mit etwa 3,5 Milliarden € gerechnet werden.) Der Prozentsatz an Personen mit AD wächst ab dem 60. Lebensjahr (mit ca. 1 % Erkrankter) alle 5 Jahre um den Faktor 2; d. h., dass ca. 30 % der 85-Jährigen betroffen sind (Cummings 2004, Nussbaum et al. 2003). Ohne Fortschritte in der Therapie werden sich die AD-Fälle in den USA bis zum Jahr 2050 auf 13,2 Millionen (Cummings 2004), umgerechnet bei uns auf über 3 Millionen erhöhen.

Da die relative Sterberate bei Frauen seit 1950 gegenüber den Männern abgefallen ist, ist der größte Teil alter Menschen weiblich. In hohem Alter (> 80 Jahre) ist die Sterblichkeitsrate bei Männern gegenüber Frauen dreifach höher (Nikolaus et al. 2004). Daher ist auch der Anteil von Frauen mit AD höher (Hesch 1997). Dazu kommt, dass nach der Menopause die organprotektive Wirkung der Östrogene abnimmt und das Risiko, an Alzheimer zu erkranken, erheblich zunimmt (Hesch 1997).

2.7.7 Entwicklung der Alzheimer-Demenz

Abgesehen von den ca. 3 % dominant erblichen Krankheiten, stellt die überwiegende Mehrzahl von Krankheiten Fehler in sich selbstorganisierenden organischen Netzwerken dar, in die alle Parameter des aktuellen Lebens eingehen (Rees 2002). Daraus resultiert eine individuelle Kritizität als Grenze von Gesundheit zu Krankheit (Rees 2002). Alter stellt dabei den führenden Risikofaktor im Absinken dieser Kritizität dar mit Auftreten von Altersdiabetes, Herz-Kreislauf-Erkrankungen, Hypertonie, Hypercholesterinämie, Adipositas, Osteoporose, grauem und grünem Star, Demenzen, Tumoren, Schmerzen verschiedenster Genese usw. (Fröhlich et al. 1998, McGeer und McGeer 1995). Dazu tragen auch exogene Faktoren bei, wie falsche, zu hoch kalorische Ernährung, Umwelteinflüsse wie organische Schadstoffe, Schwermetallionen, Stress durch Lärm, ungeeignete Wohnung u. a. m. (Heine 2004c, d; Nikolaus et al. 2004). Die genannten pathophysiologischen Faktoren schaffen eine proinflammatorische Situation mit ROS-Bildung und Aktivierung entzündungsfördernder Zytokine. Im Mittelpunkt steht der Tumornekrosefaktor-alpha (TNF-α). Dieses Zytokin bedingt Insulinresistenz, Aktivierung von Osteoklasten, Hypertonie mit allen Folgen für das Herz-Kreislauf-System und die Störung der mittels Leptin aus Fettzellen über die Hypophyse gesteuerten hormonellen Nahrungsverwertung. Altern kann daher als proinflammatorischer Prozess mit sehr individueller Ausprägung gesehen werden. Dies ist offensichtlich eine Voraussetzung für die Entwicklung der AD (Heine 2002b, c).

Das komplexeste Netzwerk in unserem Körper ist das Nervensystem und besonders die Gehirnrinde (Neocortex). Die abgestimmte Verarbeitung von Außen- und Inweltreizen mit emotionaler Abstimmung wird durch das limbische System geregelt. Dieser Gehirnbereich verbindet und koordiniert den stammesgeschichtlich alten Allocortex, u. a. Riechhirn, Hippocampus, Mandelkern, über das Cingulum mit dem Neocortex (Zilles und Rehkämper 1998) (Abb. 72). Die gegenseitigen Verbindungen erfolgen über die stammesgeschichtlich jungen Assoziationsbahnen (Abb. 72). Diese langen Bahnen sind aufgrund ihres späten Auftretens in der Stammes- und Entwicklungsgeschichte auch nur schwach myelinisiert und daher besonders vulnerabel (Braak 2003). Sie koordinieren u. a. die Gebiete für Lern- und Gedächtnisfunktionen sowie für soziales Erfolgs- bzw. Verlustverhalten (Braak 2003). Die wichtigsten Neurotransmitter entlang dieser Neuronenketten sind exzitatorisches Glutamat, Acetylcholin und Noradrenalin (Zilles und Rehkämper 1998). „Die Nachteile der flächenmäßig gewaltigen Entwicklung einfach gebauter, schwach myelinisierter Assoziationsgebiete höherer Ordnung liegen in der partiellen Unausgereiftheit dieser zum Teil erst in späten Phasen der Primatenentwicklung entstandenen Felder." (Braak 2003) In der Entwicklung der AD sind daher zuerst die markarmen Assoziationsbahnen betroffen (Braak 2003) (Abb. 72).

Es wäre zu diskutieren, ob nicht bereits im frühen Kindesalter durch Deprivation, d. h. jede Form von Stress und das dadurch bedingte neuronale Sauerstoffdefizit, die ohnehin geringe Myelinisierung der Assoziationsbahnen gestört wird, was zeitlebens eine individuelle Vulnerabilität dieser Bahnen verursachen würde (Braak 2003, Brandt 1981). Bis sich jedoch ein summierendes Funktionsdefizit über unvermeidbaren „Lebensstress" im Sinne einer sporadischen AD entwickelt, können mehr als 50 Jahre vergehen (Braak 2003). Da die Myelinisierung der Nervenbahnen bis zum 7. Lebensjahr abgeschlossen ist (Brandt 1981), kann darüber spekuliert werden, ob nicht ein großer Teil von AD bereits im frühen Kindesalter angelegt wird und durch kindgerechte Erziehung, z. B. liebevolle Zuwendung (Bedeutung der Spiegelneurone!; s. S. 120), Schulung der Aufmerksamkeit und initiatives Verhalten durch Spielen sowie Entwicklung der Sensibilität und Motorik durch Musizieren) vermieden werden könnte (Braak 2003, Heine 2004c, d).

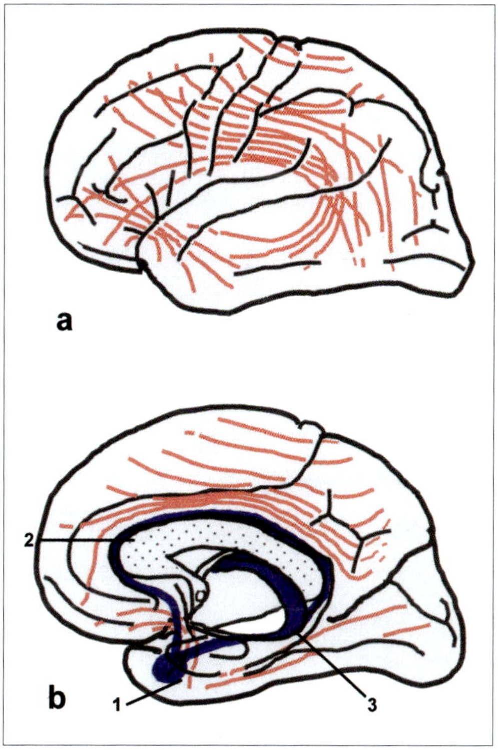

Abb. 72 Lange Assoziationsbahnen projiziert auf die laterale (**a**) und mediale Hirnfläche (**b**). In **b** sind wichtige Zentren des limbischen Systems (blau) dargestellt. 1 Mandelkern, 2 Cingulum, 3 Hippocampus.

2.7.8 Die perineuronale extrazelluläre Matrix (PECM)

AD ist nicht von der fortschreitenden alternsbedingten Sklerose der Gehirnarterien und der physiologischen alterungsbedingten Gefäßrückbildung zu trennen (Abb. 73) (Torre 1999). Durch die dabei auftretenden Durchblutungsstörungen entstehen Versorgungsengpässe, von denen besonders die Assoziationsbahnen betroffen sind (Heine 2004c, d). Dazu kommt, dass im Bereich der Assoziationsbahnen mit fortschreitendem Alter der gesamte Gefäßbaum eine Reduktion erfährt (Clara 1958).

Zwischen Kapillaren und den zu versorgenden Zellen ist bis auf die zirkumventrikulären Organe eine Blut-Hirn-Schranke entwickelt, die das interne Milieu des Nervengewebes stabilisieren hilft. Die Schranke besteht aus Kapillarendothelzellen, unterlagernder Basalmembran (ca. 60 nm dick) und ist gegen das Nervengewebe von einer lückenlosen Schicht schuhartig verbreiterter Astrozytenfortsätzen bedeckt (Zilles und Rehkämper 1998). Die Endothelzellen überwachen enzymatisch den Stoffdurchtritt vor allem von Glukose, wogegen Sauerstoff frei übertreten kann. Die Metaboliten werden von den Astrozytenfortsätzen aufgenommen und Kataboliten in den venösen Kapillarschenkel abgegeben (McGeer und McGeer 1995). Die Astrozyten nehmen u. a. an der Steuerung der Ionenkonzentration im Extrazellulärraum teil, der in der Hirnrinde immerhin 20 % des Gesamtvolumens einnimmt. Daher werden Astrozyten für die Aufrechterhaltung eines konstanten Ionenmilieus im Gehirngewebe verantwortlich gemacht (Zilles und Rehkämper 1998). Die Oligodendrozyten stellen eine weitere Gliazellform dar, die die Myelinisierung der Nervenfasern besorgen. Mikrogliazellen, die Phagozyten im ZNS, entstehen aus Blutmonozyten, die während der Embryonalzeit in das ZNS einwandern (McGeer und McGeer 1995).

Für die Entwicklung der AD ist die mit zunehmendem Alter sich verbreiternde Basalmembran (beim 85-Jährigen um 50 % gegenüber Jugendlichen; Xi et al. 1982) als gestörter Diffusionsfilter von Bedeutung (Heine 2002b). Der PECM-gefüllte Extrazellulärraum kann einige Nanometer bis wenige Mikrometer breit sein (Heine 2004c, d).

Die den Raum strukturierenden Makromoleküle bilden wie in der Peripherie die PG/GAGs (s. S. 15). Im Gehirn tritt als GAG nur Hyaluronsäure auf (Abb. 73) (Fox et al. 2002, Heine 2004c, d; Margolis und Margolis 1994, Small et al. 1996).

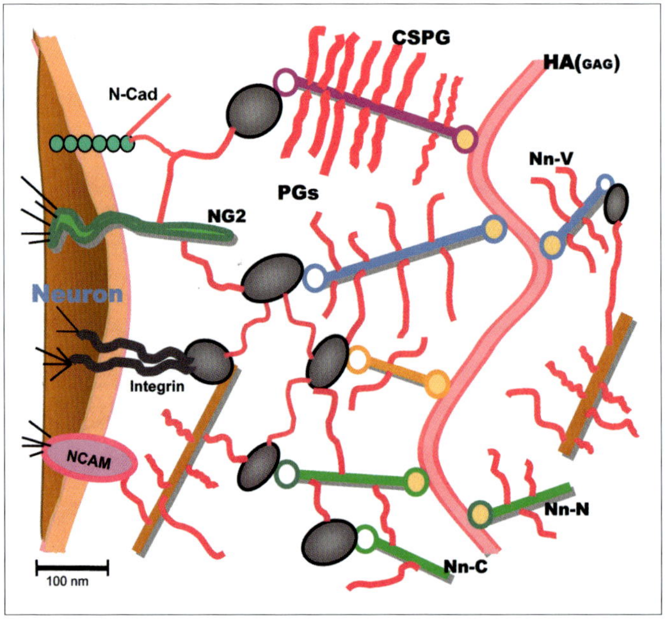

Abb. 73 Perineuronale extrazelluläre Matrix. Die PECM wird von Proteoglykanen (PGs), Glykosaminoglykanen (GAG; Hyaluronsäure HA), Matrix-PGs (u. a. Appican) und Strukturglykoproteine (schwarze Ellipsen) gebildet. Der neuronale Zellzuckeroberflächenfilm enthält Heparansulfat PGs (NG2), Integrine und Zelladhäsionsmoleküle (N-Cad, N-Cadherin, NCAM neuronales Zelladhäsionsmolekül). Diese Moleküle stehen mit dem Zytoskelett (kurze schwarze Linien) in Verbindung. CSPG Chondroitinsulfatprotein, Nn-C, Nn-N, NnV Spaltprodukte von PGs.

Die PG/GAGs werden durch Vernetzungsglykoproteine (Fibronektin, Tenascin, Thrombospondin u. a. m.) untereinander vernetzt. Unter den PGs haben das zellmembranständige Heparansulfat-PG (HSPG) und das hyaluronsäuregebundene Chondroitinsulfat-PG (ChSPG) mit den dazwischen vermittelnden Matrix-PGs besondere Bedeutung (Fox et al. 2002, Heine 2004c, d) (Abb. 73). Aufgrund ihrer Wasserbindungs- und Ionenaustauscherfähigkeiten sind die PG/GAGs Garanten für Isoionie, Isoosmie und Isotonie in der PECM. Darüber hinaus ist die PECM ein dynamischer Speicher für Zytokine, Wachstumsfaktoren, Enzyme (u. a. Proteasen, Proteaseninhibitoren), Komplement- und Gerinnungsfaktoren, Eicosanoide, Transportlipoproteine wie das Apolipoprotein E und Adhäsionsfaktoren (Finch und Cohen 1997, Heine 2002c, d, McGeer und McGeer 1995). Die momentane Situation im ZNS spiegelt sich daher in der Zusammensetzung der PECM wieder.

Im ZNS werden die PG/GAGs von Astrozyten und in geringerem Umfang von den Mikrogliazellen gebildet (McGeer und McGeer 1995).

> Eine Besonderheit stellt die Synthese des Matrix-PGs **Appican** dar, das praktisch nur von Astrozyten (ca. 1 % von Neuronen und Mikrogliazellen) gebildet wird (**Abb. 75**) (McGeer und McGeer 1995, Pangalos et al. 1995).

Auf jede Veränderung in der PECM reagieren die genannten Zellen mit einer situationsgerechten Synthese von PECM. **In der PECM fehlen jedoch die Strukturglykoproteine Kollagen und Elastin** (Heine 2004c, d). Sie werden durch Appican ersetzt, das als Proteinrückgrat das für die Entwicklung der sporadischen AD entscheidend wichtige **Amyloidpräkursor- (Vorläufer-) Protein (APP)** enthält (s. u.).

Von besonderer Bedeutung für die Molekularsiebwirkung und Informationsleitung in der PECM sind die ChSPGs und HSPGs (Tab. 2, S. 17). Die ChSPGs hemmen das Neuritenwachstum und halten dadurch die Nervenzellmembranen auf Distanz (Fidler et al. 1999, Iozzo 1998, Snow et al. 2001). Die zellmembranständigen HSPGs wie das Syndecan helfen auf der neuronalen Zellmembran Hormone, Wachstumsfaktoren und Zytokine so zu akkumulieren, dass sie in raum-zeitlich geeigneter Weise ihren Rezeptoren zur Verfügung gestellt werden können. Da sie an ihre Heparansulfatketten Ca^{2+}- Ionen binden und damit vorrätig halten können, sind sie für die regelhafte Depolarisation und synaptische Aktivität neuronaler Membranen von großer Bedeutung (Gallo und Chittajallu 2001, Iozzo 1998).

Die PECM ist zwischen Neuronen und Gliazellen ausgespannt, wodurch diese, nach Art gekoppelter Federn, unter eine die Zellfunktionen fördernde Vorspannung der PECM geraten (Chiquet 1999, Heine 2004d, Hogan 1995). Haftstellen zwischen Nervenzellen und PECM sind membranständige PGs, Adhäsionsmoleküle, Glykosphingolipide und von besonderer Effektivität die Integrine der Nervenzellmembrane (Milner et al. 2002, Perumpanani et al. 1998, Tadokoro et al. 2003) (Abb. 73).

Die genannten Moleküle stehen mit dem Zytoskelett in Verbindung. Dadurch können praktisch alle Zellreaktionen über die ECPM beeinflusst werden (Heine 2004c, d) (Abb. 73). Allerdings scheinen nur die Integrine in der Lage zu sein, Signale auch aus dem Zellinneren an die Rezeptoren und von dort an die PECM weiterzugeben (Fox und Caterson 2002). Generell sind Integrine in der Lage, solche PECM-Komponenten zu binden, die ein sog. RGD-Motiv (Arginin-Glycin-Asparagin) enthalten. Dazu gehören das Proteinrückgrat der PGs und die Vernetzungsglykoproteine (s. S. 15). Die PECM erfährt dadurch eine selbstorganisierende Stabilität **(„Tensegrität")**, die als Viskoelastizität schockabsorbierend wirkt und alle Reaktanten in der PECM in eine funktionsgerechte molekulare Konformation sowie Lage zueinander bringt (Heine 2004d, Ingber 1998, Streuli 1999). Diese Grundspannung steuert auch die Genexpression der Nervenzellen (Chiquet 1999, Ingber 1998) sowie die matrixvermittelte Chemotaxis und Haptotaxis von Glia- und Mikrogliazellen (Perumpanani et al. 1998, Streuli 1999).

Dies ist von besonderer Bedeutung für die Assoziationsbahnen, die zeitlich genau abgestimmt arbeitende Neuronenketten darstellen mit Musterwiederholung, die **synfire chains** (Ikegaya et al. 2004). Die synfire chains zeichnen sich durch synchrone Summation exzitatorischer postsynaptischer Potenziale (EPSPs) aus, wodurch die Erregungen in der Kette eine präzise Zeitabstimmung erfahren. Erst durch diese raum-zeitlichen Erregungsmuster können komplexe Muster im Cortex aufgebaut werden, die die Grundlage höherer geistiger Aktivitäten sind (Ikegaya et al. 2004).

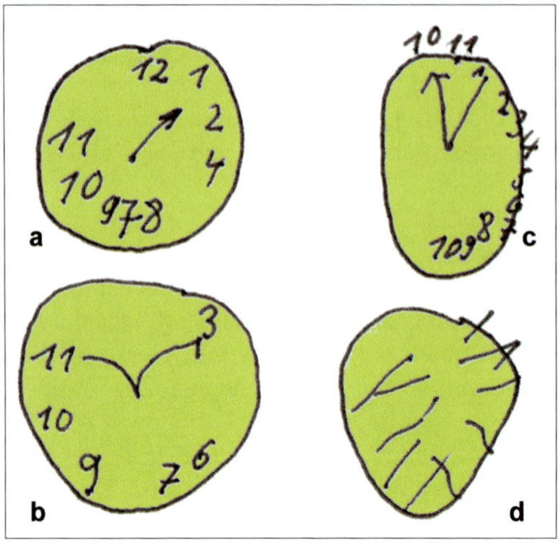

Abb. 74a–d Zunehmend gestörtes Uhrenzeichnen bei Alzheimer-Patienten.

Die amyloide Plaquebildung bei AD trifft zuerst die vulnerablen synfire chains der Assoziationsbahnen. Es ist daher nicht erstaunlich, dass bei Entwicklung der AD typischerweise als erster Hinweis Unsicherheiten im Ablesen oder Aufzeichnen eines Uhrzifferblatts mit einer bestimmten Zeigerstellung (Abb. 74) auftreten. Dies ist gleichzeitig eine Bestätigung des Konzeptes der synfire chains.

2.7.9 Die Bedeutung von Appican für die Entwicklung der Alzheimer-Demenz

Das im Wesentlichen von Astrozyten gebildete Appican ist ein PG mit einem Proteinrückgrat aus 695 bis 770 Aminosäuren, das an den Serinen 637 und 660 je eine polymere Chondroitinsulfatseitenkette trägt. Sie verhindern die Selbstaggregation des Moleküls (Iozzo 1998, McGeer und McGeer 1995). Diese Serinbindungen sind außerordentlich empfindlich gegen die Serinprotease Plasmin, wie sie bereits proinflammatorisch aus PECM-gebundenem Plasminogen generiert werden kann (Finch und Cohen 1997, McGeer und McGeer 1995). Die dabei abgespaltenen kurzen Bruchstücke des Proteinrückgrats von Appican bilden die amyloidogenen Aβ-Proteine bei AD (Heine 2004c, d, McGeer und McGeer 1995, Saitoh und Mook-Jung 1996) (Abb. 74).

Daraus ergibt sich eine bisher nicht beachtete, aber sehr wesentliche Unterscheidung von nichterblicher (sporadischer) und erblicher AD (Heine 2004c, d): **Bei der sporadischen AD, die mehr als 90 % der Fälle ausmacht, steht der Astrozyt und nicht das Neuron im Mittelpunkt** (Abb. 75)!

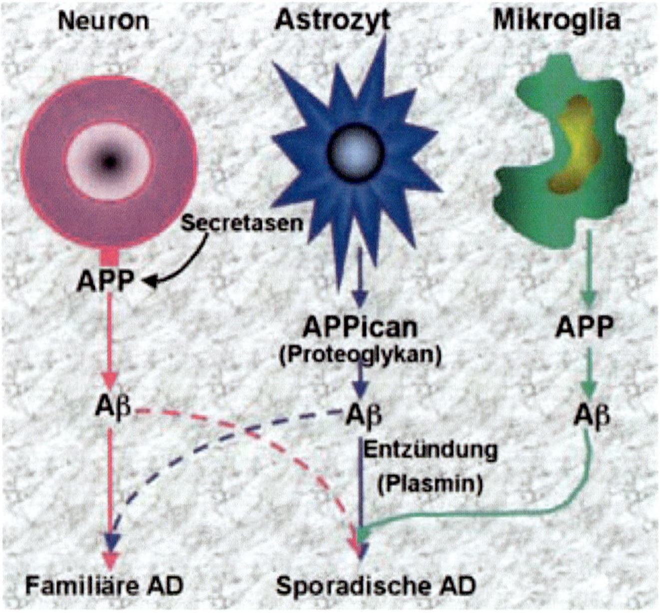

Abb. 75 Bedeutung der Astrozyten für die nichterbliche (sporadische) Alzheimer-Demenz. Das überwiegend nur von Astrozyten gebildete Proteoglykan Appican wird unter den proinflammatorischen Bedingungen der AD-Entwicklung extrazellulär proteolytisch (Plasmin) in das Amyloidpräkursorprotein (APP) und weiter in amyloidogene Aβ-Proteine gespalten. Der von Mikrogliazellen gebildete geringe APP-Anteil wird extrazellulär proteolytisch gespalten. Die gebrochenen Pfeile weisen auf einen kleinen wechselseitigen zellulären Beitrag von Aβ (man beachte den wichtigen Unterschied in der Aβ-Bildung bei nichterblicher und erblicher AD).

Während bei proinflammatorischer Stoffwechsellage, wie sie das Alter zunehmend kennzeichnet, die amyloidogenen Aβ-Peptide durch Plasminspaltung aus Appican gebildet werden, überwiegt bei erblichem Alzheimer die Aβ-Produktion durch Neurone. Dabei wird das Amyloidvorläuferprotein (APP) bereits bei Ausschleusung intramembranös durch gamma-Sekretasen (Presenilin) in die plaquebildenden Aβ-Proteine gespalten (Nussbaum und Ellis 2003, Pangalos et al. 1995, Taylor et al. 2002, Yosojima et al. 2001). Die APP-Bildung ist nicht auf Neurone beschränkt, es kann von allen Zellen gebildet werden. APP ist wasserlöslich und hilft den onkotischen Druck im Körper zu regulieren. Amyloidose ist entsprechend auch von allen Organen bekannt (McGeer und McGeer 1995). Appican ist dagegen auf das ZNS beschränkt.

2.7.10 Ammenfunktion der Astrozyten

Die Bereitstellung der basalen Mediatoren für den Energiestoffwechsel der Neurone erfolgt über die Astrozyten (**Abb. 71, 76**). Ihre Ammenfunktion in Form eines Shuttle-Mechanismus weist einen biphasischen Rhythmus auf zwischen oxidativer und glykolytischer Bereitstellung von Glukose und Milchsäure (Barres und Smith 2001, Beattie et al. 2002, Kasischke und Webb 2004). Die Energie (Elektronen) zur Generierung dieser Metaboliten wird von dem Redoxpaar NAD^+:NADH bereitgestellt (Kasischke und Webb 2004). Dafür spricht die Periodik von etwa 10 Sekunden, da diese auch für die Bereitstellung von NADH (oder NADPH) in Neutrophilen gemessen wurde (Kindzelskii und Petty 2002).

Auch das für den Membranstoffwechsel, vor allem den von Synapsen, unerlässliche Cholesterin sowie wichtige Intermediärmoleküle des Krebszyklus (z. B. Glutamat, Glutamatsynthetase und α-Ketoglutaraldehydrogenase) werden von den Astrozyten an die Neurone geliefert (Barres und Smith 2001, Gallo und Chittajallu 2001, Stryer 1988). Das Cholesterin wird zum Transport an Apolipoprotein E (Apo E) gebunden (Gallo und Chittajallu 2001). Isoformen des ApoE, wie das Apo E4, transportieren allerdings bevorzugt schädliche Aβ-Moleküle und fördern damit die AD-Entwicklung (Finch und Cohen 1997).

Die Ammenfunktion der Astrozyten hat auch eine Schlüsselfunktion im Umsatz der wichtigsten

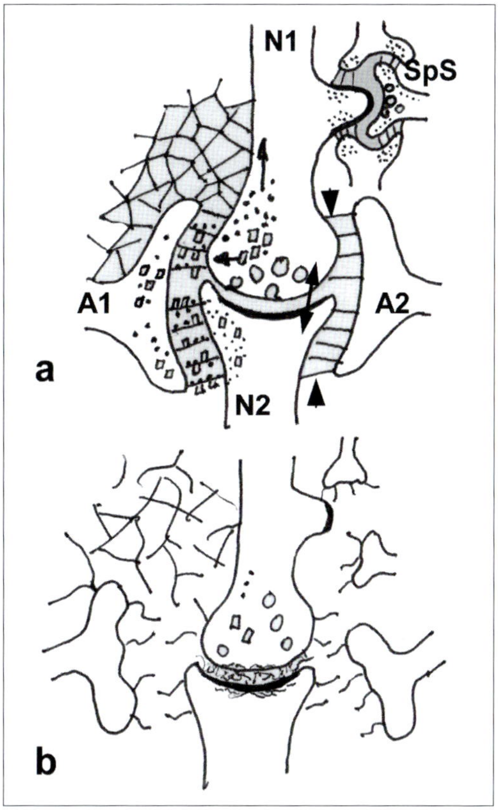

Abb. 76 Schematische Darstellung der Ammenfunktion der Astrozyten an Synapsen.

a Normale Funktion. Die Synapse (Doppelpfeil) zwischen dem Nervenzellfortsatz (Dendrit) (N1) und (N2) wird durch verbreiterte Enden von Astrozyten (A1, A2) mit Mikrodomänenbildung (Pfeilköpfe) stabilisiert. Auf der linken Seite ist der Shuttle-Prozess zwischen Astrozyt und Nervenzellfortsatz dargestellt (Punkte). Der nach links gerichtete Pfeil zeigt den Shuttle-Betrieb zwischen Nervenzellfortsatz und Astrozyten (Quadrate). Der Pfeil in Längsrichtung von N1 weist auf den Transport der aufgenommenen Moleküle in Richtung Zellleib des zugehörigen Neurons. SpS Synapsen an einem Dendritendorn (Spine), abgesichert durch Astrozytenfortsätze mit Mikrodomänen.

b Destruierte Mikrodomänen und Synapsen im Bereich einer Alzheimer-Plaque.

exzitatorischen und inhibitorischen Neurotransmitter, dem Glutamat und der gamma-Aminobuttersäure (GABA). Zur Glutamatbildung werden von den Astrozyten α-Ketoglutaratdehydrogenase und Glutaminsynthetase sowie überschüssiges Glutamat aus dem Synapsenspalt zu den Neuronen transferiert (Gallo und Chittajallu 2001). Glutamat ist auch die Ausgangssubstanz für GABA (Stryer 1988). Auch überschüssige Neurotransmitter sowie freigesetzte „abgenutzte" Rezeptoren der postsynaptischen Membran können über die angrenzende Astrozytenmembran aufgenommen und zu zelleigenen, sowie wieder ausschleusbaren Produkten weiterverarbeitet werden (Gallo und Chittajallu 2001, Beattie et al. 2002). Dabei kann u. a. Glutamat zu Glukosamin umgebaut werden, das wiederum Grundbaustein für die PG/GAG-Synthese ist (McGeer und McGeer 1995).

Prä- und postsynaptische Membranen werden für den Shuttle-Prozess eng von Astrozytenfortsätzen umgeben (Abb. 71, 76). Der Spaltraum zu den synaptischen Membranen ist nicht größer als ca. 20 bis 50 nm. Der Raum wird von den Membranoberflächenmolekülen (Glykokalyx) der sich gegenüberliegenden Zellmembranen überbrückt (Abb. 76). Dabei werden geordnete Kompartimente gebildet, die als **Mikrodomänen** bezeichnet werden (Abb. 76) (Gallo und Chittajallu 2001). Bei deren Gestaltung spielen membranständige HSPGs und Adhäsionsmoleküle (N-CAMs und N-Cadherine) eine entscheidende Rolle (Abb. 73) (Dustin und Colman 2002). Dabei bilden die negativ geladenen HSPGs untereinander Brücken, die den Stofftransport von Proteinen und Ionen zum Neuron regeln, während die gegenüber liegenden Adhäsionsmoleküle durch homophile Bindungen (gemeinsame Hydrathülle) die Membranen koppeln und auf den jeweils funktionell geeigneten Abstand einstellen (Dustin und Colman 2002, Heine 2004c, d). Die N-Cadherine sind die Nervenzellmembran einfach durchsetzende Glykoproteine, die eine Schlüsselrolle bei Ca^{2+}-abhängiger Zellhaftung spielen (Marambaud et al. 2003), wobei das Kalzium in den HSPGs vorrätig gehalten werden kann (s. o.). Darüber hinaus werden N-Cadherine mit Lernen und Erinnerung in Zusammenhang gebracht (Marambaud et al. 2003). Über die Mikrodomänen werden daher das kinetische Profil der Synapsen und damit die zeitliche Auflösung des Informationstransfers gesteuert. Werden, wie bei AD, die perisynaptischen Mikrodomänen destruiert, gehen auch die betroffenen Synapsen unter (Gallo und Chittajallu 2001, Dustin und Colman 2002) (Abb. 76).

2.7.11 Alzheimer-Demenz – eine auf das Gehirn begrenzte unspezifische Entzündung

Untersuchungen der ECM am gealterten Gelenkknorpel haben gezeigt, dass es im Alter bei den PG/GAGs zu einer Verkürzung des Proteinrückgrats sowie der Zuckerseitenketten kommt. Auch die HA wird kürzer (Stuhlsatz und Greiling 1982). Da die ECM der Peripherie qualitativ die gleichen PG/GAGs – bis auf Appican – wie das ZNS aufweist (Fox und Caterson 2002), sind die Befunde an der ECM des Knorpels prinzipiell auf die PECM übertragbar (Heine 2004c, d).

Während die Verkürzung der Proteinketten auf eine zunehmende alternsbedingte Aktivierung proteolytischer Enzyme zurückzuführen ist (Heine 2002c, d), ist bei Polysaccharidketten dagegen eine Abnahme der Glutaminsynthetase im Alter zu beobachten (Finch und Cohen 1997, McGeer und McGeer 1995). Durch Mangel an diesem Enzym steht der Grundbaustein der Zuckerpolymeren der PG/GAGs, das Glukosamin, nicht mehr ausreichend zur Verfügung (Finch und Cohen 1997). Im ZNS tritt Glutaminsynthetase nur in Astrozyten auf (McGeer und McGeer 1995). Zur Bildung von Glutamin, Glutamat und Asparagin verbrauchen Astrozyten 98 % des von peripher ins ZNS gelangenden und des vor Ort gebildeten Ammoniaks (Finch und Cohen 1997). Bei Entwicklung der AD wird wegen Störung der Ammenfunktion der Astrozyten die Glutaminsynthetase zusätzlich stark (um ca. 40 %) verringert (Finch und Cohen 1997). Endeffekt ist ein erheblicher Überschuss des unverbrauchten neurotoxischen Ammoniaks (McGeer und McGeer 1995). Die exzitatorischen glutamatergen Synapsen der leicht vulnerablen Assoziationsbahnen sind daher auch als erste betroffen. Dabei machen sich Glutaminrezeptoren der postsynaptischen Membran „selbstständig" und initiieren irreguläre Erregungen (Heine 2004c, d; Schlesinger 2003). Dadurch wird ein synchrones synaptisches Feuern in den betroffenen Assoziationsketten zunehmend unmöglich. Bei den acetylcholinergen Synapsen ist es ähnlich, weil die Neurone allmählich vom Nachschub an Cholin abgeschnitten werden. Auf diese Weise werden u. a. die Assoziationsbahnen im Bereich des Hippocampus zunehmend funktionell geschädigt mit Verlust von Lern- und Gedächtnisleistungen (Braak 2003).

Bei altersbedingter Abnahme der PG/GAGs kann die Netzstruktur und Tensegrität der PECM jedoch nur gehalten werden, wenn entweder mehr PG/GAGs gebildet werden, was aufgrund des Enzymmangels nicht möglich ist, oder sich die Halbwertszeiten der PG/GAGs (ca. 2 Wochen) drastisch verlängern. Dies trifft über den Mechanismus der nichtenzymatischen Glykosilierung zu (Heine 2004c, d). Die dabei entstehenden Advanced Glycation Endproducts (AGEs) sind unlösliche komplexe Karbohydratstrukturen (McGeer und McGeer 1995). Mikrogliazellen versuchen zwar, derartige AGEs zu phagozytieren, was ihnen anscheinend über lange Zeit auch gelingt. Werden AGEs beschleunigt gebildet (zunehmender Altersdiabetes, Sauerstoffmangel) können sie einen Umfang erreichen, der zu einer „frustranen" Phagozytose führt mit Freisetzung von Sauerstoffradikalen (ROS) und lysosomalen Proteasen (McGeer und McGeer 1995). Dadurch werden vermehrt Appicanmoleküle in plaquebildende Aβ-Proteine gespalten, für die bereits vorhandene AGEs zu Kondensationspunkten und Katalysatoren der Plaquebildung werden (McGeer und McGeer 1995). Deshalb wachsen und vermehren sich die Plaques unter Einschluss von AGEs, Cholesterin und Entzündungsmediatoren (Arlt et al. 2001). Die Aβ-Proteine wirken zusätzlich chemotaktisch auf Mikrogliazellen, wodurch die entzündliche Plaquebildung weiter verstärkt wird (McGeer und McGeer 1995). Die Mikrodomänen zwischen Astrozyten und neuronalen Synapsen werden im Plaquebereich destruiert, die Synapsenfunktion wird irregulär bzw. eingestellt (Heine 2004c, d) (Abb. 77).

Im Zuge der extrazellulär entstehenden Plaques kommt es sekundär zu einer typischen Reaktion der betroffenen Neurone: Sie beginnen mit einer Reaktivierung des Zellzyklus, der jedoch nicht mit der Zellteilung abschließt; zuvor wird aufgrund von Substratmangel das Apoptoseprogramm gestartet (Copani et al. 2002). Dies geschieht jedoch erst dann, wenn sich im Verlauf der Mangelversorgung intraneuronal gebildete amyloidähnliche Tau-Proteine an das Zytoskelett anlagern und sog. „tangels" (Fibrillengespinst) bilden. Sie vernetzen das Zytoskelett, stören damit den Zellstoffwechsel und starten dadurch die Apoptose (Copani et al. 2002, Taylor et al. 2002). AGEs und die in diese pathologische ECM eingebetteten Neurone, behalten durch diese „Teilreaktivierung" zunächst ihre Größe. Dadurch wird eine **„Pseudotensegrität"** vorgetäuscht, die die, wenn auch geminderte Hirnleistung über eine individuell lange Zeit halten kann. Die von Heine (2004c, d) entwickelte Theorie, dass sich zuerst die Plaque in der PECM bildet und dann die Tangle-Bildung mit Neuronenuntergang folgt, hat sich unterdessen bestätigt! (Beckmann 2004)

Die Plaque zeigt schließlich eine bestimmte Pathomorphologie (Abb. 77): Um einen amorphen PECM-Aβ-Kern liegt ein Hof aus Mikrogliazellen, dem außen Astrozyten folgen. Die zwischen diesen auftretenden irregulären Dendritensprossungen stellen einen frustranen Versuch zur Wiederherstellung von Synapsen dar (McGeer und McGeer 1995). In der Umgebung finden sich apoptotische Neurone mit tangle-Bildung (Abb. 77).

Das entzündliche Geschehen bleibt jedoch auf das Gehirn begrenzt und ist erstaunlicherweise ödemfrei, d. h. das adaptive Immunsystem (B- und T-Lymphozyten) wie auch Granulozyten sind nicht beteiligt (Finch und Cohen 1997, McGeer und McGeer 1995). Wegen der Ödembildung wäre dies mit dem Leben nicht vereinbar. Diese Sonderform der Entzündung dürfte auch Ursache dafür sein, dass die Betroffenen die Erkrankung über viele Jahre bis Jahrzehnte nicht bemerken (Finch und Cohen 1997). Dass das adaptive Immunsystem ferngehalten wird, scheint mit der alterungsbedingt starken Verbreiterung und damit Umstrukturierung der Basalmembran der Blut-Hirn-Schranke zu tun zu haben (Xi et al. 1982, Heine 2004c, d). Dadurch wird deren Astrozytenbarriere so verändert, dass sie keine von ihnen produzierte Chemokine und Zytokine mehr passieren lassen kann. Damit Lymphozyten und Granulozyten die Schranke passieren können, müssen bestimmte Adhäsionsmoleküle (ICAM-1, VCAM-1, E-Selektin) auf dem Kapillarendothel exprimiert werden (Eikelboom et al. 2002).

2.7.12 Therapeutische Konsequenzen

Aus biologisch-medizinischer Sicht wäre der beste Weg zur Verhinderung der Entwicklung einer AD, schon bei Kindern durch Erziehung Strategien zur Stressbewältigung zu vermitteln (Braak 2003). Treten jedoch im späteren Leben erste Anzeichen einer AD auf, dann „brennt zwar der Waldrand",

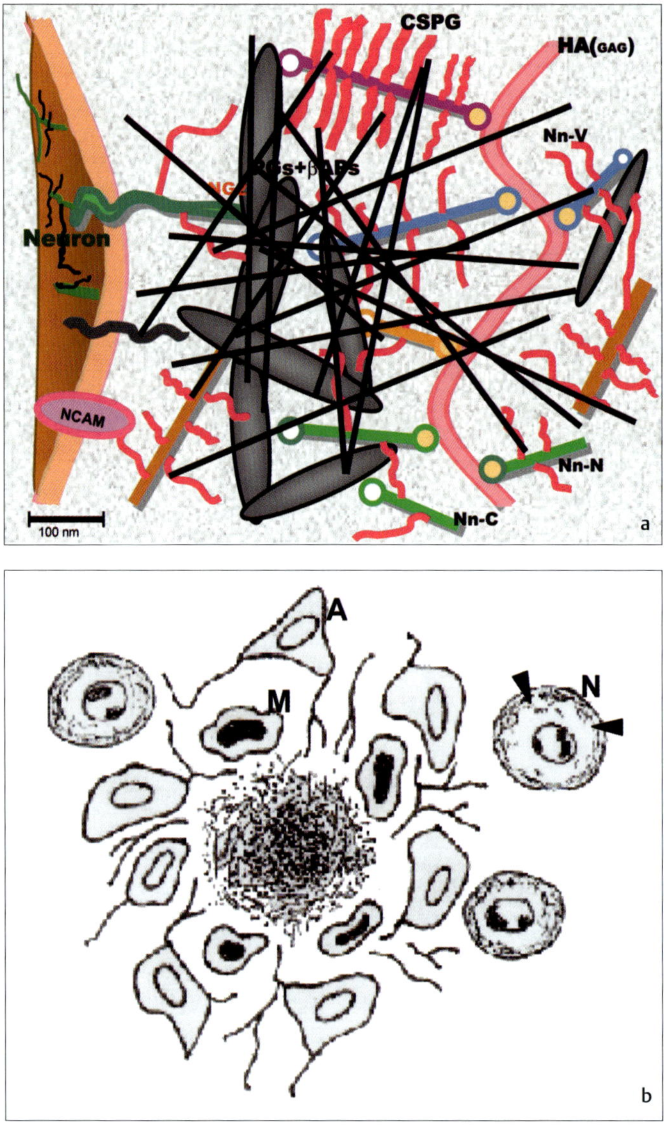

Abb. 77 Plaquebildung in der PECM.

a Feinstrukturelles Schema der beginnenden Plaquebildung durch starke Vermehrung und Polymerisation amyloidogener Spaltprodukte unter Einschluss aller PECM-Komponenten (PGs + βAPs). Das Neuron reagiert darauf mit „tangle"-(Gespinnst-)Bildung (vom Zytoskelett abzweigende schwarze Fäden).

b Lichtmikroskopisches Schema einer Alzheimer-Plaque. Um ein amorphes Zentrum aus Aβ-Proteinen und destruierten PECM-Komponenten liegt ein Hof aus Mikrogliazellen (M), dem nach außen Astrozyten (A) folgen. Dazwischen irreguläre Astrozytenfortsätze. Peripher liegen im Untergang begriffene Neurone (N) mit „tangle"-Bildung (Pfeilköpfe). (ca. 500fache Vergr.)

aber die weitere Entwicklung kann therapeutisch verzögert werden. Das Wichtigste ist die Umstellung der Lebensführung (vor allem geistige und körperliche Aktivität) (Solfrizzi et al. 2003). Zusätzlich können Entzündungshemmer (nichtsteroidale Antiphlogistika, u. a. Azetylsalicylsäure und COX-2-Hemmer) eingesetzt werden (Bachurin 2003, Füsgen 2003). Auch Statine werden angewendet, wodurch dann weniger Cholesterin zur Bildung von Aβ-Proteinen zur Verfügung steht. Allerdings steht dann auch für den Membranstoffwechsel weniger Cholesterin zur Verfügung (Bachurin 2003, Copani et al. 2002). Die Übererregung glutamaterger Synapsen bei AD kann durch den Glutamat-Antagonisten Memantine gedämpft werden, auch Acetylcholinesterasehemmer können eingesetzt werden. Die Erfolge sind jedoch gering (Bachurin 2003, Reisberg et al. 2003). In klinischer Prüfung sind derzeit auch Östrogene und Vakzine gegen die Aβ-Bildung (Braak 2003, Copani et al. 2002, Hesch 1997). Vakzine könnten zur kausalen Behandlung dienen, mussten aber trotz großer Erfolge im Tiermodell beim Menschen wegen der Gefahr der Entwicklung einer Enzephalitis wieder in die vorklinische Untersuchung zurück (Beckmann 2004).

Im Laufe des Lebens werden durch AGE- und überschießende ROS-Bildung nicht nur das Molekularsieb von ECM und PECM in Verschlackungsprozesse getrieben, sondern auch die Bildung wichtiger Enzyme, u. a. des Intermediärstoffwechsels, herabgesetzt. Dabei führt die dramatische Abnahme der Glutaminsynthetase bei AD u. a. nicht nur zu einer Abnahme von Glukosamin, dem Grundbaustein der PG/GAGs, sondern auch zu einer **erheblichen Zunahme von Ammoniak** im Gehirn (evtl. verstärkt durch zusätzlichen Ammoniak bei bestehenden Leberfunktionsstörungen). Ammoniak wirkt zwar aktivierend auf die zerebrale Glutaminsynthetase, führt aber zu Schwellung und Funktionsminderung der Astrozyten, sodass der Ammoniakabbau nicht mehr vollständig bewältigt werden kann und neurotoxisch wirkt. Leider ist diese die AD beschleunigende Situation für die Therapie bisher nicht erkannt worden. Das Ammoniakproblem bei AD müsste dringend genau untersucht werden, da für die Ammoniakentgiftung gut wirksame Präparate (auf L-Orthin-L-Aspartat-Basis) zur Verfügung stehen (Häberle und Koch 2004).

Übersicht

Mit zunehmender Überalterung werden auch mehr Demenzerkrankungen registriert. Der stresshafte Alterungsprozess trägt dazu durch erhöhte Katecholamine, Kortisol und ROS-Bildung bei. Die in den Gehirnarterien auftretenden Sklerosen führen zu einer chronisch ischämischen Dauerbelastung des Gehirns mit Verstärkung der Symptomatik. Zusätzliche Stressfaktoren sind falsche Ernährung sowie körperliche und geistige Immobilität. Sehr häufig sind beginnende Gedächtnisstörungen mit Depressionen verbunden, wodurch sich der Circulus vitiosus beschleunigt. Endstadien sind metabolische Enzephalopathien z. T. mit epileptischen Anfällen, Parkinson-Krankheit (PK) mit oder Alzheimer-Demenz (AD) sowie die AD selbst. Während die PK durch schwere Störungen der motorischen Programme aufgrund des Verlustes dopaminerger Neurone im Hirnstamm gekennzeichnet ist, ist die AD dagegen eine Erkrankung der ECM des Gehirns. Offenbar werden PK und AD, da sie einen genetischen Hintergrund haben, schon im Kindesalter vorprogrammiert und durch den proinflammatorischen Alterungsprozess gefördert. Therapeutische Zugänge sind schwierig und außer bei PK lediglich symptomatisch. Aus biologisch-medizinischer Sicht haben sich mentale und körperliche Trainingsprogramme sowie natürliche Antioxidantien als günstig erwiesen.

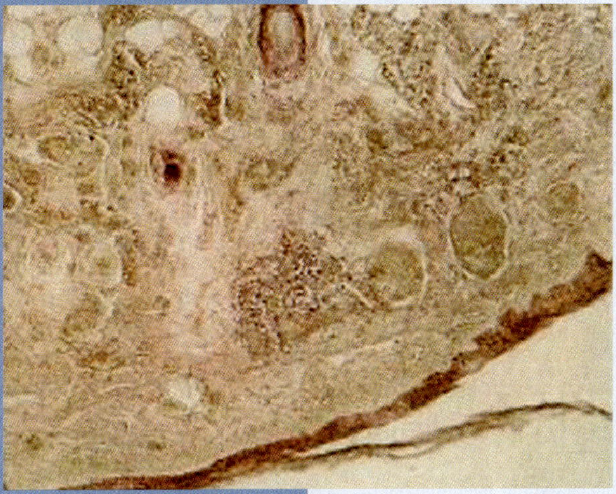

3 Auswahl der wichtigsten regulations-therapeutischen Verfahren

Regulationstherapeutische Verfahren wie Ordnungstherapie, Fasten, traditionelle Phytotherapie u. a. m. wurden in den voraufgegangenen Kapiteln öfter angesprochen. Im Folgenden soll lediglich ein Überblick über die führenden regulationstherapeutischen Verfahren Akupunktur, Neuraltherapie und Homöopathie gegeben werden, wobei Akupunktur und Elektroakupunkturverfahren nach Voll (EAV) beispielhaft zusammen besprochen werden sollen, außerdem Homöopathie und Homotoxikologie (Komplexhomöopathie).

In Deutschland scheint bereits die Hälfte der allgemeinmedizinischen Praxen komplementäre Behandlungsmethoden anzubieten (Heine 2005c). Es darf jedoch nicht übersehen werden, dass alle biologisch-medizinischen Verfahren eine reaktionsfähige Grundregulation benötigen. Alle, vor allem chronische Krankheitszustände sind von einer latenten Gewebsazidose und damit „Regulationsstarre" gekennzeichnet (Heine 2005a). Diese muss zuerst durch Ernährungsumstellung und geistig-psychische Entspannungsübungen überwunden werden. Ansonsten tritt immer wieder die frustrane Situation auf, dass es unter gleichen therapeutische Bemühungen immer wieder „unerklärlicherweise" mehr oder weniger zahlreiche „Responder" oder „Nichtresponder" gibt.

Dieses Kapitel soll nicht die zahlreichen Praxisanleitungen, Atlanten und Lehrbücher zu diesem Thema ersetzen, sondern einen Einblick in die Grundlagenforschung geben, entsprechend der antiken pythagoreischen Weisheit **„nichts ist praktischer als eine gute Theorie"** (Thales von Milet; ca. 600 v. Chr.). Nur dadurch entsteht objektives Wissen, **die eine Theorie lehr- und lernbar macht**. Empirie alleine führt zu subjektiven indoktrinär gehandhabten Glaubenssätzen. Reine Theorie dagegen ist kalt und nicht auf Patienten anwendbar.

3.1 Akupunktur und Elektroakupunktur nach Voll (EAV)

Da beiden Verfahren das Strukturprinzip des Akupunkturpunktes (AP) zugrunde liegt, sollen sie hier in ihren funktionell-morphologischen Prinzipien zusammen besprochen werden.

Der Begriff des Punktes hat die Erforschung der Struktur der Akupunkturpunkte außerordentlich behindert. Kellner (1979) hatte intensiv feinstrukturell nach punktförmigen Strukturen, wie Vater-Pacini-Körperchen u. a. m. gesucht, kam aber letztlich zu dem Schluss, dass von einem „Muss" einer strukturellen Grundlage abgegangen werden sollte.

Heine (1987b) konnte das Problem durch eine Begriffsanalyse mit anschließender morphologischer Überprüfung an Leichen und elektrischen Widerstandsmessungen an Probanden klären: Das, was im europäisch-naturwissenschaftlichen Selbstverständnis als Punkt bezeichnet wird, bedeutet im alten Mandarinchinesisch „Loch" (Xue-Wei). Mit Einführung des europäischen Begriffs „Punkt" für ein indefinit kleines Scheibchen in China etwa in der Mitte des vorigen Jahrhunderts wurde, um an technischen Fortschritt teilhaben zu können, auf den eigenen Punktbegriff verzichtet. Dies blieb für die Akupunktur in China jedoch ohne Bedeutung, da das über mehr als 2000 Jahre empirisch etablierte Verfahren in der traditionell-medizinischen Kultur und in der Bevölkerung als gewollte Behandlungsweise verankert war und ist. Im Unterschied zu europäischen Verhältnissen wird Akupunktur sehr individuell bereits bei Befindensstörungen angewandt unter steter Begleitung von psychischen Entspannungsübungen und diätetischen Maßnahmen. Da im europäischen Kulturkreis Krankheiten seit Virchow (1858) anhand bestimmter Symptomatiken objektiviert werden, ist eine Trennung von der individuellen Befindlichkeit erfolgt.

3.1.1 Strukturprinzip des Akupunkturpunktes

Als strukturelles Prinzip der APs lässt sich makroskopisch im „Punktbereich" bei Mensch und Tier immer ein perforierendes Gefäß-Nerven-Bündel (GNB), eingehüllt in eine Scheide aus lockerem Bindegewebe, darstellen (Abb. 78, 79, 80) (Heine 1987b, 1988a, 1990b, 1996, 2004e, Egerbacher 1993, Draempaehl et al. 1993). Da das GNB mit seiner wasserreichen Mesenchymhülle („Heine-Zylinder") einen sehr geringen elektrischen Widerstand bzw. hohen Leitwert gegenüber der Um-

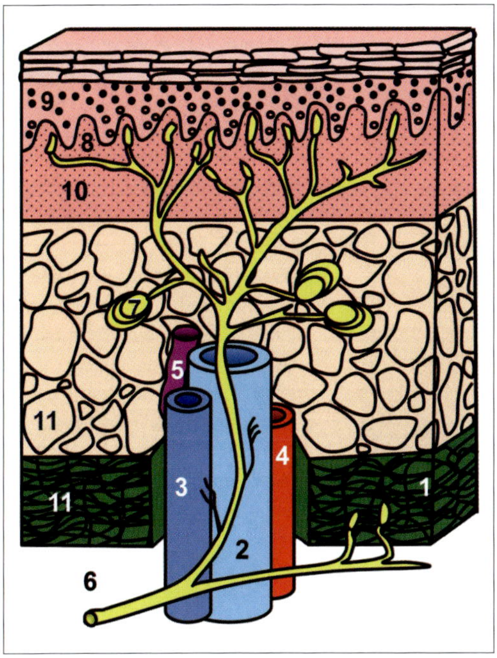

Abb. 78 Schema eines Akupunkturpunktes. Im Punktbereich wird die oberflächliche Körperfaszie (1) von einem Gefäß-Nervenbündel durchstoßen. 2 große Vene, 3 kleine Vene, 4 kleine Arterie, 5 Lymphgefäß, 6 Nerv, 7 Vater-Pacini-Körperchen, 8 Meissner'sche Tastkörperchen, 9 Epidermis, 10 subepitheliales Bindegewebe, 11 Kutis und Subkutis. (Die Mesenchymhülle des Gefäß-Nervenbündels ist nicht dargestellt.)

gebung hat, ist ein Akupunkturpunkt mit entsprechenden Punktsuchgeräten einfach und sicher zu lokalisieren (Heine 1987b, 1988a).

82 % der klassischen 361 APs stellen scharf markierte Perforationen der oberflächlichen Körperfaszie (Fascia corporis superficialis, Fcs) dar. Der Durchmesser einer derartigen Perforation kann von 2 mm bis 8 mm variieren. Die überwiegende Zahl der APs liegt im Durchmesserbereich zwischen 3 mm und 5 mm. Die restlichen 18 % der APs befinden sich in Bereichen ohne Fcs (Gesicht, Kopfschwarte, Akren, Plantar- und Palmaraponeurose, Ligamente, Brustbein) (Heine 1990b). Im Gesicht tritt das jeweilige GNB eines AP durch Öffnungen von Knochenkanälen der Gesichtsknochen unmittelbar in die Haut. Im Bereich der Kopfschwarte sind es AP-GNBs, die von der Dura mater aus durch die Suturen und Emissarien der platten Schädelknochen ziehen. Die APs an den Akren werden von den jeweils an deren lateralen und medialen Seiten aufgereihten Vater-Pacini-Körperchen gebildet, die ebenfalls von einem GNB durchzogen werden. An den APs der Palmar- und Plantaraponeurosen lässt sich ebenfalls jeweils ein GNB präparatorisch darstellen. Auf der Mittellinie des Brustbeins vereinigen sich im Periost feine Äste der Interkostalgefäße und -nerven zu feinen GNB-Knäueln. Diese APs gehören zum Meridian der vorderen Mittellinie des Körpers, dem Ren-Mai-Meridian, der sich in die Linea alba mit den dort gelegenen APs fortsetzt. Sein Gegenpart ist der Du-Mai-Meridian entlang der hinteren Mittellinie des Körpers (**Abb. 80**). Nur die GNBs der APs des Du-Mai- und Ren-Mai-Meridians enthalten Spinalnervenäste beider Körperseiten.

Die GNBs der APs des Du-Mai-Meridians durchstoßen genau in der Mittellinie, unmittelbar unter den Dornfortsätzen das Ligamentum supraspinale, das hier mit der Fcs verwachsen ist. Die Fcs kann hier streckenweise verdoppelt sein oder in anderen topographischen Regionen besonders der Bauchwand regelrecht gekammert sein. Auch im Gesichtsbereich lassen sich die Du- und Ren-Mai-APs als GNBs präparatorisch darstellen. Zum Beispiel wird das GNB des Du 25 (Nasenspitze) aus beiden Ästen des Ramus nasalis externus des N. ethmoidalis anterior mit Begleitgefäßen gebildet. Im Ren 24 (Unterlippe) führt das GNB Nervenfasern des R. mentalis aus dem N. alveolaris inferior des Trigeminus und Gefäße aus dem Mundschließmuskel (Heine 1990b, 1996).

In der EAV werden davon abweichend zahlreiche weitere APs benutzt. Ihnen kommt prinzipiell die gleiche Struktur zu (Heine und Koenig 1994b).

3.1.2 Histophysiologie der Akupunkturpunkte

APs weisen aufgrund der wasserreichen Mesenchymhülle ihrer GNBs gegenüber dem umgebenden Kollagen der Fcs oder der anderen genannten osseären und kollagenen Strukturen eine stark umschriebene hohe elektrische Leitfähigkeit auf. Die APs sind daher leicht mit elektrischen Widerstands- bzw. Leitfähigkeitsmessgeräten zu lokalisieren, wie dies auch in der EAV praktisch angewandt wird. Die Leitfähigkeit der Mesenchymhülle hängt ihrerseits von der elektrischen

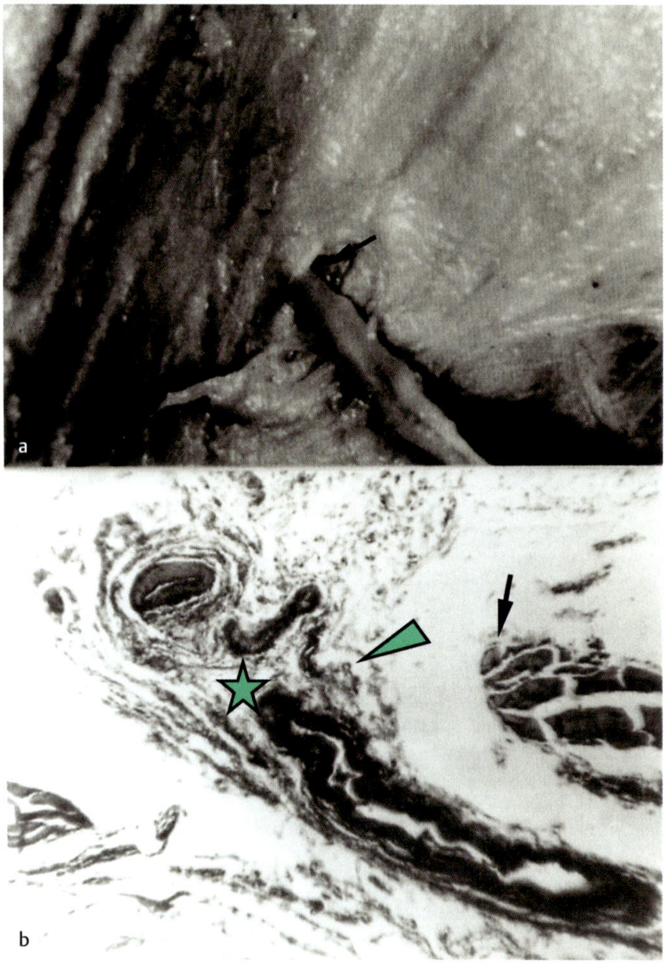

Abb. 79 Akupunkturpunkt Fengshi (Gallenblase 31) auf der lateralen Seite des Oberschenkels über dem Gelenkspalt des Knies.

a Makroskopische Präparation. Darstellung der oberflächlichen Körperfaszie (hier: Fascia lata) mit perforierendem Gefäß-Nerven-Bündel (Pfeil).

b Histologischer Schnitt durch den scharf umschriebenen Perforationsbereich (Pfeile) mit durchtretendem Gefäß-Nerven-Bündel (Stern), eingehüllt in lockeres Bindegewebe (grüner Pfeilkopf). Der schwarze Pfeil weist auf die Begrenzung der Perforation. (10fache Vergr.)

Impedanz des kutanen und subkutanen Bindegewebes ab. Der Impedanzstrom ist wiederum mit lokalen Phänomenen, vor allem Projektionssymptomatiken innerer Organe, korreliert. Diese können als **-ose** oder **-itis** in der kutanen Grundsubstanz gemessen werden. Über elektromagnetische Wellen aus geeigneten Testsubstanzen kann dann das „ausgleichende" Testpräparat zur Therapie eingesetzt werden (genauere Schilderungen finden sich in einschlägigen Werken).

Aufgrund des Anschlusses der AP-GNBs an Spinalnervenäste der Haut, der Muskulatur, der inneren Organe, der Gefäße sowie an das Zentralnervensystem können die APs als Zugang zur Grundregulation betrachtet und auch so genützt werden (Heine 2004b, e; 2005).

Im Perforationskanal eines AP führt gegenüber der unelastischen Kollagen- bzw. Knochenwand jede Zug-, Druck- und Strömungsänderung zu einer mechano-elektrischen Transformation im Bereich der Grundsubstanz (extrazelluläre Matrix, ECM), wodurch sowohl die polymodalen Nozizeptoren als auch die vegetativen Nerven in der ECM sowie der sympathische Vasomotorenplexus der Gefäßwandadventitia aktiviert werden können.

Bergsmann und Bergsmann (1997) haben in diesem Zusammenhang aufgrund elektro-myographischer Untersuchungen darauf hingewiesen, dass die APs eines Meridians im Verlauf kinetisch zusammengeschlossener muskulo-tendinöser Ketten liegen. Stecco (1996) hat dies durch den Nachweis entsprechender Spannungen in der Fcs er-

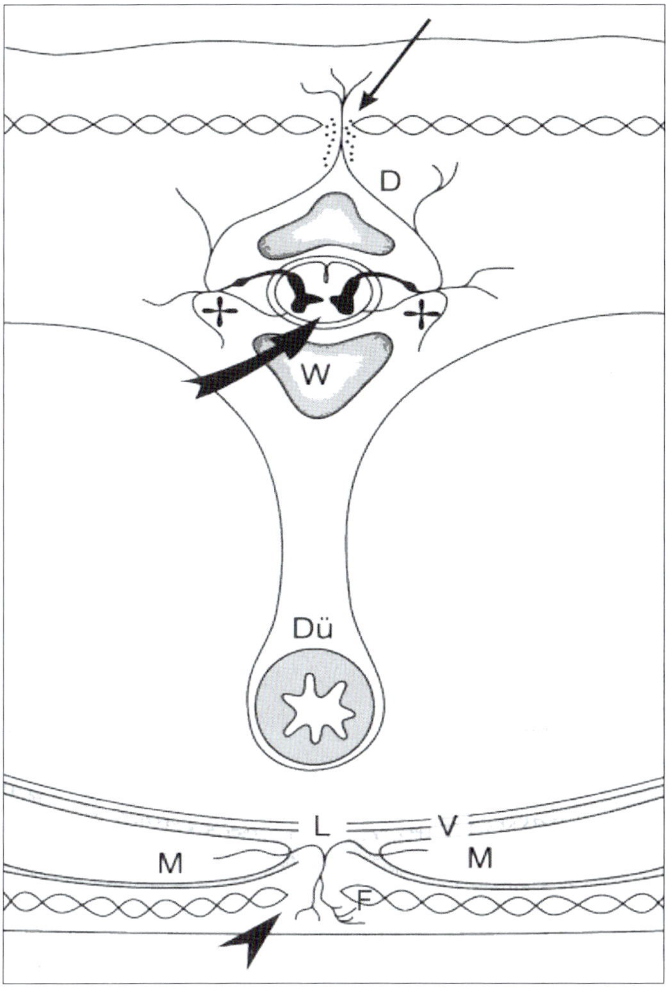

Abb. 80 Schematischer Schnitt durch den Körper unterhalb des Bauchnabels zur Darstellung der Verhältnisse der Akupunkturpunkte im Bereich des Du-Mai-Meridians (dorsal (D) gelegene Mittellinie des Körpers) und des Ren-Mai-Meridians (ventral (V) gelegene Mittellinie des Körpers). Auch hier wird die oberflächliche Körperfaszie im Akupunkturpunkt von einem Gefäß-Nerven-Bündel durchstoßen (Pfeil, Pfeilkopf). Jedoch wird der Nervenanteil im Bündel, einzigartig unter allen Akupunkturpunkten, von Nervenfasern der Spinalnerven (Kreuze) beider Körperseiten gebildet. F oberflächliche Körperfaszie, L Linea alba, M gerader Bauchwandmuskel (M. rectus abdominis).

gänzt. Die genannten Autoren haben gezeigt, dass einfache Komplexbewegungen z. B. Atembewegungen, auch an der Aktivität von Ober- und Unterarmmuskulatur beteiligt sind. Auf diese Weise bekommen auch Meridianumläufe eine funktionelle morphologische Grundlage.

3.1.3 Bioelektrische Wandlerfunktion des Akupunkturpunktes

Zwischen einem AP und seiner unmittelbaren Umgebung lassen sich mit verschiedenen Methoden besonders auch der EAV Potenzialdifferenzen nachweisen. Sie stellen ein Bindeglied zwischen Biophysik und Biochemie dar. Denn jede chemische Reaktion führt auch zu Verschiebungen der lokalen elektrischen Ladungsverhältnisse. Jede Änderung der Perfusion im AP führt zur Änderung der Strömungspotenziale und damit zur Aktivierung des Vasomotorenplexus, der vegetativen Axone in der Mesenchymhülle, der dort zahlreich vertretenen Abwehrzellen und zu Strukturänderungen des in die Proteoglykane und Glykosaminoglykane (PG/GAGs) gebundenen Wassers. Die beteiligten Kollagenfasern reagieren mit piezoelektrischen Effekten. Zu berücksichtigen ist dabei auch bei Nadelung der zwischen Metall und ECM gesetzte elektrische Kurzschluss. Im Ganzen entsteht dadurch eine proinflammatorische Situation, die leicht in eine entzündliche Reaktion übergehen kann (schmerzhafte Triggerpunkte). APs sind daher Organe der Grundregulation, die Umwelt- und Inwelteinflüsse aufeinander abstimmen. Die aus dem Potenzial resultierenden Feldstärken führen zu Ladungsverschiebungen und veränderten Funktionszuständen in der ECM und in den Organen (Bergsmann 1994). Dieser Autor registrierte an den Handflächen wie auch am Punkt Lunge 8 auf der Seite krankhafter Lungenprozesse stets positive Potenziale im Vergleich zur Gegenseite, während bei indurativen (sklerosierenden) Prozessen die Prozessseite im Vergleich zur Gegenseite negativ geladen war (Bergsmann 1994).

Die mechano-elektro-biochemische Wandlerfunktion und Sensibilität eines AP als „Punktorgan" reagiert zunächst selbständig auf der peripheren Stufe neuronaler Informationsverarbeitung, nämlich über den Axonreflex (Abb. 81). Dabei führt die Erregung der vegetativen Axone im AP zu einer Erregungsleitung, die bereits bei Abzweigung des ersten Seitenastes von einem Axon (noch innerhalb der AP-Perforation) die Erregung antidrom wieder zurückschicken kann. Dabei werden aus den Axonenden „Schmerzsubstanzen", u. a. Substanz P freigesetzt (Heine 2004e). Dadurch werden nicht nur der Vasomotorenplexus, sondern auch Abwehrzellen aktiviert. Unter anderem werden durch Substanz P auch Mastzellen degranuliert, deren zahlreiche biologisch aktive Substanzen zu vermehrten Nerven- und Gefäßreaktionen führen, z. B. zur Bildung eines perikapillären Ödems durch Histamin. Dadurch werden wiederum Mastzellen degranuliert und terminale Axone erregt usw. Nach Zhang (1996) ist dies die feinstrukturelle Grundlage von Meridianverläufen (Abb. 81).

Diese axon-reflektorischen Ereignisse erfolgen zunächst ohne Beteiligung des ZNS. Sie laufen normalerweise ständig ab und werden erst ab einer individuell vorgegebenen Belastung bzw. Erkrankung über das Rückenmark an das ZNS und an segmentalregulatorische Vorgänge angeschlossen (Head'sche Zonen). Dabei können sich Selbstverstärkungseffekte entwickeln mit reaktiver Zustandsänderung der Grundsubstanz im betroffenen Projektionsbereich und den zugehörigen APs (Heine 2004e).

Bei anhaltender unphysiologischer Erregung von APs, z. B. bei Stress und Befindungsstörungen, werden letztlich bis zum Ausbruch einer Erkrankung vermehrt übergeordnete nervöse Zentren, vor allem das limbische System als „Gefühlszentrum", zugeschaltet. Dies führt peripher zu erhöhter reflektorischer Freisetzung proinflammatorischer Neurotransmitter und -peptide aus terminalen vegetativen Nervenfasern (Adrenalin, Noradrenalin, Substanz P (sP), Calcitonin-Gene-Related-Peptid, CGRP) (Zhang 1996, Heine 2004e). Die entzündliche Reaktionslage kann sich bis zur neurogenen Entzündung in APs weiterentwickeln, wobei diese zunehmend schmerzhaft werden können.

In den Hinterhörnern des Rückenmarks kommt es dabei ebenfalls zur Freisetzung von SP und CGRP aus den zentral aufsteigenden Axonen der Spinalganglienneurone, wodurch reaktiv hem-

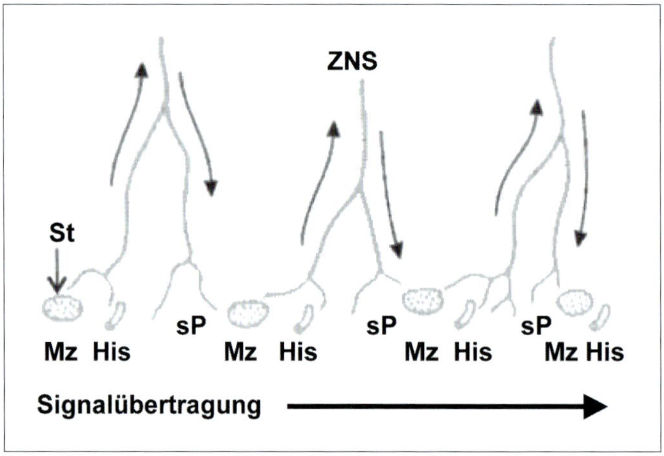

Abb. 81 Fortgeleiteter Axonreflex (Pfeile) entlang eines Meridians (nach Zhang 1996). His Histamin, Mz Mastzelle, sP Substanz P, ZNS Zentralnervensystem.

mende Prozesse gefördert werden. Diese Vorgänge bewirken, wie tierexperimentell gezeigt wurde, tiefgreifende und langfristige biochemische Funktionsverschiebungen im Nervensystem, u. a. durch die Veränderungen der Synthese von Neurotransmittern oder die Bildung modifizierter Rezeptorproteine (Zimmermann 1995). Zur Aufrechterhaltung der peripheren neurogenen Entzündung kann sP die Proliferation von T-Lymphozyten stimulieren sowie die Freisetzung der Entzündungsmediatoren IL-1, IL-2, IL-6 und TNF-α fördern. Gleichzeitig wird die Synthese hemmender spinaler und supraspinaler Neurotransmitter wie Opioide, Serotonin, GABA und Noradrenalin angeregt (Übersicht s. Zimmermann 1995). Durch die Akupunkturbehandlung kann somit die zentrale Schmerzhemmung erheblich verstärkt werden. Allerdings muss eine gewisse Regulationsfähigkeit der ECM erhalten oder zuvor wieder hergestellt werden. Dies gilt vor allem für die häufig begleitende latente Gewebsazidose, die zuvor unbedingt beherrscht werden muss (Heine 2004e). Dies hat große Bedeutung für alle Regulationstherapien, auch für die EAV, da bereits Jahre vor Ausbruch einer chronischen Krankheit oder von Tumoren stets Regulationsstörungen in Form von Befindensstörungen auftreten.

Es darf nicht übersehen werden, dass auch das GNB eines Akupunkturpunktes Alterungsprozessen unterliegt. Bei alten Menschen (> 70 Jahre) weisen die feinen Arterien häufig erhebliche arteriosklerotische und/oder nekrotische Wandveränderungen auf. Die Begleitvenen können fibrotische Umbauprozesse bis hin zu Wandbrüchen zeigen. Bei den zugehörigen Nervenfasern sind Axonuntergänge zu beobachten (Heine 2005e).

3.1.4 Stärkung des Parasympathikus durch Akupunktur

Akupunktur wird am besten bei Yang-Überschuss eingesetzt, d. h. bei jeder Form von Schmerz. Der dabei überaktivierte Sympathikus („Stress") führt zu Entzündungsprozessen, die durch Stärkung des parasympathischen Yin gegenreguliert werden müssen. Anders als in der Neuraltherapie wird bei Akupunktur der überaktivierte Sympathikus durch Erhöhung des Parasympathikus gedämpft (Heine 2004e).

In der Mesenchymscheide des GNB eines Akupunkturpunkts treten vermehrt Zellen des unspezifischen (angeborenen) Immunsystems (Makrophagen/Monozyten, Granulozyten) und des adaptiven Immunsystems (B- und T-Lymphozyten) auf, die durch den Stich und den dadurch gesetzten Stichkanal zu erhöhter Aktivität angeregt werden (Heine 2004e). Dabei hat sich gezeigt, dass die unspezifischen Immunzellen vermehrt Acetylcholinrezeptoren entwickeln und auch vermehrt den Parasympathikustransmitter Azetzylcholin (ACh) binden, d. h. sie passen ihre ACh-Synthese den jeweiligen Gegebenheiten an. Die Zellen werden daher neben ihren Abwehreigenschaften auch als nicht neuronales cholinerges System (NNAChS) zusammengefasst (Pertwee 2004) (Abb. 82). Durch den Nadelstich wird entlang des Stichkanals eine Entzündung gesetzt, deren Durchmesser den des Kanals um das ca. 300fache übertrifft (Heine 2004e). Durch chemotaktische Entzündungsstoffe (Chemokine) werden weitere Zellen des NNAChS angezogen, die entzündungshemmende Parasympathikuswirkung mit Rückwirkung auf den erkrankten Bezirk („Gegenirritation") verstärken. Denn dieser enthält selbst aufgrund der dort ablaufenden Entzündung reichlich Zellen des NNAChS (Heine 2004e).

ACh hemmt nicht nur die Freisetzung von Noradrenalin aus Sympathikusaxonen, sondern vermindert auch die Synthese schmerz- und entzündungsfördernder Zytokine, u. a. Tumornekrosefaktor-alpha (TNF-α) und IL-1 (Pertwee 2004). Von Seiten des adaptiven Immunsystems wird gleichzeitig die Synthese schmerz- und entzündungshemmender Opioide und Endocannabinoide erhöht. Dieses periphere schmerzhemmende Zusammenspiel wird segmental-regulatorisch auf Rückenmarksebene und im limbischen System des Gehirns unter Aktivierung absteigender schmerzhemmender Bahnen sowie des parasympathischen Systems unterstützt (Heine 2004e). Diese Bahnen sind im Rückenmark mit den nicht somatotopisch gegliederten Neuronen der „Diffuse Noxious Inhibitory Controls" (DNIC) verbunden, welche u. a. die absteigenden schmerzhemmenden Bahnen aktivieren können und gleichzeitig die Grundlage der Akupunkturwirkung von Fernpunkten sind (LeBars 1989) (Abb. 82). Dies gilt besonders für die den Parasympathi-

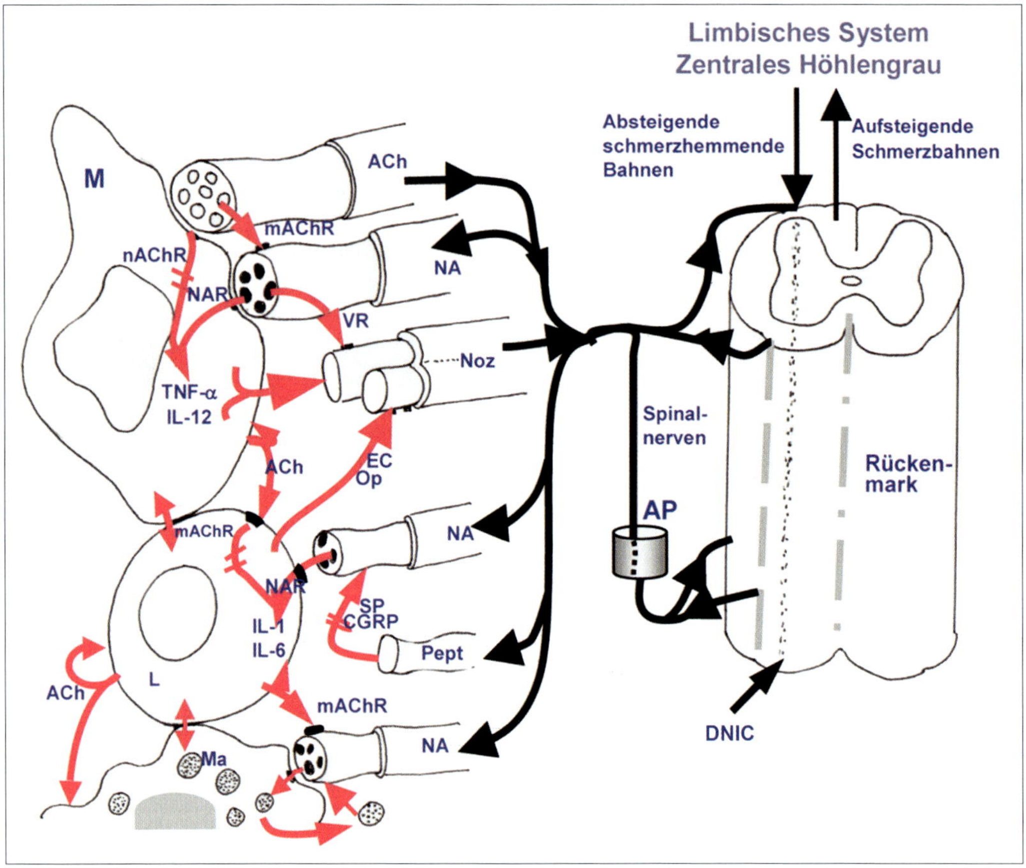

Abb. 82 Schematische Darstellung der peripheren Schmerzverarbeitung (rote Pfeile) durch Akupunktur. Schmerzbildung bei überschießender Aktivität von Sympathikusaxonen (NA Noradrenalin, NAR NARezeptoren, VR Vanilloidrezeptoren auf nozizeptiven Axonen NOZ). Dazu tragen auch Substanz P (SP) und Calcitonin Gene Activated Peptide (CGRP) u. a. aus peptidergen Axonen (Pept) bei. Verminderung der Schmerzbildung bei Besetzung muskarinischer Rezeptoren (mAChR) durch Azetylcholin (ACh) aus terminalen parasympathischen Axonen sowie Zellen des nicht neuronalen ACh-Systems (NNAChS u. a. M Makrophagen, L Lymphozyten, Ma Mastzellen) der Mesenchymscheide des Gefäß-Nerven-Bündels (GNB). ACh hemmt (doppelte Querbalken in roten Pfeilen) außerdem die Bildung entzündungsfördernder Zytokine durch Besetzung nikotinischer ACh-Rezeptoren (nAChR) auf Makrophagen (TNF-α-Tumornekrosefaktor-alpha, Interleukin-12) und mAChR auf Lymphozyten (IL-1, IL-6). ACh aus dem NNChS regelt die Eigensynthese durch autokrine Rückkopplung zu Zellen des NNAChS (ACh, rückläufige rote Pfeile). Die informativen Zellkontakte im NNChS sind durch kurze rote Doppelpfeile gekennzeichnet. Die GNBs der Akupunkturpunkte (APs) sind durch Anschluss an Spinalnerven somatotop gegliedert. Im Rückenmark haben sie Anschluss an das nichtsomatotope ACh-haltige, antinozizeptive Interneuronensystem der Diffuse Noxious Inhibitory Controls (DNIC) (aus Heine 2005c).

kus stark stimulierenden Punkte Dickdarm 4 und Magen 36 (Heine 2004e).

Bei Nahpunkten zum Schmerzbeich bestehen direkte anatomische Verbindungen zwischen den GNB der Akupunkturpunkte und den GNBs im Schmerzbereich. Dazu kommen Verbindungen über das NNAChS der Mesenchymscheiden. Denn die Zellen des NNAChS stehen untereinander und mit den Zellen des adaptiven Immunsystems in direkten informativen Kontakten (Rezeptoren, Integrine, Nexusbildungen) (Heine 2004e). Dies zeigt, dass es nicht egal ist, an welcher Stelle man nadelt („Minimalakupunktur"; vgl. Melchart et al. 2003, Brinkhaus et al. 2003), sondern dass genaue Kenntnisse zur Lage der Akupunkturpunkte unerlässlich sind.

3.1.5 Ohrakupunktur

Die Somatotopie bei Ohrakupunktur stellt eine Projektion des Körpers auf die Ohrmuschel dar, mit Lage des Kopfes im Ohrläppchen und der Extremitäten auf dem Crus helicis (Gleditsch 2002).

Die Ohrakupunktur hat ein eigenes morphologisches Substrat (Abb. 83). In der Haut der Ohrmuschel lassen sich als „Ohrakupunkturpunkte" Felder mehrerer mikroskopisch kleiner, eiförmiger, geflochtener Kollagenkörperchen beobachten (Durchmesser maximal ca. 0,1 mm), die von terminalen somatosensiblen, sympathischen und parasympathischen Axonen umsponnen („innerviert") werden (Heine 1993c) (Abb. 83). Aufgrund der Innervation der Ohrmuschel durch parasympathische Axone von N. trigeminus, N. glossopharyngeus und N. vagus (in der Haut des Tragus findet sich auch ein sensibles Ästchen des N. facialis) sowie durch Spinalnervenfasern des sensiblen Halsplexus sind die Körperchen an alle Kerngebiete des Gehirnstammes angeschlossen. Die Piezoelektrizität von Kollagenfasern, die Elektronegativität ihrer Proteoglykan/Glykosaminoglykanhüllen und die die Körperchen durchwirkenden terminalen Axone lassen die Ohrakupunkturpunkte funktionell als besondere Biosensoren erscheinen. Bei Störungen der Grundregulation können sich die Kollagenkörperchen mit Entzündungszellen füllen und dadurch schmerzhaft prominent werden. Die Nadelung führt dann zu Regelungen, wie sie oben für die Akupunktur beschrieben wurden (Heine 1993c).

3.2 Neuraltherapie

Diese Therapieweise umfasst den diagnostischen und therapeutischen Einsatz injizierter Lokalanästhetika. Dadurch werden entsprechend dem Reiz-Reaktions-Prinzip nozizeptive Reflexe auf segmentaler und übersegmentaler Ebene unterbrochen, sympathische pathologische Efferenzen aufgehoben und/oder zentrale deszendierende Hemmmechanismen aktiviert. Die dadurch ausgelöste Schmerzminderung oder -beseitigung führt zu einem raschen Abbau von Entzündungsprozessen und zur Wiederherstellung der Gewebsintegrität. Die symphatikoregulatorische Wirkungsweise der in der Neuraltherapie angewandten Lokalanästhetika kann über die periphere Schmerzverarbeitung erklärt werden (Heine 2003e). Dieser Aspekt rückt erst in jüngster Zeit durch die Entdeckung des peripheren antinozizeptiven und antiinflammatorischen Endocannabinoidsystems (langkettige, ungesättigte amidierte Fettsäuren aus dem Zellmembranstoffwechsel, z. B. Anandamid und 2-Arachidonylglycerol (2-AG)) in den Blickwinkel der Regulationsmedizin (Heine 2003e).

Das zumeist gespritzte Procain wird rasch durch ECM-ständige Hydrolasen in das dipolare Diethylaminoethylat (DEAE) und die die Mikrozirkulation aktivierende p-Aminobenzoesäure gespalten. DEAE ist in der Lage, die bei entzündlichen Prozessen aus dem Zellmembranstoffwechsel vermehrt in die ECM freigesetzten langkettigen, ungesättigten Fettsäuren zu binden. Dadurch entstehen Endocannabinoidanaloga (Abb. 84, 85). Diese können offenbar von der für den Abbau der Endocannabinoide zuständigen Fettsäureamidhydrolase (FAAH) und Monocylglyzerin-Lipase für 2-AG gebunden aber nicht abgebaut werden. Dadurch kommt es zu einem reaktiven Anstieg des Endocannabinoidspiegels im Gewebe mit vermehrter Endocannabinoidbindung an seinen peripheren Rezeptor (CB2-Rezeptoren) auf nozizeptiven Axonen, die dadurch gehemmt werden (Abb. 85). (Im ZNS findet sich der funktionell davon verschiedene Endocannabinoid-Rezeptor CB1.) Endocannabinoide können auch die Bindung von schmerzfördernden Noradrenalinabbauprodukten (Vanilloide) an exzitatorische Rezeptoren (VR) auf nozizeptive Fasern verdrängen und selbst an VR binden (Pertwee 2001). Dadurch wird die periphere schmerz- und entzündungshemmende Wirkung der Neuraltherapie zusätzlich erhöht und entscheidende „Vorarbeit" für die bekannte zentrale Schmerzverarbeitung geleistet (Heine 2003e). Unterdessen gibt es tierexperimentelle Hinweise darauf, dass durch Hemmung der FAAH und der Monoglyzerin-Lipase

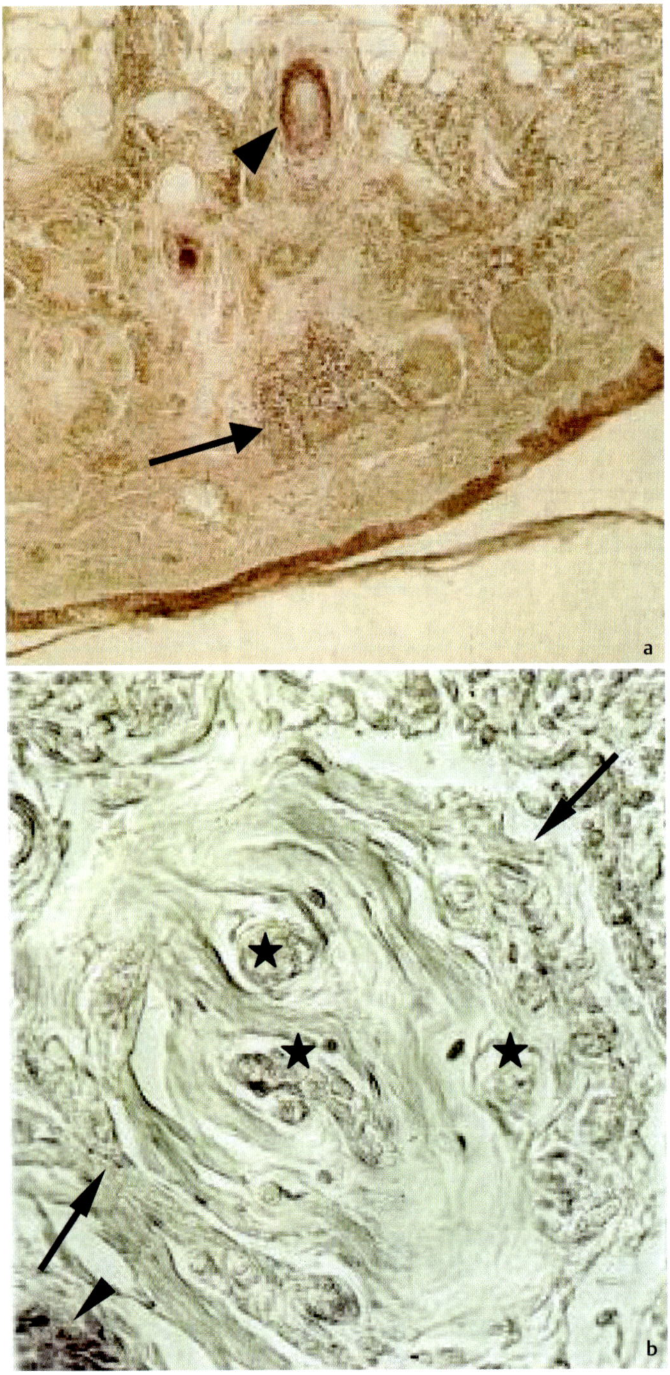

Abb. 83 Mikroskopische Anatomie der Ohrakupunkturpunkte.

- **a** Sagittalschnitt durch das Ohrläppchen (Augenpunktregion). Der Pfeil weist auf ein mit Entzündungszellen gefülltes Areal; zum Vergleich ein Haarbalganschnitt (Pfeilkopf). (60fache Vergr.)
- **b** „Kollagenkorb" eines Ohrakupunkturpunktes (Pfeile). Haarbalganschnitt (Pfeilkopf), Blutgefäße (Sterne). (800fache Vergr.)

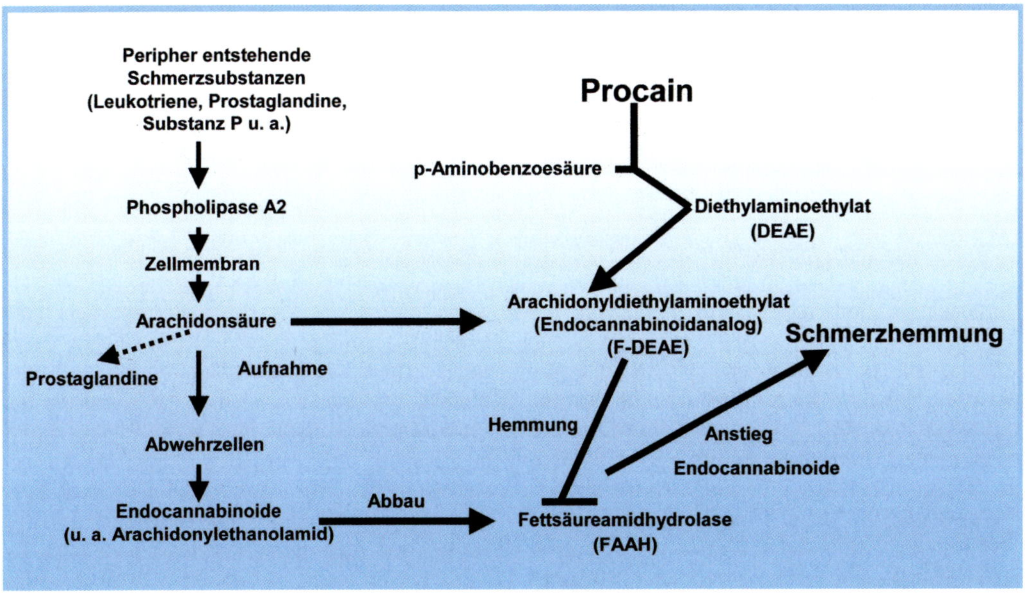

Abb. 84 Hypothetischer Wirkmechanismus der Neuraltherapie mit Procain nach Huneke. Das Procainspaltprodukt Diethylaminoethylat (DEAE) verbindet sich mit langkettigen, ungesättigten Fettsäuren (F) aus dem Zellmembranstoffwechsel (Arachidonsäurederivate) zu Endocannabinoidanalogen (F-DEAE). F-DEAE hemmt die Fettsäureamidhydrolase (FAAH), wodurch es reaktiv zu einem Anstieg der von Abwehrzellen produzierten Endocannabinoide kommt (aus Heine 2005c).

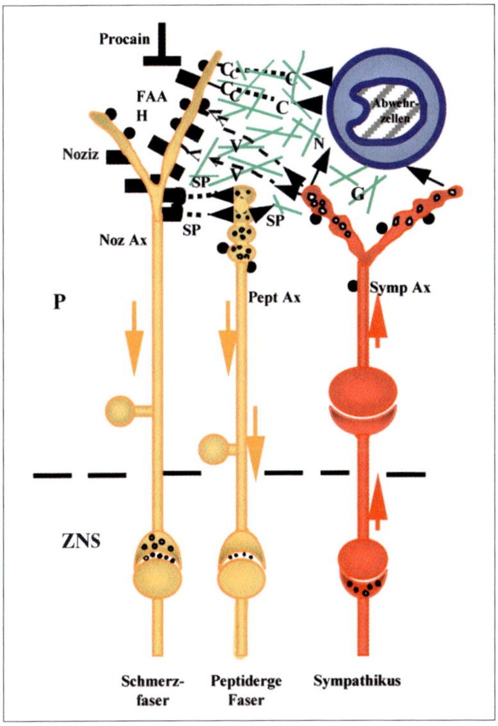

Abb. 85 Schmerzmodulation durch das periphere Endocannabinoidsystem. Kopplung peripherer nozizeptiver (Noz. Ax), afferenter peptiderger (Pept Ax) und efferenter Sympathikusaxone (Symp Ax) über die Grundsubstanz (G). Noradrenalin (N) aktiviert Abwehrzellen zur Synthese von Endocannabinoiden (C) und wird andererseits zu Vanilloidderivaten (V) abgebaut. Inhibitorisches C und exzitatorisches V aktivieren entsprechende Rezeptoren auf Noz Ax. Aus Pept Ax wird Substanz P freigesetzt und bindet an entsprechende Rezeptoren (Noziz) auf Noz Ax. Eine Hemmung der Endocannabinoidhydrolase (Fettsäureamidhydrolase FAAH, schwarz gefüllte Kreise) führt zu einem Anstieg von C mit entsprechender analgetischer Wirkung auf die Schmerzfasern. P Peripherie, ZNS zentrales Nervensystem.

- der Blutdruck bei hypertensiven Ratten gesenkt wird,
- entzündliche Darmerkrankungen (z. B. Morbus Crohn) gebessert werden können,
- durch erhöhte periphere Endocannabinoidspiegel (bzw. Hemmung ihrer abbauenden Enzyme) die Proliferation von Tumorzellen gehemmt wird,
- ein hemmender Effekt auf menschliche Krebszellen besteht (Villar-Garea et al. 2003, Übersicht s. Marx 2006).

3.3 Homöopathie

Homöopathie greift in das Zytokinnetzwerk des Körpers und damit regelnd in die immunologische Toleranz ein. Dabei unterscheidet sich offenbar die Wirkungsweise substantieller Homöopathika [bis etwa zu einer D 14; Wirkungsgrenze des entzündungshemmenden Transforming Growth Factor-beta (TGF-β)] von den Hochpotenzen (Heine 2005c).

Substanzielle Homöopathika lösen eine „immunologische Beistandsreaktion" (IB) aus. Darunter versteht man eine Anregung der immunologischen Toleranz durch sehr geringe Substanzmengen, maximal ein Mikrogramm pro Kilogramm Körpergewicht (Heine 2004f). Die immunologische Beistandsreaktion ist in Teil 2 dargestellt worden (**Abb. 45**, S. 106).

Stets ist zu beachten, dass zur Auslösung einer IB ein spezifisches Antigen gar nicht bekannt sein muss, woher auch pharmakokinetische und -dynamische Werte für Homöopathika irrelevant sind (Übersicht s. Heine 2004f).

Bei den Hochpotenzen, die nur in kleinen Mengen zumeist oral aufgenommen werden, werden die intraepithelialen γδT-Lymphozyten der Mundschleimhaut aktiviert (**Abb. 86**). Diese Lymphozyten treten sehr zahlreich in Schleimhäuten auf und zählen zum Mukosa assoziierten Lymphgewebe (MALT) (Abbas 1997). Die Rezeptoren der γδT-Zellen (γδTCR) sind zwar weniger spezifisch als die αβTCR der spezifischen T-Zellen, verfügen aber über eine höhere Fähigkeit zur Konformationsänderung (Abbas 1997). Die γδTCR bilden Dimere, die an ihrer Spitze Antigene binden, aber auch Lösungsmittel in einen feinen Kanal zwischen das jeweilige Rezeptordimer eintreten lassen können (**Abb. 86**). Das Lösungsmittel mit seiner durch die Ausgangssubstanz geprägten Molekularform verursacht offenbar eine daran angepasste Konformationsänderung des γδT- Rezeptors. Dadurch tritt an den Tyrosinresten der zytoplasmatischen Rezeptorabschnitte Eigenphosphorylierung auf. Dadurch wird ein MAP-Kinase-Signalweg gestartet, der zu erhöhter Zytokinsynthese führt (**Abb. 86**). Dadurch werden u. a. alle Formen von Abwehrzellen aktiviert, die nach Art einer Kettenreaktion ebenfalls wieder Zytokine freisetzen können usw. Letztlich werden dadurch das Zytokinnetzwerk und die Grundregulation im gesamten Körper erfasst. Zusätzlich werden auch die B-Lymphozyten zur Immunglobulinproduktion angeregt, wodurch schließlich eine gezielte wie globale Abwehrreaktion ausgelöst werden kann. Man sollte daher, wie es in der Praxis auch zumeist geschieht, nach Ermittlung des individuellen Arzneimittelbildes (Repertorisierung), das entsprechende Simile zunächst in substantieller Potenz verabreichen, um eine IB anzuregen, auf deren Boden dann die entsprechende Hochpotenz umso besser wirken kann.

3.3.1 Homotoxikologie

Die Homotoxikologie wurde 1950 von dem Arzt Hans-Heinrich Reckeweg (1905 – 1986) als „Homotoxinlehre" konzipiert. Unter „Homotoxinen" verstand er Substanzen und Einwirkungen auf den Körper, denen sich die Regulation des Organismus nicht anpassen kann, so dass er mit entsprechenden Befindensstörungen reagiert (Reckeweg 1993).

Bei den antihomotoxischen Arzneimitteln handelt es sich um eine besondere Form der Kombinationshomöopathika („Komplexhomöopathika"), die nach der Arndt-Schulz-Regel (s. S. 4) und dem Bürgi-Prinzip entwickelt wurden (die Darreichungsform ist oral und parenteral). Der Kernpunkt der **Arndt-Schulz-Regel** ist, dass schwache

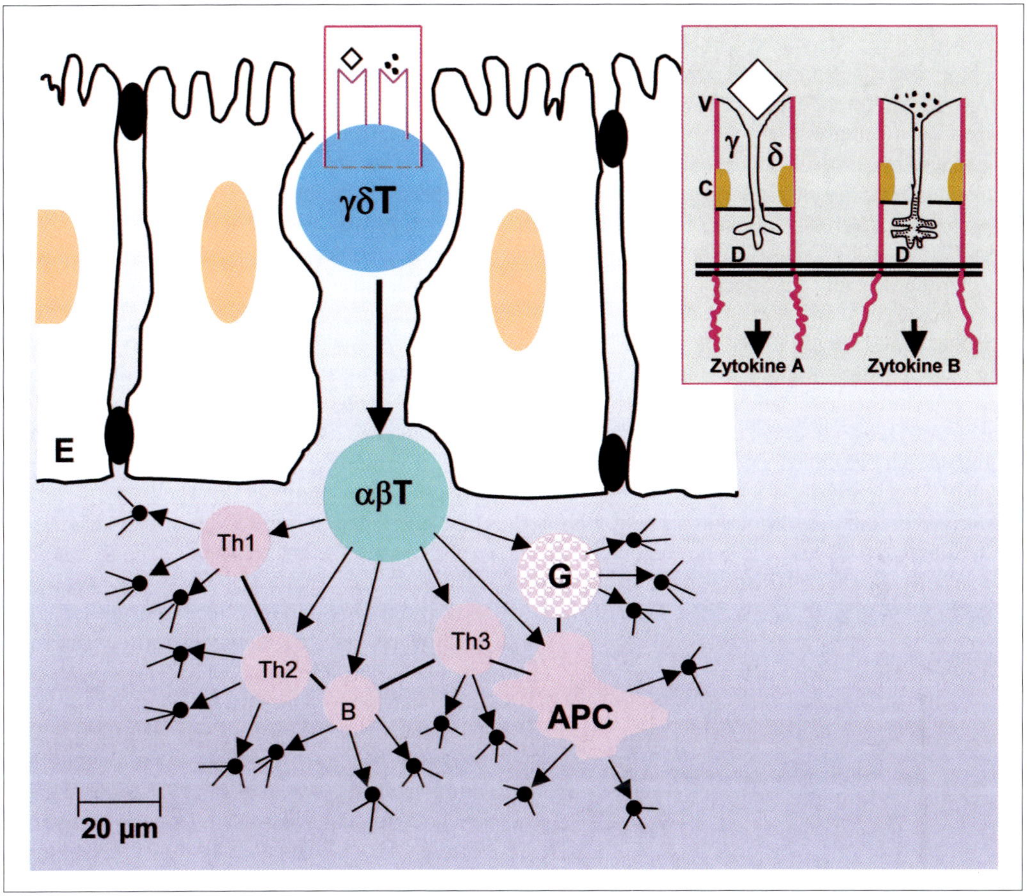

Abb. 86 Intraepithelialer γδ-T-Lymphozyt mit zwei Rezeptoren (der Ausschnitt stellt ein Antigen dar, die schwarzen Punkte ein wässriges Lösungsmittel). Aktivierung der Rezeptoren führt über Zytokinfreisetzung zur Aktivierung weiterer, auch subepithelialer immunkompetenter Zellen, die ihrerseits kettenreaktionsartig weitere aktivieren (Pfeile und schwarze Kreise an Pfeilspitzen). Die immunkompetenten Zellen stehen auch untereinander in Verbindung (durchgezogene Linien). Inset: Die Ausschnittsvergrößerung zeigt schematisch die beiden Rezeptoren der γδ-T-Zelle. Die jeweilige γ- und δ-Proteinkette der Rezeptoren umschließen einen feinen Kanal, der in der D-Region bei Eintritt von Lösungsmittel (schwarze Punkte) Konformationsänderungen zeigt. Die Aktivierung des antigen- und lösungsmittelbesetzten Rezeptors führen zur Bildung verschiedener Zytokine (A und B). Die schwarze Doppellinie markiert die Zellmembran. Durch diese reichen die terminalen Enden (gewellte Linien) der Rezeptoren in das Zytoplasma und übertragen die Signale in die Zelle. Die konstitutiven Abschnitte der Rezeptoren sind mit V (variable Region), C (konstante Region) und mit D (Diversitätsregion) gekennzeichnet. APC antigenpräsentierende Zelle, E Epithelzelle, G Granulozyt, T Tlymphozyten, Th T-Helfer-Lymphozyten (aus Heine 2005c).

Reize die Regulationsfähigkeit eines Organismus anregen, wogegen starke Reize sie hemmen. Das Bürgi-Prinzip besagt im Wesentlichen: „Substanzen, welche die gleiche Funktionsänderung hervorrufen bzw. dasselbe Krankheitssymptom beseitigen, addieren sich, wenn sie die gleiche, und potenzieren sich, wenn sie verschiedene pharmakologische Angriffspunkte haben.“ (Bürgi 1928) Er wies auch darauf hin, dass statt Angriffspunkt auch **„Wirkungsweise“** gesetzt werden könne. Zur potenzierenden Verstärkung von Substanzen (gemeint ist nicht die homöopathische Potenzierung; sondern ein Effekt der über eine lineare Wirkungsverstärkung hinausgeht) ist die **Beachtung**

des Hormesiseffektes wichtig. Das bedeutet, dass es keine Addition (Linearität) in der Wirkung homöopathisch verdünnter (potenzierter) Arzneimittel gibt, vielmehr laufen die Effekte nach einem in der Regulation von Organismen stets zu beobachtenden Prinzip der Maximalleistung bei geringstem Energieaufwand ab. **Dies lässt sich physiologisch nach Art einer S-förmigen Kurve darstellen** (Abb. 87), wie sie u. a. von den Sauerstoffbindungskurven der Erythrozyten oder Pufferreaktionen bekannt sind. Andernfalls käme es zu lebensschädigenden Reaktionen. Wie Abb. 87 zeigt, können sich Komplexhomöopathika oder auch Einzelmittel mit geeigneten körpereigenen Substanzen (z. B. Zytokinen, Hormonen, Enzymen, Proteinen) innerhalb enger Grenzen („Therapiebereich") entsprechend der Arndt-Schulz-Regel zu hochwirksamen „Reaktionsgemischen" zusammenschließen, wodurch für eine begrenzte Zeit eine erhebliche therapeutische Wirkung hervorgebracht werden kann. Gleichzeitig kann sich dabei, abhängig von den potenzierten Ausgangssubstanzen, neben einer unspezifischen Wirkung wie der immunologischen Beistandsreaktion eine spezifische Organwirkung entfalten (Heine 2000 d).

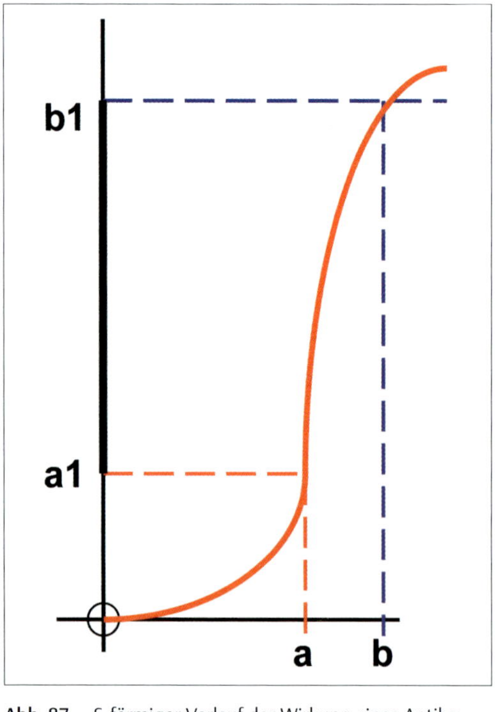

Abb. 87 S-förmiger Verlauf der Wirkung eines Antihomotoxikums (a) in einem dazu passenden Gewebebereich (b). Die Strecke a1 – b1 veranschaulicht die dabei auftretende hohe Wirksamkeit.

Homotoxikologie basiert wie alle Regulationstherapien auf dem Prinzip, „Hilfe zur Selbsthilfe" zu geben. Krankheiten sind nach Reckeweg (zuletzt 1993) Ausdruck zweckmäßiger Abwehrmaßnahmen gegen endogene und exogene Homotoxine, die der Organismus funktionell zu kompensieren versucht. Zur Veranschaulichung der Dynamik progressiven Krankheitsgeschehens hatte Reckeweg eine 6-Phasen-Tabelle entwickelt, in der eine progressive Symptomenverschiebung (progressive Vikariation) vom Normalzustand (**Exkretionsphase**) bis zur Tumorbildung (**Dedifferenzierungsphase**) und die Möglichkeit zur Rückkehr aus den verschiedenen Phasen in den Normalzustand (regressive Vikariation) dargestellt wird. Die in den Darstellungen zur Homotoxikologie auf Reckeweg zurückgehende 6-Phasen-Tabelle ist äußert missverständlich, da sie eine progressive Vikariation, z. B. von einer gesteigerten Lungensekretion zum Lungenkarzinom geradlinig wiedergibt, was aber so nicht gemeint ist (Reckeweg, zuletzt 1993). Eine revidierte 6-Phasen-Tabelle, bezogen auf das Grundregulationsprinzip des Zusammenhanges von Endstrombahn-ECM-Zelle, kann hier Klarheit bringen (Abb. 88). Im Verlauf von Entzündungen (Inflammationsphase) entstehen Abbauprodukte aus ECM-Komponenten, Bakterien oder Kondensationsprodukte aus Antigen-Antikörpern, vermischt mit verschiedensten Stoffwechselprodukten wie auch xenogener Substanzen (organische Verbindungen, Schwermetalle usw.). Sie sind zunächst abbaubar, liegen reversibel locker gebunden in der ECM (**Depositionsphase**) (Abb. 88, 89) und sind meist noch gut ausleitbar, vorausgesetzt, eine latente Gewebsazidose wird beseitigt. Gelingt dies nicht, kommt es zur festen Bindung derartiger Homotoxine an die ECM-Komponenten (**Impregnationsphase, Degenerationsphase**), (Abb. 88, 89) und es entstehen chronisch-entzündliche Erkrankungen mit autoimmunem Charakter. Der Übergang der Depositions- in die Impregnationsphase wurde von Reckeweg als **biologischer Schnitt** bezeichnet, die beiden Phasen von Schmid (1993) als Matrixphasen zusammengefasst (Abb. 88). Die durch Antihomotoxika mit niedrig potenzierten Einzelmitteln (D4 – D14) auslösbare „immunologi-

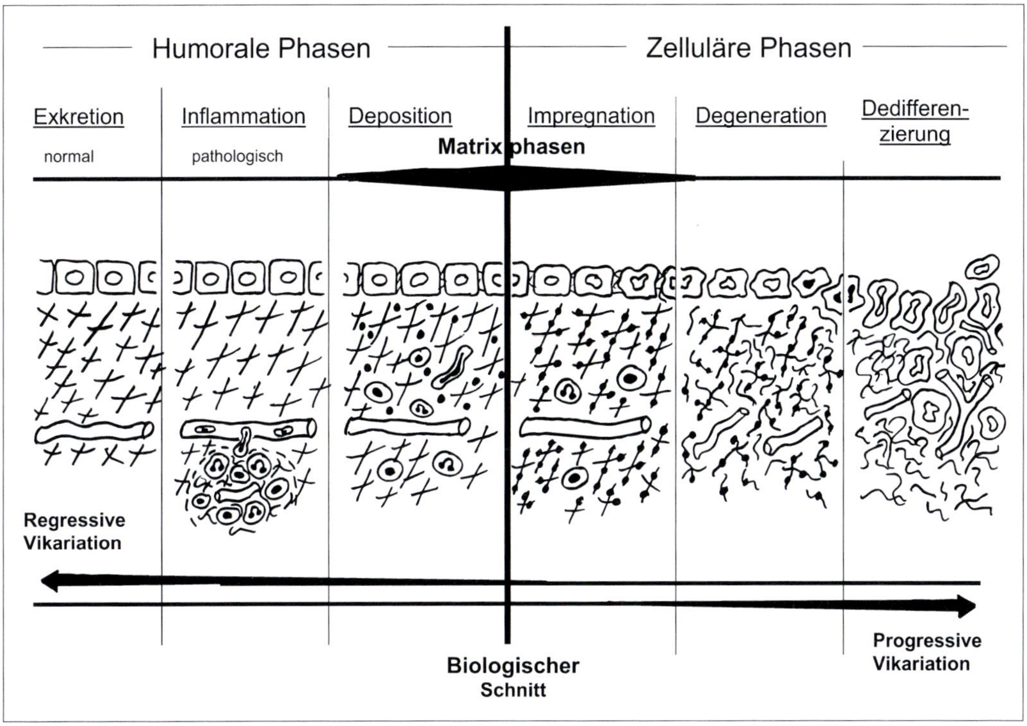

Abb. 88 6-Phasen-Tabelle.

sche Beistandsreaktion“ (vgl. Abb. 45, S. 106) ist am biologischen Schnitt am wirksamsten (Heine 1999 a, b; 2000c). Kombinationen aus hochpotenzierten Einzelmitteln (ab ca. D15) greifen anscheinend regulierend über intraepitheliale γδT-Lymphozyten in das Zytokinnetzwerk des Körpers ein (Abb. 86). Der Vorteil der Komplexmittel bei der Beistands- wie der Zytokinnetzwerk-Hypothese liegt in dem erheblich erweiterten Spektrum der immunologischen Anregungen (Abb. 45, 86). Dadurch entwickelt sich gegenüber klassischen Homöopathika eine besser spezifizierte **„autoimmunity by design“** (Matzinger 2002, s. S. 108), d. h. eine gewebe- und organbezogene Abwehrreaktion im Sinne einer ganzheitlichen Immunregulation.

Der Hinweis, dass der bei der „immunologischen Beistandsreaktion“ generierte entzündungshemmende TGF-β das Tumorwachstum fördere, ist nicht richtig. TGF-β (Transforming Growth Factor-beta) wurde in Tumorgeweben entdeckt und daher öfter falsch als „Tumor Growth Factor β“ bezeichnet.

TGF-β hat neben seiner entzündungshemmenden Wirkung Einfluss auf die regelhafte embryonale Gewebebildung, darüber hinaus ist TGF-β einer der potentesten Tumorsuppressoren für die entscheidend wichtigen frühen Tumorstadien. Erst in späten Tumorstadien kann TGF-β das Tumorbindegewebe fördern (s. S. 126) (Bhowmick et al. 2004, Downing 2004, Radisky und Bissell 2004).

Autoimmunerkrankungen, d. h. Autoaggressionskrankheiten, wie auch chronische Entzündungen sind stets als Imprägnationsphase entwickelt. Der Übergang in die Degenerationsphase ist durch die dabei hohe entzündlich-proteolytische Aktivität des Immunsystems mit Selbstverstärkung unausweichlich. Dabei darf nicht übersehen werden, dass die dabei bestehende erhebliche latente Gewebsazidose die sonst nicht lebensfähigen Tumorzellen begünstigt. Diese Gefahr besteht stets bei chronischer latenter Gewebsazidose (s. S. 127).

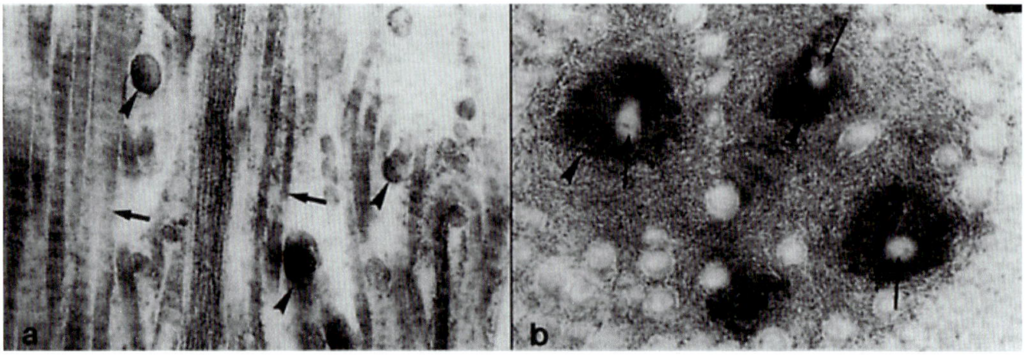

Abb. 89 Progressive Sklerodermie. Ultrastruktur des Bindegewebes (Matrix).

a Zwischen Kollagenfibrillen (Querstreifung, Pfeile) treten elektronendichte vesikuläre Elemente mit fibrorinoidem Inhalt auf (Pfeilköpfe) (Homotoxikologie: Depositionsphase). (46 000fache Vergr.)

b Durch Fibrinoid (Pfeilköpfe) eingemauerte, quergeschnittene Kollagenfibrillen mit deutlichen Degenerationserscheinungen (Pfeile) (Homotoxikologie: Imprägnations- und Degenerationsphase). (56 000fache Vergr.) (aus Heine 1999b)

Tumorzellen sorgen dann selbst durch ihr hohes proteolytisches Potenzial (vor allem Metallo- und Serinproteasen) dafür, dass vermehrt stark saure ECM-Komponenten (u. a. Hyaluronsäure) von ihnen und den von ihnen versklavten Bindegewebszellen gebildet werden (s. S. 131). In einem 2006 patentierten Antihomotoxikum auf der Basis von Rhus toxicodendron („Giftsumach") wurde ein **Homöotherapeutikum** gefunden, das sowohl diese Proteasen inhibiert als auch Zellen vor Genotoxizität, z. B. Chromosomenbrüchen, wie sie in Krebszellen üblich sind, schützt (Heine 2006b, Mersch-Sundermann et al. 2004).

Die Homotoxikologie arbeitet mit homöopathisch aufbereiteten Präparaten, darf aber nicht der Homöopathie gleichgesetzt werden (Abb. 90).

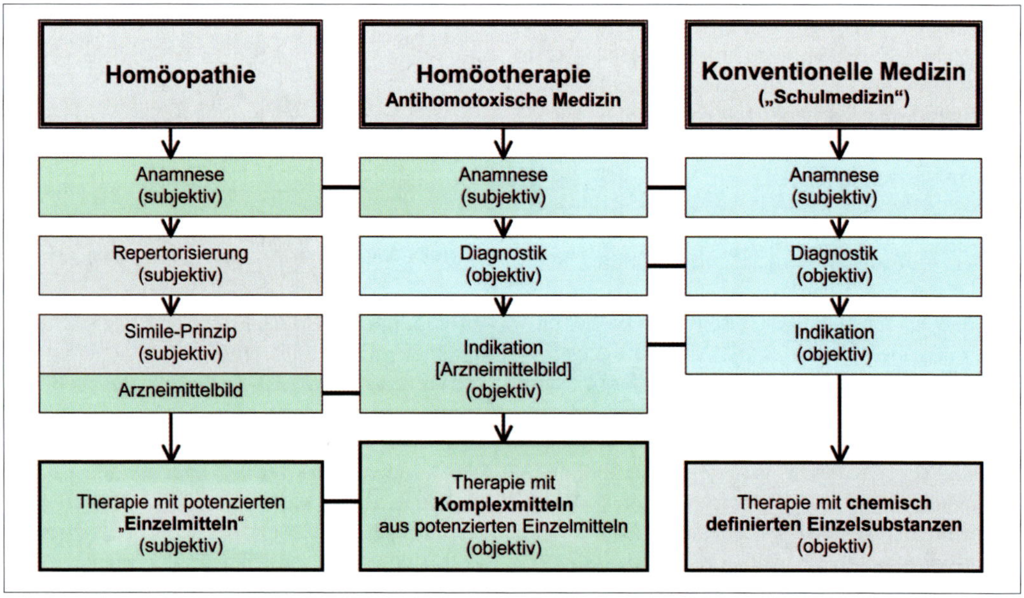

Abb. 90 Homöotherapie und ihre Beziehungen zu Homöopathie und konventioneller Medizin.

Vielmehr stellt die Homotoxikologie ein Bindeglied zwischen Homöopathie und konventioneller Medizin („Schulmedizin") dar (Heine 1999a, b; 2000d). Mit dieser hat sie die objektive Diagnose gemeinsam, mit der Homöopathie die Verwendung homöopathisch aufbereiteter Präparate (meist in Kombinationen). Die „Repertorisierung" (Arzneimittelbild, Simile-Prinzip) spielt in der Homotoxikologie gegenüber der Indikation eine untergeordnete Rolle.

Die Antihomotoxische Medizin stellt daher eine **Homöotherapie** dar, wie dies bereits Reckeweg (1993) forderte:

- „Die Homöotherapie sollte und darf kein Schattendasein fristen; denn sie ist zweifelsohne die Basis, gewissermaßen die Mutter der allgemeinen Therapie."
- „Ohne Zweifel richtet sich die Homöotherapie gegen die wahre Causa morborum, gegen die verursachenden toxischen Wirkfaktoren, die Homotoxine, welche in ihrer giftspezifischen Funktion aufgrund der vorliegenden Symptomatologie erkannt werden und daraufhin über eine mittels der Homöopathika erfolgende gegengiftspezifische Stimulation der Abwehrsysteme abgebaut, unschädlich gemacht und ausgeschieden werden. Die Homöotherapie ist also angewandte Toxikologie."

Übersicht und Schlussbemerkung

Die beispielhafte Darstellung der am weitest verbreiteten regulationstherapeutischen Verfahren in Allgemeinpraxen zeigen, dass bei diesen integrativen Verfahren Grundlagenforschung, Diagnostik oder Repertorisation und Therapie in einer ganzheitlichen Betrachtung des jeweiligen Patienten zusammenlaufen. Die Schwierigkeit der Diagnostik und Therapie vor allem bei den häufigen Befindensstörungen wird erheblich erleichtert, wenn der Therapeut fundierte Kenntnisse über die latente Gewebsazidose, den Aufbau der ECM und ihren Anschluss an neuronale und hormonale Regelkreise sowie deren Störanfälligkeiten hat. Dies erleichtert ihm auch die Zusammenarbeit mit dem Patienten.

Literatur

Abbas A, Lichtman AH, Pober JS (eds.): Cellular and Molecular Immunology. 3rd ed. Philadelphia: Saunders; 1997: 115 - 138, 181 - 182.

Abercrombie M: Contact inhibition and malignancy. Nature 1979; 281: 259 - 262.

Ackerknecht EH: Geschichte der Medizin. 3. Aufl. Stuttgart: Enke; 1977.

Adami HO, Trichopoulos D: Obesity and mortality from cancer. N Engl J Med. 2003; 348: 1623 - 1624.

Ader R: Psychoimmunology. New York- London: Academic; 1981.

Ahlbohm A: Biological effects of power line fields. In: New York State Power Lines Project: Scientific Advisory Final Report. 1987.

Aird WC, Jahroudi N, Weiler-Guettler, et al.: Human von Willebrand factor gene sequences terget expression to subpopulation of endothelial cells in transgenic mice. Proc Natl Acad Sci USA. 1995; 92: 4567 - 4571.

Akiyoshi H, Gonda T, Terada T: A comparative histochemical and immunohistochemical study of aminergic, cholinergic and peptidergic innervation in rat, hamster, guineapig, dog and human liver. Liver. 1998; 18: 352 - 359.

Albert L, Inman RD: Molecular mimicry and autoimmunity. N Engl J Med. 1999; 341: 2068 - 2074.

Andersson S: Minimal surface and structure: From inorganic and metal crystals to cell membranes and biopolymers. Chemical Reviews. 1988; 88: 221 - 242.

v Andrian UH, Mackay CR: T-cell function and migration. N Engl J Med. 2000; 343: 1020 - 1034.

Anemueller H: Das Grunddiät-System. 4. Aufl. Stuttgart: Hippokrates; 1993.

Antebi A: The tick-tock of aging? Science. 2005; 310: 1911 - 1913.

Antonovsky A: Unraveling the mystery of health. How people manage stress and stay well. San Francisco-London: Jossey-Bass; 1987.

Arlt S, Kontush A, Müller-Thomsen T, et al.: Lipoproteinoxidation als gemeinsamer Pathomechanismus der koronaren Herzerkrankung und der Alzheimer-Krankheit. Z Gerontol Geriatr. 2001: 34: 461 - 465.

Arndt R: Biologische Studien. Bd 1. Das Biologische Grundgesetz. Greifswald; 1892.

Arribas J: Matrix metalloproteases and tumor invasion. N Engl J Med. 2005; 352: 2020 - 2021.

Assadullah K: Zytokinbestimmungen. Dtsch Med Wochenschr. 1997; 122: 424 - 431.

Athenstedt H: Pyroelectric and piezoelectric properties of vertebrates. Ann NY Acad Sci. 1974; 238: 68 - 110.

Auerbach L: 10 Jahre Ambulanz für komplementäre Medizin bei Krebserkrankungen. 2. Int. Kongress für Komplementärmedizin und Krebserkrankungen. Wien, 18.-19. Nov. 2005. Abstraktheft.

Bachurin SO: Medical chemistry approaches for the treatment and prevention of Alzheimer's disease. Med Res Rev. 2003; 23: 48 - 88.

Bahnson CB: Biographie und Tumorerkrankung. Aktuelle Onkologie. 1988; 48: 78 - 93.

Bahnson CB, Bahnson MB: Cancer as an alternative to psychosis: A theoretical model of somatic and psychological regression. In: Kissen MD, LeShan L (eds.): Psychosomatic Aspects of Neoplastic Disease. Philadelphia: Lippincott; 1964: 42 - 62.

Bailar II JCF: The Powerful Placebo and the Wizard of Oz (Editorial). N Engl J Med. 2001; 344: 1630 - 1631.

Baker GT III, Martin GR: Molecular and biologie factors in aging: the orgins, causes, and prevention of senescence. In: Cassel CK (ed.): Geriatric Medicine. 3rd ed. New York: Springer; 1997: 3 - 28.

Balazs EA (ed.): Chemistry and Molecular Biology of the Intercellular Matrix. 3 Volumes. London and New York: Academic; 1970.

Balint M: Der Arzt, sein Patient und die Krankheit. 3. Aufl. Stuttgart: Klett; 1965.

Banerjee R, Rangwala SM, Shapiro JS, et al.: Regulation of fasted blood glucose byresistin. Science. 2004; 303: 1195 - 1198.

Bargmann W: Histologie und Mikroskopische Anatomie des Menschen. 2. Aufl. Stuttgart: Thieme; 1977.

Barnes JW: Reguirement of mammalian timeless circadian rhythmicity. Science. 2003: 302: 439 - 442.

Barres BA, Smith SJ: Cholesterol-making or breaking synapse. Science. 2001; 294: 1296 - 1297.

Barton GM, Rudensky AY: Requirement for diverse, low abundance peptides in positive selection of T cells. Science. 1999; 283: 67 - 70.

Batra A, Zeitz M, Siegmund B: Die Stellung von Leptin im Immunsystem - Verbindung von Endokrinologie und Immunologie. Dtsch Med Wochenschr. 2005; 130: 226 - 229.

Battaglia C, Mayer U, Aumailley M, Timpl R: Basement-membrane heparan sulfate proteoglycan binds to laminin by its heparan sulfate chains and to nidogen by sites in the protein core. Eur J Biochem. 1992; 208: 359 - 366.

Bauer M: Molekulare Mechanismen des Mikrozirkulationsversagens. Dtsch Med Wochenschr. 2004; 129: 2594 - 2596.

Bauer J: Warum ich fühle, was du fühlst. Hamburg: Hoffmann und Campe; 2005.

Baumgartner G, Moritz A (Hrsg.): Hyaluronidase. Anwendung in der Onkologie. Übersicht über experimentelle und klinische Daten. Wien-New York: Springer; 1988.

Baumgartner G, Sakr L, Ulsperger E, Wogritsch C: Hyaluronidase als Zusatz zur zytostatischen Chemotherapie. In: Stacher A (Hrsg.): Ganzheitliche Krebstherapie. 5. Wiener Dialog über Ganzheitsmedizin. Wien: Facultas; 2000; 90 - 102.

Bayerl WP: Ein fast vergessener Star unter den Spurenelementen. Geriatrie J. 2004; 4: 35 - 38.

Beattie EC, Stellwagen D, Wade M: Control of synaptic strength by glial TNF-a. Science. 2002; 295: 2282 - 2285.

Becher B: Zink und Krebs. Zeitschrift für Orthomolekulare Medizin. 2005; 13: 245 - 254.

Becker HG: Ernährung im Alter. Verbraucherdienst. 1995; 40: 276 - 279.

Beckmann M: Untangling Alzheimer's by paring plaques bolsters amyloid theory. Science. 2004; 305: 762 (Kommentar zu neuen Arbeiten zur Entstehung und Therapie von Alzheimer-Demenz).

Bender ML, Komiyama M: Cytolodextrin Chemistry. Berlin-Heidelberg-New York: Springer, 1978.

Bennet HS: Morphological aspects of extracellular polysaccharides. J Histochem Cytochem. 1963; 11: 14 - 21.

Berg A, Bönner G: Besonderheiten zur Entente von Herz-Kreislauf-Erkrankungen und Adipositas. Dtsch Med Wochenschr. 2005; 130: 893 - 897.

Berg PA: Risiken und Nebenwirkungsreaktionen unter einer Therapie mit TNF alpha-Blockern. Dtsch Med Wochenschr. 2004; 129: 1631 - 1634.

Bergsmann O: Bioelektrische Phänomene und Regulation in der Komplementärmedizin. Wien: Facultas; 1994.

Bergsmann O, Bergsmann R: Chronische Belastungen. Unspezifische Basis klinischer Syndrome. Schriftenreihe Ganzheitsmedizin. Wien: Facultas; 1998.

Bergsmann O, Bergsmann R: Projektionssymptome - Reflektorische Krankheitszeichen als Grundlage für holistische Diagnose und Therapie. 2. Aufl. Wien: Facultas; 1997.

Bergsmann O, Perger F: Risikofaktor Herdgeschehen. Wien: Facultas; 1993.

Berliner JA, Watson AD: A role for oxidized phospholipids in atherosclerosis. N Engl J Med. 2005; 353: 9 - 11.

Bernfield M, Sanderson RD: Syndecan, a developmentally regulated cell surface proteoglycan that binds extracellular matrix and growth factors. Philos Trans R Soc London Ser B. 1990; 327: 171 - 186.

v Bertalanffy L: Perspectives of General System Theory. New York: Braziller; 1975.

Bhakdi S: Immunpathogenese der Arteriosklerose. Dtsch Med Wochenschr. 2002; 129: 390 - 394.

Bhowmick NA, Ghiassi M, Bakin A, et al.: Transforming growth factor-beta 1 mediates epithelial to mesenchymal transdifferentiation through a RhoA-dependent mechanism. Mol Biol Cell. 2001; 12: 27 - 36.

Bickel H: Demenz-Erkrankungen. Hinweise zur Prävention und Risikofaktor-Beeinflussung. In: Füsgen I (Hrsg.): Demenz - Prävention und Erkennung von Risikofaktoren. 8. Workshop des „Zukunftsforum Demenz". Wiesbaden: Medical Tribune Verlagsges.; 2003: 31 - 36.

Bielenberg J: Demenzerkrankungen - Neue Perspektiven der Therapie durch Inhaltsstoffe aus der Süßholzwurzel. Ärztezeitschr f Naturheilverf. 2005; 46: 155 - 160.

Birk DE: Collagen fibrillogenesis in situ. Discontinuous segmental assembly in extracellular compartements. Ann NY Acad Sci.1990; 580: 176 - 194.

Birkhäuser MH: Ovar. In: Siegenthaler W (Hrsg.): Klinische Pathophysiologie. 8. Aufl. Stuttgart-New York: Thieme; 2001: 375 - 418.

Biron CA, Nguyen KB, Pien GC, et al.: Natural killer cells in antiviral defense: function and regulation by innate cytokines. Annu Rev Immunol. 1999; 17: 189 - 220.

Bishop JM: Krebsgene. In: Schirrmacher V (Hrsg.): Krebs - Tumoren, Zellen, Gene. Heidelberg: Spektrum der Wissenschaft; 1986: 52 - 64.

Blacker D: Mild cognitive impairment - no benefit from vitamin E, little from Donezipil. N Engl J Med. 2005; 352: 2439 - 2441.

Blanco J: Some special applications of microwave radiometry of biological Systems. Proc. Electr. Magn. Compatibility. Montreux, 2nd Symposium, 1977: 469 - 475.

Blobe GC, Schiemann WP, Lodish HF: Role of Transforming Growth Factor-beta in human disease. New Engl J Med. 2000; 342: 1350 - 1358.

Blohmke M, Reimer F: Krankheit und Beruf. Angewandte Arbeitsmedizin in der ärztlichen Praxis. Heidelberg: Hüthig; 1980.

Bloom JW: Mutiple environmental and genetic assessment of factors for venous thrombosis. JAMA. 2005; 293: 715 - 722.

Blum HE: Ohne Zelltod kein Leben. Dtsch Med Wochenschr. 2002; 127: 2602 - 2603.

Böhm H, Boening H, Hempel J, et al.: Flavonole, Flavone und Anthocyane als natürliche Antioxidantien der Nahrung und ihre mögliche Rolle bei der Prävention chronischer Erkrankungen. Z Ernährungswiss. 1998; 37: 147 - 163.

Böhm M, Slack F: A development timing micro RNA and its target regulate life span in C. elegans. Science. 2005; 310: 1954 - 1957.

Böhm M, Rosenkranz S, Laufs U: Das „French Paradox". Wirkungen von Alkohol, Wein und Weininhaltsstoffen auf das Herz. Dtsch Med Wochenschr. 2002; 127: 2748 - 2756.

Boehning D, Synder SH: Carbon monoxide and clocks. Science. 2002; 298: 2339 - 2341.

Born W, Cady C, Jones-Carson J, et al.: Immunoregulatory functions of gamma delta T Cells. Adv Immunol. 1999; 71: 77 - 144.

Boros L, Nichelatti M, Shoenfeld Y: Fermented wheat germ extract (Avemar) in the treatment of cancer and autoimmune diseases. Ann NY Acad Sci. 2005; 1951: 529 - 542.

Braak H: Neuropathologie bei Morbus Alzheimer. In: Zanella F, Kornhuber J (Hrsg.): Fortschritte in der Behandlung des Morbus Alzheimer. Diagnostische und therapeutische Innovationen. Neu-Isenburg: Lingua Med Verlags-GmbH; 2003, 23 - 36.

Bradlow HL, Castagnetta L, Massimo L, Zaenker K: Signal

Transduction and Communication in Cancer Cells. Ann NY Acad Sci. 2004; 1028:1 - 499.
Brandt I: Kopfumfang und Gehirnentwicklung. Klin Wochenschr. 1981; 59: 995 - 1007.
Brinkhaus B, Becker-Witt C, Jena S, et al.: Acupuncture randomized trials (ART) in patients with chronic low back pain and osteoarthritis of the kneedesign and protocols. Forsch Komplementärmed Klass Naturheilkd. 2003; 10: 185 - 191.
Brinkmann V, Reichard U, Goosmann C, et al.: Neutrophil extracellular traps kill bacteria. Science. 2004; 303: 1532 - 1535.
Brown BG, Crowley J: Is there any hop for vitamin E? JAMA. 2005; 1: 27 - 31.
Bryan TM, Engelezou A, Dalla-Pozza L, et al.: Evidence for an alternative mechanism for maintaining telomere length in human tumors and tumor-derived cell lines. Nat Med. 1997; 3: 1271 - 1274.
Bühring U: Praxis-Lehrbuch der modernen Heilpflanzenkunde. Stuttgart: Sonntag; 2005.
Buma P, Elmans R, van den Berg WB, et al.: Neurovascular plastictiy in the knee joit of an arthritic mouse model. Anat Rec. 2000; 260. 51 - 61.
Bürger M: Die Physiosklerose und Arteriosklerose. In: Bürger M (Hrsg.): Altern und Krankheit. 3. Aufl. Leipzig: Thieme; 1957: 397 - 436.
Burghes AH, Vaessin HE, de la Chapelle A: The land between mendelian and multifactorial inherifance. Science. 2001; 293: 2213 - 2214.
Bürgi E: Die wissenschaftlichen Grundlagen der Kombinationstherapie. Abhandlungen über homöopathische Fragen. 1928; 4: 25 - 37.
Burkhardt G: Ableitung geweblicher und körperlicher Abwehrreaktionen aus der als Erysipelas carcinomatosum auftretenden Metastasenbildung des Mammakarzinoms. Zbl Pathol. 1954; 92: 291 - 304.
Burns E, Goodwin J: Changes in immunological function. In: Cassel CK et al. (eds.): Geriatric Medicine. New York: Springer; 1997: 585 - 97.
Burnstock G: Autonomic neuroeffector junctions. Reflex vasodilatation of the skin. J Invest Dermatol. 1977; 69: 47 - 57.
v Buttlar J, Meyl K: Neutrino Power. Marktoberdorf: Argo; 2000.
Calabrese EJ, Baldwin LA: Hormesis: U-shaped dose responses and their centrality in toxicology. TRENDS in Pharmacological Science. 2001; 22: 285 - 291.
Campion EW: Specialized care for elderly patients. N Engl Med. 2002; 346: 874.
Campisi J: Aging, chromatin, and food restriction – connecting the dots. Science. 2000; 289: 2062 - 2064.
Cannon WB: The interrelations of emotions as suggested by recent physiological researchers. Am J Physiol. 1914; 25: 256 - 282.
Cantley LC: The phosphoinositide 3-kinase pathway. Science. 2002; 296: 1655 - 1657.
Caruso C, Lio D, Cavalloner L, et al.: Aging, longevity, inflammation, and cancer. Ann NY Acad Sci. 2004; 1028: 1 - 13.
Cassel CK, Cohen HJ, Larson E, et al.: Geriatric Medicine. 3rd ed. New York: Springer; 1997.
Cassidy CM (ed.): Contemporary Chinese Medicine and Acupuncture. Philadelphia: WB Sanders; 2002: 199 - 222.
Castellone MD, Teramoto H, Williams BO, et al.: Prostaglandin E_2 promotes colon cancer cell growth through a G_5-Axin-β-Catenin signalling axis. Science. 2005; 310: 1504 - 1510.
Cerami A, Vlassara H, Brownlee M: Glucose und Altern. Spektrum der Wissenschaft. 1987; 7: 44 - 51.
Chang CC, Campon M, Luo W, et al.: Immunotherapy of melanoma targeting human high molecular weigth melanoma-associated antigen. Potential role of nonimmunological mechanisms. Ann NY Acad Sci. 2004; 1028: 340 - 350.
Chang-Claude J, Hermann S, Eilber U, Steindorf K: Lifestyle determinants and mortality in german vegetarians and health-conscious persons: results of a 21-year follow-up. Cancer Epidemiol Biomarkers Prev. 2005; 14: 963 - 968.
Charo IF, Ransohoff RM: The many roles of chemokines and chemokine receptors in inflammation. N Engl J Med. 2006; 354: 610 - 621.
Chen CC: Adverse life events and breast cancer: case-control study. Brit Med J. 1995; 311: 1527 - 1531.
Chen G, Goeddel DV: TNF-R1 signaling: a beautiful pathway: Science. 2002; 296: 1634 - 1635.
Chiarugi A, Moskowitz MA: PARP-1 a perpetrator of apoptic cell death? Science. 2002; 297: 200 - 201.
Chipuk JE, Bouchier-Hayes L, Kuwana T, et al.: PUMA couples the nuclear and cytoplasmic proaptotic function of p53. Sciene. 2005; 309: 1732 - 1735.
Chiquet M: Regulation of extracellular matrix gene expression by mechanical stress. Matrix Biology. 1999; 18: 417 - 426.
Chiquet-Ehrismann R: Tenascin. An extracellular matrix protein involved in tissue interaction during fetal development and oncogenesis. Cell. 1986; 47: 131 - 138.
Chrubasik S: Schmerzprävalenz und ganzheitstherapeutische Schmerzbehandlung: Ergebnisse einer epidemiologischen Untersuchung. In: Chrubasik S, Wink M (Hrsg.): Rheumatherapie mit Phytopharmaka. Stuttgart: Hippokrates; 1997; 10 - 19.
Cieslar G: The influence of extremely low-frequency variable magnetic fields on rheology and dielectric properties of blood and the waterelectrolyte balance in experimental animals. Bioelectrochem Bioenerg. 1994; 35: 29 - 32.
Clara M: Das Nervensystem des Menschen. 2. Aufl. Leipzig: JA Barth; 1958: 206 - 209, 689.
Clarke S, Gasperikova D, Nelson C, et al.: Fatty acid regulation of gene expression. Ann NY Acad Sci. 2002; 967: 283 - 298.
Clemens MR: Blut. In: Siegenthaler W (Hrsg.): Klinische Pathophysiologie. 8. Aufl. Stuttgart-New York: Thieme; 2001: 448 - 486.
Cohen J: Study questions the benefits of vaccinating the elderly. Science. 2005; 207: 1026.
Comoglio PM, Trusolino L: Cancer: the matrix is now in control. Nature Medicine. 2005; 11: 1156 - 1159.

Conradi E, Hoppe H, Reißhauer A: Physikalische Therapie. In: Grifka J (Hrsg.): Naturheilverfahren. München-Wien-Baltimore: Urban & Schwarzenberg; 1995: 19 - 101.

Copani A, Sortino MA, Nicoletti F, et al.: Alzheimer's disease research enters a „new cycle“: how significant? Neurochem Res. 2002; 27: 173 - 174.

McCormick F: GTP-binding proteins as oncogenes in human tumors. Eviron Helth perspect. 1991; 93: 17 - 18.

McCormick F: Signalling networks that cause cancer. Trends Cell Biol. 1999; 9: M53 - M56.

Cornelius P: Haptene als Ergänzung zur Therapie mit Antibiotika und Nosoden. Erfahrungsheilkunde. 1996; 45: 441 - 445.

Cota D, Proulx K, Blake Smith KA, et al.: Hypothalamic mTOR signaling regulates food intake. Science. 2006; 312: 927 - 930.

Coussens L, Fingleton B, Matrisan LM: Matrix metalloproteinase inhibitors and cancer: trials and tribulations. Science. 2002, 295: 2387 - 2392.

Coussens LM, Werb Z: Inflammation and cancer. Nature. 2002; 420: 860 - 7.

Couzin J: Genes crisscross disease lines. Science. 2004; 305: 773 (NEWSFOCUS).

Couzin J: Estrogen's ties to COX-2 may explain heart disease gender gap. Science. 2004; 306: 1277 (NEWSFOCUS).

Crawford HC, Matrisian LM: Mechanisms controlling the transcription of matrix Metalloproteinase genes in normal and neoplastic cells. Enzym Protein. 1996; 93: 20 - 37.

Crivellato E: Suggestive evidence for a microanatomical relationship between mast cells and nerve fibres containing substance P, calcitonin gene related peptide, vasoactive intestinal polypeptide, and somatostatin in the rat mesentery. Acta Anat. 1991;141: 127 - 131.

Croce CM, Klein G: Chromosomen-Translokationen und Krebs. In: Schirrmacher V (Hrsg.): Krebs - Tumoren, Zellen, Gene. Heidelberg: Spektrum der Wissenschaft; 1986; 102 - 109.

Crutchfield JP: Chaos. Spektrum der Wissenschaft. 1987; 2: 78 - 90

Cummings JL: Alzheimer's Desease. N Eng J Med. 2004; 351: 56 - 67.

Cunningham AJ: Large numbers of cells in normal mice produce antibody to components of isologous erythrocytes. Nature. 1974; 252: 749 - 751.

Damasio AR: Descartes' Irrtum. Fühlen, Denken und das Gehirn. München: List 1995.

Dawson TM, Dawson VL: Molecular pathways of neurodegeneration in Parkinson's disease. Science. 2003; 302: 819 - 822.

DeCaterina R, Zampolli A: From asthma to atherosclerosis-5 lipoxygenase, leucotriens, and inflammation. N Engl J Med. 2004; 350: 4 - 7.

Deleon MJ: Cortisol reduces hippocampal glucose metabolism in normal elderly, but not in Alzheimer's disease. J Clin Endocrinol Metab. 1997; 82: 3251 - 3259.

Delves PJ, Roitt IM: The immune system. N Engl J Med. 2000; 343: 37 - 49, 108 - 117.

DePinho RA: The age of cancer. Nature. 2000; 408: 248 - 254.

Devoogt N, Revets H, Ghassabeh GH, et al.: Secretory leukozyte protease inhibitor in cancer development. Ann NY Acad Sci. 2004; 1928: 380 - 389.

DiCristofano A, Pandolfi PP: The multiple roles of PTEN in tumor suppression. Cell. 2000; 100: 387 - 390.

Diefenbach A, Schindler H, Röllinghoff M, et al.: Requirement for type 2 NO synthase for IL-12 signaling in innate immunity. Science. 1999; 284: 951 - 954.

Diemer A: Störungen des Säure-Basen-Haushaltes in der naturheilkundlichen Praxis. Ärztezeitschrift für Naturheilverfahren. 1999; 40: 618 - 626.

Dietl H, Ohlenschläger G: Handbuch der Orthomolekularen Medizin. Heidelberg: Haug; 1994: 77 - 86.

Ding Z, Quinn BM, Haran SK, et al.: Electrochemistry and electrogenerated chemiluminiscence from silicon nanocrystal quantum dots. Science. 2002; 296: 1293 - 1296.

Domergue R, Castano I, de las Penas A, et al.: Nicotinic acid limitation regulates silencing of Candida adhesins during UTI. Science. 2005; 308: 866 - 70.

Downing JR: TGF-β signalling, tumor suppression, and acute lympfoblastic leukaemia. N Engl J Med. 2004; 351: 528 - 530.

Drach LM: Demenz bei Morbus Parkinson. Geriatrie Journal. 2005; 1: 27 - 31.

Draczynski T: Die physiologische Leukozytolyse - Ein Zelle-Milieu-Vorgang im System der Grundregulation, Teil 1. Biol Med. 1998; 27: 15 - 22.

Draemphael D, Ottensmeier A, Kleinpeter A, Kiupel M: Morphologische Untersuchungen an den Akupunkturpunkten und Meridianen bei Katzen und Hunden. Deutsche Zeitschrift für Akupunktur. 1993; 36: 104 - 113.

Drickamer A: Proteins containing Ca^{2+}-dependent carbohydrate recognition domains (CRDs). In: Kreis T, Vale R (eds.). Guidebook to the Extracellular Matrix and Adhesion Proteins. Oxford: Oxford University; 1993, 85 - 87.

Dubrovska G, Gàlvez-Prieto B, de Castro J, et al.: Perivascular tissue and mesenteric vascular function in spontaneously hypertensioe rats (SHR). Dtsch Med Wochenschr. 2004; 129: 145.

Ducy P, Schinke TH, Karsenty G: The Osteoblast: a sophisticated fibroblast under central surveillance. Science. 2000, 289: 1501 - 1504.

Dudley CA, Erbel-Sieler C, Estill S, et al.: Altered patterns of sleep and behavioral adaptability in NPAS2 - deficient mice. Science. 2003; 301: 379 - 383.

Duke RC: Die Apoptose - Regeln und Fehler beim Zellselbstmord. Spektrum der Wissenschaft. 1997: 2: 26 - 35.

Dunn GP, Old LJ, Schreiber RD: The three Es of cancer immunoediting. Annu Rev Immunol. 2004; 22: 329 - 60.

Dustin ML, Colman DR: Neural and immunological synaptic relations. Science. 2002; 298: 785 - 789.

Earnshow WC: Keeping survivin nimble at centromeres in mitosis. Science. 2005; 310. 1443 - 1444.

Eckart W: Geschichte der Medizin. Berlin-Heidelberg-New York: Springer; 1990.

Edelmann GM: CAMs and Igs: Cell adhesion and the evolutionary orginin of immunity. Immunol Rev. 1987; 100: 11 - 45.

Egerbacher M: Anatomische und histologische Untersuchungen zur Morphologie ausgewählter Akupunkturpunkte am Rumpf bei Rind und Hund. Deutsche Zeitschrift für Akupunktur. 1993; 36: 75 - 80.

Eikelboom P, Batel C, Gool WAY, et al.: Neuroinflammation in Alzheimer's disease and Prion disease. GLIA. 2002; 40: 232 - 239.

Elenkov IJ, Wilder RL, Chrousos GP, Vizi ES: The sympathetic nerve - an integrative interface between two supersystems: the brain and the immune system. Pharmacol Rev. 2000; 52: 595 - 638.

Ellenrieder V, Adler G, Gress TM: Invasion and metastasis in pancreatic cancer. Ann Oncol. 1999; 10: 546 - 550.

Elliott RL, Blobe GC: Role of transforming growth factor beta in human cancer. J Clin Oncol. 2005; 23: 2078 - 2093.

Endler PC: Expedition Homöopathieforschung. Wien: Maudrich; 1998.

Engelberg H: Probable physiologic functions of heparin. Fed Proc. 1977; I: 36 - 48.

Engelmann MG, Nikol S: Therapeutische Neoangiogenese. Dtsch Med Wochenschr. 2001; 126: 1053 - 1057.

Eppinger H: Permeabilitätspathologie als die Lehre vom Krankheitsbeginn. Wien: Springer; 1949.

Ernest JT: Changes and diseases of the aging Eye. In: Cassel CK et al.: (eds.): Geriatric Medicine. New York: Springer; 1997: 683 - 697.

Evans AC, Clarke-Pearson DL: Gynecologic Cancers. In: Cassel CK et al.: (eds.): Geriatric Medicine. 3rd ed. New York: Springer; 1997.

Ezekowitz RAB: Mannose binding proteins. In: Kreis T, Vale R (eds.): Guidebook to the Extracellular Matrix and Adhesion Proteins. Oxford: Oxford University; 1993, 153 - 154.

Farh K, Grimson A, Calvin J, et al.: The widespread impact of mammalian microRNAs on mRNA repression and evolution. Science. 2005; 310: 1817 - 1821.

Faßbender WJ, Brabant G, Buchfelder M, et al.: Therapie mit Wachstumshormon nach den Kriterien der evidenzbasierten Medizin. Dtsch Med Wochenschr. 2005; 130: 2589 - 2595.

Feldmann M, Elliott MJ, Woody JN, Maini RN: Anti-tumor necrosis factor-alpha therapy of rheumatoid arthritis. Adv Immunmol. 1997; 64: 283 - 350.

Fidler PS, Schuette K, Asher RA, et al.: Comparing astrocytic cell lines that are inhibitory or permissive for axon growth. The major axon-inhibitory proteoglycan is NG 2. J Neursci 1999; 19: 78 - 88.

Filmus J, Sellek SB: Glypicans: proteoglycans with a surprise. J Clin Invest. 2001; 108: 497 - 501.

Finch CE, Cohen DM: Aging metabolism, and Alzheimer's disease: review and hypotheses. Exp Neurol. 1997; 143: 82 - 102.

Flier JS: Regulation energy balance: the substrate strikes back. Science. 2006; 312: 861 - 864.

Flöhl R: Viele Arzneimittelschäden vermeidbar. Frankfurter Allgemeine Zeitung. 16.06.1999; 136: N1 - N2.

Folkmann J: Control of angiogenesis with synthetic heparin substitutes. Science. 1989; 243:1490 - 1493.

Fontenot JM, Levine SA: Die Bedeutung von Melatoninmangel für die Krebsentstehung und pathologische Alterungsprozesse. Zeitschrift für Orthomolekulare Medizin. 1995; 2: 87 - 93.

Foreman JC: Neuropeptides and the pathogenesis of allergy. Allergy. 1987; 47: 1 - 11.

Forrer R: Kinetik und Regulation der Granulopoese. Klin Wochenschr. 1977; 55: 247 - 258.

Forster FJ, Heine H, Schaeg G: Histophysiology of the vegetative peripheral nervous system of skin. Arch Derm Res. 1975; 254: 295 - 302.

Förster O: Erkennungsmechanismen von Phagozyten für pathogenes Material. Hyp Med. 1987; 12: 42 - 45.

Foster RG, Kreitzman L: Rhythms of Life. The Biological Clocks that Control the Daily Lives of Every Living Thing. London: Profile; 2004.

Fougerolles A, Springer TA: Intercellular Adhesion Molecules (ICAMS). In: Kreis T, Vale R (eds.): Guidebook to the Extracellular Matrix and Adhesion Proteins. Oxford: Oxford University; 1993, 143 - 145.

Fox K, Caterson B: Freeing the brain from the perineuronal net. Science. 2002; 298: 1187 - 1189.

Franklin RD, Kutteh WH: Characterization of immunoglobulins and cytokines in human cervical mucus: influence of exogenous and endogenous hormones. J Report Immunol. 1999; 42: 93 - 106.

Frick G: Behandlung mit extrakorporal UV-bestrahltem Eigenblut. Teil 1: Geschichte und Grundlagen der UVB und HOT. In: Bühring M, Kemper FR (Hrsg.): Naturheilverfahren und unkonventionelle Medizinische Richtungen. Bd. 2. Loseblatt-Sammlung. Berlin: Springer; 1994.

Friedmann JM: A war on obesity, not the obese. Science. 2003; 299: 856 - 858.

Frisch RE: Female Fertility and the Body Fat connection. Chicago: University of Chicago; 2002.

Fröhlich E: Aufbau und Funktion von Blut-Gewebe-Schranken. Dtsch Med Wochenschr. 2002; 127: 2629 - 2634.

Fröhlich E, Schmitt B, Calabrese P, et al.: Neue Optionen in der Pharmakotherapie der Alzheimer-Krankheit nach der Zulassung von Memantine? Dtsch Med Wochenschr. 2005; 130; 408 - 412.

Fröhlich L, Hoyer S: Zur ätiologischen und pathogenetischen Heterogenität der Alzheimer-Krankheit. Nervenarzt. 2002; 73: 422 - 427.

Fryda W: Adrenalinmangel als Ursache der Krebsentstehung. Schriftenreihe Krebsgeschehen. 2. Aufl. Heidelberg: Verlag für Medizin Dr. E. Fischer; 1987.

Füllgraf G: Der kontrollierte klinische Versuch - eine kritische Würdigung. Pharmazeut Ztg. 1985; 130: 3309 - 3313.

Fukuhara A, Matsuda M, Nishizawa M, et al.: Visfatin: a protein secreted by visceral fat that mimics the effect of insulin. Science. 2005; 307: 426 - 430.

Füsgen I: Alzheimer-Demenz. Prävention und Diagnose. In:

Füsgen I (Hrsg.): Demenz – Prävention und Erkennung von Risikofaktoren. 8. Workshop des „Zukunftsforum Demenz". Wiesbaden: Medical Tribune Verlagsges.; 2003: 9 – 14.

Füsgen I: Demenz, praktischer Umgang mit Hirnleistungsstörungen. München: Urban und Vogel; 2001.

Füsgen I, Heine H, Frase W: Biologische Medizin in der Geriatrie. Baden-Baden: Aurelia; 2000.

Gabius HJ, Nagel GA: Lektine. Spektrum der Wissenschaft. 1988; 11: 50 – 61.

Gallo V, Chittajallu R: Unwrapping glial cells from the synapse: What lies inside? Science. 2001; 292: 872 – 873.

Garcia GG, Miller AR: Age-related defects in $CD4^+$ T cell activation reversed by glycoprotein endopeptidase. Eur J Immunol. 2003; 33: 3464 – 3472.

George DJ, Kaelin WG Jr: The von Hippel-Lindau Protein, vascular endothelial growth factor, and kidney cancer. N Engl J Med. 2003; 349: 419 – 421.

Gil PF: Aktuelles zur psychosomatischen und endokrinologischen Stressforschung. Dtsch Med Wochenschr. 2005; 130: 102 – 106.

Gillesen A, Pohle Th, Shahin M, Domschke W: Magenulkusheilung und extrazelluläre Matrix. In: Domschke W (Hrsg.): Bindegewebe und Innere Erkrankungen. München: Urban & Schwarzenberg; 1996; 69 – 87.

Gillman M: Developmental origins of health and disease. N Engl J Med. 2005; 353: 1848 – 1852.

Glatt HR: Polyzyklische Aromaten. In: Mersch-Sundermann V (Hrsg.): Umweltmedizin. Stuttgart: Thieme; 1999:196.

Gleditsch JM: MAPs MikroAkuPunkt Systeme. Grundlagen und Praxis der somatotopischen Therapie. Stuttgart: Hippokrates; 2002.

Gleditsch J: Akupunktur. In: Jork K (Hrsg.): Alternativen in der Medizin. Stuttgart: Hippokrates; 1993: 169 – 192.

Gleizes PE: Basic fibroblast growth factor (FGF-2) internalization through the heparan sulfate proteoglycans-mediated pathway: an ultrastructural approach. EJCB. 1995; 66: 47 – 59.

Golde TE: Inflammation takes on Alzheimer disease. Nature Medicine. 2002; 8: 936 – 938.

Goodmann T, Lefrancois L: Expression of the gamma-delta T-cell receptor on intestinal $CD8^+$ intraepithelial lymphocytes. Nature. 1988; 333: 855 – 858.

Grabow L: Syndrom benigner chronischer Schmerzen. Eur J Pain. 1991; 12: 77 – 80.

Greminger P, Vetter W, Siegenthaler W: Blutdruck. In: Siegenthaler W (Hrsg.): Klinische Pathophysiologie. 8. Aufl. Stuttgart-New York: Thieme; 2001: 651 – 667.

Grimaud JA, Lortat-Jacob H: Matrix receptors to cytokines: From concept to control of tissue fibrosis dynamics. Path Res Pract. 1994; 190: 883 – 890.

Grimm CF, Blum HE, Geissler M: Tyrosinkinaseinhibitoren in der Tumortherapie. Dtsch Med Wochenschr. 2005; 130: 1318 – 1322 und 1438 – 1442.

Grinnell F: Cellular adhesiveness and extracellular substrata. Int Rev Cytol. 1978; 53: 65 – 144.

Grossarth-Maticek R: Der systemische Charakter ausgewählter Krebserkrankungen. Deskriptive Ergebnisse der Heidelberger Prospektiven Interventionsstudie. 1973 – 1988. Deutsche Zeitschrift für Onkologie. 1994; 26: 6 – 13.

Guilbert B, Dighiero G, Avrameas S: Naturally occuring antibodies against nine common antigens in normal humans. I. Detection, isolation and charaterization. Immunol. 1982; 128: 2779 – 2787.

Hadulla MM, Richter O: Gegendarstellung zur Berner Homöopathie-Studie und zur Publikation der Stiftung Warentest. Zeitschrift für Klassische Homöopathie. 2005; 49: 171 – 176.

Häberle J, Koch HG: Hyperammonämie: Ursachen, Diagnostik, Therapie. Teil 2: Krankheitsbilder und Therapie. Dtsch Med Wochenschr 2004: 129; 1430 – 1433.

Hahn W, Weinberg RA: Rules for mabing human tumor cells. N Engl J Med. 2002; 347:1593 – 1693.

Hahnemann S: Organon der Heilkunst. 6. Aufl. Nachdruck. Heidelberg: Haug; 1988.

Hahnemann S: Die chronischen Krankheiten, ihre eigentümliche Natur und homöopathische Heilung. Erster bis fünfter Teil. 4. Nachdruck. Heidelberg: Haug; 1988.

Hakamori S: Glykosphingolipide. Spektrum der Wissenschaft. 1986; 6: 90 – 100.

Hakim AA: Enhancement of mechanisms acting against mammary carcinoma. Pancreatic Trypsin inhibitor. Klin Wochenschr. 1978; 56: 767 – 773.

Halle M, Berg A, Keul J: Übergewicht als Risikofaktor kardiovaskulärer Erkrankungen und die mögliche Bedeutung als Promotor einer gesteigerten Entzündungsreaktion. Dtsch Med Wochenschr. 1999; 124: 905 – 909.

Hammes MG, Flatau B, Bäcker M, et al.: Wirkung der Akupunktur auf die affektive und sensorische Schmerzbewertung. Schmerz. 2002; 16: 103 – 113.

Hanahan D, Folkman J: Patterns and emerging mechanisms of the angiogenic swith during tumorigenesis. Cell. 1996; 86: 353 – 364.

Hanzl GS: Das neue medizinische Paradigma. Heidelberg: Haug; 1995.

Harkness RD: Functional aspects of the connective tissue of skin. In: Balazs EA (ed.): Chemistry and Molecular Biology of the Intercellular Matrix. Vol. 3. New York-London: Academic Press; 1970: 1309 – 1340

Hasan W, Smith PG: Nerve growth factor expression in parasympathetic neurons: regulation by sympathetic innervation. Eur J Neurosci. 2000; 12: 4391 – 7.

Hascall VC, Hascall GK: Proteoglycans. In: Hay ED (ed.): Cell Biology of Extracellular Matrix. New York-London: Plenum; 1983: 39 – 64.

Hasty P, Campisi J, Hoeijmakers J, et al.: Aging and genome maintenance: lessons from the mouse? Science. 2003; 299: 1355 – 1359.

Hatton RD, Weaver CT: T-bet or not t-bet. Science. 2003; 302: 993 – 994.

Hatz HJ: Glucocorticoide. Stuttgart: Wissenschaftliche Verlagsges.; 1998.

Hauss WH: Die unspezifische Mesenchymreaktion (UMR). Das essentielle Ereignis der in den Industriestaaten häufigsten Erkrankungen. Perfusion. 1994; 9: 312 – 322.

Hauss WH, Junge-Hülsing G, Gerlach G: Die unspezifische Mesenchymreaktion. Stuttgart: Thieme; 1968.

Havemann K, Gramse M: Physiology und pathophysiology of neutral proteinases of human granulocytes. Adv Exp Med Biol. 1984; 167: 1 - 10.

Hawliczek R, Ritt-Wollmersdorfer A: Projekt „Ganzheitliche Krebstherapie" des Donauspitals. In: Stacher A (Hrsg.): Ganzheitliche Krebstherapie. 5. Wiener Dialog über Ganzheitsmedizin. Wien: Facultas; 2000: 339-343.

Hay ED: Collagen and embryonic development. In: Hay ED (ed.): Cell Biology of Extracellular Matrix. 2nd ed. New York-London: Plenum; 1991; 379 - 410.

Hay ED (ed.): Cell Biology of Extracellular Matrix. 2nd ed. New York-London: Plenum; 1991.

Hayakawa K, Asano M, Shinton SA, et al.: Positive selection of natural autoreactive B cells. Science. 1999; 285: 113 - 116.

Haynes RO: Integrins: versatility, modulation, and signaling in cell adhesion. Cell. 1992; 69: 11 - 25.

He YW, Zhang UH, et al.: The extracellular matrix protein mindin is a pattern - recognition molecular for microbial pathogens. Nature Immunology. 2004; 5: 88 - 97.

Head H: Die Sensibilitätsstörungen der Haut bei Visceralerkrankungen. Berlin: Hirschwald; 1898.

Heckmann C: Periodische Verlaufsformen von Krankheit und Heilung. Erfahrungsheilkunde. 1984; 33: 223 - 229.

Heine H: Optische Informationen in der Regelung der Homöostase - Bedeutung der extrazellulären Matrix. In: Marx KU (Hrsg.): Komplementäre Augenheilkunde. Stuttgart: Hippokrates; 2006a: 11 - 27.

Heine H: Deutsche Patentanmeldung 19854628. 9 - 41 (ERGOPHARM Baden-Baden): Verwendung von Pflanzenteilen oder Extrakten von Pflanzen aus der Gattung Rhus der Familie der Anacariaceae zur Herstellung eines Arzneimittels zum Schutz vor genotoxischen Einflüssen. 2006b.

Heine H: Die extrazelluläre Matrix als Attraktor für Verschlackungsphänomene. Ärztezeitschrift für Naturheilverfahren. 2005a; 46: 263 - 266.

Heine H: Die alternde Gefäßwand, Teil 1. Geriatrie Journal. 2005b; 7: 42 - 46.

Heine H: Die Bedeutung der Grundregulation für Neuraltherapie, Akupunktur und Homöopathie. Erfahrungsheilkunde. 2005c; 54: 170 - 175.

Heine H: Multi-Target-Therapie zur Matrixregulation bei Befindensstörungen. Erfahrungsheilkunde. 2005d; 54: 650 - 656.

Heine H: Alterungsprozesse an Akupunkturpunkten - Bedeutung für die Grundregulation. Deutsche Zeitschrift für Akupunktur. 2005e; 48: 16 - 19.

Heine H: Aufbau und Funktion der Grundsubstanz. In: Pischinger A: Das System der Grundregulation. Hrsg. von Heine H. 10. Aufl. Stuttgart Haug 2004a: 17 - 89.

Heine H: Grundregulation - Eine Synthese medizinischen Denkens. Deutsche Zeitschrift für Akupunktur. 2004b; 47: 6 - 19.

Heine H: Die Bedeutung der perineuronalen extrazellulären Matrix (PECM) in der Entwicklung der Alzheimer-Demenz. Ärztezeitschrift für Naturheilverfahren. 2004c; 45: 687 - 702.

Heine H: Die perineuronale Matrix bei Alzheimer-Demenz. Teil 1 u. 2. Geriatrie Journal. 2004d; 1: 31 - 36 und 2: 41 - 45.

Heine H: Periphere Schmerzverarbeitung an Gelenken durch Akupunktur - Bedeutung des Parasympathikus. Deutsche Zeitschrift für Akupunktur. 2004e; 47: 15 - 23.

Heine H: Homöopathie und Immunologie. Vom Substantiellen zu Hochpotenzen. Ärztezeitschrift für Naturheilverfahren. 2004f; 45: 391 - 397.

Heine H: Wirkt Neuraltherapie nach Huneke über das periphere Endocannabinoidsystem? Ärztezeitschrift für Naturheilverfahren. 2003a; 44: 212 - 220.

Heine H: Die Bedeutung von Basalmembranen als dynamischer Speicher von Vitamin C. Zeitschrift für Orthomolekulare Medizin. 2003b; 11: 424 - 428.

Heine H: Reduktion von Radikalen in der Grundsubstanz durch Polysaccharid-Kieselsäure-Wasserkomplexe. Ärztezeitschrift für Naturheilverfahren. 2003c; 44: 897 - 902.

Heine H: Mikronährstoffe und Probiotika - Die Bedeutung für Immunsystem und Darmflora. Zeitschrift für Orthomolekulare Medizin. 2002a; 10: 9 - 28.

Heine H: Gesundes Altern: Bedeutung der Grundregulation. Geriatrie Journal. 2002b; 10: 44 - 46 und 11: 37 - 40.

Heine H: Funktionelle Anatomie der Akupunkturpunkte Dickdarm 4 (Di 4, Hegu) und Magen 36 (Ma 26, Zusanli). Deutsche Zeitschrift für Akupunktur. 2001a; 44: 168 - 175.

Heine H: Das System der Grundregulation als physiologische Basis der Ganzheitsmedizin. In: Stacher A, Marktl W (Hrsg.): Ganzheitsmedizin in der Zukunft. Wiener Internationale Akademie für Ganzheitsmedizin. Schriftenreihe Bd. 22. Wien: Facultas; 2001b, 30 - 44.

Heine H: Chronisches Erschöpfungssyndrom und Grundregulation. Ärztezeitschrift für Naturheilverfahren. 2001c; 42: 774 - 780.

Heine H: Biologie des Stressgeschehens. Biol Med. 2001d; 30: 160 - 6.

Heine H: Grundregulation in der Onkologie. In: Stacher W (Hrsg.): Ganzheitliche Krebstherapie. 5. Wiener Dialog über Ganzheitsmedizin. Wien: Facultas; 2000a: 51 - 60.

Heine H: Grundlagen der Regulationsmedizin. Ärztezeitschrift für Naturheilverfahren. 2000b; 41: 82 - 93.

Heine H: Grundlagen der Regulationsmedizin. Ärztezeitschrift für Naturheilverfahren. 2000c; 41: 82 - 92.

Heine H: Autoimmunität - aus biologisch-medizinischer Sicht. Biol Med. 2000 d 29: 233 - 241.

Heine H: Wirkmechanismen potenzierter Kombinationsarzneimittel der Antihomotoxischen Medizin. Biol Med. 1999a; 28: 19 - 23.

Heine H: Kollagenosen aus biologischer Sicht - Antihomotoxische Therapie. Biol Med. 1999b, 28: 206 - 213.

Heine H: Psychoneuroimmunologie und Grundregulation - eine Übersicht. In: Stacher A (Hrsg.): Ganzheitsmedizin und Psychoneuroimmunologie. 4. Wiener Dialog. Wien: Facultas; 1997; 50 - 56.

Heine H: Immunstimulation durch Phythotherapeutika – ein ganzheitliches Prinzip. ZFA Stuttgart; 72: 3–4 (ZFA-Extra).

Heine H: Der Akupunkturpunkt – ein Meridianorgan. Deutsche Zeitschrift für Akupunktur. 1996b; 39: 75–80.

Heine H: Ganzheitsmedizin. In: Grifka J (Hrsg.): Naturheilverfahren. München-Wien-Baltimore: Urban & Schwarzenberg; 1995: 321–367.

Heine H: Die Grundsubstanz als Träger der Schmerzinformation. therapeutikon. 1994; 8: 308–312.

Heine H: Struktur und Gestalt, ein Verhältnis von Enthalpie zu Entropie. In: Becker V, Schipperges H (Hrsg.): Entropie und Pathogenese. Interdisziplinäres Kolloquium der Heidelberger Akademie der Wissenschaften. Berlin-Heidelberg-New York: Springer; 1993a: 12–20.

Heine, H: Schmerz und Grundsystem. In: Stacher A (Hrsg.): Ganzheitsmedizin und Schmerz. 3. Wiener Dialog. Wien: Facultas; 1993b: 36–39.

Heine H: Anatomische Korrelate der Akupunkturpunkte. Spektrum der Wissenschaft. 1993c; 7: 13–15.

Heine H: Para- und autokrine Regulation des Tumorwachstums durch Tumormatrixvesikel. therapeutikon. 1992; 7/8: 344–349.

Heine H: Funktionelle Morphologie der Akupunkturpunkte des Du Mai- und Ren Mai-Meridians. Deutsche Zeitschrift für Akupunktur. 1990; 33: 94–98.

Heine H: Narbenbehandlung durch transepidermale Heparinisierung. therapeutikon. 1989a; 6: 369–375.

Heine H: Gibt es ein Strukturprinzip des Myokards? Morph Jahrb. 1989b; 135: 463–474.

Heine H: Anatomical structure of acupoints. J Traditional Chin Med. 1988; 8: 207–212.

Heine H: Regulationsphänomene der Tumorgrundsubstanz. Deutsche Zeitschrift für Onkologie. 1987a; 19: 67–72.

Heine H: Zur Morphologie der Akupunkturpunkte. Deutsche Zeitschrift für Akupunktur. 1987b; 30: 75–79.

Heine H: Transkutane Heparintherapie. Med Welt. 1985a; 36: 705–708.

Heine H: Mistelpräparate (Viscum album L.). Wirkungen auf menschliches Tumorgewebe in vitro. Z Phytother. 1985b; 6: 67–72.

Heine H: Gehirnentfaltung, sekundäres Kiefergelenk und Gesichtsentwicklung der Säugetiere: Ein synergetisches und synchronistisches Ereignis. Morph Jahrb. 1983; 129: 699–706.

Heine H: Organphylogenese am Beispiel des Wirbeltierherzens. Aufsätze u. Red Senckenb Naturf Ges. 1976; 28: 69–79.

Heine H, Andrä F: Zum antiinflammatorischen Wirkmechanismus eines Antihomotoxikum compositum. Ärztezeitschrift für Naturheilverfahren. 2002; 43: 96–104.

Heine H, Domann M: Fibronectin – plasminsensitive glycoprotein of the transit zone. Protection by aprotinin. Arzneim.-Forsch./Drug Res. 1984; 34: 696–698.

Heine H, Koenig L: Morphologische Grundlagen der Elektroakupunktur nach Voll. Deutsche Zeitschrift für Akupunktur. 1994; 37: 3–11.

Heine H, Schmolz M: Immunregulation via „bystander suppression" needs minute amounts of substances – basis for homeopathic therapy? Medical Hypotheses. 2000; 392–393.

Heine H, Spranger H: Unspezifische Immunantwort in der oralen Mukosa von Genußmittelabhängigen. ZWR 1995;104: 23–26.

Heine H, Wolf P, Bruch C, Reuß E: Matrixreaktivität von Tumorpatienten unter Misteltherapie. In: Heine H, Anastasiadis P (Hrsg.): Normal Matrix and Pathological Conditions. Stuttgart-Jena-New York: Fischer; 1992: 23–28.

Heine K, Heine H: Logik kontra Sachlogik. Naturheilkunde und Ganzheitsmedizin. 1992; 5: 352–358.

Hekimi A, Guarente L: Genetics and specifity of the aging process. Science. 2003; 299: 1351–1354.

Hemler ME: Structures and function of VLA proteins and related integrins. In: McDonald, JA, Mecham RP(eds.): Receptors for Extracellular Matrix. San Diego: Academic; 1991: 256–300.

Hendy G: Chromogranin A. Clin Invest Med. 1995; 18: 47–65.

Hentschel HJ, Böger J: Circadiane Beleuchtungsstärken in der Lichttherapie. Natura Med. 2003; 18: 48–51.

Herschbach P, Brandt P, Knight L, Keller M: Einheitliche Beschreibung des subjektiven Befindens von Krebspatienten. Dtsch Ärztebl. 2004; 101, 12A: 799–802.

Hesch RD: Morbus Alzheimer und Östrogene. Gynäkologe. 1997; 30: 660–672.

Hess B: Entropie und Komplexität molekularer und zellulärer Reaktionsnetze. In: Becker V, Schipperges H (Hrsg.): Entropie und Pathogenese. Berlin: Springer; 1993: 103–109.

Heußner P, Riedner C: Psycho-sozialer Distress als Begleitsymptom der Krebserkrankung. Dtsch Med Wochenschr. 2005; 130: 2155–2157.

Heyne K, Weidinger S: Glykanose CDG: Das verkannte neue genetische Krankheitsbild. Dtsch Ärztebl. 1995; 92: 1096–1101.

v Heyningen S: Binding of ganglioside by chains of tetanus toxin. FEBS Lett. 1976; 68: 5–11.

Hibbs JB Jr, Vavrin Z, Taintor RR: L-Arginine is required for expression of the activated macrophage effector mechanism causing selective metabolic inhibition in target cells. J Immunol. 1987; 138: 550–565.

Hiddemann W, Heinemann V: Aktuelle Fortschritte in der Therapie maligner Erkrankungen. Dtsch Med Wochenschr. 2005; 130: 1837–40.

Hidvégi M, Rásó E, Tömösközi-Farkas R, et al.: Effect of Avemar and vitamin C on tumor growth and metastasis in experimental animals. Anticancer Res. 1998; 18: 2353–2358.

Hildebrandt G: Chronobiologische Untersuchungen autonomer Regulation. Die Zeitstruktur hygiogenetischer Reaktionen. therapeutikon. 1987; l: 70–81.

Hildebrandt G, Eisenmann ST: Chronobiologische Aspekte der Akupunktur. AKU 1995; 23: 6–19.

Hildebrandt G et al.: Chronobiologische Aspekte des Schmerzes. In: Stacher A (Hrsg.): Ganzheitsmedizin und

Schmerz. 3. Wiener Dialog. R.P.R.P. Wien: Facultas; 1993; 40- 61.

Hill Jo, Wyatt HR, Reed GW, Peters JC: Obesity and the environment: where do we go from here. Science. 2003; 299: 853.

Hinks MT, Bernfield M: Syndecan. In: Kreis T, Vale R (eds.): Guidebook to the Extracellular Matrix and Adhesion Proteins. Oxford: Oxford University; 1993. 91 - 92.

Hla T: Dietary factors and immunological consequences. Science. 2005; 309: 1682 - 1683.

Ho MW, Popp FA, Warnke U (eds.): Bioelectrodynamics and biocommunication. Singapur: World Scientific Publishing; 1994.

Hoellen E: Gesundheitsfördernde Eigenschaften der Polyphenole. Zeitschrift für Orthomolekulare Medizin. 2004; 12: 356 - 362.

Hoffmann U, Bollinger A: Periphere Zirkulation. In: Siegenthaler W (Hrsg.): Klinische Pathophysiologie. 8. Aufl. Stuttgart-New York: Thieme; 2001: 694 - 722.

Hogan I: Komplexität in der Krise. Spektrum der Wissenschaft. 1995; 9: 58 - 64.

Hohlfeld R: Muskulatur. In: Siegenthaler W (Hrsg.): Klinische Pathophysiologie. 8. Aufl. Stuttgart-New York: Thieme; 2001: 1019 - 1028.

Holden C: Imaging studies show how brain thinks about pain. Science. 2004; 303: 1121.

Holden C: The origin of speech. Science. 2004; 303: 1316 - 1319.

Hoellen E: Gesundheitsfördernde Eigenschaften der Polyphenole. Zeitschrift für Orthomolekulare Medizin. 2004; 12: 356 - 362.

Holland J: Guidelines. Vortrag auf dem 7. World Congress of Psycho-Oncology. Kopenhagen: 25.-28. August 2004.

Hoos A, Nekarda H: Telomerase-Potential und Grenzen der klinischen Anwendbarkeit. Dtsch Med Wochenschr. 1999; 124: 223 - 230.

Hrobjarsson A, Gotzsche PC: Is the placebo powerless? An analysis of clinical trials comparing placebo with no treatment. N Engl J Med. 2001; 344: 1594 - 1602.

Huang JF, Yang Y, Sepulveda H, et al.: TCR-mediated internalization of peptide - MHC complexes acquired by T cells. Science. 1999; 286: 952 - 954.

Huber D, Veinante P, Stoop R: Vasopressin and oxytocin excite distinct neuronal populations in the central amygdala. Science. 2005; 308: 245 - 248.

Huether G, Doering S, Rüger U, et al.: Psychische Belastungen und neuronale Plastizität. Ein erweitertes Modell des Streß-Reaktions-Prozesses für das Verständnis zentralnervöser Anpassungsprozesse. In: Kropiunigg U, Stacher A (Hrsg.): Ganzheitsmedizin und Psychoneuroimmunologie. Wien: Facultas; 1997: 126 - 139.

Huether G, Doering S, Rueger U, et al: The stress-reaction process and the adaptive modification and reorganization of neuronal networks. Psychiatry Res. 1999, 87: 83 - 95.

Hug C, Lodish H: Visfatin: a new Adipokine. Science. 2005; 307: 366 - 367.

Hui KK, Liu J, Makris N, et al.: Acupuncture modulates the limbic system and subcortical gray structures of the human brain: evidence from fMRI studies in normal subjects. Hum Brain Mapp. 2000; 9: 13 - 25.

Hunter T: Die Proteine der Onkogene. In: Schirrmacher V (Hrsg.): Krebs - Tumoren, Zellen, Gene. Heidelberg: Spektrum der Wissenschaft; 1986: 78 - 88.

Hupp JT, Poeppelmeier RK: Better living through nanopore chemistry. Science. 2005; 309: 2008 - 2009.

Hyde ST, Andersson S: The martensite transition and differential geometry. Z Kristallorg. 1986; 174: 225 - 236.

Hynes R: Integrins: bidirectional, allosteric signaling machines. Cell. 2002; 110: 673 - 87.

Hynes RO: Fibronectin and its relation to cellular structure and behavior. In: Hay ED (ed.): Cell Biology of Extracellular Matrix. New York-London: Plenum; 1983: 295 - 334.

Ibs KH, Rink L: Das Immunsystem im Alter. Z Geront Geriat. 2001; 34: 480 - 485.

Ikegaya Y, Aaron G, Lossart R, et al.: Synfire chains and cortical songs: temporal modules of cortical activity. Science. 2004; 304: 559 - 564.

Inami S, Shiga T, Tsujino A, et al.: Immunohistochemical demonstration of nerve fibers in the synovial fold of the human cervical facet joint. J Orthop Res. 2001; 19: 593 - 102.

Ingber DE: Architektur des Lebens. Spektrum der Wissenschaft. 1998; 3: 32 - 40.

Iozzo, RV: Matrix Proteoglycans: from molecular design to cellular function. Annu Rev Biochem 1998; 67: 609 - 652.

Iozzo RV: Perlecan: A gem of proteoglycan. Matrix Biol. 1994; 14: 203 - 208.

Irnich D, Beyer A: Neurobiologische Grundlagen der Akupunkturanalgesie. Schmerz. 2002; 16: 93 - 102.

Jäger E, Jäger D, Knuth A: Perspektiven in der Tumorimmunologie: Antigenspezifische Immuntherapie maligner Erkrankungen. Dtsch Med Wochenschr. 2001; 126: 1011 - 1016.

Jain RK: Normalization of tumor vasculature: an emerging concept in antiangiogenic therapy. Science. 2005; 307: 58 - 62.

Jalkanen M: Binding of extracellular effector molecules by cell surface proteoglycans. In: McDonald JA, Mecham RP (eds.): Receptors for Extracellular Matrix. San Diego: Academic; 1991: 1 - 38.

Jamieson BD, Douek DC, Killian S, et al.: Generation of functional thymocytes in the human adult. Immunity. 1999; 10: 569 - 575.

Janeway CA: Das molekulare Arsenal des Immunsystems. Spektrum der Wissenschaft. Spezial. 2. Das Immunsystem. 3. Aufl. Heidelberg: Spektrum Akademischer Verlag; 2001: 26 - 33.

Jaspers K: Einführung in die Philosophie. München: Piper; 1953.

Jaques LB: Ultra-Low-Dose heparin. Lancet. December 1980; 20/27: 1369.

Jaques LB: Heparin: An old drug with a new paradigm. Science. 1979; 206: 528 - 533.

Jeffrey GA, Saenger W: Hydrogen Bonding in Biological Structures. Berlin: Springer; 1991: 8 - 11.

Jerne NK: Towardsa network theory of the immune system. Ann Immunol. 1974; 125C: 373 - 389.

Jiang H, Chess L: Regulation of immune responses by T cells. N Engl J Med 2006; 354: 1166 - 1176.

Johnson, G, Lapadat R: Mitogen-activated protein kinase pathways mediated by ERK, JNK, and p38 protein kinases. Science. 2002; 298: 1911 - 1912.

Joost H, Becker W: Klinische Bedeutung von Leptin. Dtsch Med Wochenschr. 2000; 125: 746 - 748.

Jork K: Ärztliche Aufgaben zwischen Individuum und Wissenschaft - zur Erkenntnistheorie in der Medizin. In: Jork K (Hrsg.): Alternativen in der Medizin. Hippokrates: Stuttgart; 1998, 9 - 19.

Josefsson E et al.: Peripheral denervation suppresses the late phase of delayedtype hypersensitivity. Int Arch Allergy Appl Immunol. 1991; 95: 58 - 63.

Kaelin WG Jr: Functions of the retinoblastoma protein. Bioessays. 1999; 21: 950 - 60.

Kaiser J: Sipping from a poisoned chalice. Science. 2003; 302: 376 - 379.

Kanz L: Neoplasien. In: Siegenthaler W (Hrsg.): Klinische Pathophysiologie. 8. Aufl. Stuttgart-New York: Thieme; 2001: 1110 - 1120.

Karcher H, Polthier K: Die Geometrie von Minimalflächen. Spektrum der Wissenschaft. 1990; 10: 96 - 107.

Kasischke KA, Webb WW: Response to a comment on the report „neural activity" given by P. Siekewitz. Science. 2004; 306: 410 - 411.

Kato T, Chang JH, Azar DT: Expression of type XVIII collagen during healing of corneal incisions and keratectomy wounds. Invest Ophtalm Vis Sci. 2003; 44: 78 - 85.

Kaulen H: Organfibrose: Pathologie im Schattendasein. Dtsch Med Wochenschr. 2006; 131: 1255 - 1256.

Keller R, Geiger M, Keist R: L-Arginine-dependent reactive nitrogen intermediates as mediators of tumor cell killing by activated macrophages. Cancer Res. 1990; 50: 1421 - 1425.

Kelley SL: Overexpression of metallothionein confers resistance to anticancer drugs. Science. 1988; 241. 1813 - 1815.

Kellner G: Wundheilung - Mikrowunde (Nadelstich) - chirurgischer Laser - Laser-Regulationstherapie. Deutsche Zeitschrift für Akupunktur. 1979; 22: 86 - 95.

Kellner G: Zum Konnex von Wundsetzung, Wundheilungsstörung und chronischer Entzündung. Österr Z Stomatol. 1973; 70: 82 - 91.

Kienle GS, Kiene H: Klinische Studien zur Misteltherapie der Krebserkrankung. Erfahrungsheilkunde. 2004a; 53: 193 - 209.

Kienle GS, Kiene H: Klinische Studien zur Misteltherapie onkologischer Erkrankungen. Deutsche Zeitschrift für Onkologie. 2004b; 1: 17 - 24.

Kienle GS, Kiene H: Die Mistel in der Onkologie - Fakten und konzeptionelle Grundlagen. Stuttgart: Schattauer; 2003.

Kindzelskii AL, Petty HR: Apparent role of traveling metabolic waves in periodic oxidant release by living cells. Proc Nat Acad Sci USA 2002; 99: 9207 - 9212.

Kinet JP: A novel strategy to counter allergy. N Engl J Med. 2005; 353: 310 - 312.

Kipling D, Davis T, Ostler EL, et al.: What can progeroid syndromes tell us about human aging. Science. 2004; 305: 1426 - 1431.

Kisseler B: Protease-Inhibitoren zur Therapie von malignen Tumoren. natura med. 1995; 10: 33 - 43.

Kittlick PD: Glycosaminoglycans. Exp Pathology. 1985; 10: 1 - 174.

Klippel KF: Die Macht des Wortes in der Onkologie. Erfahrungsheilkunde. 2004; 53: 226 - 231.

v Klitzing VL: „Elektrosmog?" Universitas. 1996; 3: 239 - 251.

Klouche M, Carruba G, Castagnetta L, Rose-John S: Virokines in the pathogenesis of cancer focus on human Herpesvirus 8. Ann NY Acad Sci. 2004; 1028: 329 - 339.

Knecht M: Importance of oligosaccharides in nomal and malignant extracellular matrix function. In: Heine H, Anastasiadis P (eds.): Normal Matrix and Pathological Conditions. Stuttgart: Fischer; 1992: 11 - 22.

Knecht M: Biochemie der Grundsubstanz und Krebsgeschehen. In: Heine H (Hrsg.): Matrixforschung in der Präventivmedizin. Stuttgart: Fischer; 1989: 11 - 29.

Knust E, Bossinger O: Composition and formation of intercellular junctions and epithelial cells. Science. 2002; 298: 1955 - 1957.

Koch HJ, Raschke C: Grundlagen und praktische Anwendung der Chronopharmakologie. Ärztezeitschrift für Naturheilverfahren. 1998; 39: 546 - 551.

Kollath, W: Die Ernährung als Naturwissenschaft. Heidelberg: Haug; 1981.

Koller E: The globular domains of type VI collagen are related to the collagen-binding domains of cartilage matrix protein and von Willebrand factor. EMBO J. 1989; 8: 1073 - 1077.

König HL: Unsichtbare Welt. 3. Aufl. München: Eigenverlag; 1981.

Konsensus Statement unter der Ägide der ÖGAM (Österreichische Gesellschaft für Allgemein- und Familienmedizin): Komplementäre Krebstherapie in der Allgemeinmedizin: Stellenwert der Misteltherapie. Wien; 12. Januar 2005.

Korner J, Leibel RL: To eat or not to eat - how the gut talks to the brain. N Engl J Med. 2003; 249: 926 - 928.

Kraft K: Phythotherapie bei metabolischem Syndrom. medical spezial. 2006; 1: 28 - 33.

Kratz A, Ferraro M, Sluss PM, Lewandrowski KB: Laboratory Reference Values. N Engl J Med. 2004, 351: 1548 - 1562.

Kraus R: Metabolische Enzephalopathien als Auslöser epileptischer Anfälle. Geriatrie Journal 2004; 5: 21 - 24.

Kreis T, Vale R (eds.): Guidebook to the Extracellular Matrix and Adhesion Proteins. Oxford: Oxford University; 1993.

Kresse H: Extrazelluläre Matrix - Struktur und Funktion. In: Domschke W (Hrsg.): Bindegewebe und Innere Erkrankungen. München: Urban & Schwarzenberg; 1996: 3 - 8.

Kruse S: Our experience with homeopathy in pediatric oncology at the Dr. von Hauner's Children's Hospital of

Ludwig-Maximilians University in Munich. 2. Int. Kongress für Komplementärmedizin. Wien, 30. Nov. 2005; (Abstraktheft).

Krych M, Dreyling M, Kneba M, et al.: Prophylaxe und differenzielle Therapie des Tumorlysesyndroms. Dtsch Med Wochenschr. 2004; 129: 1440 - 1445.

Kurosu H, Yamamoto M, Clark JD, et al.: Suppression of aging in mice by the hormone Klotho. Science. 2005; 309: 1829 - 1833.

Laimer M, Lanschützer CM, Hintner H: Interaction between the immune system and tumor cells: cutaneous disorders as a consequence of autoimmunity and immunosuppression. Ann NY Acad Sci. 2004; 1028: 375 - 379.

Lammert F, Matern S: Leber. In: Siegenthaler W (Hrsg.): Klinische Pathophysiologie. 8. Aufl. Stuttgart-New York: Thieme; 2001: 848 - 876.

Langin D: Diabetes, insulin secretion, and the pancreatic beta-cell mitochondrion. N Eng J Med. 2001; 345: 1772 - 1774.

Lanier LL: NK cell receptors. Annu Rev Immunol. 1998; 16: 359 - 393.

Lardner A: The effects of extracellular pH on immune function. J Leukoc Biol. 2001; 69: 522 - 530.

Lazar M: How obesity causes diabetes: not a tall-tale. Science. 2005; 307: 373 - 375.

LeBars D, Willer JC, de Broucker T, et al.: Neurophysiological mechanisms involved in the pain-relieving effects of counterirritation and related techniques including acupuncture. In: Pomeranz B, Strux G (eds.): Scientific Bases of Acupuncture. Berlin-New York-Heidelberg: Springer; 1989: 79 - 112.

Lecrubier Y: Is depression under-recognised and undertreated? Int Clin Psychopharmacol. 1998; 13: S 3 - 6.

LeDoux J: Synaptic Self. How Our Brains Become Who We Are. New York: Viking, 2002.

Lemmer B: Chronopharmakologie. Tagesrhythmen und Arzneiwirkung. Stuttgart: Wissenschaftliche Verlagsgesellschaft; 1984.

Lenarz WJ (ed.): The Biochemistry of Glycoproteins and Proteoglycans. New York and London: Plenum; 1981.

Lengfelder E, Fink R: Der oxidative Hyaluronsäureabbau – Mechanismus und Konsequenzen. In: Elstner EF et al. (Hrsg.): Reaktive Sauerstoffspezies in der Medizin. Grundlagen und Klinik. Heidelberg: Springer, 1986.

Lenz W: Medizinische Genetik. 6. Aufl. Stuttgart-New York: Thieme; 1983.

LeShan L: An emotional life-history pattern associated with neoplastic disease. Ann NY Acad Sci. 1966; 125: 743 - 64.

Levine AJ: p53. The cellular gatekeeper for growth and division. Cell. 1997; 88: 323 - 331.

Levine SA, Kidd AP: Antioxidant Adaption. Its Role in Free Radical Pathology. San Leandro, California: Biocurrent Division; 1985.

Lewin R: Die Komplexitätstheorie: Wissenschaft nach der Chaosforschung. Hamburg: Hoffmann und Campe; 1993.

Lin S-Y, Kinet J-P: Giving inhibitory receptors a boost. Science. 2001; 291: 445 - 446.

Lindahl U, Höök M: Glycosaminoglycans and their binding to biological macromolecules. Annu Rev Biochem. 1978; 47: 385 - 417.

Lindemayer G: Das Ganzheitsmedizinische Brustkrebszentrum Döbling. In: Stacher A (Hrsg.): Ganzheitliche Krebstherapie. Wien: Facultas; 2000; 364 - 68.

Lindhorst TK: Struktur und Funktion von Kohlenhydraten. Chemie in unserer Zeit. 2000; 34: 38 - 43.

Linsenmeyer TF: Collagen. In: Hay ED (ed.): Cell Biology of Extracellular Matrix. 2nd ed. New York and London: Plenum; 1991; 7 - 44.

Linsenmeyer TF: Collagen. In: Hay ED (ed.): Cell Biology of Extracellular Matrix. New York- London: Plenum; 1983; 5 - 38.

Liotta LA, Kohn EC: The microenvironment of the tumour-host interface. Nature. 2001; 411: 375 - 379.

Litman GW: Das Wirbeltier-Immunsystem: Frühformen bei Haien. Spektrum der Wissenschaft. 1997; 1: 36 - 41.

Loeb L: Mutator phenotype may be required for multistage carcinogenesis. Cancer Res. 1991; 51: 3075 - 3080.

Longo VSD, Finch CE: Evolutionary medicine: from dwarf model systems to healthy centenarians? Science. 2003; 299: 1342 - 1345.

Lowell BB, Shulman GI: Mitochondrial dysfunction and type 2 diabetes. Science. 2005; 307: 384 - 387.

Luhmann N: Zweckbegriff und Systemrationalität. Frankfurt a. M.: Suhrkamp; 1973.

Lumière A: Grundlagen einer neuen Humanmedizin. Leipzig: Verlag für Medizin; 1927.

Lust F, v Pfaundler M: Pädiatrische Diagnostik und Therapie. Hrsg. v. Bartels H. 29. Aufl. München-Wien-Baltimore: Urban & Schwarzenberg; 1997.

Luster A: Chemokines – chemotactic cytokines that mediate inflammation. N Engl J Med. 1998; 338: 436 - 45.

May P: Neue Funktionen von Lipidproteinrezeptoren. Dtsch Med Wochenschr. 2006; 131; 1328 - 1331.

McDonald HR: T before NK. Science. 2002; 296: 481 - 482.

McDonald TT, Monteleone G: Immunity, inflammation, and allergy in the gut. Science. 2005; 307: 1920 - 1925.

McEwen BS: Stress and hippocampal plasticity. Annu Rev Neurosci. 1999; 22: 105 - 122.

McGeer PL, McGeer EG: The inflammatory response system of brain: implications for therapy of Alzheimer and other neurodegenerative disease. Brain Res Rev. 1995; 21: 195 - 218.

McKusick VA: The defect in Marfan syndrome. Nature. 1991; 352: 279 - 281.

Mackenzie L: Krankheitszeichen und ihre Auslegung. 3. Aufl. Würzburg: Verlag Kabisch; 1917.

Maes M: Evidence for an immune response in major depression: a review and hypotheses. Prog Neuro Psychopharmacol & Biol Psychiatry. 1995; 19: 11 - 38.

Mandelbrot B: Die fraktale Geometrie der Natur. Basel: Birkhäuser; 1991.

Marambaud P, Wen PH, Dutt A: A CBP binding transcriptional repressor produced by the PS1/epsilon-cleavage of N-cadherin is inhibited by PS1 FAD mutations. Cell. 2003; 114: 635 - 645.

Margolis RK, Margolis RU: Nervous tissue proteoglycans.

In: Jolles P (ed.): Proteoglycans. Basel-Boston-Berlin: Birkhäuser; 1994: 144 - 77.
vd Mark H, vd Mark K, Gay S: Study of differential collagen synthesis during development of the chick embryo by immunofluorescence. Develop Biol. 1976; 48: 237 - 249.
Martin KH, Slack JK, Boerner SA: Integrin connections map: to infinicy and beyond. Science. 2002; 296: 1652 - 1653.
Martin M: Säuren, Basen und Entgiftung in der naturheilkundlichen Praxis. Köln: Ralf Reglin; 2005.
Martinez J, Santibanez JF: Surface-associated plasminogen activation in leukemic cells: interaction with extracellular matrix. Eur J Cell Biol. 1994; 64: 257 - 263.
Marx J: Drugs inspired by a drug. Science. 2006; 311: 322 - 25 (NEWSFOCUS).
Marx J: Prolonging the agony. Science. 2004; 305: 31 - 33 (NEWSFOCUS).
Marx J: Coming to with bone loss. Science. 2004; 305: 1420 - 1422 (NEWSFOCUS).
Marx J: Inflammation and cancer: the link grows stronger. Science. 2004; 306: 966 - 968 (NEWSFOCUS).
Marx J: Cellular warriors at the battle of the bulge. Science. 2003; 299: 846 - 849 (NEWSFOCUS).
Massimo LME: Marrying pediatric oncology to biological research. Ann NY Acad Sci. 2004; 1028: 56 - 58.
Mattern J, Volm K: P-Glykoprotein als Resistenz-Marker in Tumoren. Dtsch Med Wochenschr. 1989; 114: 1979 - 1981.
Maturana HR, Varela FJ: Autopoiesis and Cognition; the realization of the living. Dordrecht: Reiche; 1980.
Matzinger P: The danger model: a renewed sense of self. Science. 2002; 296: 301 - 305.
Mayer K: Reflections on „mucopolysaccharides" and their protein complexes. In: Balazs EA (ed.): Chemistry and Molecular Biology of the Intercellular Matrix. Vol. I. New York: Academic; 1970: 5 - 24.
Mayeux R: Can estrogen or selective estrogen-receptor modulators preserve cognitive functions in elderly women? N Engl J Med. 2001; 344: 1242 - 1244.
Mayeux R: A population based investigation of parkinson's disease with and without dementia. Relationship to age and gender. Arch Neurol. 1992; 49: 492 - 497.
Mecham PR, Heuser JE: The elastic fiber. In: Hay ED (ed.): Cell Biology of Extracellular Matrix. 2nd ed. New York-London: Plenum; 1991: 79 - 110.
Medzhitov R, Janeway A Jr: Decoding the patterns of self and non self by the innate immune system. Science. 2002; 296: 298 - 300.
Meier DE: Osteoporosis and other disorders of skeletal aging. In: Cassel CK (ed): Geriatric Medicine. 3rd ed. New York: Springer; 1997: 411 - 432.
Melchart D, Linde K, Streng A, et al. Acupuncture randomized trials (ART) in patients with migraine or tension-type headache - design and protocols. Forsch Komplementärmed Klass Naturheilkd. 2003; 10: 179 - 184.
Menaker M: Circadian photoreception. Science. 2003; 399; 213 - 214.
Mendl M: Performing under pressure: stress and cognitive function. Appl Animal Behav Sci. 1999; 65: 221 - 244.
Merkel TC, Freeman BD, Spontak RJ, et al.: Ultrapermeable, reverse-selective nanocomposite membranes. Science. 2002; 296: 519 - 522.
Mersch-Sundermann V, Kassie F, Böhmer S, et al.: Extract of Toxicodendron quercifolium caused genotoxicity and antigenotoxicity in bone marrow cells of CD1 mice. Food Chem Tox. 2004, 42: 1611 - 1617.
Merten E: Cell surface heparan sulfate proteoglycans from vascular endothelial cells: core protein characterization and antithrornbin III-binding properties. J Biol Chem. 1992; 267: 20435 - 20443.
Merwe P. Davis SJ: The immunological synapse - a multitasking system. Science. 2002; 295: 1479 - 1480.
Metka M: Resveratol. Ein faszinierendes Phytoöstrogen. GYN-AKTIV 2005; 1: 2.
Metspalu A, Köhler F, Laschinski G, et al.: Das estnische Genomprojekt im Kontext der europäischen Genomforschung. Dtsch Med Wochenschr. 2004; 129: 525 - 528.
v Metzler A, Nitsch C: Carcinogenesis and the central nervous system. Cancer Detect Prev. 1986; 9: 259 - 277.
v Metzler A, Nitsch C: Effect of piracetam and isoproterenol on rats with induction tumors. Naturwissenschaften. 1982; 69: 48.
Meyer R: Riechstörungen - Mit „Sniffin Sticks" einen Parkinson erkennen. Dtsch Med Wochenschr. 2006; 131; 72.
Mhoon EE: Otologic Changes and Disorders. In: Cassel C et al. (eds.): Geriatric Medicine. 3rd ed. New York: Springer; 1997; 699 - 715.
Miller T, Cleveland DW: Treating neurodegenerative diseases with antibiotics. Science. 2005; 307: 361 - 362.
Milner R, Campbell IL: The integrin family of cell adhesion molecules has multiple functions within the CNS. J Neurosci Res. 2002; 69: 2286 - 2291.
Minaker KL, Morrow LA: Treatment of diabetes. In: Cassel C et al. (eds.): Geriatric Medicine. 3rd ed. New York: Springer; 1997: 481 - 490.
Minaker M: Circadian photoreception. Science. 2003; 299: 213 - 214.
Mörike Kl, Betz E, Mergenthaler W: Biologie des Menschen. 12. Aufl. Heidelberg, Wiesbaden: Quelle und Meyer; 1989: Abschnitt 5 - 36.
Mosher DF (ed.): Fibronectin. New York: Academic; 1990.
Moss F, Wiesenfeld K: Signalverstärkung durch Rauschen. Spektrum der Wissenschaft. 1995; 10: 92 - 96.
Muck A, Guyre PM, Holbrock NJ: Physiological functions of glucocorticoids in stress and their relation to pharmacological actions. Endocrine Rev. 1984; 5: 25 - 44.
Müller N: Die Rolle des Zytokinnetzwerkes im ZNS und psychische Störungen. Nervenarzt. 1997; 68: 11 - 20.
Müller-Wieland D, Kotzka J: SREBP-1: Gene regulatory key to syndrome X? Ann NY Acad Sci. 2002; 967:19 - 27.
Nadeau JH: Listening to genetic background noise. N Engl J Med. 2005; 352: 1598 - 1599.
Nagel B: Diagnostisch-therapeutische Lokalanästhesie, Neuraltherapie. In: Grifka J (Hrsg.): Naturheilverfahren. München-Wien-Baltimore: Urban&Schwarzenberg; 1995: 147 - 186.

Nakahara K, Miyashita Y: Understanding intentions: Through the looking glass. Science. 2005; 308: 644–646.

Neumann-Haefelin C, Spangenberg HC, Thimme R, Blum HE: Suppressor-T-Zellen: Immunologische Regulatorzellen mit klinischer Perspektive. Dtsch Med Wochenschr. 2004; 129: 1627–1630.

Neves SR, Ram PT, Iyengar R: G Protein pathways. Science. 2002; 296: 1636–1639.

Nicolis G, Prigogine I: Die Erforschung der Komplexe. München und Zürich: Piper; 1987.

Nicolson G: Krebsmetastasen. In: Schirrmacher V (Hrsg.): Krebs-Tumoren, Zellen, Gene. Heidelberg: Spektrum der Wissenschaft; 1986: 148–159.

Nietfeld A: Cytokines and proteoglycans. In: Jolles P (ed.): Proteoglycans. Basel: Birkhäuser; 1994.

Nikolaus S, Schreiber S: Molekulare Mechanismen für die Kontrolle der Lebenserwartung. Dtsch Med Wochenschr. 2004; 129: 903–907.

Nisoli E, Tonello C, Cardile A, et al.: Calorie restriction promotes mitochondriaal biogenesis by inducing the expression of eNOS. Science. 2005; 310: 314–317.

Noel A et al.: Identification of structural determinants controlling human and mouse stromelysin-3 proteolytic activities. J Biol Chem. 1995; 270: 2866–2872.

Nordström SE, Birke E, Nordenson I: Workers in high voltage power stations: A study of pregnancies and chromosome breaks. Preliminary Report. Umea: University of Umea; 1981 (zit. n. Bergsmann O, 1994).

Nordenström BEW: Biokinetic impacts on structure and imaging of the lung: the concept of biologically closed electric circuits. Am J Roentgenol. 1985; 145: 447–467.

Noschinski DR: Vitamin-C-Infusionen und begleitende Mikronährstofftherapie bei onkologischen Indikationen. Zeitschrift für Orthomolekulare Medizin. 2005; 13: 255–264.

Notarbartolo M, Cervello M, Giannitrapani L, et al.: Expression of IAPs and alternative splice variants in hepatocellular carcinoma tissues and cells. Ann NY Acad Sci. 2004; 1028: 289–293.

Notkins L, Prabhakar E: Natural autoantibodies that react with multiple organs: basis for reactivity. Ann NY Acad Sci. 1986; 475: 123–134.

Nussbaum R, Ellis CE: Alzheimer's disease and Parkinson's disease. N Engl J Med. 2003; 348: 1356–1375.

Nut CL, Mathews RT, Hockfield S: Glial tumor invasion: a role for the upregulation and clearage of BEHAB/Brevican. The Neuroscientist. 2001; 7: 113–122.

Nutton V: Ancient Medicine. London: Routledge, 2004.

Oberbaum M, Yaniv I, Be-Gal Y, et al.: Arandomized, controlled clinical trial of the homeopathic medication Traumeel S® in the treatment of chemotherapy-induced stomatitis in children undergoing stem cell transplantation. Cancer. 2001; 92: 684–690.

Öbrink B: Cell Adhesion and Cell-Cell Contact proteins. In: Kreis T, Vale R (eds.): Guidebook to the Extracellular Matrix and Adhesion Proteins. Oxford: Oxford University; 1993: 122.

Odling-Smee FJ, Laland KN, Feldmann MW: Niche Construction. The Neglected Process in Evolution. Princeton: Princeton University; 2003.

Oertel WH, Hohlfeld R: Nervensystem. In: Siegentaler W (Hrsg.): Klinische Pathophysiologie. 8. Aufl. Stuttgart-New York: Thieme; 2001: 1029–1105.

Ohlenschläger G, Berger I: Wie frei sind „freie" Radikale in lebenden Systemen? Erfahrungsheilkunde. 1988; 37: 55–70.

Ohles BR, Ninomiya Y: Collagenes. In: Kreis T, Vale R (eds.) Guidebook to the Extracellular Matrix and Adhesion Proteins. Oxford: Oxford University; 1993: 32–47.

O'Keefe J, Nadel L: The Hippocampus as a Cognitive Map. Oxford: Clarendon; 1978.

Olsen BR: Collagen Biosynthesis. In: Hay ED (ed.): Cell Biology of Extracellular Matrix. 2nd ed. New York-London: Plenum; 1983: 139–178.

Osborn L: VCAM-1. In: Kreis T, Vale R (eds.): Guidebook to the Extracellular Matrix and Adhesion Proteins. Oxford: Oxford University; 1993: 172–173.

Ouyang Y, Andersson CR, Kondo SS, et al.: Proc Natl Acad Sci. USA 1998; 95: 8660.

Pages F, Berger A, Camus M, et al.: Effector memory Tcells, early metastasis, and survival in colorectal cancer. N Engl J Med. 2005; 353: 2654–2666.

Panda S, Provencio I, Tu DC, et al.: Melanopsin is required for non-image-forming photic responses in blind mice. Science. 2003; 301: 525–527.

Pandolfi PP: Breast cancer-loss of PTEN predicts resistance to treatment. N Engl J Med. 2004; 351: 2337–2339.

Pangalos MN, Efthimiopoulos S, Shioi J, et al.: The chondroitin sulfate attachment site of appican is formed splicing out exon 15 of the amyloid precursor gene. J Biol Chem. 1995, 270: 10388–103891.

Pardoll DM: Stress, NK receptors, and immune surveillance. Science. 2001; 294: 534–536.

Parmiani G: Tumor-infiltrating T cells – friend or foe of neoplastic cells? N Eng J Med. 2005; 353: 2640–2641.

Passarge E: Genetik. In: Siegenthaler W (Hrsg.): Klinische Pathophysiologie. 8. Aufl. Stuttgart-New York: Thieme; 2001; 5–56.

Patrick BD, Jaeschke A, Saitoh M, et al.: Mammalian TOR: a homeostatic ATP sensor. Science. 2001; 294: 1102–1104.

Patti ME, Butte AJ, Crunkhorn S, et al.: Coordinated reduction of genes of oxidative metabolism in humans with insulin resistance and diabetes: potential role of PGC1 and NFR1. Proc Natl Acad Sci. USA 2003; 100: 8466–8471.

Paul DL: Connexins. In: Kreis T, Vale R. (eds.): Guidebook to the Extracellular Matrix and Adhesion Proteins. Oxford: Oxford University; 1993: 2127.

Paul SM, Beitel GJ: Tubulogenesis CLICs into place. Science. 2003; 302: 2077–2078.

Pawelec G, Abizadeh M, Pohlatt A, et al.: Immunosenescence: aging of the immune system. Immunol Today. 1995; 16: 420–422.

Peitgen HO, Jürgens H, Saupe D: Bausteine des Chaos. Fraktale. Berlin-Heidelberg-New York: Springer; 1992.

Peng G, Guo Z, Kiniwa Y, et al.: Toll-like receptor 8-mediated reversal of $CD4^+$ regulatory T cell function. Science. 2005; 309: 1380 – 1384.

Penninger JM, Woodgett J: PTEN-coupling tumor suppression to stem cells? Science. 2001; 294: 2116 – 2118.

Perger F: Die therapeutischen Konsequenzen aus der Grundregulationsforschung. In: Pischinger A: Das System der Grundregulation. Hrsg. v. H Heine. 10. Aufl. Stuttgart: Haug; 2004: 135 – 205.

Perger F: Kompendium der Regulationspathologie und -therapie. Regensburg: J. Sonntag; 1990.

Perger F: Unterschiedliche Entwicklung der Schwermetallbelastungen (Pb, Cd, Hg) und ihre Therapie. Ärztezeitschrift für Naturheilverfahren. 1987; 10: 774 – 794.

Pertwee RG: Cannabinoid receptors and pain. Prog Neurobiol. 2001; 63: 569 – 611.

Perumpanani AJ, Simmons DL, Gearing AJ, et al.: Extracellular matrix-mediated chemotaxis can impede cell migration. Proc R Soc Lond B. 1998; 2347 – 2352.

Petersen A, Gil J, Maat-Schiemann MLC et al.: Orexin loss in Hantington's disease. Hum Mol Gen. 2005; 14: 39 – 47.

Petersen KF, Befroy D, Dufour S, et al.: Mitochondrial dysfunction in the elderly: possible role in insulin resistance. Science. 2003; 300: 1140 – 1142.

Petersen MC: Mild cognitive impairment as a diagnostic entity. J Intern Med. 2004; 256: 183 – 194.

Pezzuto A: Immuntherapie: Zytokine und Tumorzellvakzine. Internist. 1998; 39: 1131 – 1138.

Pfanzagl J: Allgemeine Methodenlehre der Statistik. Bd. 2. Berlin: de Gruyter; 1978.

Pichler E: Homöopathische Behandlungsmöglichkeiten an der Kinderonkologie im LKH Klagenfurt. Erfahrungsheilkunde 2006; 55: 192 – 199.

Pichler E: Was bringt die homöopathische Ambulanz bei Kindern mit Krebserkrankungen? 2. Internat. Kongress für Komplementärmedizin und Krebserkrankungen. Wien: 18.–19. 11. 2005; (Abstractheft).

Pichler E: Homöopathische Behandlung an der Kinderonkologie im LKH Klagenfurt. Allgemeine Homöopathische Zeitschrift. 2004; 249: 62 – 70.

Pichler WJ, Peter HH: Immunsystem. In: Siegenthaler W (Hrsg.): Klinische Pathophysiologie. 8. Aufl. Stuttgart-New York: Thieme; 2001: 491 – 562.

Pincus P: Y's and ends. Science. 2000; 290: 1307 – 1308.

Pischinger A: Das System der Grundregulation. Grundlagen für eine ganzheitsbiologische Theorie der Medizin. Hrsg. v. H Heine. 10. überarb. Aufl. Stuttgart: Haug; 2004.

Pischinger A: Das System der Grundregulation. Grundlagen für eine ganzheitsbiologische Theorie für Medizin. 4. Aufl. Heidelberg: Haug; 1983.

Pischinger A: Das Schicksal der Leukozyten. Z Mikrosk Anat Forsch. 1957; 63: 169 – 192.

Pi-Sunyer X: Clinical view of the obesity problem. Science. 2003; 299: 859 – 860.

Pitha J: Controlled Drug Delivery. In: Brück SD (ed.): Controlled Drug Delivery: Clinical Applications. Vol. I. Boca Raton: CRC; 1983.

Platt AJ, Rubenstone AI, Hirsch EI: Factors affecting prognosis in carcinoma of the ovary. Amer J Obstet Gynec. 1962; 84: 375 – 382.

Pollanen MS, Bergeron C: Morphometric analysis of Alzheimer's disease with Lewy bodies. Prog Clin biol Res. 1989; 317: 485 – 492.

Popp FA: Electromagnetism and living systems. In: Ho MW et al. (eds.): Bioelectricdynamics and Biocommunication. Singapur: World Scientific; 1994: 33 – 80.

Pöppe C: Reste von Ordnung im Unendlich-Dimensionalen. Spektrum der Wissenschaft. 1995; 9: 22 – 32.

Presman AS: Electromagnetic Fields and Life. New York-London: Plenum; 1970.

Prihoda MP, Jellinger KA: Neurotransmitter und Schmerz. In: Stacher A (Hrsg.): Ganzheitsmedizin und Schmerz. 3. Wiener Dialog. Wien: Facultas; 1993: 30 – 35.

Prockop DJ: Type II collagen and avascular necrosis of the femoral head. N Engl J Med. 2005; 352: 2268 – 2270.

Psychrembel G: Klinisches Wörterbuch. 254. Aufl. Berlin-New York: Walter de Gruyter; 1982.

Qin B, Nagasaki M, Ren M, et al.: Cinnamon extract prevents the insulin resistance induced by a high-fructose diet. Horm metab Res. 2004; 36: 119 – 125.

Radisky DL, Bissell MJ: Cancer: Respect Thy Neighbor! Science. 2004; 303: 775 – 777.

Rakic L, Grossarth-Maticek R, Popov P: The central nervous system and cancer. Monoamine hypothesis. Deutsche Zeitschrift für Onkologie. 1994; 26: 150 – 157.

Rando TA: Artifical sweeteners – enhancing glycosylation to treat muscular dystrophies. N Engl J. Med. 2004; 351: 1254 – 1236.

Ransmayr G, McKeith I: Demenzen mit Lewy-Körperchen und andere neurodegenerative Basalganglienerkrankungen. In: H Förstl (Hrsg.): Lehrbuch der Gerontopsychiatrie und -psychotherapie. 2. Aufl. Stuttgart: Thieme; 2003: 372 – 384.

Rautenstrauch J: Fettgewebe – das unterschätzte Multitalent. Dtsch Med Wochenschr. 2001; 126: 113.

Ravussin E, Smith S: Increased fat intake, impaired fat oxidation, and failure of fat cell proliferation result in ectopic fat storage, insulin resistence, and type 2 diabetes mellitus. Ann NY Acad Sci. 2002; 967: 363 – 378.

Ray O: The revolutionary health science of psychoendocrinoneuroimmunology: A new paradigm for understanding health and treating illness. Ann NY Acad Sci. 2004; 129: 390 – 394.

Rea JW: Chemical Sensitivity. Tools of Diagnosis and Methods of Treatment. Vol 4. Boca Raton: Lewis; 1997: 1992 – 1997.

Reaven GM: Banting Lecture 1988: role of insulin resistance in human disease. Diabetes. 1988; 37: 1595 – 607.

Reckeweg HH: Homotoxikologie. Ganzheitsschau einer Synthese der Medizin. 7. Aufl. Baden-Baden: Aurelia; 1993.

Redd WH, Jacobsen PB: Emotions and cancer. New perspectives on an old question. Cancer. 1988; 1871 – 1879.

Rees J: Complex disease and the new clinical sciences. Science. 2002; 296: 698 – 701.

Reglin G, Rückmann HJ: The native collagen fibril-biosensor and signal conductor of the matrix of connective tissues. Bioelectrochem Bioenerg. 1989; 22: 241 – 254.

Reich E: Activation of plasminogen: a general mechanism for producing localized extracellular proteolysis. In: Berlin RD et al. (eds.): Molecular Basis of biological Degradative Processes. New York: Academic; 1978.

Reisberg B, Doody R, Stöffler A, et al.: Memantine in moderate-to-severe Alzheimer's disease. N Engl J Med. 2003; 348: 1333 – 1341.

Rhen T, Cidlowski JA: Antiinflammatory action of glucocorticoids – new mechanisms for old drugs. N Engl J Med. 2005; 353: 1711 – 1723.

Rhodes C: Type 2 diabetes – a matter of β-cell life and death? Science. 2005; 307: 380 – 383.

Richter WO, Schwandt P: Fettstoffwechsel. In: Siegenthaler W (Hrsg.): Klinische Pathophysiologie. 8. Aufl. Stuttgart-New York: Thieme; 2001: 137 – 156.

Richter WO, Schwandt P: Ernährung. In: Siegenthaler W (Hrsg.): Klinische Pathophysiologie. 8. Aufl. Stuttgart-New York: Thieme; 2001: 195 – 217.

Ricker G: Pathologie als Naturwissenschaft. Berlin: Springer; 1925.

Riley V: Mouse mammary tumors: alteration of incidence as apparent function of stress. Science. 1975: 189: 465 – 467.

Rimpler M, Bräuer H: Matrixtherapie. Tuningen: Ulmer, 2004.

Risse U, Friedrichs KH, Behrendt H: Partikuläre Luftinhaltsstoffe (Aerosole); In: Mersch-Sundermann V (Hrsg.): Umweltmedizin. Stuttgart-New York: Thieme; 1999: 227 – 232.

Rodén L: Structure and metabolism of connective tissue proteoglycans. In: Lennarz WJ (ed.): The Biochemistry of Glycoproteins and Proteoglycans. New York: Plenum; 1981.

v Rokitansky C: Handbuch der pathologischen Anatomie. Wien: Maudling; 1846.

Romer A, Parsons T: Vergleichende Anatomie der Wirbeltiere. 5. Aufl. Hamburg-Berlin: Parey; 1991.

Rosen SD: Selectins. In: Kreis T, Vale R (eds.): Guidebook to the Extracellular Matrix and Adhesion Proteins. Oxford: Oxford University; 1993, 168 – 170.

Rosenberg RD, Aird WC: Vascular-bed-specific hemostasis and hypercoagulable states. New Eng J Med. 1999; 340: 1555 – 1564.

Roth GS, Mattison JA, Ottinger MA, et al.: Aging in rhesus monkeys: Relevance to human health interventions. Science. 2004; 305: 1420 – 1422.

Rother K, Till GO (Hrsg.): The Complement System. Berlin-Heidelberg-New York: Springer; 1988.

Ruggenenti P, Remuzzi G: The pathophysiology and management of thrombotic thrombocytopenic purpura. Eur J Haematol. 1996; 56: 191 – 207.

Rutishauser US: Neural cell adhesion molecule (NCAM). In: Kreis T, Vale R (eds.): Guidebook to the Extracellular Matrix and Adhesion Proteins. Oxford: Oxford University; 1993: 160.

Rutishauser US: Neural celladhesion molecule and polysialic acid. In: McDonald JA, Mecham P (eds.): Receptors For Extracellular Matrix. San Diego: Academic, 1991, 132 – 156.

Ryan WL, Heidrick ML: Inhibition of cell growth in vivo by adenosine 3'5' monophosphate. Science. 1968; 162: 1484 – 1485.

Saitoh T, Mook-Jung I: Biological function of APP and Alzheimer's disease. Alzheimer's Disease Review. 1996; 1: 30 – 36.

Sandeep T, Yau JL, Maclullich AM, et al.: 11-β-Hydroxysteroid-Dehydrogenase inhibition improves cognitive function in healthy elderly men and typ2 diabetes. PNAS. 27.04.2004; 101: 17.

Sander FF: Der Säure-Basenhaushalt des menschlichen Organismus. 2. Aufl. Stuttgart: Hippokrates; 1985.

Sapolsky RM: The influence of social hierarchy on primate health. Science. 2005; 308: 648 – 652.

Savill J: Recognition and phagocytes of cells undergoing apoptosis. Br Med Bull. 1997; 53: 491 – 508.

Saxena M, Mustelin T: Extracellular signals and scores of phosphatases: All roads lead to MAP kinase. Sem Immunology. 2000; 397 – 396.

Schaberg T, Kaufmann SHE: Infektion. In: Siegenthaler W (Hrsg.): Klinische Pathophysiologie. 8. Aufl. Stuttgart-New York: Thieme; 2001: 566 – 588.

Schachter H, Roseman S: Mammalian Glycosyltransferases. In: Lennarz WJ (ed.): The Biochemistry of Glycoproteins and Proteoglycans. 2nd ed. New York-London: Plenum; 1981; 85 – 160.

Schäfer D, Moog FP: Gerokomie – Gerontologie – Geriatrie. Geschichte der Altersheilkunde im Spiegel ihrer Benennungen. Dtsch Med Wochenschr. 2005; 130: 2719 – 2722.

Schatz GL: Stretched water is more reactive. Science. 2000; 290: 950 – 951.

Scherbaum WA: Kohlenhydratstoffwechsel. In: Siegenthaler W (Hrsg.): Klinische Pathophysiologie. 8. Aufl. Stuttgart-New York: Thieme; 2001: 59 – 103.

Schibler U: Liver regeneration clocks on. Science. 2003; 302: 234 – 235.

Schibler U, Ripperger JA, Brown SA: Chronobiology reducing time. Science. 2001; 293: 437 – 438.

Schiffmann M, Castle PE: The promise of global cervical-cancer prevention. N Engl J Med. 2005; 353: 2101 – 2104.

Schipperges H: Medizin an der Jahrtausendwende. Fakten, Trends, Optionen. Frankfurt: Josef Knecht; 1991.

Schipperges H: Die Regelkreise der Lebensführung – Gesundheitsbildung in Theorie und Praxis. Köln: Deutscher Ärzteverlag; 1988.

Schleicher P: Immunologie und Arteriosklerose. Natur- und Ganzheitsmedizin. 1989; 4: 14 – 18.

Schlesinger J: Autoinhibition control. Science. 2003; 300: 750 – 752.

Schlitter E: Die unspezifische Rolle des vegetativen Nervensystems und der Matrix bei Gewebswachstum und Differenzierung am Beispiel der Krebsentstehung und Krebsausbreitung. In: Heine H, Anastasiadis P (eds.): Normal Matrix and Pathological Conditions. Stuttgart-New York: Fischer; 1992: 29 – 42.

Schlitter E: Ist die Annahme einer Ersten Krebszelle und eine gegen Krebszellen gerichtete Therapie noch wissenschaftlich? In: Heine H (Hrsg.): Matrixforschung in der Präventivmedizin. Stuttgart-New-York: Fischer; 1989: 65-84.

Schlitter E: Ergebnisse der Geschwulstforschung hinsichtlich der Allgemeinschädigung Krebskranker unter Berücksichtigung neurohormonaler Zusammenhänge. Med Klin. 1965; 60: 145-159.

Schmid F (Hrsg.): Biologische Medizin. 4. Aufl. Baden-Baden: Aurelia; 1993.

Schmid F: Cell Therapy - a new dimension of medicine. Thoune: Ott; 1983.

Schmidt J (Hrsg.): Hahnemann S. Organon der Heilkunst. Textkritische Ausgabe der 6. Aufl. Heidelberg: Haug; 1992.

Schmidt RE, Burkhardt HE: Bindegewebe. In: Siegenthaler W (Hrsg.): Klinische Pathophysiologie. 8. Aufl. Stuttgart-New York: Thieme; 2001: 978-1018.

Schmiedel V (Hrsg.): Ganzheitliche Diätetik. München-Wien: Aeschura im Verlag Urban & Schwarzenberg; 1998.

Schmiedel V, Leitzmann C, Lützner H, et al.: Ernährungsmedizin in der Naturheilkunde. 2. Aufl. München, Jena: Urban & Fischer; 2001.

Schmitz U, Vetter H, Düsing R: Intrazelluläre Signaltransduktion von Angiotensin II und Interventionsmöglichkeiten am Renin-Angiotensin-System. Dtsch Med Wochenschr. 2002; 127: 2400-2403.

v Schnering HG: Die Krümmung chemischer Strukturen. Nova acta Leopold NF. 1991; 65: 89-103.

Schober R: Über die Beteiligung des Mesenchyms bei der experimentellen Erzeugung von Hautkarzinomen der Maus durch Benzpyren. Z Krebsforsch 1951/52; 58: 28-35.

Schoffelen JM, Oostenveld R, Fries Pl: Neural coherence as a mechanism of effective corticospinal interaction. Science. 2005; 308: 111-113.

Schole J: Über die Grundprinzipien der Belastungsadaptation. 6. Jahrestagung der Fachgruppe „Naturheilverfahren" der Deutschen Veterinärmedizinischen Gesellschaft. Versammlungsband. München; 1997: 6-43.

Schole J, Lutz W: Regulationskrankheiten. Versuch einer fachübergreifenden Analyse. Stuttgart: Enke; 1988.

Schön MP, Boehncke EH: Psoriasis. N Engl J Med. 2005; 352: 1899-1912.

Schulze JD, Riecken EO: Dünndarm. In: Siegenthaler W (Hrsg.): Klinische Pathophysiologie. 8. Aufl. Stuttgart-New York: Thieme; 2001: 811-827.

Schumann WO: Über die strahlungslosen Eigenschwingungen einer leitenden Kugel, die von einer Luftschicht und einer Ionensphärenhülle umgeben ist. Z Naturforschung. 1954; 7a: 149-154.

Schünke G, Kuhlmann D: Die immunologische Wirkung der Aminosäure Arginin. Zeitschrift für Orthomolekulare Medizin. 1993; 1: 46-48.

Schuppan D, Herbst H: Leberfibrose. Pathobiochemie, Zellbiologie und Therapieansätze. In: Domschke W (Hrsg.): Bindegewebe und Innere Erkrankungen. Wien, München, Baltimore: Urban & Schwarzenberg; 1996: 91-118.

Schwab SR, Pereira JP, Matloubian M, et al.: Lymphocyte sequestration through S1P Lyase inhibition and disruption of S1P gradients. Science. 2005; 309: 1735-39.

Schwartz M, Porte D Jr: Diabetes, obesity, and the brain. Science. 2005, 307: 375-379.

Schwarzer A, Klaschi KE, Nauck F: Schmerztherapie bei Patienten mit inkurablen Tumorerkrankungen. Dtsch Med Wochenschr. 2005; 130: 2561-2565.

Sebzda E, Mariathasan S, Ohteki T, et al.: Selection of the T cell repertoire. Annu Rev Immunol. 1999; 17: 829-874.

Selkoe DJ: Alzheimer's disease is a synaptic failure. Science. 2002, 298: 789-91.

Selye H: The evolution of the stress concept-stress and cardiovascular disease. London- New York: Oxford University; 1971.

Selye H: The mast cell. Washington: Butterworth; 1965.

Selye H: Einführung in die Lehre vom Adaptationssyndrom. Stuttgart: Thieme; 1952.

Semm P: Pineal function in mammals and birds is altered by earth strength magnetic fields. In: Moore-Ede MC et al. (eds.): Electromagnetic Fields and Circadian Rhythmicity. Boston: Birkhäuser; 1992; 53-62.

Sernetz M: Die fraktale Geometrie des Lebendigen. Spektrum der Wissenschaft. 2000; 6: 72-79.

Service RF: Body's secret weapon: burning water? Science. 2001; 293: 1749.

Shapiro SD, Endicott SK, Province MA, et al.: Marked longevity of human lung parenchymal elastic fibers deduced from prevalence of D-aspartate and nuclear weapons-related radiocarbon. J Clin Invest. 1991; 87: 1828-1834.

Shore SA: Airway smooth muscle in asthma - not just more of the same. N Eng J Med. 2004; 351: 531-532.

Shulman AI, Mangelsdorf DJ: Retinoid X receptor heterodimers in the metabolic syndrome. N Engl J Med. 2005; 353: 604-615.

Siegel RC: Lysyl oxidase. Int Rev Connect Tissue Res. 1979; 8: 73-118.

Siegmund-Schultze N: Krebsforscher fragen, warum Tumoren gewebsfern metastasieren. Ärzte-Zeitung. 1995; 15 (Nr. 20):19-22.

Silbernagel S, Despopoulos A: Taschenatlas der Physiologie. 6. Aufl. Stuttgart: Thieme; 2003.

Small DH, Mok SS, Bornstein JC: Alzheimer's disease and Atoxicity: from top to bottom. Nature Reviews. 2001; 2: 595-598.

Snow DM, Mullins N, Hynds DL: Nervous system-derived chondroitin sulfate proteoglycans regulate growth cone morphology and inhibit neurite outgrowth: a light, epifluorescence, and electron microscopy study. Microsc Res Tech. 2001; 54: 273-286.

Socie G, Mary JY, de Gamon A, et al.: Paroxysmal nocturnal hemoglobinuria: long-term follow-up and prognostic factors. Lancet. 1996, 348: 573-7.

Solfrizzi V, Panza F, Capurso A: The role of diet in cognitive decline. J Neural Transm. 2003; 110: 95-110.

Sowers JR: Hypertension, Angiotensin II, and oxidative stress. N Engl J Med. 2002; 346: 1999 - 2001.

Spießl H, Hübner-Liebermann B, Hajak G: Volkskrankheit Depression. Dtsch Med Wochenschr. 2006; 131: 35 - 40.

Spinedi D: Die Rolle des Phosphorus in der Krebsbehandlung. Zeitschrift für Klassische Homöopathie. 2005, 49: 149 - 162.

Sprott H, Müller A, Heine H: Collagen crosslinks in fibromyalgia. Arthritis Rheum. 1997; 40: 1450 - 1454.

Stahl RAK, Harendza S, Krenz I, et al.: Niere und ableitende Harnwege. In: Siegenthaler W (Hrsg.): Klinische Pathophysiologie. 8. Aufl. Stuttgart-New York: Thieme; 2001: 909 - 973.

Stecco L: La Manipolazione Neuroconnettivale. Roma: Marrapese; 1996.

Stewart J, Varela FJ, Cautinho A: The relationship between connectivity and tolerance as revealed by computer simulation of the immune network: some lessons for an understanding of autoimmunity. J Autoimmunity. 1989; 2: 15 - 23 (Supplement).

Stockschläder M, Wenzel F, Zotz RB, Scharf RE: Antikoagulation als onkologisches Therapieprinzip. Dtsch Med Wochenschr. 2005; 130: 220 - 225.

Streuli C: Extracellular matrix remodelling and cellular differentiation. Curr Opin Cell Biol. 1999; 11: 634 - 640.

Strohmann R: Epigenesis: The missing beat in biotechnology. Biotechnology (N Y). 1994; 12: 156 - 164.

Stryer L: Biochemistry. 3rd ed. New York: WH Freeman and Co. 1988; 298, 343 - 48.

Stuhlsatz HW, Greiling H: Proteoglycans and glycosaminoglycans of human joint cartilage in health, senescence, and disease. In: Varma RS, Varma R (eds.): Glycosaminoglycans and Proteoglycans in Physiological and Pathological Processes of Body Systems. Basel: Karger; 1982: 276 - 289.

Suk-Fong A: The maze of treatments for hepatitis B. N Engl J Med. 2005; 352: 2743 - 2746.

Sutton LM, Porter LS, Keefe FJ: Cancer pain at the end of life: a biopsychosocial perspective. Pain. 2002; 99: 5 - 10.

Szeijtli J: Cyclodextrin. Dordrecht: Kluwer Academic; 1988.

Szekeres T: Die Wirkung von Polyphenolen am Beispiel von Avemar® und Resveratrol zur Prävention und Behandlung von Tumoren. 2. Int. Kongress für Komplementärmedizin und Krebserkrankungen. Wien: 18.-19.11.2005; Abstractheft S. 34.

Tadokoro S, Shattil S, Eto K, et al.: Talin binding to integrin tails. A final common step in integrin activation. Science. 2003; 302: 103 - 106.

Tatar M, Bartke A, Antebi A: The endocrine regulation of aging by insulin-like singnals. Science. 2003; 299: 1346 - 1351.

Taylor JP, Hardy J, Fischbeck KH: Toxic proteins in neurodegenerative disease. Science. 2002; 296: 1991 - 95.

Taylor R: Causation of type 2 diabetes - the gordion knot unravels. N Engl J Med. 2004; 350: 639 - 41.

Teschke R: Leberschäden durch Arzneimittel. Dtsch Med Wochenschr. 2002; 127: 1953 - 1957.

Tewes U: Konzepte der Psychologie. In: Schedlowski M, Tewes U (Hrsg.): Psychoneuroimmunologie. Heidelberg-Berlin-Oxford: Spektrum Akademischer Verlag; 1996: 137 - 62.

Thoma R: Über die Abhängigkeit der Bindegewebsneubildung in der Arterienintima von den mechanischen Bedingungen des Blutumlaufes. 2. Mitteilung: Die diffuse Arteriosklerose. Virchows Arch Path Anat. 1886; 104: 209 - 241.

Thompson H, Baddeley RM: Cirrhosis of liver as a complication of jejuno-ideal bypass surgery in the treatment of morbid obesity. In: Heine H, Rimpler M (Hrsg.): Extracellular matrix and Groundregulation System in Health and Disease. Stuttgart: Fischer; 1997: 111 - 116.

Thomsen J: Darstellung der Elektroakupunktur nach Voll (EAV). In: Dokumentation der besonderen Therapierichtungen und natürlicher Heilweisen in Europa. Bd. IV. Lüneburg: VGM; 1992: 229 - 237.

Tonegawa S: Somatic generation of antibody diversity. Nature. 1983; 302: 575 - 581.

Torre JC de la: Critical threshold cerebral hypoperfusion causes Alzheimer's disease. Acta Neuropathol. 1999; 98: 1 - 8.

Trautmann A, Vivier E: Agrin - a bridge betwen the nervous and immune system. Science. 2001; 292: 1667 - 69.

Tromp G: A single base mutation that substitutes serine for glycine 790 of the 1 (1110) chain of type III procollagen exposes an arginine and causes Ehlers-Danlos syndrome IV. J Biol Chem. 1989; 264: 1349 - 1352.

Tschöpe D: Pressekonferenz 29. Herbsttagung der Deutschen Gesellschaft für Kardiologie, 6. Oktober 2005 in Dresden. Zitiert in medical spezial. 2005; 8 (4): 3.

Tsuchida K, Shioi J, Yamada S, et al.: Appican, the proteoglycan from the amyloid precursor protein, contains chondroitin sulfate E in the repeating disaccharide region and 4-0-sulfated galactoce in the linkage region. J Biol Chem. 2001; 276: 37155 - 37160.

Turek F, Joshu C: Obesity and metabolic syndrome in circadian CLOCK mutant mice. Science. 2005; 308: 1043 - 1045.

v Uexküll T, Wesiack W: Theorie der Humanmedizin. München: Urban & Schwarzenberg; 1988.

Uhlenbruck G: Lektine und die Organotropie der Metastasierung. Dtsch Med Wochenschr. 1986; 111: 991 - 995.

Ulrich G: Konzepte der psychobiologischen Konstitutions- und Dispositionsforschung. Neurol Psychiat. 1981; 49: 295 - 312.

Upham BL, Weis LM, Trosko JE: Modulated gap junctional intercellular communication as a biomarker of PAH epigenetic toxicity: structure function relationship. Environ Health Perspect. 1998;106: 975 - 981 (Suppl 4).

Valentine JW: On the Origin of Phyla. Chicago: University of Chicago; 2004.

Vance ML: Can growth hormone prevent aging? N Engl J Med. 2003; 348: 779 - 780.

Villar-Garea A, Fraga MF, Espeda J, Esteller M: Procain is a DNA-demethylating agent with growth inhibitory effects in human cancer cells. Cancer Res. 2003; 63: 4984 - 4989.

Virchow R: Die Cellularpathologie in der Bedeutung auf physiologische und pathologische Gewebslehre. Berlin: Hirschwald; 1858.

Vissers Y, Dejong C, Luiking YC: Plasma arginine concentrations are reduced in cancer patients: evidence for arginine deficiency? Am J Clin Nutr. 2005; 81: 1142 - 6.

Vivier E, Biron CA: A pathogen receptor on natural killer cells. Science. 2002; 296: 1248 - 1249.

Vivier E, Nunès JA, Vély F: Natural killer cell signaling pathways. Science. 2004; 306: 1517 - 19.

Vogelstein B, Kinzler KW: p53 function and dysfunction. Cell. 1992; 70: 532 - 32.

Voigtländer V, Maaßen D: Dermatologie und Innere Medizin. Stuttgart: Hippokrates; 1994.

Volk HD, Kiehl M: Immunmodulation mit Immunglobulinen bei Autoimmunerkrankungen und Infektionen. Dtsch Med Wochenschr. 2000; 125 (Beilage): 1 - 12.

Vollmar AM: Nitric oxid in inflammation and immune response: a promising system for screening plants. Phytomedicine. 1996; 3: (Suppl. 1) 6.

Volpin D et al.: Optical diffraction of tropoelastin and elastin coacervates. Biochem Biophys Acta. 1976; 1439: 253 - 258.

Voltz R: Paraneoplastische neurologische Autoimmunerkrankungen. Dtsch Med Wochenschr. 2004; 129: 1743 - 1746.

Voronov E, Shouval DS, Krelin Y, et al.: Il-1 is required for tumor invasiveness and angiogenesis. Proc Nath Acad Sci USA 2003; 100: 2645 - 50.

Vousden K: p53 and PUMA: a deadley duo. Science. 2005; 309: 1685 - 8166.

Voutilainen A: On regional fluctuations in the mitotic activity of malignant growths. Acta Pathol Microbiol Scand. 1955; 36: 327 - 330.

Wagner PD, Verma M, Srivastava S: Challenges for biomarkers in cancer detection. Ann NY Acad Sci. 2004; 1022: 9 - 16.

Wajant H: The fas signaling pathway: more than a paradigm. Science. 2002; 296: 1635 - 1636.

Wall PD, Melzack R: Textbook of pain. Edinburgh: Churchill Livingstone; 1994.

Wang Z, Shen D, Parsons OW, et al.: Mutational analysis of the tyrosine phosphatome in colorectal cancers. Science. 2004; 304: 1164 - 1166.

Watzl B, Leitzmann C: Bioaktive Substanzen in Lebensmitteln. 3. unv. Aufl. Stuttgart: Hippokrates; 2005.

Watzl B, Rechkemmer G: Phenolsäuren. Ernährungs-Umschau. 2001a; 48: 413 - 416.

Watzl B, Rechkemmer G: Flavonoide. Ernährungs-Umschau. 2001b; 48: 499 - 503.

Weaver VM, Roskelly CD: Extracellular matrix: the central regulator of cell and tissue homeostasis. Trend in Cell Biology. 1997; 7: 40 - 43.

Weinberger DR: Anxiety at the frontier of molecular medicine. N Engl J Med. 2001; 344: 1247 - 1248.

Weiner HL: Oral tolerance: immune mechanism and the generation of Th3-type TGF-beta-secreting regulatory cells. Microbes Infect. 2001; 3: 947 - 954.

Weiner HL, Mayer LF (eds.): Oral Tolerance: Mechanisms and Applications. Ann NY Acad Sci. 1996; 778: 1 - 451.

Weinstein R: Dual role of fibronectin in hematopoetic differentiation. Blood. 1988; 73: 111 - 116.

Weintraub, HM: Anti-Sense-DNA und RNA: Komplementäre Codes mit Sinn. Spektrum der Wissenschaft. 1990; 3: 70 - 77.

Weiss RF: Lehrbuch der Phythotherapie. 6. Aufl. Stuttgart: Hippokrates; 1985.

Weiss R, Dziura J, Burgert TS, et al.: Obesity and the metabolic syndrome in children and adolescens. N Engl J Med. 2004; 350: 2362 - 2374.

v Weizsäcker CF: Die Geschichte der Natur. 8. Aufl. Göttingen: Vandenhoeck und Ruprecht; 1979.

v Weizsäcker V: Wahrheit und Wahrnehmung. Über das Nervensystem. 2. Vorträge. Leipzig: Köhler und Amelung; 1943.

Werlen G, Hausmann B, Neaher D, Palmer E: Signaling life and death in the thymus: timing is everything. Science. 2003; 299: 1859 - 1863.

Wessler E: Electrophoretic separation of glycosaminoglycans excreted in excess in different kinds of mucopolysaccharidoses. In: Balazs EA (ed.): Chemistry and Molecular Biology of the Intercellular Matrix. Vol. 2. New York: Academic; 1970: 895 - 901.

Wessler I, Kilbinger H, Bittinger F, et al.: The biological role of non-neuronal acetylcholine in plants and humans. Jpn J Pharmacol. 2001; 85: 22 - 10.

Whooley MA, Simon GE: Managing depression in medical outpatients. N Engl J Med. 2000; 343: 1942 - 1950.

Wickelgren I: Policing the immune system. Science. 2004; 306: 596 - 599 (NEWS FOCUS).

Wiener N: Kybernetik - Regelung und Nachrichtenübermittelung im Lebewesen und in der Maschine. Düsseldorf: Econ; 1963.

Wight TN, Heinegard DK, Hascall VC: Proteoglycans. Structure and Function. In: Hay ED (ed.): Cell Biology of Extracellular Matrix. 2nd ed. New York and London: Plenum; 1991, 45 - 78.

Wight TN, Mecham RP: Biology of Proteoglycans (eds.): San Diego: Academic; 1987.

Wike-Hooley JL, Havemann J, Reinhold HS: The relevance of tumor pH to the treatment of malignant disease. Radiother Oncol. 1984; 2: 343 - 366.

Wilhem-Gößling C: Autoimmunencephalopathie bei Hashimoto-Thyreoiditis. Eine Differentialdiagnose bei progressivem Demenzsyndrom. Dtsch Med Wochenschr. 1998; 123: 279 - 284.

Wolf B, Kraus M: pH-abhängige Selbstorganisation von Tumorwachstum und Invasion. Dtsch Zsch Onkol. 1995; 27: 57 - 71.

Wong HL, Wahl SM: Inflammation and repair. In: Sporn MB, Roberts AB (eds.): Peptide Growth Factors and Their Receptors. Vol. II. New York-Berlin: Springer; 1991, 509 - 548.

Worlitschek M. Die Praxis des Säure-Basen-Haushaltes. 5. Aufl. Heidelberg: Haug; 2001.

Wülfing C, Davis MM: A receptor/cytoskeletal movement

triggered by costimulation during T cell activation. Science. 1998; 282: 2266–2269.

Wurtman RJ, Wurtman JJ: Kohlenhydrate und Depression. Spektrum der Wissenschaft. 1989; 3: 86–93.

Xi YP, Nette D, King W, Rosen M: Accerelated changes in normal human basement membrane. Mech Age Develop. 1982; 19: 315–324.

Yager JD, Davidson NEW: Estrogen carcinogenesis in breast cancer. N Eng J Med. 2006; 354: 270–281.

Yamada KM: Fibronectin and other cell interactive glycoproteins. In: Hay ED (ed.): Cell Biology of Extracellular Matrix. 2nd ed. New York-London: Plenum; 1991: 149–176.

Yosojima K, McGeer EG, McGeer PL: Relationship between amyloid peptide generating molecules and neprilysin in Alzheimer's disease and normal brain. Brain Res. 2001; 919: 115–121.

Zamore PD, Haley B: Ribo-gnome: the big world of small RNAs. Science. 2005; 309: 1519–1524.

Zasloff M: Antimicrobial peptides in health and disease. N Engl J Med. 2002; 347: 1199–1200.

Zenz M, Jurna I: Lehrbuch der Schmerztherapie. Stuttgart: Wissenschaftliche Verlagsges.; 1993.

Zhang BZ: Studies on the morphology and function of meridian lines with reference to neurogenic inflammation by ICR mouse. Deutsche Zeitschrift für Akupunktur. 1996; 39: 29–38.

Ziegler R: Calcium- und Knochenstoffwechsel. In: Siegenthaler W (Hrsg.): Klinische Pathophysiologie. 8. Aufl. Stuttgart-New York: Thieme; 2001: 292–328.

Zilles K, Rehkämper G: Funktionelle Neuroanatomie. 3. überarb. Aufl. Berlin-Heidelberg-New York: Springer; 1998.

Zimmermann HJ: Fuzzy – zögernde Anwendung eines sinnreichen Prinzips. Spektrum der Wissenschaft. 1992; 6: 30–33.

Zimmermann M: Neurobiologie des Schmerzsystems. Neuroforum. 1995; 1: 23–45.

Zimmermann R, Strauss JG, Haemmerle G, et al.: Fat mobilization in adipose tissue is promoted by adipose triglyceride lipase. Science. 2004; 306: 1383–1386.

Zinkernagel RM: Maternal antibodies, childhood infections, and autoimmune diseases. N Engl J Med. 2001; 345; 1331–1335.

Sachverzeichnis

S

T